Chirurgische
Erfahrungen und Untersuchungen

nebst

zahlreichen Beobachtungen

aus

der chirurgischen Klinik

und

dem evangelischen Krankenhause zu Bonn

von

Dr. C. Otto Weber
a. o. Professor, ehemaligem Assistenzarzte der chirurgischen Klinik,
Wundarzte am evangelischen Krankenhause.

Mit neun Tafeln.

Berlin.
Druck und Verlag von Georg Reimer.
1859.

Herrn Professor

Hermann Helmholtz

in

inniger Verehrung

gewidmet

vom

Verfasser.

Vorwort.

Die Chirurgie als Wissenschaft muss, wenn sie einen exacten Boden haben soll, wie eine jede Erfahrungswissenschaft im Wesentlichen auf den beiden Pfeilern der Beobachtung und des Experiments basiren; die erstere bietet das Krankenbett; das letztere, an der Leiche oder an Thieren angestellt, halte ich für ein wichtiges und nicht genug beachtetes Hülfsmittel der Forschung wie des Unterrichts; aus beiden gewinnen wir durch Abstraction unsere Erfahrungen. Sollen die letzteren als entscheidende angesehen werden, so genügt es nicht nach der Erinnerung die Beobachtungen festzuhalten; es schwinden dem Gedächtnisse gar zu leicht die weniger bedeutenden Fälle, während nur die bedeutenderen behalten werden. Was man daher im Allgemeinen ärztliche Erfahrung nennt, ist nur ein unzuverlässiges Gemenge unsicher fixirter Beobachtungen. Zur Feststellung wissenschaftlich werthvoller Erfahrungen ist es durchaus nothwendig dieselben aus einer grossen Masse gleichmässig gesammelter Thatsachen zu abstrahiren, das Unbedeutende sowie das Merkwürdige in gleicher Weise zu benutzen, und aus der gewonnenen Summe gleichsam das Mittel zu ziehen. Aus dieser Rücksicht habe ich versucht in dem vorliegenden Bande chirurgischer Erfahrungen und Untersuchungen einzelne grössere Capitel der Chirurgie durch eine möglichst reichhaltige Casuistik monographisch zu erläutern. Ich habe dabei trotz der damit verbundenen Mühe ein statistisches Verfahren angewandt. Die aus solchen Zusammenstellungen gewonnenen Zahlenwerthe sind derartige Mittel, die freilich als solche niemals unbedingt maassgebend genannt werden können, indem sie sich eben immer nur auf ein beschränktes Material beziehen, die aber den Werth haben, die Resultate prägnanter hervortreten zu lassen. Freilich bildet das Material nie allein die Erfahrung; die letztere setzt nothwendig die richtige Beobachtung voraus. Um zu einer solchen zu gelangen, müssen wir den einzig sicheren Grund der pathologisch-anatomischen Untersuchung herbeiziehen, denn nur aus ihr lässt sich eine sichere Erkenntniss der Krankheitsvorgänge denken. Wie aber in einer gut gewirkten Tapete Einschlag und Kette nicht mehr zu erkennen sein sollen, so darf auch der Schriftsteller nicht überall das Gebälk seines Gebäudes durchblicken lassen. Wie die Rechnungen, durch welche wir zu den statistischen Mitteln gelangt, als überflüssiger Ballast wegblieben, so haben wir in diesem Buche, dessen wesentliche Tendenz eine praktische ist, die Resultate der pathologisch-anatomischen Untersuchung häufig nur sehr kurz angedeutet, ohne in das Detail einzugehen. Ich habe mir vorbehalten manche der angedeuteten Untersuchungen gelegentlich ausführlicher mitzutheilen.

Die Chirurgie als Kunst bedarf freilich ausser der Erfahrung noch eines Andern. Wenn wir zum Aufbaue der Wissenschaft das Material von allen Seiten her herbeischaffen müssen, wenn freilich die Kunst ohne die Wissenschaft zum blossen Handwerke herabsinkt, so hängt das vielbesprochene Glück in der Chirurgie vor allem vom Individualisiren ab. Jeder Fall ist ein einzelner, wie jeder Mensch ein anderer ist. Die richtige Abwägung der Natur des Kranken, der gesammten Constitution wie der örtlichen Krankheit, die volle Berücksichtigung der Aussenverhältnisse, endlich das Für und Wider in der Behandlung bilden hier die eine Seite; sie ist unbedingt die wichtigere. Untergeordnet dagegen ist die andere, die Technik. Freilich kann der Künstler derselben nicht entbehren, aber sie darf nie in den Vordergrund treten und die beste Operation kann durch eine unsicher geleitete Nachbehandlung zum Unheile des Kranken gerathen.

Aus diesem Grunde scheint es vor Allem die Aufgabe des chirurgischen Klinikers den jungen Arzt in der Behandlung chirurgischer Kranken mehr als in irgend einem andern Theile seiner Kunst zu üben. Unsere Zeit hat eine Neigung alles in möglichster Kürze zu erledigen. Die Eile am Krankenbette aber ist die Ursache vieles Unheils. Hier ist die Geduld und die besonnene Ruhe die Hauptsache, und beide können nur mühsam erworben werden. Deshalb werden auch unsere Chirurgen weniger in dem flüchtigen Besuche der Kliniken, in welchen vielfach die Nachbehandlung ihnen kaum zu Gesichte kommt, gebildet, als in dem strengen und mühsamen Dienste der klinischen Assistenzärzte. Die 6 Jahre, die ich in solcher Weise unter der Leitung der Herren Geh. Ob.-Med.-R. Wutzer und Prof. Busch verbracht habe, werden mir eine unvergessliche Schule für das Leben bleiben, und ich kann meinen jüngeren Collegen, die sich zu Chirurgen ausbilden wollen, nichts dringender empfehlen, als den fleissigen Besuch der Krankenbetten, der ihnen mehr werth ist, als der der Operationssäle. Dort werden sie lernen, von welchen scheinbaren Geringfügigkeiten oft das Leben der Kranken abhängt. Ich kann es meinem verehrten Lehrer, dem Herrn Geh. Ob.-Med.-Rath Wutzer nie genug Dank wissen, dass er mich in dieser Beziehung so unablässig, ich möchte fast sagen zur ängstlichen Gewissenhaftigkeit angeleitet hat. Wie aber der Reisende, heimgekehrt das Bedürfniss fühlt, sich die ihm vorgekommenen Bilder nochmals zu vergegenwärtigen, so lag es mir am Herzen, aus jenen erfahrungsreichen Jahren wenigstens in einigen Hauptgebieten der Chirurgie die Summe zu ziehen, und so ist der grössere Theil dieses Buches entstanden.

Von den vorstehend erörterten Ansichten ausgehend sind die drei grösseren Abhandlungen meines Buches abgefasst. Die Capitel der Fracturen und Luxationen gründen sich theils auf Experimente, theils auf die Zusammenstellung aller Fälle seit dem Bestande der chirurgischen Klinik hierselbst bis zum April 1857, in welchem ich aus meiner Stellung als Assistenzarzt ausschied. Vom Jahre 1850 an habe ich die meisten Fälle selbst mit beobachtet. Die früheren entnahm ich aus den sorgfältig geführten Journalen; freilich mögen besonders aus früherer Zeit hie und da poliklinische Fälle vergessen worden sein. Die Mittheilung der tabellarischen Uebersichten mit Namen u. s. w. hielt ich für überflüssig, da sie an sich ohne Interesse, lediglich als Documente dienen könnten, und zu diesem Zwecke zu viel Raum eingenommen haben würden. Mit grösserer Auswahl musste ich verfahren in der vierten Abhandlung über die Gewächse, indem ich hier nur unzweifelhaft richtig diagnosticirte Fälle aufnehmen wollte. Wo ich also die älteren Beobachtungen nicht durch nachträgliche anatomische Untersuchung controlliren konnte, oder wo nicht wie bei Lipomen, Teleangiektasien etc. die Diagnose als solche unzweifelhaft war, weil ihre Feststellung der mikroskopischen Untersuchung nicht bedarf, liess ich sie ganz weg; dies gilt namentlich von manchen Steatomen, Sarkomen u. s. w. Freilich erleichterte mir die reichhaltige, von Herrn Gehr. Wutzer gegründete, klinische Präparatensammlung die Arbeit so sehr, dass doch im Ganzen nur etwa 100 Fälle in Abzug kamen. Dafür kamen eine nicht unbedeutende Anzahl eigener Beobachtungen aus meiner Praxis, und namentlich aus der chirurgischen Abtheilung des evangelischen Hospitals, welcher ich seit seiner Gründung vorstehe, hinzu. Der letzte Abschnitt „operative Miscellen“ umfasst ausschliesslich von mir selbst ausgeführte Operationen, und macht nicht den Anspruch ein abgerundetes Ganze zu bilden.

Den grösseren Arbeiten vorangeschickt habe ich eine Untersuchung über den Chloroformtod, welche sich auf zahlreiche Experimente gründet, die ich grösstentheils noch bei der Anwesenheit meines verehrten Freundes Herrn Prof. Helmholtz und unter dessen gütigem Rathe auf der hiesigen Anatomie anstellte. In dieser Abhandlung habe ich zugleich die gesammte Litteratur des Gegenstandes mit berücksichtigt. Einige neuere Fälle, namentlich einen sehr interessanten Fall von Rettung, welche Herrn Gehr. Langenbeck gelang, und der in der deutschen Klinik mitgetheilt worden ist, wurden publicirt, als meine Abhandlung bereits gedruckt war, bilden aber werthvolle Belege für die Richtigkeit der vorgetragenen Ansichten. Bei den übrigen Abhandlungen werden manche den litterarischen Schmuck vermissen. Es war theils Mangel an Zeit, da meine Praxis mir nur die Abendstunden zur Arbeit gönnt, besonders aber die Rücksicht auf den Raum, welche mich zu dieser Abweichung führten. Auch machen die Abhandlungen nicht den Anspruch vollständiger Monographien; ich würde sie — da Zeitschriften in der Regel mehr gelesen werden als Bücher — einzeln veröffentlicht haben, wenn sie nicht schon selbst für eine solche Publication eine zu grosse Ausdehnung gewonnen hätten. Die dem Werke beigegebenen Tafeln sind von mir selbst nach der Natur auf Stein gezeichnet; sie dienen theils zur Erläuterung noch nicht beschriebener Apparate und Methoden, theils geben sie vergleichende Darstellungen von Durchschnitten verschiedener Gewächse, theils endlich von noch unbeschriebenen Präparaten des klinischen Museums.

Für die in manchen Punkten ausgesprochenen neuen Ansichten muss ich das Urtheil der Zukunft anheimgeben, im übrigen empfehle ich sie der Beachtung denkender Collegen.

Zum Schlusse sage ich meinen verehrten früheren Vorgesetzten dem Herrn Geh. Ob.-Med.-R. Wutzer und Herrn Prof. Busch für die grosse Freundlichkeit, mit welcher sie das klinische Material mir zur Benutzung überliessen, wie für die viele Liebe, die ich von ihnen erfuhr, meinen besten Dank.

Bonn im October 1859.

Dr. C. Otto Weber.

Inhalt.

III. Bemerkungen und Versuche über die Luxationen der Gelenke nebst einer Uebersicht der in der chirurgischen Klinik zu Bonn vom Jahre 1819—1857 behandelten traumatischen Verrenkungen. S. 187. Hierzu Tafel IV. und V.

IV. Zur Pathologie und Therapie der Gewächse mit Zugrundelegung klinischer und eigener Beobachtungen. S. 257.

V. Operative Miscellen. S. 404.

I.

Die Ursachen des Chloroformtodes und die Mittel denselben zu verhüten.

Seit der Einführung der Anästhetica und insbesondere des Chloroforms in die chirurgische Praxis, haben sich neben den so segensreichen Erfolgen dieser Mittel eine Reihe von Unglücksfällen ereignet, welche immer und immer wieder die Aufmerksamkeit denkender Aerzte auf sich wandten und eine ganze Literatur hervorriefen, die aber neben dem Interesse, welches sie darbietet, den Gegenstand noch immer nicht vollständig erledigt hat, und die zudem nicht einmal so allgemein zur Kenntniss der Praktiker gelangt ist, wie dies zur Verhütung ähnlichen Unglücks wohl zu wünschen wäre. Es mag desshalb wohl an der Stelle sein, die bisher erlangten Resultate einmal wieder zusammenzustellen und durch neue Versuche die Wirkungsweise des Mittels und die bessern Methoden zur Abwendung ferneren Unheils zu erläutern, zumal die letzten Schriften der Art, wie die von Berend (zur Chloroformfrage, Breslau 1852) und von Yvonneau (das Chloroform, übers. v. H. Hartmann, Weimar 1854), die neueren sehr dankenswerthen Versuche der Franzosen und Engländer noch nicht berücksichtigten. Allerdings ist im Vergleich die ganz enorme Zahl der während des ersten Jahrzehends nach der grossen Entdeckung chloroformirten Kranken gegenüber der der bekannt gewordenen Todesfälle, die sich im Ganzen auf etwa Hundert belaufen, so gewaltig, dass die Gefahr statistisch fast verschwindend klein erscheint. Sprechen doch einzelne Operateure von Zehntausenden die sie operirten, und die Gesammtzahl der jährlich in der civilisirten Welt unter dem Einflusse des Chloroforms vollzogenen Operationen ist gewiss nach Hunderttausenden zu schätzen. Dennoch muss der Werth eines einzelnen Menschenlebens diese seelenlose Statistik uns hintansetzen lassen und es wird stets die Pflicht der Wissenschaft sein, auch diese kleine Zahl noch zu verringern.

Wenn man sich die Frage stellt, in welcher Weise der Tod durch das Einathmen des Chloroforms herbeigeführt wird, so muss man zunächst die Reihenfolge der Erscheinungen, welche in der Regel dadurch bewirkt werden, ins Auge fassen. Es giebt zweierlei Wege diese Reihenfolge zu erforschen: die Beobachtung an Thieren und die Beobachtung an Menschen durchzuführen. Es liegt auf der Hand, dass der Versuch an Thieren in weit ergiebigerer Weise zu Ende geführt werden kann, als dies beim Menschen möglich ist, indem im letzteren Falle die Aufmerksamkeit des Operateurs allemal eine getheilte sein wird, und andrerseits das Experiment in Bezug auf die volle Erklärung aller Erscheinungen eben nicht bis zu Ende durchgeführt werden kann. Wir sind daher für die Beobachtung am Menschen mehr oder minder auf den — unglücklichen — Zufall hingewiesen. Man hat frühzeitig den andern Weg eingeschlagen und mehr oder minder vollkommen die Frage zu erledigen gesucht.

Versuche an Thieren über die physiologische Wirkung der Anästhetica.

Die ersten Versuche, welche man anstellte, waren noch ziemlich unvollkommen. Bouisson (traité de la méthode anesthésique, Paris 1850) zeigte, wie bei Kaninchen das Einathmen des Chloroforms, über die Periode eintretender Unempfindlichkeit fortgesetzt, in 2—3 Minuten, bei Hunden in 4—5 Minuten den Tod herbeiführen könne. Gosselin machte — eine ziemlich rohe und offenbar von den physiologischen Verhältnissen schon sehr abweichende Versuchsweise, die aber dennoch ihrerseits wichtige Aufschlüsse liefert, — Einspritzungen von Chloroform in die Venen und brachte dadurch raschen Tod durch Aufhebung der Contractionen des Herzens hervor. Vollständiger und zugleich erfolgreicher war die Versuchsreihe, welche Flourens über die Action des Aethers anstellte. (Sitzungen der Académie des sciences im Februar 1847.) Er wies an Hunden nach, dass die Wirkung dieses Anästheticum zuerst die Thätigkeit der grossen Hirnlappen, dann die des kleinen Gehirns, dann die des Rückenmarks aufhebt, während die Medulla oblongata am längsten ihre Functionsfähigkeit behält. Sobald eine Paralyse der Medulla oblongata eintritt, wird dadurch ein Stillstand der Respiration und somit der Tod bedingt. Die Reihenfolge der Erscheinungen ist also folgende: Verlust der Intelligenz und des Gleichgewichts der Bewegungen; Aufhebung der Empfindung, der Bewegung; endlich bei fortgesetzter Aetherisation Verlust des Lebens. Diese wichtigen Versuche wurden von Coze (Bouisson l. c. S. 269) wiederholt und für die Wirkung des Chloroforms vollkommen bestätigt. Man untersuchte ferner, inwiefern die Aufhebung der Respiration von der Thätigkeit der Nervi vagi abhänge. Panizza glaubte zu finden, dass die Narkose nach Durchschneidung der Vagi unverändert eintrete, während Bouisson in einer Reihe sorgfältig angestellter Versuche für die Einwirkung des Aethers (l. c. S. 290 ff.) zu dem Resultate kam: dass die Durchschneidung der Vagi vor der Inhalation das Eintreten der Narkose nicht verhindert; dass dagegen der Tod rascher durch die letztere eintritt, als ohne jene Verletzung. Datirt die Durchschneidung 2—3 Tage vor der Anästhetisirung, so ist der Tod unvermeidlich, während sie angestellt während der Narkose keinen Einfluss übt. Es stimmt dies Resultat ganz wohl mit unsern Versuchen überein; offenbar sind die Vagi von weit geringerem Belange als die Phrenici, von deren Integrität die Leitung von der Medulla zum Zwerchfelle und die Regulirung der respiratorischen Thätigkeit abhängt.

Snow's Versuche (London journ. of medicine, April, May and June 1852) waren mehr auf die praktische Erörterung der Frage gerichtet, in welcher Quantität das Chloroform der atmosphärischen Luft beigemengt sein müsse, um den Tod herbeizuführen. Er kam dabei zugleich zu dem wichtigen Resultate, dass nach Aufhören der Respiration das Herz für das Stethoskop hörbar noch etwa eine Minute lang und länger fortschlägt, dass zuweilen auch dann noch durch eine tiefe Inspiration das Thier sich wieder erholt. Enthält die Luft 3—5 Procent Chloroformdampf, so treten die Erscheinungen langsamer ein; dabei beginnt der Tod mit Aufhören der Respiration oder Apnoe und geht zur Asphyxie über; enthält dagegen die Luft bis 8 Procent Chloroform, so erfolgt der Tod sofort durch Asphyxie; die Apnoe tritt gleichzeitig ein oder folgt, aber es giebt hier nicht wie im vorigen Falle eine Rettung.

Die Versuche Jobert's (Union médicale 1853 No. 104. 105. S. 409 u. f.) lieferten im Ganzen dasselbe physiologische Ergebniss. Er stellte drei Reihen von Versuchen an. 1) Das Thier wurde mit der Schnauze in eine mit Chloroformdämpfen gefüllte Blase gesteckt. Der schleunige Tod mit Aufhebung der Herzbewegung und Respiration war die Folge; (natürlich spielt hier die völlige Entziehung der atmosphärischen Luft wohl die Hauptrolle. Ref.). 2) Das Thier wurde mit dem Kopfe in eine Blase gesteckt, die ein Gemisch von Chloroform und atmosphärischer Luft enthielt; auch hier erfolgte der Tod ziemlich rasch, so dass eine genaue Beobachtung nur in der dritten Versuchsreihe gelang, in welcher die Narkose durch einen mit Chloroform getränkten und einfach dem Thiere vorgehaltenen Schwamm bewirkt wurde. Zunächst erlosch die Sensibilität der Haut und der Schleimhäute; dann die Bewegung; die willkührlichen Muskeln mit Ausnahme der respiratorischen; später wurde die Respiration verlangsamt und intermittirend. Die Herzschläge — welche Jobert durch Umfassen der Brust mit dem Finger zählte, eine wie wir sehen werden unvollkommene Beobachtungsweise — wurden zuerst beschleunigt, dann verlangsamt, schwächer und schwächer und verschwanden plötzlich, so dass weder das Auge noch die aufgelegte Hand Respirations- oder Herzbewegungen mehr wahrnahm. Zuweilen schon früher, meist gleichzeitig, fanden unwillkührliche Entleerungen der Blase und des Mastdarms Statt. Bei Kaninchen, deren Brust sich besser untersuchen lässt, trat die Modification der Herzschläge zugleich mit der Insensibilität ein. Obwohl verlangsamt und geschwächt, fühlte man den Herzschlag noch, wenn die grossen Muskeln schon regungslos waren, und derselbe dauerte ebenso lange wie das Spiel der Glottis.

Jobert folgerte aus seinen Versuchen folgende Sätze:

Das Nervensystem wird überall primär afficirt; die übrigen Apparate werden erst secundär vom Nervensysteme aus in ihrem Spiele gehemmt. Das Blut ist weder in seiner Natur noch in seiner Farbe verändert, so lange Circulation und Respiration nicht unterbrochen sind.

Das beste Mittel, den Grad der Sättigung des Organismus mit Chloroform zu constatiren, ist die Beobachtung der Circulation und Respiration.

Empfindungsvermögen und Muskelbewegung geben nur eine unvollständige Idee von der Wirkung des Chloroforms auf die animalische Oekonomie, und können nicht zum Massstabe dienen, ob man mit der Narkotisirung fortfahren oder aufhören soll.

Die Aufregung des Thieres, die Bewegungen, selbst das Geschrei sind ebenso unvollkommne Beobachtungsmassstäbe; sie können dem Tode nur einen Augenblick vorangehn.

Das einzige Mass für die Lebensfähigkeit des Thieres sind die Bewegungen des Herzens und der Pulsschlag der Arterien.

Das Aufhören der mechanischen Phänomene der Respiration, die Seltenheit der In- und Exspirationen geben zwar ein Maass für die Anästhesie, aber sie zeigen nicht die Gefahr, in welcher sich das Thier befindet.

Die Respiration kann unterbrochen werden, ohne dass der Tod die Folge ist. Paralyse des Herzens bedingt augenblicklichen Tod. Die Bewegung der Brust kann hergestellt werden; die des Herzens nicht.

Gerade in diesem letzten Satze liegt die Unrichtigkeit der vorletzten Behauptung. Wir werden in der Folge sehn, dass das einzige Warnungsphänomen das Schwanken der Respiration ist. Wo einmal die Herzthätigkeit aufgehört hat, ist die Rettung mindestens sehr zweifelhaft.

Diesen Umstand, dass nämlich die Erhaltung der respiratorischen Thätigkeit von grösserer Bedeutung noch, als die der Herzthätigkeit ist, insofern sie die letztere bedingt, hat Bickersteth zuerst klar erörtert. (Ich kenne die Arbeit nur aus den Archives générales de médecine 1854. IV. S. 1 ff.) Nach ihm erfolgt der Tod durch Apnoe, der Stillstand des Herzens ist erst Folge der letzteren; wenn Bickersteth aber die Behauptung ausspricht, dass das Chloroform schliesslich — wenn nach Aufhören der Respiration die Chloroformeinwirkung fortgesetzt wird, direkt auf das Herz wirke und so dessen Contractionen aufhören mache — so ist dies eine verkehrte oder mindestens unnöthige Folgerung: denn ohne Erhaltung der Respiration kann die Herzthätigkeit nicht bestehn.

Die ergiebigsten, sorgfältigsten und wichtigsten Versuche, die bisher angestellt wurden, sind unzweifelhaft die, welche eine Commission der Société d'émulation zu Paris, bestehend aus den Herren Adorne, Gillette Amédée Forget, Hillairet, Maurice Perrin und Ludger Lallemand, welcher den Bericht verfasste, anstellte. (L'union médicale T. IX. No. 8—13. 1855.) Die Zahl der Versuche belief sich auf fast 150. Auch hier wurden zwei Methoden der Anästhesirung angewandt, indem bald langsam und allmählig, bald plötzlich und stark chloroformirt wurde. Reptilien gebrauchen viel Chloroform, Blindschleichen und Eidechsen 5—6 Grammes und 38—48 Minuten, (von Fröschen kann ich dies nicht behaupten, sie starben ausserordentlich leicht und rasch;) Vögel sehr wenig, Hunde sehr verschiedene Dosen Chloroform (3—32 Grm., 7—73 Minuten) bis zum Stillstande der Circulation und der Herzbewegung. Die gefahrbringende Dose ist nicht unmittelbar abhängig von der Kraft, dem Alter und dem Wuchse des Thieres, sondern bei denselben Thieren zu verschiedenen Zeiten verschieden. (Dasselbe gilt bekanntlich vom Menschen). Die Bewegungslosigkeit beginnt constant bei den Gliedmassen der hinteren Extremitäten, geht dann auf die vordern über; endlich ergreift sie die Muskeln des Halses und des Kiefers. Die Basis der Zunge und der Pharynx behalten am Längsten ihre Sensibilität und Motilität. Ist durch Chloroformnarkose die Sensibilität und Motilität erloschen, so kann durch Electricität noch Bewegung erregt werden, aber die Reizbarkeit der Muskeln erlischt früher als bei auf andre Weise getödteten Thieren.

Ist die Periode der Aufregung vorüber, so wird die Respiration tief und regelmässig; dann steigt die Häufigkeit der Athemzüge, die Bewegungen der Rippen nehmen ab und hören nach einem veränderlichen Zeitraume ganz auf; es erfolgt das Einathmen nur noch durch die Zusammenziehung des Zwerchfells; um diese Zeit erreicht die Häufigkeit der Athemzüge das Maximum — nimmt dann aber allmählich ab; bei Hunden sind die Extreme derselben 128 und im Minimo 20 Athemzüge in der Minute. Zunahme und Abnahme sind nicht gleichmässig; zuweilen bemerkt man in der Periode der Abnahme eine aufsteigende Frequenz; gewöhnlich wird das Athemholen stertorös, ruckweise, zuweilen steht es ganz still, scheint einige Secunden erloschen, beginnt dann aber zuweilen wieder von selbst.

Die Circulation wurde durch Inspection der Herzschläge und der Cruralis bestimmt; die Pulsation zeigt denselben Wechsel auf- und absteigender Frequenz — beim Hunde Maximum 256 und Minimum 40 Pulsschläge in der Minute. — Die Contractionen des Herzens stehen zuweilen einige Secunden still; der Arterienpuls wird klein, zitternd, arhythmisch; oder einige starke langsame Pulsschläge, Ausfallen von 2—3 Pulsationen, darauf eine stürmische Reihenfolge überstürzter und unzählbarer Pulse.

Die Störungen der Circulation und Respiration treten nicht gleichzeitig auf; nur einmal sahen die Experimentatoren bei einem Hunde einige Secunden nach Aufhören der Respirationsbewegungen das Herz still stehen und den Puls fast unfühlbar werden. Puls und Inspirationen kehrten nach Verlauf einer Minute zum normalen Rhythmus zurück. Während der Epoche der Respirationsabnahme erfolgen durch Erschlaffung der Sphincteren Entleerungen; die Pupille, sehr erweitert, reagirt nicht. Zuweilen gehen Schlingbewegungen dem Aufhören der Respiration voran; bei Säugethieren beobachtet man ein Zittern der Lider, der Lippe, der Zunge, der Nasenflügel, zugleich eine erhebliche Abnahme der Körpertemperatur.

Die Respiration erlischt immer vor der Herzbewegung, zuweilen langsam und unter tiefem Seufzen und Erzittern der Gesichtsrespirationsmuskeln abnehmend, zuweilen plötzlich stillstehend.

Das Herz dagegen stirbt zuletzt; die Zeit des Stillstandes des Herzens nach Erlöschen der Respiration variirt zwischen wenigen Secunden bis 3 Minuten; bei einem Kaninchen sah man ausnahmsweise das Herz noch nach 4, bei einem Hunde noch nach 6 Minuten schlagen. Die Arterien schlagen schon einige Zeit vor dem letzten Herzschlage nicht mehr.

Die Versuche über die rapide Chloroformintoxication, wobei die Thiere mit der Schnauze in ein Glas gesteckt wurden, auf dessen Boden sich ein mit Chloroform getränkter Schwamm befand, ergaben das wichtige Resultat, dass auch hierbei die Phänomene in derselben Reihenfolge, aber nur schneller, sich entwickeln. Der Stillstand des Herzens erfolgt hier nach dem Aufhören der Respiration meist 1 Minute, im Maximo 3 Minuten später. Wenn man dagegen mit dem Chloroform zugleich stets eine bedeutende Menge atmosphärischer Luft zutreten und einathmen lässt, so kann man ohne Gefahr eine tiefe Narkose herbeiführen und unterhalten.

Bei den Sectionen fanden die Experimentatoren (s. Union No. 10. S. 42) die Bronchien voll Schleim, die Lungen ohne Ekchymosen, das linke Herz leer, das rechte überfüllt mit schwarzem Blute. Im letzteren keine Gasblasen. Das Gehirn in der Regel nicht blutüberfüllt. Leber und Milz congestionirt. Alle weichen Gewebe, besonders aber das Blut und das Gehirn mit Chloroform imprägnirt.

Die wichtigsten Schlusssätze der Commission sind (abgesehn von denjenigen, welche sich auf die später zu besprechenden Rettungsversuche beziehen) folgende:

1) Die Schnelligkeit, mit welcher das Chloroform wirkt, steht in gerader Proportion zu der Concentration der eingeathmeten Dämpfe. Die Phänomene, welche es hervorbringt, entwickeln sich immer in derselben Reihenfolge und mit demselben Charakter.

2) Das Chloroform hebt die excitomotorischen Thätigkeiten der Nervencentren — die Sensibilität, die Motilität der Rückenmarksnerven auf. Die Excitabilität des Rückenmarks und die Fähigkeit der Nerven Bewegungen anzuregen, fahren unter dem Einflusse des elektrischen Stromes fort sich zu zeigen.

3) Das Chloroform hat eine specifische Verwandtschaft zu den Centren des Nervensystems, in deren Substanz es sich während der Inhalation anhäuft; man findet es darin nach dem Tode in grösserer Menge, als in jedem anderen Organe.

4) Bei chloroformirten Thieren hören die Respirationsbewegungen vor den Herzbewegungen auf. Die Circulation wird zuletzt gehemmt. Das Herz ist derjenige Theil des Körpers welcher zuletzt stirbt [1]).

[1]) Diese Behauptung ist insofern nicht ganz richtig, als z. B. die peristaltische Bewegung des Darmkanals noch halbe Stunden und länger fortdauert. Nach vergleichenden Versuchen an Kaninchen, die zu Tode chloroformirt wurden und an

5) Die Thiere sterben, wenn man sie sich selbst überlässt, nachdem die Respirationsbewegungen aufgehört haben.

6) Das Chloroform wird sehr rasch aus dem Körper beseitigt. Die Lunge ist dasjenige Organ welches gewöhnlich die Ausscheidung bewirkt, die Haut führt nur wenig von dem aufgenommenen Chloroform wieder aus.

11) Die Elektricität erschöpft schnell die Reizbarkeit der Nerven bei Thieren, welche in das letzte Stadium der Chloroformvergiftung gekommen sind.

13) Der Tod, wenn er durch Chloroformeinathmung eintritt, ist die Folge einer Vernichtung der Thätigkeit des Nervensystems und nicht die Folge einer Asphyxie oder einer Herzlähmung.

(Diese beiden Sätze kann ich nicht unbedingt zugeben; ich muss mit Duchenne nach meinen Versuchen bekennen, dass kein Beweis dafür vorliegt, dass die Elektricität die Nervenreizbarkeit rascher erschöpft, als bei nicht chloroformirten Thieren; dass die Elektricität als allgemeines Reizmittel — wie sie Jobert anwandte — so gut wie gar nichts wirkt und dann allerdings eher schädlich als nützlich ist, werden wir in der Folge sehen. Der letzte Satz (13) ist ebenfalls nur bedingungsweise richtig. Offenbar ist die Apnoe und die Herzparalyse erst die Folge der Einwirkung des Chloroforms auf die Nervencentren; dennoch sind diese Apnoe und nach ihr die eintretende Herzlähmung die direkten Ursachen des Todes; würde das Blut weiter oxydirt, so würde das Herz nicht aufhören zu schlagen; so entbehrt es zugleich des nothwendigen Reizes eines decarbonisirten Blutes; unterhält man die Respiration künstlich, so dauern auch die Herzcontractionen fort, und bei Entfernung des Chloroforms erholt sich das Nervensystem unter dem Einfluss des arteriellen Blutes bis zur Elimination des Chloroforms durch die Lungen; dann übernimmt die Medulla oblongata die Regulirung der Herzthätigkeit und der respiratorischen Bewegungen wieder und unter der erneuten Herrschaft des Nervensystems erwachen die Thiere zum Leben.)

14) Die Verdünnung des Chloroformdampfes mit einer grossen und constanten Menge Luft kann die Gefahr der Chlo-

solchen, die wir durch Verblutung sterben liessen, fanden wir keinen Unterschied in Bezug auf die Fortdauer der peristaltischen Bewegung.

roformvergiftung wenn auch nicht ganz verhüten, so doch wenigstens längere Zeit hinhalten.

Ohne dass ich von diesen Versuchen eine genaue Detailerinnerung hatte, stellte ich mir bei Gelegenheit des hier vorgekommenen Unglücksfalls[1]) die Fragen:

In welcher Weise führt das Einathmen des Chloroforms den Tod herbei — und weiter in welcher Weise kann der drohende Tod abgewandt werden?

Zunächst zur Beantwortung der Grundfrage zur physiologischen Erklärung der Chloroformgefahr.

Ricord hat bekanntlich die Behauptung aufgestellt, dass der Tod durch Erstickung erfolge, indem die Kranken den in die Stimmritze gerathenen Schleim nicht zu entfernen vermöchten, eine Behauptung die indess durch keinen einzigen Sectionsbefund bestätigt wird. Andere, namentlich Casper, haben den Tod von einer Herzparalyse abgeleitet. Um die Ricord'sche Behauptung zu prüfen, brauchte man nur zu sorgen, dass ein solcher Verschluss der Stimmritze nicht möglich werde; dazu gab es einen einfachen Weg: die Tracheotomie. Die Anstellung derselben musste zugleich sichern Aufschluss darüber geben, ob der Tod nicht vielleicht durch Vermittlung der Vagi eintrete (wie dies Bouisson vermuthet); sowohl durch Reizung derselben als auch durch Lähmung könnte ja ein Zusammenfallen der Stimmritze und so eine Asphyxie eintreten. Zugleich liess sich die Frage nach der primären Herzparalyse lösen.

I. Versuch[2]). Am 23. Mai 1858 wurde ein kräftiges Kaninchen durch Vorhalten eines Lappens, auf welchem nach und nach Chloroform aufgeschüttet wurde, nach Verbrauch von ½ Drachme und Verlauf von 12 Minuten zu Tode chloroformirt. Anfangs Beschleunigung des Pulses, nach 2 Minuten Fühllosigkeit; nach 3: das Thier liegt wie todt da, athmet beschleunigt und hat einen stürmischen Pulsschlag, dann wird derselbe verlangsamt; die Pupillen erweitern sich; die Respiration stertorös; nachdem der Chloroformlappen etwas weiter entfernt, wird der Puls wieder rascher,

[1]) S. Dr. Binz, Tod durch Chloroform, Deutsche Klinik 1858. No. 13.

[2]) Ich theile die ganze Reihe der Versuche nicht in extenso mit, da die einzelnen keine erheblichen Variationen in dem Eintritte der Erscheinungen wahrnehmen liessen. Die meisten wurden mit freundlicher Bewilligung des Herrn Prof. Helmholtz auf der hiesigen Anatomie zum Theil in seiner Gegenwart, unter gefälliger Assistenz der Herren Candidaten der Medicin Arens und Vogelsang aus Bonn angestellt. Den neuesten Versuchen (Januar 1859) wohnten auch die Herren Dr. Zervais, Dr. Baum, Dr. Reiz u. A. bei; dieselben dienten besonders zur Erforschung der Wirkung des Einblasens von Luft.

die Respiration schneller, bei erneuter Annäherung entstehen sehr kräftige pfeifende allmählig aber in kurzen Seufzern endende Athemzüge. Der Puls wird sehr schwach. Nach gänzlichem Aufhören der Respiration wird unmittelbar sofort die Laryngotomie unter Fixirung des mit einem Haken ergriffenen Kehlkopfs mit einem spitzen Bistouri ausgeführt. Diese Operation ist ohne allen Erfolg. Es wird sodann der Thorax eröffnet und man findet 5 Minuten nach dem Tode des Thieres die Pulsation des Herzens noch thätig. 1 Minute später wird sie schwächer; als darauf der positive Pol eines Du Bois'schen Schlittens (mit 1 Grove'schen Elemente) mit der im Larynx steckenden Canüle, der negative mit dem linken Nerv. phrenicus in momentane Berührung gebracht wird, erfolgt eine tiefe Inspirationsbewegung, welche bei mehrmals wiederholter Application wiederholt wird; das Herz schlägt wieder kräftiger. Aehnliche Reizung der beiden blossgelegten Nervi vagi hat sofortigen Stillstand des Herzens zur Folge. Dagegen zeigen sich bei erneuter Reizung der Nervi phrenici nochmals einige schwache Contractionen des Herzens, sowie kräftige Inspirationsbewegungen. Noch nach 1 Stunde lassen sich beide dadurch hervorrufen.

Da auf diese Weise die unmittelbar nach dem Tode angestellte Laryngotomie völlig erfolglos sich erwies, da ausserdem eine Reizung der Vagi nur schädlich wirkte, so kann weder von einem durch Vermittlung der Nervi vagi noch durch Verschliessung der Stimmritze eingetretenen Tode die Rede sein. Das längere Fortbestehen der Herzbewegung nach erloschener Respiration beweist auch deutlich die Abhängigkeit des Todes von der letzteren, nicht von einer supponirten Herzparalyse. Da sich indess bei diesem Versuche gezeigt hatte, dass die Inhalation im Anfange zuweilen vom Thiere willkührlich ausgesetzt wird, und da wir dieser Unregelmässigkeit bei der Narkotisirung vorbeugen wollten, so wurden die folgenden Versuche grösstentheils erst mit vorangeschickter Laryngotomie ausgeführt. Es stellte sich heraus, dass dann die Narkose weit rascher und regelmässiger eintritt. Wir liessen das Chloroform durch einen vor die Oeffnung der Canüle gelegten Schwamm, der mit dem Chloroform benetzt war, direkt einathmen. Ausserdem wurde auf diese Weise ein für allemal die mögliche Mitwirkung der Stimmritze zur Herbeiführung des Todes ausgeschlossen. Eine Reihe von Versuchen, die wir zur Controle an Kaninchen anstellten, welche der Operation nicht unterworfen waren, ergab auf das Bestimmteste, dass die Narkose rascher und sicherer sich entwickelt, sowie dass die bei Kaninchen sehr leicht ohne allen Blutverlust auszuführende Operation im Uebrigen keinen störenden Einfluss übte. Nur der Puls wurde wie die Respiration unmittelbar nach der Laryngotomie allemal beschleunigt gefunden, auch schien der Tod nach vorausgeschickter Laryngotomie allemal um eine oder einige Minuten früher einzutreten, was jedoch wohl mehr auf Rechnung der vollständiger bewirkten Narkose als auf die Wirkung der Operation zu setzen ist.

Die Zeitdauer, welche bis zum Eintreten des Todes verfloss, d. h. bis zum längeren Stillstande der Respiration, ohne dass sich dieselbe von selbst wieder erholte — die Versuche in welchen die Wiederbelebung gelang, werden uns später beschäftigen — war ausserordentlich variabel. War an dem Thiere gar keine Verletzung vorgenommen, wie dies in drei Versuchen der Fall war, so trat er nach 12, 3 und 14 Minuten ein. War bloss zur Beobachtung die Carotis entblösst wie in 9 andern Versuchen der Fall war, so betrug die Zeitdauer 2, 4, 4, 6, 4, 11, 2, 6, 13 Minuten, also im Mittel $5^7/_9$, im Maximo 13, im Minimo 2 Minuten. Nach vorausgeschickter Laryngotomie in 10 andern Versuchen: 15, 8, 2, 2, 4, 3, 13, 6, 7, 3, im Mittel 6,3, im Maximo 15, im Minimo 2 Minuten. Je mehr atmosphärische Luft das Thier erhielt, desto langsamer trat der Tod ein; auch konnte man durch Zulassen atmosphärischer Luft und Entfernung des Chloroforms in der Regel den Tod hinausschieben. Die Grösse der Thiere und ihre Lebhaftigkeit war dabei von keinem Einflusse; im Gegentheil sahen wir oft kleine Thiere mit grösserer Resistenzkraft begabt als grössere und anscheinend sehr kräftige.

Die Reihenfolge der Erscheinungen war im allgemeinen folgende: Beschleunigung des Pulses und der Respiration; Insensibilität der Haut. Zuweilen aber nicht immer eine grosse Unruhe der Muskulatur; stürmische Bewegungen, Versuche zu entfliehen; dann Verlangsamung der Respiration und Ruhigerwerden des Pulses (anästhetischer Schlaf). Von Neuem schnell sich steigernde Beschleunigung der Inspirationen, zuweilen kurze Unterbrechung derselben; bedeutende Beschleunigung des Pulses, Erweiterung der Pupillen, leichte krampfhafte Zuckungen der Muskulatur an verschiedenen Körperstellen; stöhnende stürmische aber nicht mehr tiefe Inspirationen, zuweilen mit pfeifendem Einziehen der Luft; Heben der Nüstern und krampfhaftes Arbeiten aller Respirationsmuskeln. Erschlaffung der Sphincteren, Entleerung des Kothes, zuweilen schon früher eintretend. Schwächerwerden des Pulses; Erlöschen der Respiration oft mit tiefem

Seufzer. Tod. Das Herz schlägt noch **meistens** fünf **Minuten lang**, wenn auch immer schwächer werdend, fort, wovon man sich bei Eröffnung des Thorax leicht überzeugt; je rascher und gewaltiger die Narkose sich entwickelte, desto rascher erlischt nach Aufhören der Respiration der Puls und die Herzbewegung; ersterer oft gleichzeitig mit dem Stillstande der Respiration; die Herzbewegung hört dann nur eine Minute später auf. Die peristaltischen Bewegungen des Darmes werden oft noch 1 Stunde lang gesehn, wenn die Temperatur der Luft nicht zu niedrig ist. Die Herzcontractionen sind zuletzt flatternd, erfolgen endlich nur noch hie und da ohne regelrechte Systole und Diastole. Durch Reizung der Phrenici, oder Application von Acupuncturnadeln in den Nacken, Hals oder Larynx und andererseits in das Diaphragma oder das Herz selbst und Durchleitung eines galvanischen Stromes lassen sich noch eine halbe Stunde nach dem Aufhören der Respiration ganz tiefe und regelrechte Inspirationsbewegungen und eine Stunde nach jenem Termine noch Zusammenziehungen des Herzens hervorbringen.

So sind die Erscheinungen bei Kaninchen und Katzen (bei letzteren ist eine längere Zeit erforderlich). Frösche sind zu diesen Versuchen wenig brauchbar, da sie sehr rasch sterben (2—3 Minuten). Die Herzbewegungen bestehen bei ihnen aber viel länger, nach dem Aufhören der Respiration, fort.

Bei meinen ersten Versuchen (I.—III.) hatte sich herausgestellt, dass die Beobachtung der Respiration und der Herzbewegung bei dem gegen das Herannahen des Todes regelmässig erfolgenden Stürmischwerden der ersteren Action mit grossen Schwierigkeiten verknüpft war. Es war zur genauen Beobachtung zunächst nothwendig, die Thiere gehörig zu fixiren durch Festbinden auf einem Kreuze. Um nun die an den kleinen Arterien schwer fühlbare Pulsation besser controliren zu können, stellte ich eine Reihe von Versuchen in der Weise an, dass ich vor dem Beginne der Narkose zunächst eine der Carotiden an der Seite des Halses entblösste. Ein Längsschnitt an der Innenseite des Sternocleidomastoideus und eine leichte Lösung des Zellgewebes, Eröffnung der Gefässscheide genügten dazu; den Rand des Muskels liess ich mir von einem Gehülfen mittelst eines Häkchens an die Seite ziehen, so dass ich die Arterie in der Länge von mindestens einem Zoll frei vor mir hatte. Zugleich beobachtete ich mit aufgelegter Hand den Gang der Respiration und des Pulses. Es stellte sich nun heraus, dass mit dem Schwächerwerden der Respiration kurz vor dem Tode des Thieres nicht selten (aber nicht immer) die Arterie weniger gefüllt wird und flacher erscheint, so dass offenbar die Kraft, mit welcher das Blut vom Herzen ausgetrieben wird, meistens schon mit dem Nachlassen der Oxydation des Blutes schwächer wird. (Bei den Wiederbelebungsversuchen war die erneute Füllung der Arterien ein sicheres Zeichen des Gelingens.) Ganz unzweifelhaft ist es, und lässt sich jedesmal beobachten, dass die Pulsationen des Herzens weit länger fortbestehen (bis 6 und 8 Minuten) als die Pulsation der grossen Arterien. Der Puls ist daher ein sehr trügliches Zeichen und kann höchstens als Warnungsmittel betrachtet werden. Auch vor dem Aufhören der Respiration kommt es nicht selten vor, dass der Puls einigemale aussetzt, wie denn eine grosse Unregelmässigkeit sowohl der Circulation wie der Respiration, besonders gegen das Ende, constant ist.

Zwei Versuche, die ich bei grossen kräftigen Kaninchen (No. IX. und IX. b.) anstellte, nachdem ich in die Carotis eine Canüle, die mit einem Hämatodynamometer in Verbindung stand, eingebunden hatte, um die Abnahme der Propulsionskraft des Herzens genauer zu constatiren, waren nur unvollkommen gelungen und zeigten zwar die Schwankungen jener, auch in einem Falle die Abnahme, aber nicht mit hinlänglicher Sicherheit, indem das Thier durch eine heftige Zuckung beim Sterben die Canüle mit einem Stücke der Arterie abriss. Ich begnügte mich daher mit dem erhaltenen Resultate.

Immerhin liess sich auch bei blossliegender Carotis die Beobachtung noch nicht scharf genug anstellen und die sämmtlichen späteren Versuche wurden daher in der Weise ausgeführt, dass vor dem Beginne der Inhalation eine lange sehr feine Insectennadel in das Herz, eine andere in das Zwerchfell (meistens auf der rechten Seite) eingestochen wurden. Jetzt konnte man mit der grössten Bequemlichkeit die Schwankungen in beiden Functionen beobachten und genau mit einander vergleichen, vorausgesetzt, dass beide Nadeln gut eingestochen waren.

Im Ganzen blieben die Pendelschwingungen der im Herzen steckenden Nadel sich gleich bis zum Eintreten der Schwankungen in der Respiration; dann begann bald danach auch die Herznadel kleinere Excursionen zu machen, der Herzschlag wurde eben schwächer. Aber noch die letzte Zuckung des Herzens liess sich deutlich 5 und 6 Minuten nach dem Erlöschen der Athembewegungen an der Nadel erkennen.

Viel grösseren Schwankungen war die Respiration in Bezug auf die Kraft und die Vollständigkeit, mit welcher die Inspirationen ausgeführt wurden, unterworfen. Schon frühzeitig kamen, selbst vor dem Stadium des Schlafes, schwache unvollständige Inspirationen vor, ja oft setzte auch die Respiration vorübergehend aus. Nach der Periode des Schlafes wurde die Athemnoth immer grösser und mit ihr machte trotz der Anstrengungen des sterbenden Thieres die Nadel immer kleinere Schwingungen, es wurden die Athemzüge oberflächlich und mangelhaft. Uebrigens war es evident, dass die Zahl der Inspirationen während der Narkose in gar keinem bestimmten Verhältnisse zu der Zahl der Pulsschläge stand. Ueberhaupt war die Respiration viel unregelmässiger als der Herzschlag. Um ein Paar Beispiele des Ganges beider Functionen zu geben, hebe ich die folgenden Versuche aus:

No. XXVI. Am 5. Oct. 1858 wurde ein junges Kaninchen ohne weitere Verletzung durch Vorhalten eines mit Chloroform getränkten Lappens chloroformirt, während im Herzen und im rechten Diaphragma eine Nadel steckte:

	Zahl der Pulsschläge.	Zahl der Inspirationen.
Vor der Narkose und vor dem Einsenken der Nadeln	124	52
Nach Einsenken der Nadeln	128	60
1 Min. nach Beginn der Narkose	160	65
2 „ „ „ „ „	200	110
3 „ „ „ „ „	216	90
4 „ „ „ „ „ . . . kaum zählbar	240 (?)	128
4½ „ „ „ „ „	190	92 gleich danach Tod.

No. XX. Bei einem starken Kaninchen wurde am 8. April Morgens die Laryngotomie gemacht; sodann wurde mittelst eines vor die Canüle gelegten chloroformbenetzten Schwämmchens und eines vor die Schnauze gehaltenen ebenso benetzten Lappens das Thier chloroformirt. Nach 2 Minuten Insensibilität der Haut. Nach 4 Minuten Regungslosigkeit der Glieder; die anfangs beschleunigte Respiration nimmt ab, ebenso die Häufigkeit der Pulse; erstere steigt von neuem. Nach 12 Minuten Herzschlag unregelmässig; irregulaire Muskelzuckungen. Entleerung des Darmes. Erweiterung der Pupille. Nach 13 Minuten erlischt die Respiration fast vollkommen. Das Chloroform wird entfernt; das Thier erholt sich; unregelmässige Respiration, bald tief bald schwach. Nach

20 Minuten bei drohendem Tode nochmals Entfernung des Chloroforms. Nach 27 Minuten Tod. Die Reizung der Phrenici mittelst elektrischen Stromes brachte diesmal, da die Nerven nicht entblösst waren, nur unvollständige künstliche Inspirationen zu Stande und so war das Thier nicht wieder zu beleben. Der Gang der Pulsschläge und Inspirationen war folgender:

	Zahl der Pulsschläge.	Zahl der Inspirationen.
Vor der Laryngotomie und vor der Narkose	126	56
Nach der Laryngotomie vor Beginn der Narkose . . .	158	112
1 Min. nach Beginn der Inhalation	200	108
3 „ „ „	212	80
4 „ „ „	212	76
7 „ „ „	188	92
10 „ „ „	176	72
12 „ „ „	172	96
13 „ „ „ Herzschlag sehr unregelmässig	160 ca.	0
17 „ (nach einer Pause von fünf Minuten in welcher das Thier sich erholt) neu. Beginn d. Narkose . .	184	128
18 „ „ „	—	76
20 „ (kleine Pause)	148	64
22 „ (nach neuer Inhalation)	176	140
23 „ „ „	174	120 ganz oberflächlich
25 „ „ „	172	92
27 „ „ „	140	0 Tod.

Das Herz schlägt noch fünf Minuten später bei Eröffnung des Thorax.

Derselbe Wechsel zeigte sich bei einem jungen Kätzchen:

No. XXV. Am 30. April wurde an demselben die Laryngotomie und die Acupunctur des Herzens und Zwerchfells gemacht.

	Zahl der Pulsschlage.	Zahl der Inspirationen.
Vor der Narkose	200	76
Nach 4 Minuten Inhalation Insensibilität.		
„ 5 „ Muskelerschlaffung	210	82
„ 6 „ Schlaf	200	78
„ 8 „ Muskelzuckungen. Pupille erweitert .	140	96 sehr oberflächlich
9 Min. nach Beginn der Inhalationen	120	0
Nach Zulassung freier Luft und Hinwegnahme des Chloroforms erholt sich das Thier, der Puls steigt	204	72
14 „ Die Narkose wird nach einer Pause von 5 Minuten von neuem bewirkt.		
18 „ (4 Min. nach der zweiten Inhalation) . . .	188	64
Die Athemzüge werden oberflächlich		
24 „ und hören ganz auf	100	0
Es wird 2 Minuten gewartet. Die Herzschläge lassen nach.		
26 „ Anwendung der künstlichen Respiration durch elektrische Reizung. Herzbewegungen mehrten sich. Fortsetzung der künstlichen Respiration	60	—

		Zahl der Pulsschläge.	Zahl der Inspirationen.
29½ Min.	Die Respiration (die also im ganzen 5½ Minute ausgesetzt hatte) wird vom Thiere ausgeführt. Das Thier erholt sich vollständig. Es wird 6 Mi-		
35 „	nuten lang pausirt; am Ende derselben . . .	192	60
	Die Inhalation wird wieder begonnen.		
40 „	Die Respiration ist sehr schwach	196	56
45 „	steht still; Herzschlag flatternd	120	0.

Die Anwendung der künstlichen Respiration bedingt keine hinlänglich tiefen Athemzüge. Das Leben ist erloschen. Sechs Minuten nach dem Tode sieht man nach Eröffnung des Pericardium noch schwache regelmässige Systole und Diastole des Herzens. Die Arterien aber zeigen keine Pulsation, welche gleich nach dem Aufhören der Respiration wahrgenommen werden konnte.

Es ergiebt sich also aus unsern Experimenten die volle Bestätigung der von der Commission der Société d'émulation gewonnenen Resultate unter den bereits oben angegebenen Einschränkungen. Es würde eine überflüssige Wiederholung sein, wenn wir in grösserer Ausführlichkeit die übereinstimmenden Momente hervorheben wollten. Ebenso übergehen wir die gleichfalls übereinstimmenden Sectionsresultate. Ausserdem aber dürfen wir hinzufügen:

1) Der Tod ist bei regelrechtem physiologischen Verlaufe der Chloroformnarkose nicht abhängig von einer Verschliessung der Stimmritze.

2) Mit nachlassender Respiration wird der Arterienpuls schwächer; er erlischt aber erst, wenn das Blut nicht mehr oxydirt wird, durch allmähliches Schwächerwerden der Respiration. Die Inspirationen hören auf und damit ist der Tod gegeben.

3) Zuweilen genügt es, wenn die Herzthätigkeit noch kräftig ist, das Chloroform zu beseitigen, um die intermittirende Respiration wieder in Gang zu bringen.

4) Eine Herzparalyse durch Einwirkung des Chloroforms kommt bei Thieren nicht vor. Der Stillstand des Herzens erfolgt erst längere Zeit nach dem Aufhören der Respiration und ist die Folge der nicht mehr stattfindenden Oxydation des Blutes; schon vor diesem Stillstande genügt aber die Kraft der Herzbewegung nicht mehr um das Blut fortzubewegen.

5) Das Aufhören der Respiration ist Folge der Einwirkung des Chloroforms auf die Medulla oblongata, so dass der Tod allerdings durch Vermittlung des Nervensystems Statt findet; kann

die Respiration, also die Oxydation des Bluts hergestellt werden, so wird die Herzbewegung kräftiger, das Nervensystem erholt sich.

Vergleichen wir nun mit den an Thieren gewonnenen Resultaten die

Reihenfolge der Erscheinungen an chloroformirten Menschen,

so ist dieselbe im Allgemeinen — abgesehn von vorkommenden nicht unbeträchtlichen individuellen Abweichungen, die sich indess nicht auf die Reihenfolge, sondern nur auf die Zeitdauer des Eintritts und der Dauer der einzelnen Symptome beziehen — die nämliche. Zunächst folgt auf die Einathmung des Chloroforms allemal eine Steigerung der Respiration und der Herzthätigkeit. Der Puls wird kräftiger, voller und rascher; das Athmen etwas beschleunigt. Sehr häufig verbindet sich damit eine lebhafte, oft schwer zu bändigende Muskularaction; bald auch lebhafte Delirien: Reden, Singen, Phantasiren in den gewohnten Ideengängen; die Rheinländer, besonders die Mädchen und Weiber, singen nicht selten Wallfahrtsgesänge und geriren sich wie Pilgernde, Studenten lärmen und schelten, andere sind traurig, andere zärtlich — kurzum wir haben das ausgeprägte Bild der Trunkenheit vor uns. Die Dauer dieses ersten Stadiums ist sehr verschieden; oft ist es sehr rasch vorüber besonders bei Kindern, oft kaum bemerkbar; oft wieder zieht es sich sehr in die Länge, ja bei Menschen, die an den Alkoholgenuss gewöhnt sind, dauert es oft so lange, dass man nicht wagen darf, die Anästhesirung zu protrahiren. Auf dieses Stadium der Exaltation folgt das Stadium des Schlafes: die Bewegungen lassen nach, der Kranke ermattet, er wird gefühllos: die Respiration ist ruhig, etwas langsamer, nicht selten schnarchend. Nur bei venösen und schwächlichen Naturen kommen schon jetzt sehr zu beachtende Unregelmässigkeiten im Athemholen vor. Der Puls ist in diesem Stadium ebenfalls ruhiger und etwas langsamer; zuweilen beobachtet man auch bei ihm erhebliche Schwankungen. Dieses ist die zur Ausführung der Operationen geeignete Zeit und es ist sehr selten, dass ein höherer Grad der Narkose überhaupt wünschenswerth würde. Die eigentliche Kunst des Chloroformirens besteht nun darin, die Anästhesie gleichmässig zu erhalten, ohne sie über das Maass zu steigern. Es ist dazu nichts anderes erforderlich, als unter fortgesetzter Beobachtung der Respiration und des Pulses den Kranken, sobald er irgend ein Zeichen des Erwachens giebt, von Neuem Chloroform einathmen, dabei aber stets die nöthige Menge atmosphärischer Luft zutreten zu lassen. Gegen das Ende dieses Stadiums erschlafft die Muskulatur gänzlich; zunächst die der Extremitäten, später auch die des Gesichtes, bei Berührung der Lider kein Zucken, keine Reaction. Diese gefährliche Uebergangsperiode ist es, welche wir beim Einrenken von Luxationen, bei gewaltsamen Streckungen, kurzum bei Operationen, bei welchen eine vollständige Erschlaffung der Muskulatur erwünscht ist, bedürfen. Sie erfordert eine sehr genaue Ueberwachung, denn nicht selten beginnt schon der Puls schwächer zu werden, hie und da auszusetzen, die Respiration wird unregelmässig, ja steht zuweilen still, und hiermit kündet sich das letzte gefährlichste Stadium der Narkose an, das der gänzlichen Depression des Nervensystems, welches nicht erreicht werden darf, wenn man nicht wie bei den Thieren das endliche Aufhören der Respiration und des Herzschlages erleben will.

Diese Regelmässigkeit in der Reihenfolge der Erscheinungen wird nun aber zuweilen unterbrochen durch plötzlich auftretende

gefährliche Symptome.

Unter denselben steht oben an als dringendstes Warnungsphänomen mangelnde Inspiration, mit ihr die Gefahr der Erstickung: Asphyxie durch Apnoe. Die Bewegung des Thorax erfolgt unvollkommen, das Blut wird mangelhaft oxydirt, schwarz. In Folge dessen wird der Herzschlag schwächer, der Puls klein, verschwindend; das Gesicht bald blauroth gedunsen und erst in der Folge erblassend, bald sofort blass; die Augen vorgetrieben, die Pupille erweitert, der Blick gebrochen, die Temperatur der Haut sinkt und mit allmählich ganz erlöschender Circulation erlischt das Leben, wenn es nicht baldigst gelingt, die Respiration wieder in Gang zu bringen.

Ein ebenso bedenkliches Zeichen ist die Ohnmacht, Syncope, das primäre Stillstehen des Herzens, womit natürlich ein Aufhören der Pulsation der Arterien, Stillstand der ganzen Circulation gegeben ist. Dadurch erlischt sofort die Thätigkeit der Medulla oblongata aus Mangel an dem nothwendigen Erregungsmittel; und wenn die Ohnmacht länger besteht, so hören nun von hier aus die mechanischen Phänomene der Respiration auf; mit ihnen erlischt die Restauration des Blutes und es erfolgt der Tod.

Die Apnoe und durch sie herbeigeführte Asphyxie (wenn wir mit diesen Ausdrücken den Unterschied zwischen dem Mangel an Athembewegungen und dem Mangel der Restauration des Blutes durch die Respiration bezeichnen wollen) sowie die Syncope sind während der Chloroformnarkose weit gefährlicher als unter irgend welchen andern Umständen; sie können unmittelbar den Tod herbeiführen, weil die Centralorgane schlafen, betäubt sind und zur Herstellung der Functionen des Athmens und der Circulation nichts beitragen können. Wir sind der Ueberzeugung, dass hier das ganze Geheimniss des Chloroformtodes ruht.

Die Theorieen, welche man über den plötzlichen Tod durch die Anästhetica aufgestellt hat,

sind, sobald sie diese Punkte unberührt lassen, alle unzulänglich und man hätte sich eine grosse Verwirrung in dieser Frage ersparen können, wenn man die in Bezug auf die Ursachen des plötzlichen Todes in der That vortrefflichen Experimente und Ergebnisse Bichat's sich zu Nutze gemacht hätte. Aber anstatt auf die genialen Recherches sur la vie et la mort [1]) zurückzugehn, baute ein Jeder seine eigne Theorie oder umgab seine Blössen mit dem Deckmantel eines unter allen Umständen dürftigen Skepticismus. Man ging soweit die toxische Wirkung des Chloroforms ganz in Abrede zu stellen, oder erklärte wenigstens dasselbe bei richtiger Anwendung für ein durchaus gefahrloses Mittel. Wenn Küchler noch neuerlichst (Deutsche Klinik 1857. S. 348) diese Ansicht vertheidigte, so ist dies offenbar der Ausdruck einer kleinen Erfahrung. Wahrhaft komisch nimmt sich insbesondere Sédillot's [2]) oft wiederholte Behauptung aus, dass reines Chloroform nie tödte.

In sehr zahlreichen Fällen hat man das Chloroform, durch

[1]) 4ème édition par Magendie. Paris 1822.

[2]) Bulletin de thérapeutique 1851. S. 364. Widerlegt auch von Clemens, Archiv für physiol. Heilkunde 1854. Heft 4. S. 496.

dessen Anwendung Todesfälle herbeigeführt wurden, einer sorgfältigen chemischen Prüfung unterworfen, ohne auch nur irgend welche Verunreinigung, die für Sédillot's Ansicht spräche, auffinden zu können. Nicht selten hatte man sich desselben Präparates ohne alle Gefahr kurz zuvor bei anderen Individuen bedient. Die häufigste Verunreinigung des Chloroforms ist die mit Schwefelsäure. Diese Säure ist bekanntlich nicht flüchtig und geht daher auch beim Einathmen sicher nicht über. Oder es sind schwere öläbnliche, noch nicht hinlänglich bekannte Chlorverbindungen, welche bei einem länger dem Lichte ausgesetzten oder schlecht bereiteten Chloroform vorkommen. Diese haben aber einen so unangenehmen, ekelerregenden oder in andern Fällen zu heftigem Husten reizenden Geruch, dass sie gar nicht geathmet werden können, auch diese Verunreinigung sofort bemerkt werden muss. In keinem der vorgekommenen Todesfälle ist die Sédillot'sche Ansicht auch nur in irgend einer Beziehung bestätigt worden.

Ebenso unbefriedigend ist die Annahme einer besonderen Idiosynkrasie gegen Chloroform, wie solche besonders von Robert (Commissionsbericht von 1853. Gaz. des hôpit. 71 u. 72) behauptet worden. Man nahm an, dass der Tod durch eine Art Sideration wie durch gewisse heftige Gifte erfolge, und bedingt werde durch eine Herzparalyse, die freilich nicht durch eine excessive Anwendung des Mittels — wie sie z. B. Baudens vorzüglich anschuldigte — sondern durch eine eigenthümliche Prädisposition des Organismus, die ihrer Natur nach unbekannt sich plötzlich entwickeln könne, entstehe; diese Idiosynkrasie zu erkennen, besitze die Wissenschaft kein Mittel. So lange die Möglichkeit vorliegt, die Erscheinungen auf eine rationellere Weise zu erklären, soll man sich nicht auf eine solche Annahme zurückziehn, die eben das Räthsel nur verdeckt, nicht aber löst, und also für das fragliche x nur ein y setzt. Bei allem Verdienste, welches wir dem Verfasser der Chloroformcasuistik zugestehn müssen, können wir doch nicht einstimmen in das Resultat seiner Untersuchungen. Nachdem Berend [1]) mit grosser Sorgfalt die vorgekommenen Todesfälle zusammengestellt, und sie im Einzelnen einer eingehenden Kritik unterworfen, kommt er zu

[1]) Zur Chloroform-Casuistik, Hannover 1850 und zur Chloroformfrage, Breslau 1852.

der Aufstellung der Ansicht, dass die ganze Frage über den Chloroformtod zur Entscheidung noch nicht reif sei, dass man das Chloroform nicht zu den Giften zählen könne, und dass die beobachteten Sectionsbefunde keine Aufklärung zu geben vermöchten. Es sei ihm wahrscheinlich, dass der Vorgang nicht immer derselbe gewesen.

Gegenüber den Skeptikern stehen diejenigen welche den Chloroformtod auf mehr oder minder mechanische Ursachen zurückführen. An der Spitze derselben ist Ricord [1]) zu nennen. Er stellte die Ansicht auf, dass der Tod durch mechanische Verschliessung des Larynx durch den Kehldeckel und dadurch bedingte Asphyxie eintrete. Er suchte dadurch sein Rettungsverfahren zu begründen, welches vorzugsweise in dem Aufheben des Kehldeckels mittelst des Fingers bestand. Ihm schloss sich zunächst Yvonneau [2]) an; obwohl er einerseits eine gewisse Idiosynkrasie, welche in grösserer Irritabilität der Muskeln des Kehlkopfs und des Gaumensegels, in einer grösseren Disposition zu Ohnmachten und Hirncongestionen bestehen soll, statuirt, und andrerseits das Chloroform in seiner Wirkung für unberechenbar hält, weil die psychische Aufregung ein unberechenbares Element zur Chloroformwirkung hinzubringe, so würde, meint er, der Tod doch vorzugsweise herbeigeführt (S. 81 u. 88) durch ein mechanisches Herabsinken der Epiglottis und eine Retraction der Zunge. Noch einfacher will Stanelli [3]) die Todesfälle dadurch erklären, dass er eine Verschliessung der Stimmritze oder des Mundes und der Nase durch Schleimansammlung oder fremde Körper behauptet, eine Behauptung die jedes factischen Nachweises entbehrt. Man hat oft genug seitdem sofort zu dem von Ricord angegebenen Hülfsmittel seine Zuflucht genommen; man hat die Zunge vorgezogen, den Kehldeckel aufgerichtet, den Schleim, wenn solcher da war, weggeräumt — man hat dadurch den Tod nicht abwenden können. Unsere und Anderer Versuche an Thieren haben gezeigt, dass

[1]) Union médicale, 4. Dec. 1852. 22. Mars 1853. Gaz. d. hôpitaux 1853. S. 330 und besonders Bulletin de thérapeutique 1852.

[2]) Das Chloroform und seine Anwendung, deutsch von H. Hartmann. Weimar 1854. S. 9 ff.

[3]) Was ist der Chloroformtod und wie ist er zu verhüten. Berlin 1850.

die behauptete mechanische Verschliessung der Luftwege nicht vorkommt, dass die Tracheotomie den Tod nicht abwendet. Noch weiter: man hat bei Sectionen auf die Lage der Zunge und des Kehldeckels sorgfältig geachtet — man hat sie durchaus normal und nicht in dem behaupteten Verhalten befunden. Damit soll nicht gesagt sein, dass nicht, wenn durch das Chloroform bereits asphyktische Erscheinungen herbeigeführt wurden, im Momente des erlöschenden Lebens ein mechanisches Herabsinken der Zunge und des Kehldeckels den Tod beschleunigen — die Wiederbelebung erschweren können; es wird immerhin gut sein, bei drohender Todesgefahr und zur Erleichterung der künstlichen Respiration, die von Ricord empfohlene Maassregel zu verwenden.

Noch weniger befriedigend ist die ebenfalls im Grunde ein mechanisches Moment statuirende von Roux und Piorry und besonders von Gorré ausgehende Ansicht, welche den Chloroformtod mit dem Tode durch Lufteintritt in die Venen parallelisirt. Man glaubte dies durch die öftere Beobachtung von Gasblasen in den Venen der Verstorbenen begründen zu können. So viel mir bekannt ist, hat man diese Gasblasen bei keiner einzigen Section einer chemischen Analyse unterworfen, wenn auch im Blute das Vorkommen von Aether, wie von Chloroform erwiesen ist, und selbst in einzelnen der Fälle, in denen man Luft in den Venen beobachtete, die Fäulniss noch nicht vorgeschritten war. Dennoch haben schon Herrich und Popp [1]) die Gasentwicklung im Blute frischer Leichen als erstes Zeichen beginnender Fäulniss beobachtet, und müssen wir mit Stanelli, Berend und Yvonneau das Vorkommen von Luft im Blute als Leichenphänomen auffassen. Sollte aber selbst das Chloroform in Gasform im Blute auftreten, so können die unbedeutenden Quantitäten — meistens nur wenige Drachmen — die in den meisten der tödtlichen Fälle überhaupt geathmet wurden, eine solche Deutung uns als richtig nicht zugeben lassen; da kleine Quantitäten atmosphärischer Luft schadlos im Blute vorkommen können, und der Lufteintritt in die Venen erst dann gefährlich wird, wenn grössere Mengen Luft plötzlich eindrangen. Noch mechanischer denkt sich Black (London medical Gazette 26. März 1847) die tödtliche Wirkung des Aethers, indem er

[1]) Der plötzliche Tod aus innern Ursachen. Regensburg 1848.

annimmt, dass der in das Blut eingedrungene Aetherdampf sich ausdehne und die Nervencentren comprimire, eine Ansicht, der sich selbst Pirogoff anschloss und die durch Coze dadurch begründet werden sollte, dass er bei Thieren, denen er die Schädeldecke abgehoben hatte, eine schwächere Anästhesie bemerken wollte. Es bedarf diese Theorie keiner Widerlegung, zumal eine nachträgliche Ausdehnung der eingedrungenen Dämpfe gar nicht zu statuiren ist.

Dieser mechanischen Auffassungsweise stehen die chemischen Theorien gegenüber; während wir in den ersteren nur theilweise mitwirkende Momente erblicken konnten, müssen wir gestehen, dass sich die chemischen Theorieen der Wahrheit schon mehr annähern. Eine noch ziemlich verworrene Auffassung war die von Pappenheim und Good, welche behaupteten, dass das Aethermolecule vermöge der Verwandtschaft des Aethers zum Fett die Nervenmolecule angreife und daher ihre Wirkung aufhebe, ja schliesslich gänzlich tilge. Eine sehr scharfsinnige Theorie der Chloroformwirkung, die indess immerhin dem zuweilen eintretenden Tode den Schleier nicht entzieht, stellte Robin in einem Schreiben an die Akademie der Wissenschaften zu Paris (21. Jan. 1850) auf: er behauptet nämlich, dass Fäulnisshindernde Agentien auch den normalen Verbrennungsprozess vermindern; in solcher Weise hindere das Chloroform die Oxygenation des Blutes, das venöse Blut werde nur unvollkommen in arterielles umgewandelt, die Anästhesie, die unvollkommene Action des mangelhaft gereizten und im Stoffwechsel mangelhaft unterhaltenen Nervensystems seien die Folge davon. Die zuerst von Taylor (Nordamerikanische Monatsschrift für Natur- u. Heilkunde 1850) entworfene Theorie, dass Chloroform und Aether zunächst durch ihren Kohlenstoffgehalt auf das Blut und secundär auf das Nervensystem wirkten, hat später Clemens (Deutsche Klinik 1850. No. 52. u. 1851. No. 3—9) so ausgedrückt, dass das Chloroform wirke und tödte, weil es keinen Sauerstoff enthalte und durch ölbildendes Kohlenwasserstoffgas und Chlorgas zugleich giftig auf das Nervensystem wirke. In einer spätern Abhandlung (Archiv f. phys. Heilk. 1854. p. 496) liess er die toxische und tödtliche Wirkung vorzüglich von der Einwirkung des so alterirten Blutes auf das Rückenmark ausgehen.

Hieran lässt sich auch die Ansicht Snow's anschliessen, welcher die Gefahr des Chloroforms vorzugsweise in der angewendeten Methode begründet sieht, und vor allem darauf dringt, dass man niemals das Chloroform in solcher Masse auf einmal athmen lasse, dass dem Blute die nöthige Beimischung atmosphärischer Luft entzogen werde [1]), indem ein mangelhaft oxydirtes Blut Herzparalyse und dadurch den Tod herbeiführe. Wir haben schon früher die Versuche angeführt, die Snow zum Beweise für seine Ansicht beibrachte. Er hat diese zuerst sehr exclusiv hingestellte Behauptung, dass das Chloroform, nur wenn zu hastig eingeathmet oder zuviel auf einmal aufgeschüttet und mit Ausschluss der atmosphärischen Luft eingeathmet werde, später, nachdem die öfter schon angeführte Commission in Paris ihre Versuche veröffentlicht hatte, weiter ausgeführt, und zu zeigen versucht, dass die Todesursache nicht der blosse Luftmangel sein könne, indem bei Verschluss der Trachea das Herz bei Meerschweinchen und Hunden wenigstens noch längere Zeit fortschlage, bei den Todesfällen hingegen der Tod meist weit rascher eintrete; der Puls höre dann plötzlich auf, ja in einzelnen Fällen dauere selbst die Respiration noch fort, während bei blossem Luftmangel der Puls ganz allmählich schwächer werde; es müsse also eine Herzparalyse durch Einathmen starker und unvermischter Chloroformdämpfe die Todesursache sein. Wir werden diese Ansicht bald an der Erfahrung prüfen; sie genügt für die Erklärung einiger, aber nicht aller Fälle.

Eine primäre und unmittelbare Wirkung auf das Herz und Paralyse desselben als Todesursache nehmen auch mit mehr oder weniger Einschränkungen Gosselin, Casper und Jobert an. Gosselin (archives générales de médecine 1848, recherches sur la mort subite) war der Erste, welcher eine solche Ansicht bestimmter zu begründen suchte; er schreibt den Tod durch Chloroform der Einwirkung des letzteren auf das Herzfleisch zu, wodurch die Bewegungen gehemmt werden; man finde es in der Leiche schlaff und von Blut ausgedehnt. Insbesondere glaubte er dies beweisen zu können, durch Einspritzungen von Chloroform in die Vena jugularis bei Hunden, welche sofortigen Stillstand des Herzens bewirkten, während

[1]) London journal of medecine, April u. Mai 1852 und Lancet 1856. I. S. 148 ff.

Injection des Chloroforms durch die Carotiden den Tod viel langsamer bewirke. Mir scheinen diese Versuche an und für sich viel zu störende Eingriffe mit sich zu führen, als dass daraus bestimmte Folgerungen über die Physiologie des Chloroformtodes erschlossen werden können. Noch weniger kann ich Casper beistimmen, wenn er die Herzparalyse durch die Häufigkeit des Befundes von grosser Schlaffheit des Herzens nach Chloroformtod als Ursache desselben begründen will. Auch Jobert de Lamballe (s. Cosmos III. 334 und Union médicale 1853. No. 104 u. 105, s. Sitzung der Académie des sciences vom 13. Juni 1853) ist der Meinung, dass der Chloroformtod durch Herzparalyse erfolge, indess ist doch seiner Meinung nach diese Wirkung durch das Nervensystem vermittelt; indem das Chloroform die Wirksamkeit des letzteren aufhebt, erfolgt Aufhebung der Hautsensibilität und der Muskelactionen. Die Wirkung der Anästhetica erstreckt sich ebenso auf das Herz, wie auf die Muskeln des animalen Lebens. Dadurch nimmt (nach Jobert) die Thätigkeit des Herzens von Anfang an fortwährend ab, und in der Folge wird sie in erschreckendem Grade und mit zunehmender Schnelligkeit geschwächt. Während die Wirkung des Chloroforms nicht bei allen Individuen gleich bemerkbar und gleich schnell eintrete, erfolge bei jungen Leuten und einzelnen Erwachsenen zuweilen die Absorption des Chloroforms durch die Luftwege mit überraschender Schnelligkeit, bedinge plötzlich Aufhebung des Gefühls und der Bewegungen: er glaubt, dass diese plötzliche Anästhesie zu erklären sei durch weite mittelbare Verbindungen zwischen den Bronchien und Lungengefässen, die ausnahmsweise bei einigen Individuen vorkämen. Eine Behauptung, die mir durch Nichts erwiesen erscheint.

Den Ansichten derjenigen, welche den Tod vom Herzen ausgehen lassen, stehen gegenüber die verschiedenen Behauptungen derer, die den Tod auf eine primäre Aufhebung der respiratorischen Functionen beziehen. So behaupteten Demarquay und Devergie dass ein Krampf der Stimmritze den Tod bedinge, und namentlich berief sich der Erstere (Bericht der medic. Gesellschaft des II. Arrondissements 1852. 9. Juli) auf Versuche die er an sich selbst anstellte, wobei ihm ein Angstgefühl die Möglichkeit der Erstickung klar machte (?). Es reihen sich daran die von Robin, Taylor und Clemens entwickelten Theorieen, sowie die sogleich zu berücksichtigenden derer, welche wie uns scheint mit vollem Rechte den plötzlichen Tod bald auf diesem bald auf jenem Wege eintreten lassen. Wenn Flourens und Bouisson aus ihren Versuchen folgerten, dass eine Paralyse der Medulla oblongata den Tod bedinge, so sind fast alle folgenden Experimentatoren, die Thiere zu Tode chloroformirten, im wesentlichen allerdings zu denselben Resultaten gelangt, und noch neuerdings lautete das Resumé der Commission der Société d'émulation (Union 1855. No. 11. S. 47) folgendermaassen:

1) Der plötzlich eintretende Tod kann keine Asphyxie durch Mangel an Luft oder durch zur Hämatose ungeeignete Gase sein. Dieselbe wird weder durch den Zustand der Lungen bei der Section nachgewiesen (?), noch könnten dann Stickstoffeinathmungen nützen. Die dunkle Farbe des Bluts wird durch das spätere Erlöschen der Herzthätigkeit bedingt.

2) Ebenso wenig kann eine Herzparalyse den Tod bedingen, da das Herz zuletzt stillsteht.

3) Der Tod hängt vielmehr von der Aufhebung der Functionen des Nervensystems ab. Dieses nimmt das anästhetische Gift auf; es erlöschen die excitomotorischen Kräfte; dadurch erfolgt eine Aufhebung der Respiration, dann der Circulation und somit der Tod. Wenn Gosselin Chloroform injicirte, so bediente sich die Commission des Chloroformdampfes, den sie in die Vena jugularis eines erwachsenen Hundes injicirte. Drei Minuten nachher stand die Respiration still, ebenso die Bewegung der Nase und der Lider; 30 Secunden lang dauerte die Pulsation des Herzens und der Cruralis noch fort. Bei der Section fand man Extravasate in den Lungen, Ausdehnung des rechten Herzens durch Blut; Chloroform liess sich in den Lungen, im Blute und im Gehirne nachweisen. Die Commission schliesst daraus, dass also hierbei die Erscheinungen in derselben Reihenfolge eintreten, nur weit schneller sich entwickeln als bei der Inhalation.

Es lässt sich offenbar nach alle dem nicht in Abrede stellen, dass zunächst das Blut der Träger und Vermittler der Chloroformwirkung ist, dass dieselbe die Functionen des Nervensystems eine nach der andern aufhebt und dass so schliesslich durch

Paralyse der Medulla oblongata die Respiration sistirt wird und erst in Folge davon die Herzbewegung erlischt. Allein wenn dies der reguläre Hergang ist, wie wir ihn bei Thieren beobachten, so erweist doch eine genaue Prüfung der sämmtlichen beobachteten Todesfälle, dass diejenigen Recht haben, welche den plötzlichen Tod nicht durch die gänzliche Erschöpfung der Thätigkeit der Centralorgane des Nervensystems, wie sie bei Thieren eintritt, erklären, sondern ihn bald von einer eintretenden Ohnmacht, einer protrahirten und bei der schon vorhandenen Betäubung des Nervensystems besonders gefährlichen und bedenklichen Syncope, bald durch eine durch verschiedene Verhältnisse bedingte Asphyxie oder richtiger Apnoe ableiten. Eine solche Auffassung haben zuerst Chassaignac und Maisonneuve (Gazette des hôpitaux 1853. S. 357) vertheidigt. Die Ohnmacht, die zuweilen selbst vor dem Eintreten der Gefühllosigkeit, oft vor dem Aufhören der Muskelaction, durch Stillstand des Herzens und dadurch bedingte Anämie des Gehirns eintritt, wird durch eine jede Disposition des Kranken zu Ohnmachten, dann durch grosse Muthlosigkeit, oder grosse Gemüthsbewegung, die etwa der Chloroformirung vorangingen, dann durch starke, vorangegangene oder bei der Operation erfolgte Blutungen wesentlich begünstigt. Sie ist gefährlich besonders desshalb, weil das betäubte Nervensystem auf die gewöhnlichen Reizmittel nicht reagirt, und weil die gänzliche Paralyse der schon betäubten Organe hier weit eher eintritt, als unter gewöhnlichen Umständen. Wirken die Reize, gelingt es die Centralorgane aus ihrem Schlafe zu erwecken, so dass sie die Herzthätigkeit wieder reguliren, so geht die Ohnmacht gefahrlos vorüber; gelingt dies nicht, so erlischt mit der Herzthätigkeit das Leben.

Schwerer als das Eintreten solcher Ohnmachten ist das Eintreten der Apnoe und dadurch bedingten Asphyxie zu erklären. Einmal ist es in einer Reihe von Fällen indess sehr wahrscheinlich, dass die sehr ängstlich und rasch einathmenden Kranken durch eine zu grosse Menge Chloroform plötzlich durch die verschiedenen sonst sich langsamer entwickelnden Stadien der Narkose hindurchgeführt werden, was besonders leicht auch dann geschieht, wenn ein zu grosses Quantum Chloroform zu nahe vorgehalten wird, so dass nicht die genügende Menge atmosphärischer Luft mit eingeathmet wird. Ferner scheint es, als ob die Kranken zuweilen Unregelmässigkeiten im Athemholen, welches doch theilweise auch von der Willkühr abhängt, unterworfen sind, die dann sehr leicht bei der schon durch das eingeathmete Chloroform beeinträchtigten Decarbonisirung des Blutes gefährlich werden. Ich habe bei einer grossen Anzahl von Kranken theils als langjähriger Assistenzarzt der chirurgischen Klinik, theils in eigner Praxis häufig während der Narkose solche Unregelmässigkeiten namentlich gerade im Beginne der Narkose, wenn der Kranke noch äusseren Eindrücken zugänglich ist, beobachtet. Zuweilen ist es Eigensinn, Widerwille der Kranken, welche sie zu mangelhaftem Athemholen veranlassen. Im Beginne des narkotischen Schlafes stehen zuweilen die Athembewegungen nicht bloss bei Menschen, sondern auch bei Thieren, ganz still; auf eine energische Ermunterung und Aufforderung athmet dann der halbbetäubte Mensch wieder regelmässiger ein; ebenso habe ich aber auch mehrfach gesehn, dass das Athemholen länger sistirt und schon gefährliche Symptome dadurch sehr rasch entstanden waren. Dieses mangelhafte Athmen wird zuweilen von den Kranken selbst empfunden und es ist bei mehreren Todesfällen vorgekommen, dass die Kranken mit dem Rufe „ich ersticke“ zusammenstürzten. Aengstliche, tiefe, seufzende Inspirationen, ja ein wahres Schnappen nach Luft ist nicht selten unmittelbar vor dem Tode gesehn worden.

Man hat sich auf die Sectionsergebnisse berufen, um die hier vorgetragene Ansicht zu widerlegen; man hat aus denselben die widersprechendsten Thatsachen entnehmen wollen und schliesslich vielfach behauptet, dass die Sectionen gar keinen Aufschluss über die Art, wie der Tod eintrete, geben könnten. Allein was ist denn die einzig rationelle Grundlage unserer Erklärung von Krankheitserscheinungen, wenn nicht die Untersuchung der Leiche? Die Symptome sind sehr schwankend und schon Bichat hat nachgewiesen, wie gerade bei der Asphyxie die Schlussacte des erlöschenden Lebens sehr wechseln, und von kleinen Zufälligkeiten die Variationen der letzten Lebensmomente abhängen. Die Sectionsergebnisse sind weit constanter, sie sind weit sichrer und zeigen in Bezug auf den Chloroformtod Uebereinstimmendes genug. Freilich sind es nicht grobe und so in die Augen fallende Veränderungen, wie wir sie nach Krankheiten finden. Es genügt unter solchen Umständen schon eine starke Blutüberfüllung oder eine Blutleere um den Tod zu erklären, der dadurch dennoch ebensowenig dynamisch (Bouisson) erfolgt; sondern ebenso materielle Ursachen hat, wie in jenen Fällen, wo die Leiche tiefer gehende Degenerationen aufweist. Bichat (recherches sur la vie et la mort S. 424 ff.) zeigte, wie beim Aufhören der mechanischen Phänomene des Athmens nothwendiger Weise die chemische Action der Respiration erlischt, dann die Cerebralfunctionen stillstehen, weil das Gehirn kein rothes Blut mehr empfängt, und von da aus die Circulation endlich zum Stillstande gelangt, und andrerseits beim Aufhören der chemischen Athmungsvorgänge (wie bei Luftmangel oder dem Einathmen von deletären Gasen) zuerst die Hirnfunctionen und erst von hier aus die mechanische Respiration gehemmt werden, wie aber die begleitenden Symptome in beiden Fällen grossem Wechsel unterworfen sind, wie bald Lividität bald Blässe des Gesichts, bald krampfhafte Muskularactionen bald auch ein ganz ruhiges Einschlafen dem Tode vorangehn. Das Herz steht still, weil der Stoffwechsel, der zu seiner Bewegung nothwendig ist, durch das in den Kranzadern kreisende schwarze Blut nicht unterhalten wird. 30 Sekunden mangelnde Athmung machen das arterielle Blut schon dunkel; nach 1½ Minuten ist schon kein Unterschied zwischen beiden Blutarten bemerkbar (S. 389). Schwarzes Blut findet sich in allen Organen, vorzugsweise aber in dem System des schwarzen Blutes, angehäuft. Daher erscheinen meistens die Lungenarterie, der rechte Ventrikel und Vorhof, das ganze Venensystem blutüberfüllt, während das arterielle System aber auch schwarzes Blut in grösserer oder geringerer Menge enthält. Die Lungen und das Gehirn sind zwar auch meistens mit schwarzem Blute überfüllt, aber die Blutüberfüllung der Lungen ist kein constantes Leichenphänomen in der Asphyxie. Je schneller die letztere eintrat, desto geringer ist die Blutüberfüllung der Lungen und der Venen (S. 338 l. c.).

Die Leichenphänomene bei der Ohnmacht, die zunächst durch Stillstand des Herzens ein Erlöschen der Hirnthätigkeit von hier aus Aufhören der mechanischen Respirationsphänomene bedingt, sind dagegen: (l. c. S. 306) Anämie des Gehirns, Zusammengefallensein der Lungen, jedenfalls keine Blutanhäufung in denselben, indem die plötzlich aufhörende Circulation die Lungengefässe nicht mehr füllt; Anwesenheit von rothem Blute im Herzen und zwar im linken wie in den Arterien.

Auch in denjenigen Fällen, wo der Tod vom Gehirne ausgeht, findet sich die Lunge meistens blutleer (s. S. 459 bei Bichat).

Unterwerfen wir nun danach die vorgekommenen Fälle plötzlichen Todes während der Chloroformnarkose einer Revision, so werden wir die Sectionsresultate, soweit sie vorliegen, im Einklange mit unseren obigen Behauptungen finden. In Bezug auf die früheren Beobachtungen bis 1852 verweise ich auf die bereits angeführten Schriften von Behrend. Die neueren Fälle habe ich, soweit sie mir bekannt geworden, in der folgenden Uebersicht zusammengestellt; ausgeschlossen bleiben diejenigen Fälle, in welchen das Chloroform bloss die veranlassende Ursache war, die irgend einer verborgenen organischen Erkrankung einen tödtlichen Ausgang verlieh.

Einen solchen Fall habe ich selbst in der hiesigen chirurgischen Klinik, am 26. Mai 1854, als Hr. Geh.-Rath Wutzer noch Director derselben war, beobachtet. Wir hatten den Kranken chloroformirt, um die Unterbindung der Art. hypogastrica wegen einer pulsirenden Geschwulst der Ischiadica zu machen. Nachdem die Operation unter meiner Assistenz sehr glücklich und rasch vollendet war, fing der Kranke an stertorös zu athmen; die linke Pupille war starr und erweitert, die rechte starr und eng; der Puls intermittirend sehr langsam, das Gesicht hochroth. Wir zweifelten nicht, dass eine Hirnapoplexie eingetreten. Alle Versuche, das Leben zu erhalten, waren vergeblich. Sechs Stunden danach trat der Tod ein; das Aneurisma war ein aneurismatischer Markschwamm; ein grosser apoplectischer Erguss fand sich im rechten mittleren Hirnlappen, ausgehend von einem weichen Markschwamm im centrum Vieussenii.

Solche Fälle beweisen natürlich Nichts für die Gefahr des Chloroforms.

Uebersicht neuerer Todesfälle während der Chloroformnarkose.

1. 1852. Archives générales. S. 280. K. dentiste. 10. Juni 1851. S. Berend, zur Chloroformfrage S. 56. 36jahr. Weib, wegen Extraction dreier Zähne. Sehr kleinmüthige, unmittelbar vor der Chloroformirung sehr aufgeregte Person, athmet mit grosser Hast ein. Plötzlicher Tod. Vergebliche Rettungsversuche. 3¼ Grm. Chloroform verbraucht. Section: Hirn normal. Lungen sehr blutreich emphysematös. Herz blutreich. Asphyxie.

2. 1852. 24. Dec. S. Lancet 1853 S. 23. Jordan Operateur. Heath chloroformirt. Royal infirmary Manchester. Mann. Krebs des Oberschenkels. Nach 7 Minuten Insensibilität; fünf Minuten weiter congestive Röthung des Gesichts; stertoröses Athmen langsam nachlassend. Tiefer Seufzer. Tod. Section: Lungen und Hirn blutüberfüllt. Asphyxie.

3. 1853. Gaz. des hôpitaux S. 36 u. 299. L'union médicale 299. Vallet im Hôpital d'Orléans. Mann. 25 Jahr, ganz gesund, Atherom der Wange. Horizontale Lage. Nach fünf Minuten Ohnmacht (?) Reizung des Larynx, Insufflation, Bronchotomie, Electropunctur des Herzens. Section: Herz schlaff. Hirn blutleer. Lungen blutüberfüllt. Asphyxie.

4. 1853. April. Gaz. des hôpitaux S. 183 u. 258. Valleix in der Pitié. Mann. Reposition von Hämorrhoidalknoten. $2\frac{1}{2}$ Minute, der Kranke athmete unregelmässig, Trismus, dann stand das Herz still. Durch Insufflation und Electropunctur wurde die Respiration zwar mit Unterbrechungen künstlich 20 Minuten lang unterhalten. Die Herzbewegung stellte sich nicht einen Augenblick her. Grosses Aneurysma der Aorta. Tod durch Syncope.

5. 1853. 19. Febr. Gaz. des hôpit. 53. Triquet. Mann, 34 Jahr. Exstirpation eines Wangenkrebses. Dauer unbestimmt. Section unbekannt, fast augenblicklicher Tod.

6. 1853. Würtemberg. Corresp. Blatt. No. 27. 218. Berg. Tod in der Narkose bei einer Bruchoperation.

7. 1853. Med. Zeitung Russlands. No. 7. p. 51. Walter. Weib. Tod durch Asphyxie. Lungen sehr blutüberfüllt.

8. 1853. 11. Nov. Zeitschrift der Gesellsch. der Aerzte zu Wien. Dumreicher Mann, 19 J. alt. Onanist. Kniestreckung. Horizontallage. Puls undulirend. Trismus. Respiration unregelmässig. Gesicht violett. Künstliche Respiration durch Lufteinblasen. Reiben. Reizende Dampfe. Venäsection der Vena jugularis. Tod. Section ergab nichts Abnormes? Chloroform rein.

9. 1853. 5. Oct. Medic. Times 22. Oct. Lancet II. 409. Quain im Univers. college hospital. Weib, 40 Jahr alt, gesund. Herniotomie. Anfangs grosse Aufregung, dann mühsames stertoröses Athmen. Puls unfühlbar. 2—3 tiefe Inspirationen, dann Stillstand der Respiration. Erweiterte Pupille. Künstliche Respiration. Tracheotomie. Galvanopunctur vergeblich. Section: Zunge nicht zurückgesunken. Thorax blutüberfüllt. Herz leer, sehr dünn, fettigentartet. Hirn gesund. Asphyxie.

10. 1853. 21. Oct. Lancet II. 410. Paget in Bartholomeus hospital. Weib, 22 Jahr alt, schon einmal 10 Minuten lang ohne Gefahr chloroformirt; athmet 132 Tropfen Chloroform wegen Cauterisation eines Uterinkrebses. Die Respiration wird unregelmässig, das Gesicht violett, der Puls schwach flatternd. Einathmen Mund auf Mund. Tracheotomie. Einblasen von Luft mit einem Blasebalge durch die Röhre. Spiritusklystier. Warmes Bad. Galvanische Reizung; alles vergeblich. Section: Hirn blutüberfüllt. Herz gesund, blutleer. Blut sehr flüssig. Asphyxie.

11. 1853. Lancet I. S. 307. White im University college hospital. Weib, 28 Jahr, wegen Cauterisation von Vaginalgeschwüren. Aufregung. Gefühllosigkeit. Plötzliches Aufhören des Pulses. Künstliche Respiration. Galvanische Reizung. Section: fettige Degeneration des Herzens. Syncope.

12. 1854. Gazette des hôpitaux S. 169. Lewis. Weib, 45 J., wegen Brustkrebs Horizontallage. Plötzliches Aufhören des Pulses. Zunge vorgezogen. Ammoniak, künstliche Respiration. Section: Herz und Lungen gesund. Blut im Wirbelkanale. Spinalapoplexie.

13. 1854. Gazette des hôpitaux. Harrison in Bristol. Weib, 59 J., athmet wegen Luxation des Armes fünf Minuten lang Chloroform ein in Horizontallage.

Stertoröses Athmen. Stillstand des Pulses. Aufhören der Respiration. Künstliche Respiration. Galvanische Reizung. Laryngotomie. Vergeblich. Section: Hirn gesund. Lungen blutüberfüllt. Herz fettig entartet. Coronararterien atheromatös. Tod durch Asphyxie. Die Frau litt an habituellen Ohnmachten.

14. 1854. Lancet II. S. 354. Erichsen im University college hospital London. Mann, 29 Jahr. Catheterismus wegen Retentio urinae. Plötzliches Aufhören des Pulses. Stertoröses Athmen. Gesicht geröthet. Kaltes Wasser angespritzt. 2 Minuten nach Aufhören des Pulses hört die Respiration auf. Künstliche Respiration durch Einblasen von Luft, Mund auf Mund. Galvanische Reizung. Friction. Vergeblich. Section: Gesicht roth. Nacken livide. Venen blutüberfüllt. Asphyxie.

15. 1854. Bulletin de thérapeutique. 15. April und Gaz. des hôpitaux 1854. S. 193 u. 195. Richard. Weib, 40 Jahr, durch Blutverlust geschwächt, athmet zur Exstirpation eines Uterinpolypen während 2 Minuten Chloroform in horizontaler Lage. Plötzliches Aufhören des Pulses. Langsame allmählig erlöschende Respiration. Beine hoch, Kopf abwärts. Künstliche Respiration. Flagellation. Friction. Reizung des Larynx. Laryngotomie. Galvanopunctur des Herzens. Section: Emphysem der Lungen, die übrigens gesund sind. Herz schlaff, blutleer. Hirn nicht blutüberfüllt. Syncope?

16. 1854. Lancet II. S. 482 u. 507. 25. Nov. Birkett in Guy's hospital. Weib, 56 J., athmet in 1½ Minuten wenige Tropfen Chloroform wegen Exstirpation eines Krebses der Inguinaldrüsen. Plötzliches Aufhören des Pulses. Ammoniak. Kaltes Wasser. Galvanische Reizung der Herzgegend und der Brust ohne Erfolg. Hirn normal. Herz leer. Lungen sehr blutüberfüllt. Asphyxie.

17. 1854. May. Lancet I. S. 531 u. 534. Hawkins in St. George's hosp. Weib, 37 J., athmet mit Snow's Apparat 1½ Minuten Chloroform behufs einer Amputation der Brust. Gesicht plötzlich erblassend. Mund offen. Kaltes Wasser. Electropunctur. Künstliche Respiration. Athmete noch zweimal. Blut sehr flüssig, dunkel. Herz schwach, dünn. Sonst nichts erwähnt. Syncope?

18. 1854. Lancet I. S. 531 u. 535. Lock hospital. Mann, 18 J., athmet zur Operation der Phimose in 6 Minuten 2 Drachmen Chloroform. Plötzlich erblassend. Puls langsam. Rettungsversuche vergeblich. Blut flüssig schwarz.

19. 1855. Edinburger Journal Dec. 1855 und Lancet II. S. 560. Roberts. Weib, 36 J., athmet 1½ Unzen Chloroform. Während des Sprechens plötzlich ein krampfhaftes Auffahren (a convulsiv start). Gesicht sehr roth; stertoröse Inspiration mit offnem Munde. Aderlass von ca. 7 Unzen. Zunge vorgezogen. Künstliche Respiration, es stellte sich einige Zeit spontanes Athemholen ein. Galvanische Reizung. Section: Herz sehr klein, fettig degenerirt. Blutüberfüllung des Gehirns, der Lungen und des rechten Herzens. Asphyxie.

20. 1856. Lancet II. S. 78 ff. Mouat in der Krim. Mann, 29 J., athmet 2 Drachmen zur Amputation des Oberschenkels wegen complicirter Fractur. Vorausgegangener Blutverlust. Tod gleich nach der ohne grossen Blutverlust vorgenommenen Operation. War schon vorher ohne üble Folgen chloroformirt worden. Künstliche Respiration. Kalte Douche. Ob dem Chloroform beizumessen?

21. 1856. Lancet II. S. 574. 15. Octob. Thomas hospital. Mann, 36 J., an Rumtrinken gewöhnt, hatte einige Tage vorher Blut verloren. Wegen Necrose einer

Phalanx. 1 Drachme, 1½ Minuten. Tod mit Erbleichen des Gesichts und Schnappen nach Luft. Horizontale Lage. Lufteinblasen. Ammoniak. Galvanischer Strom vom Nacken zum Herzen. Einblasen von Sauerstoff. Vergeblich. Section: geringe Fettdegeneration des Herzens. Gehirnanämie. Eine Angabe über den Zustand der Lungen fehlt.

22. 1857. Lancet. 289. Paget. Knabe, 9 J. Geschwulst der Skapula. Puls sehr rasch; hört einige Secunden auf, beginnt rasch und flatternd von Neuem. Das Chloroform kurz zuvor beseitigt. Auf eine tiefe Inspiration folgten einige stertoröse; dann wieder natürliches Athmen bei fortdauernder Pulslosigkeit. Kalte Luft. Wasser angespritzt, fängt wieder an zu athmen. Gesicht röthet sich. Pulslos. Das Herz hört man schlagen. Wein wurde nicht geschluckt. Athmen schwächer und langsam. Frictionen. Nach zwei Minuten Aufhören der Respiration. Künstliche Respiration nach Marshall Hall's Methode. Reiben der Beine. Der Kranke starb also nicht durch Apnoe, sondern durch Asphyxie; erstere war die Folge, nicht die Ursache. Das Herz schlug, bewegte aber das Blut nicht. Section fehlt.

23. 1857. Lancet I. S. 429. Allan im Royal infirmary Liverpool. Mann, 35 Jahr alt, schon einmal zur Unterbindung der Cruralis wegen Aneurysma chloroformirt, athmet zur Amputation des Oberschenkels während 5—6 Minuten 1½ Drachmen Chloroform. Pupille erweitert. Pulslosigkeit. Aufhören der Respiration. Kaltes Wasser. Finger in den Mund, Beine in die Höhe. Respiration durch Druck. Schläge mit einem nassen Handtuche über dem Epigastrium. Die Respiration wird besser. Der Puls kehrt zurück, wird aber nach 2—3 Minuten wieder schwach und erlischt. Respiration steht still. Zunge hervorgezogen. Ammoniak. Künstliche Respiration wird ½ Stunde lang fortgesetzt. Galvanische Reizung ohne Erfolg. Section: Herz gesund. Lunge blutleer emphysematös. Hirn blass. Syncope.

24. 1858. Lancet I. 230. Powell im Bristol infirmary. Mann, 49 J. 3 Minuten sehr geringe Quantität. Weitere Details fehlen.

25. 1858. Deutsche Klinik No. 13. Dr. Binz in Bonn, 20. Februar. Kräftiger an Biergenuss gewöhnter Mann, 23 J., athmet behufs einer Narbenexstirpation höchstens 6 Drachmen in horizontaler Lage. Puls 90 Schläge. Heitere Delirien. Röthung, dann Erblassen des Gesichts. Züge verzerrt. 3 stertoröse Athemzüge. Kehldeckel und Zunge in normaler Lage. Künstliche Athemversuche durch Druck auf den Unterleib. Bürsten der Fusssohlen. Electricität. Hirn blutreich. Herz leer. Gerinnsel schwarzen Bluts in den Hohlvenen. Lungen gesund. Asphyxie.

Nehmen wir nun die von Berend zusammengestellten Fälle hinzu, so lässt sich folgende Uebersicht der genauer bekannten Todesfälle geben, indem wir den Fall bei Berend (zur Chloroformcasuistik) I. 8. als einen fraglichen ausschliessen, obwohl hier wahrscheinlich auch eine Asphyxie vorlag, ebenso müssen hier unberücksichtigt bleiben: 7 Fälle der 2. Categorie von Berend (S. 57 l. c. u. ff.), in welchen die Abhängigkeit des Todes vom Chloroformgebrauche nicht allein fraglich erschien, sondern auch keine bestimmten Sectionsergebnisse vorlagen. Es bleiben hier unberücksichtigt 4 Fälle der III. Categorie (Berend Chloroform-casuistik S. 80). Fälle von Selbstmord ohne Sectionsergebnisse. Dabei ist zu bemerken, dass alle Fälle von Tod durch unvorsichtigen Selbstgebrauch des Chloroforms übrigens mit Bestimmtheit auf Tod durch Asphyxie hinwiesen. Aus der IV. Categorie von Berend (l. c. S. 97). Todesfälle die mit grosser Wahrscheinlichkeit als unabhängig vom Chloroformgebrauche zu betrachten waren, fallen 9, aus der V. Categorie, Todesfälle, die nur angedeutet waren, 13 weitere Fälle aus.

Von unserer Uebersicht bleiben ferner ausgeschlossen Fall No. 5, 6, 18, 20, 21, 24, obwohl einige derselben ziemlich deutlich auf Asphyxie, andere, wie z. B. 21, auf Ohnmacht hindeuten; es bleibt dann noch Fall No. 12 unserer Zusammenstellung, in welchem eine Spinalapoplexie dem Leben ein Ende machte. Wir haben somit von 78 Fällen durch Chloroform herbeigeführten Todes 44 ausgeschlossen in denen die Unvollständigkeit des Materials eine genaue Deutung nicht zulässt; es bleiben 34 in denen Sectionsresultate der Beurtheilung unterliegen. Dieselben ordnen sich in zwei Reihen:

a) Durch Ohnmacht herbeigeführte Todesfälle, in welchen Anämie des Gehirns und der Lungen gesehn wurden, und in welchen der Puls längere oder kürzere Zeit vor dem Stillstande der Respiration zu schlagen aufhörte: (freilich ist offenbar das Aufhören des Pulses kein absolutes Merkmal des Stillstandes der Circulation, oft besteht die Herzbewegung noch lange fort, wenn der Puls auch nicht mehr schlägt) in vielen Fällen wird die plötzliche Blässe des Gesichts, die kühle Temperatur der Haut, die Starrheit der Gesichtszüge zuweilen auch die Erweiterung der Pupille unter den Symptomen, die dem Tode vorangingen, erwähnt. Es sind dieser Fälle 9; und zwar bei 5 Männern und 4 Weibern, deren mittleres Alter 29⁷/₉ Jahre war. Wir rechnen nämlich hieher: Berend Casuistik Fall No. 6, Barrier's Fall und 11 der I. Categorie; No. 2 (Robert) und 8 (Cork) der II. Categorie, dann No. 4, 11, 15 (?), 17 (?) und 23 unserer Zusammenstellung. Besonders charakteristisch für diese Todesart sind Berend I. 6., Barrier's Fall und Weber 23 Allan's Fall. Oft wird bei der Section das Vorkommen eines schlaffen immer leeren Herzens, dessen Wandungen fettig entartet, oft sehr dünn waren, erwähnt. Das Blut wurde meistens durch die Wirkung des Chloroforms schwarz und flüssig, nie roth befunden. In unserm 4. Falle war ein Aneurysma der Aorta offenbar am Tode wesentlich betheiligt.

b) Durch Asphyxie herbeigeführte Todesfälle. Der Tod kündigt sich an durch plötzlichen Stillstand der Respiration, welchem oft einzelne tiefe seufzende oder stertoröse Athemzüge vorangingen. Das Gesicht wird bald erst roth turgescirend, bald sofort blass und starr; der Puls erlischt erst langsam und allmählig, steht aber oft auch gleich nach dem Aufhören der Athmung still. Die Section ergiebt Blutüberfüllung der Lungen und meistens auch des Gehirns, beide in verschiedenen Graden; selten sind beide ganz unbedeutend. Das Herz wurde oft schlaff und fettig befunden, in einzelnen Fällen sehr blutreich, in andern Fällen das linke Herz leer. Die Venen (wo der Befund notirt) immer sehr überfüllt mit dunklem schwarzem Blute. Dieser Fälle sind 25. Davon kommen 13 auf das männliche, 12 auf das weibliche Geschlecht. Das mittlere Alter der Patienten war 31 Jahre. Es sind folgende Fälle: Berend Chloroformcasuistik. I. 1. Megisson's Fall; I. 2. Robinson's Fall; I. 3. Brown's Fall; I. 4. Solly's Fall; I. 5. Gorré's Fall; I. 7. Confeuron's Fall; I. 9. Buck's Fall; I. 10. Margrath's Fall; II. 1. Rapp's Fall; III. 1. Fall von Arthur Walker, Selbstmord. Berend Chloroformfrage 4. Busk's Fall und 6. Fischer's Fall; dann aus unserer Uebersicht die Fälle 1, 2, 3, 7, 8, 9, 10, 13, 14, 16, 19, 22 und 25. Besonders charakteristisch sind die Fälle No. 10 und 22; beides sorgfältige Beobachtungen von Paget. Im letzteren Falle hörte man, was alle Beachtung verdient, nach dem Aufhören des Pulses noch die Herztöne. Was den Sectionsbefund anbelangt, so finden wir Blutüberfüllung der Lungen in 21 Fällen angegeben, in einem Falle erschien die Lunge gesund; in dreien fehlt eine genauere Angabe. Das Hirn war blutüberfüllt in 15, leer in 3, normal in 4 Fällen; in 5 Fällen fehlt eine Angabe über das Gehirn.

Nehmen wir nun noch hinzu die 19 weiter unten aufgezählten Fälle, in welchen die Rettung aus lebensgefährlichen Zufällen gelang, so zeigten die Fälle 1, 2, 4, 6, 7, 8, 15 Erscheinungen der Ohnmacht bei fünf Männern und zwei Weibern; die Fälle 3, 5, 10, 11, 12, 13, 14, 16, 17, 18, 19 Erscheinungen der Asphyxie bei fünf Männern und fünf Weibern, während der Fall No. 9 ein bestimmtes Urtheil nicht gestattet.

Somit ergiebt sich in 36 Fällen gefährliche Asphyxie, in 16 Fällen gefährliche Ohnmacht; daraus lässt sich indess nur entnehmen, dass im Ganzen die Asphyxie bei Chloroformirten überhaupt gefährlicher als die Ohnmacht ist; denn nach meinen Beobachtungen hat man weit öfter mit Ohnmachten bei Chloroformirten zu kämpfen, als mit Asphyxien, erstere sind dagegen im Ganzen genommen wohl weniger gefährlich, als letztere. Die Zeit, wann beide eintreten, ist sehr verschieden; gewöhnlich treten gefährliche Symptome eher im Anfange der Narkose als später auf, und es wechselt selbst die Empfänglichkeit desselben Individuums, indem es nicht selten beobachtet wurde, dass ein Mensch zu einer Zeit mit Leichtigkeit das Chloroform erträgt, der ein andermal lebensgefährliche Zufälle bekommt. Vgl. die Fälle von Paget No. 10 u. 23. unserer Uebersicht; No. 1, 7, 9. der I. Categorie bei Berend Chloroformcasuistik und III. 1. daselbst. Gerade dieser Umstand spricht aber dafür, dass in den Fällen der Gefahr es keineswegs die vollständige Lähmung des Nervensystems ist, welche den Tod wie in den Experimenten bei Thieren bedingt, sondern dass es vielmehr so leicht eintretende und durch zufällige Umstände begünstigte Krankheitsformen wie Ohnmachten einerseits und andrerseits bei mangelnder Oberaufsicht über die Respiration seitens des Nervensystems Apnoeen sind, welche die Gefahr bedingen.

Dass zur Hervorrufung beider Zufälle das Chloroform so leicht beiträgt, liegt aber unserer Meinung nach besonders auch in dem Einathmen eines die Restauration und Decarbonisirung des Blutes wesentlich beeinträchtigenden Stoffes; dass das arterielle Blut beim Einathmen von Chloroform sehr häufig eine ungewöhnliche dunkle Farbe zeigt, kann man täglich beobachten; in fast allen Sectionsberichten wird des flüssigen schwarzen Blutes Erwähnung gethan; ein solches Blut muss die Herzbewegung so gut wie die Respiration herabsetzen, und dass unter solchen Umständen Ohnmachten ungewöhnlich leicht eintreten, dass Erstickungsgefahr sich rasch entwickeln kann, wenn das

Blut nur mangelhaft restaurirt wird, kann uns nicht wundern. Wir sind desshalb schliesslich der Meinung, dass die vorhandenen Beobachtungen uns vollkommen zu dem Ausspruche berechtigen, dass die Gefahr der Anästhetica in der Leichtigkeit beruht, mit welcher Ohnmachten und Erstickungen eintreten, welche bei der vorhandenen Depression des Nervensystems sehr leicht den Tod herbeiführen können, und dass dieser bald durch Syncope, Aufhebung der Herzthätigkeit, bald durch Apnoe und Asphyxie, Aufhebung der respiratorischen Functionen bedingt ist, indem beim Menschen wenigstens eine so vollständige Erschöpfung des Nervensystems, dass die Respiration durch Lähmung der Medulla oblongata stillstände und die Herzbewegung in Folge davon aufhörte, wie dies bei Thieren beobachtet wird, bis jetzt glücklicherweise nicht vorgekommen ist.

Mittel zur Abwendung der Gefahr.

Wenn dem so ist, so ist offenbar unsere Aufgabe eine doppelte: einmal dieselbe zu verhüten, dann, wenn sie eingetreten ist, sie möglichst rasch zu beseitigen. Man darf es womöglich weder zur Ohnmacht noch zur Erstickungsgefahr kommen lassen. Daraus folgt, dass Kranke, welche zu beiden disponirt sind, nur mit äusserster Vorsicht chloroformirt werden dürfen. Also Leute, die an habituellen Ohnmachten leiden, solche die mit Herzfehlern, mit Aneurysmen behaftet sind, anämische und schwächliche Individuen einerseits, andrerseits solche deren Respiration ohnehin erschwert ist, wie Emphysematöse, Leute mit Bronchiectasien, mit Empyem, selbst Tuberkulöse, Kranke mit Hypertrophie der Leber sollen nur mit grosser Vorsicht der Narkose unterworfen werden.

Es muss ferner für vollständige Freiheit der Respiration und der Circulation gesorgt werden: Befreiung von beengenden Kleidungsstücken, Corsets, selbst Halsbinden aller Art, die horizontale Lage ohne Einengung des Unterleibs sind wichtige hinlänglich bekannte Regeln [1]).

[1]) Den verderblichen Einfluss von Druck auf den Unterleib und den untern Theil der Brust hat Giraudet durch Experimente specieller nachgewiesen (effets de la pression du diaphragme dans les inhalations du chloroforme; académie des sciences 2. Oct. 1854. Gaz. des hôpitaux 1854 S. 479). Bei chloroformirten Kaninchen,

Die Einathmung des Chloroforms darf nie überstürzt werden, nie zu grosse Menge auf einmal aufgiessen, nie den Lappen zu dicht vorhalten, nur der atmosphärischen Luft hinlänglichen Zutritt lassen, ist eine weitere wichtige Vorsichtsmaassregel. Man hat vielfach die Anwendung eines besonderen Inhalationsapparates empfohlen, und insbesondere hat der vielerfahrene Snow einen solchen als unumgänglich nothwendig verlangt. Indess, wenn wir auch die Brauchbarkeit solcher Apparate nicht bestreiten wollen, so kann man einestheils ohne dieselben in der allgemein üblichen Weise des Vorhaltens einer mit Chloroform benetzten Compresse den nöthigen Cautelen hinlänglich entsprechen, und andrerseits beweisen mehrere Fälle, in denen man einen Inhalationsapparat und zwar grade den von Snow anwandte, dass ein solcher die Gefahr nicht beseitigt (Hawkins Fall 17 unsrer Uebersicht, Berend Casuistik I. 4. II. 2), im Gegentheil sogar trotz desselben der Tod eintreten kann.

Während der Narkose ist es von der äussersten Wichtigkeit, den Puls besonders aber auch die Respiration genau zu beobachten; schon des letzteren Zweckes wegen muss mindestens der obere Theil der Brust entblösst sein, und der Arzt — denn ein durchaus kunstverständiger muss die Leitung des Chloroformirens übernehmen und darin durch keine anderen Hülfsleistungen gestört werden — muss beide fortwährend untersuchen; sobald der Puls aussetzt oder die Respiration stockt, muss er das Chloroform entfernen und wenn die Functionen der Circulation und des Athmens sich nicht sofort herstellen, muss sogleich die Operation unterbrochen und alles aufgeboten werden, dass sie sich wieder herstellen. Hat die Respiration einmal ausgesetzt, der Puls gestockt, so ist es oft zu spät — es darf nicht dahin kommen; jedes Schwanken des einen oder andern Phänomens fordert zur äussersten Vorsicht auf. Doch sind Schwankungen im Pulse im Allgemeinen weit weniger gefährlich als solche im Athmen. Müssen höhere Grade der Narkose erreicht werden,

Hunden und Vögeln konnte man durch blossen Druck auf den Unterleib den Tod sehr beschleunigen, die Unterbindung der Phrenici bedingte noch schnelleren Tod. Moreau (note sur un nouveau procédé d'administration du chloroforme; l'union medic. 1856. No. 18) geht offenbar zu weit, wenn er schon während des Chloroformirens zur Abwendung der Gefahr durch mechanischen Druck auf den Unterleib künstliche Respiration unterhalten will.

ist die Erschlaffung der Muskulatur zur Erreichung des Operationszweckes erforderlich, so ist eine Beobachtung der Pupille und der Muskelcontractilität, die man an den Augenlidern leicht bemessen kann, ebenfalls nothwendig.

Zu den bedenklichen Symptomen, die grosse Vorsicht erheischen, gehören dann ferner heftige Aufregung, ungestüme Muskularactionen, wie sie bei kräftigen Männern nicht selten vorkommen, weil bei solchen sehr leicht das Athmen unterdrückt wird. Sinkt die Körpertemperatur, so ist dies ein Zeichen mangelhaften Stoffwechsels — die Athmung muss befördert werden. Färbt sich das Blut dunkel, so gilt dasselbe. Zeichen äusserster Gefahr sind plötzliche Blässe oder Röthe des Gesichts mit Turgescenz der Venen. Verzerrung und Verfall der Gesichtszüge. Starrheit und Erweiterung der Pupillen.

Mittel zur Beseitigung eingetretener Lebensgefahr.

Ist es richtig, dass der Tod während der Chloroformnarkose vorzugsweise durch Ohnmacht oder Apnoe und Asphyxie erfolgt, so ergeben sich die Indicationen für das einzuschlagende Rettungsverfahren von selbst, denn es handelt sich offenbar in dem einen Falle um schleunige Herstellung der Herzbewegung, im andern um schleunige Herstellung der Athmung. Da aber nach dem Aufhören der Herzbewegung die Athmung baldigst ebenfalls erlischt, und dann das eingeschläferte Centralorgan auf keine äussern Reize mehr reagiren kann, so wird in allen Fällen die Herstellung oder die künstliche Unterhaltung der Respiration die wichtigste Indication abgeben. Gehörig oxydirtes Blut ist das beste Reizmittel für die erlöschende oder erloschene Herzbewegung. Gelingt es die Respiration so lange zu unterhalten, bis unter gleichzeitiger Anwendung anderer geeigneter Reizmittel das Nervensystem aus seinem Schlafe erwacht, die Medulla oblongata insbesondre die Regulirung der Respiration und mittelbar auch die der Circulation wieder übernimmt, so ist die Rettung sicher.

Ohne allen Zeitverlust wird daher unter allen Umständen die Herstellung der Respiration die wichtigste Aufgabe für den Arzt sein, und es frägt sich nur, welches ist der sicherste Weg, sie zu unterhalten.

Die künstliche Respiration

kann auf verschiedenen Wegen unterhalten werden: entweder einfach mechanisch; oder chemisch; oder durch Erregung geeigneter Muskelactionen.

Die mechanische Unterhaltung der Respiration durch wechselndes Einblasen von Luft durch den Mund des Kranken und Druck auf den Unterleib und den untern Theil der Brust zur Austreibung der verbrauchten Luft, ist das älteste und am allgemeinsten benutzte Mittel. Es ist zu diesem Zwecke zunächst nothwendig, die Zunge vor dem Herabsinken zu verhindern und die Stimmritze von etwa eingedrungenem oder angesammeltem Schleim zu befreien (Stanelli, Ricord). Dann muss dafür gesorgt werden, dass die eingeblasene Luft auch gehörig in die Lunge gelange. Der erste, welcher die Methode überhaupt empfahl, war Lach (de l'éther sulfurique. Paris 1847.), er pries sie neben Frictionen als das vorzüglichste Wiederbelebungsmittel und verfuhr dabei so, dass er die Luft einfach von Mund zu Mund einblies, wobei natürlich eine nicht mehr ganz reine atmosphärische Luft eingeblasen wird. Aus diesem Grunde empfahl schon 1848 Plouviez (de Lille, Academie des sciences 17. Jan. 1848, Gazette médicale de Paris No. 4) das Einblasen atmosphärischer Luft mittelst eines Blasebalgs und mit nachfolgender Exspirationsbewegung durch Druck auf den Unterleib, während Ricord (1850) durch einfache Insufflation von Mund zu Mund wiederholt in der Rettung von Kranken glücklich gewesen sein will. Da man diesen Methoden den Vorwurf machen konnte, dass die Luft immer nur unvollkommen in die Lunge eindringen werde, und mehr der Magen als die Lunge aufgeblasen werde (Maisonneuve), so bediente sich Bickersteth in Liverpoole (S. Monthly Journal 1853, Archives générales de medecine 1854 S. 1 ff.) eines Tubulus, den er in den Larynx einführte und eines mit demselben in Verbindung gebrachten Blasebalgs. Da man, wie ich mich wiederholt überzeugt habe, an chloroformirten Thieren, diese Operation mit Leichtigkeit ausführen kann, indem das Thier unter dem Einflusse des Chloroforms auf die Reizung des Kehlkopfes nicht reagirt, so lässt sich erwarten, dass dasselbe Manoeuvre auch am Menschen sich ohne Schwierigkeit wird ausführen lassen. Am besten gelang mir der Versuch, wenn ich zuerst die Laryngotomie machte, an die im Larynx liegende Canüle einen elastischen Gummischlauch befestigte, der auf einem Blasebalg passte, und nun erst chloroformirte. Des Vergleichs wegen hebe ich den folgenden Versuch hier aus:

No. XXXIV. Am 6. Jan. wurde ein starkes braunes Kaninchen auf die angegebene Weise durch Chloroform bis zum Tode betäubt. Nach 20 Minuten erlosch die Respiration; die Herzbewegung war sehr matt und stand noch $1\frac{1}{2}$ Minuten später fast vollkommen; 7 Minuten lang wurde darauf mittelst des Blasebalges Luft rhythmisch eingeblasen und durch Druck auf den Leib entfernt. Das Herz erholte sich nach 3 Minuten, nach 7 Minuten athmete das Thier spontan. Nachdem es sich 10 weitere Minuten erholt hatte, wurde es von Neuem chloroformirt. Es bedurfte 12 Minuten bis die Respiration vollständig still stand; noch 2 Minuten später war die Herzbewegung erloschen. Jetzt wurde von neuem Luft eingeblasen, und das Thier erholte sich zum zweiten Male.

Andere empfahlen schon bloss den einfachen Druck auf den Unterleib und die kurzen Rippen, um dadurch regelmässige Exspirationsbewegungen herzustellen, und auf diese Weise will sogar Ulrich (über Lebensrettung bei Asphyxie nach Chloroform. Wien 1858) in zwei Fällen (s. u.) Lebensrettung beim Menschen bewirkt haben. Wenn nun allerdings zweifellos erwiesen ist, dass Alles was die freie Bewegung des Zwerchfells hindert, den Tod beschleunigt, so genügt doch offenbar die blosse Compression des Unterleibes nicht, um künstliche Respiration zu bewirken. Zu dem Zwecke ist eine Inspiration nothwendiger als eine Exspiration; letztere, die aber schon durch die blosse Elasticität der Brustwandungen bewirkt wird, allein, hat keine Inspiration zur Folge, und es ist gar nicht anders denkbar, als dass in den Fällen von Ulrich die Respiration nicht ganz erloschen war.

Anders verhält es sich mit der neuerlichst von Marshall Hall empfohlenen Methode der künstlichen Respiration (Lancet 1856. I. No. 9 und 15, II. No. 16 f., Meissner Jahresbericht über die Fortschritte der Physiologie im Jahre 1856. S. 495). Er legt den Körper auf den Bauch und dreht ihn sanft etwa 16 Mal in der Minute so um die Längsaxe, dass der Körper dabei jedes Mal völlig auf die eine Seite zu liegen kommt. Unter diesen Umständen fällt die Zunge nach vorn (während sie in der Rückenlage die Epiglottis herabdrückt), und Exspiration und Inspiration erfolgen durch wechselnde Belastung und Entlastung des Thorax und des Bauches. Er constatirte dass auf diese Weise ein beträchtliches Luftquantum aus- und einführt, indem er sie durch ein mit etwas Wasser gefülltes gebogenes Glasrohr streichen liess. An einer Leiche wurden in der Rückenlage durch Drücken Respirationsversuche ohne Erfolg angestellt; als man dieselbe aber auf den Bauch legte, wurden 20 Cc. durch den eigenen Druck des Leibes ausgeathmet und noch 10 Cc. mehr in Folge von Druck hinten auf den Thorax. Beim Wälzen wurden 30 Cc. inspirirt. Aehnliche Versuche hat Bowles angestellt, welche Marshall Hall's Angaben bestätigen. Ich habe mich selbst durch Versuche an Leichen wiederholt von der Richtigkeit derselben überzeugt. Es hat sich zudem diese Methode bereits wiederholt als brauchbar bewährt, freilich bis jetzt nicht für Chloroformirte. Paget (s. oben Fall 22) bediente sich ihrer ohne den Kranken vom Tode zu erwecken bei einem zu Tode chloroformirten Knaben. Bei Kaninchen, die ich zu Tode chloroformirte, hat sie mich ebenfalls im Stiche gelassen, wahrscheinlich weil die Thiere zu leicht sind. Auch blosse mechanische Compression des Unterleibes genügt bei ihnen nicht. Immerhin verdient sie bei ihrer grossen Einfachheit volle Beachtung, und die Fälle, in welchen bei Asphyctischen durch diese Methode Rettung bewirkt wurde, sind sehr empfehlend. So rief Badden einen 13jährigen Knaben, der beim Baden in Folge eines Wadenkrampfes untergesunken war, und beinahe 20 Minuten unter Wasser zugebracht hatte, durch Hall's Methode, die er 15 Minuten lang fortsetzte, ins Leben zurück. Legat kam zu einem Falle, in welchem man bei einem in der See Verunglückten seit einer Stunde vergeblich die gewöhnlichen Belebungsversuche in der Rückenlage gemacht hatte und die Hoffnung aufgab; Legat übte 18 Minuten lang die Hall'sche Respirationsmethode und rettete den Menschen.

Die zweite Hauptmethode der künstlichen Respiration, die man etwa zum Unterschiede von der vorigen die chemische nennen könnte, besteht in dem Einblasen von Sauerstoff. Diese Methode wurde zuerst von Blanchet (Gazette des hopitaux 30. Dec. 1847) empfohlen und dann von ihm gemeinschaftlich mit Duroy geprüft (L'union médicale 1850 No. 55, Archives générales 1850 S. 221). Sie fanden dass man Stundenlang Sauerstoff einathmen kann, dass derselbe mit dem Chloroform zugleich geathmet dessen Wirkung schwäche, und behaupteten dass er ein sicheres Gegenmittel in der tödtlichen Chloroformnarkose wie in der Erstickung durch Kohlendunst sei. Auch Jackson und Robinson empfahlen das Einblasen von Sauerstoff als sicheres Gegenmittel. Die Ausführung geschieht wieder durch Einbringen einer Röhre in den Larynx, an deren Ende man eine mit Sauerstoff gefüllte Blase angebunden hat, die durch Druck allmählich entleert wird.

Die dritte Methode der künstlichen Respiration, welche mir nach meinen Versuchen die zuverlässigste von allen zu sein scheint, besteht in der Erregung von Contractionen des Zwerchfells und wo möglich der übrigen Inspirationsmuskeln durch Faradisirung der Nervi phrenici, wie sie schon 1855 von Duchenne (recherches sur le diaphragme 1855. Paris) gegen Asphyxie durch Kohlendampf und Chloroform vorgeschlagen ist. Bei Thieren, besonders bei kleinen Thieren, wie Kaninchen, genügt oft schon die blosse Durchführung eines electrischen Stromes durch den Körper, mag man nun die Pole appliciren wo man will, und wenn man durch Electricität wie z. B. Jobert, bis zum Erlöschen der Herzthätigkeit chloroformirte Thiere wieder ins Leben zurückgerufen hat, so geschah dies offenbar lediglich dadurch, dass der electrische Strom ausser verschiedenen andern Muskelcontractionen auch die der Inspirationsmuskeln zufällig mitbewirkte, und so durch denselben künstliche Athmung eingeleitet wurde. Sieht man sich den Bericht Jobert's über seine Experimente (Union médicale 1853. No. 104. 105) etwas näher an, so wird man sich sofort überzeugen, dass Jobert nur dann die Thiere rettete, wenn durch den Strom die Respirationsbewegungen und die des Herzens wieder in Gang gebracht wurden. Indess wird dadurch ganz überflüssiger Weise eine Reihe von tetanischen Muskelzuckungen erregt, die natürlich nicht vortheilhaft auf die Erhaltung des Lebens wirken können, und wenn man günstige Erfolge von der Electricität sehen will, so muss man dieselbe so anwenden, dass nur die respiratorischen Muskeln in Action versetzt werden. Dies erreicht man durch Faradisirung der Nervi phrenici bei grösseren und kleineren Thieren jedenfalls am vollkommensten. Man braucht aber nur, wenigstens bei kleineren Thieren, die Pole in die Nähe der Nerven zu bringen, wenn man diese auch nicht selbst trifft oder sie blossgelegt hat, um zu reussiren. Bei Kaninchen erhielt ich die schönste künstliche Respiration wenn ich direct die beiden phrenici mit dem einen, das Diaphragma mit dem andern Pole reizte; ich benutzte dazu einen Bügel aus Kupferdraht, der in zwei Spitzen auslief, so dass man die beiden entblössten Nerven direct berühren konnte, während der andere Pol mit einer in das Diaphragma von einer oder der andern Seite her eingestochenen Insectennadel in Verbindung gebracht wurde. Es erfolgte dann allemal nicht bloss Contraction des Zwerchfells, sondern Aufblähen der Nüstern und Action sämmtlicher Inspirationsmuskeln. Eben so schön war der Erfolg, wenn ich eine in der Trachea steckende silberne Röhre (die ich zur Tracheotomie vorher eingeschoben hatte) mit dem einen, die Diaphragmanadel mit dem andern Pole in Verbindung gebracht hatte. Aber es genügte auch eine Insectennadel einfach an der Aussenseite des einen Sternocleidomastoideus unter die Haut einzuschieben um denselben Erfolg zu haben. Die Application der mit einem Schwamme versehenen Electrode ist bei stark behaarten Thieren lange nicht so gut ausführbar wie die Acupunctur, weil die Haare dem Durchgange der Electricität ein Hinderniss bereiten, doch kann man nach Abscheeren der Haare auch kräftige Inspirationsbewegungen mit solchen Electroden erreichen, deren eine über dem Verlaufe eines Phrenicus, die andere in die Herzgrube applicirt wird.

Beim Menschen ist eine jede Verletzung ganz überflüssig, man reicht hier mit der Application von den bekannten Duchenne'schen Electroden vollständig aus. Die zweckmässigste Methode erschien mir dabei diejenige, die Ziemssen in seiner trefflichen Schrift „die Electricität in der Medicin" bereits ausführlich beschrieben hat (S. 49). Die volta-electrischen Inductionsapparate, besonders der Du Bois'sche Schlittenapparat mit einer beliebigen Batterie von 2—3 Elementen, verdient vor den Rotationsapparaten den Vorzug. Die Electroden werden mit Schwämmen armirt und ebenso wie die Haut mit lauem Salzwasser befeuchtet. Indem man die Haut mit der linken fixirt, wird die Electrode fest aufgedrückt, wobei der Hals ruhig unterstützt werden muss. Der positive Pol wird auf den Nerven aufgesetzt.

Die Phrenici sucht man am äussern Rande der Sternocleidomastoidei vor den Scalenis anticis oberhalb der Omohyoidei. „Man suche sie nicht zu tief und drücke die Electrode sanft gegen den äussern Rand des Sternocleidomastoideus hinein. Dazu benutzt man grosse Schwämme, um zugleich ausser dem Phrenicus alle vom Plexus cervicalis und brachialis zu den respiratorischen Muskeln tretenden Zweige zu reizen, und somit eine möglichst vollständige Erweiterung des Thorax zu erzielen. Man lasse zu dem Behufe Kopf, Schulterblatt und Oberarm durch Gehülfen fixiren, damit die accessorischen Inspirationsmuskeln in den Stand gesetzt werden, zur Erweiterung des Thorax kräftig mitzuwirken. Man bedarf kräftiger Ströme und giebt der Reizung jedesmal die Dauer einer gewöhnlichen Inspiration (1—2 Secunden), worauf die Exspiration bei geöffneter Kette abgewartet wird, um diese sofort zur erneuten Erregung einer Inspiration wieder zu schliessen."

Ziemssen führt dabei bereits einen „verzweifelten Fall" von Asphyxie durch Kohlenoxydgas an, bei dem die künstliche Respiration auf diese Weise erregt, den trefflichsten Erfolg hatte. Dieselbe wurde mit längeren Unterbrechungen (von $\frac{1}{2}$—1 Stunde), in denen man mit andern Reizen (Bespritzen mit Eiswasser und Abreiben des Körpers) abwechselte, über zwölf Stunden fortgesetzt und bewirkte Genesung. Von Lebensrettung durch Faradisirung der Zwerchfellnerven nach Chloroformtod ist mir bis jetzt kein Beispiel bekannt geworden.

Man kann sich an sich selbst überzeugen, wie ich dies mehrmals versucht habe, dass die angegebene Faradisirung der Zwerchfellsnerven sehr kräftige Zusammenziehung des Zwerchfells und tiefe Inspirationsbewegungen bewirkt, und zwar selbst wenn man seinen Willen der Inspirationsbewegung entgegensetzt. Ich habe es zu dem Zwecke am vortheilhaftesten gefunden, die eine Electrode — die positive in eine mit Schwämmen versehene Gabel auslaufen zu lassen, so dass man gleichzeitig beide Phrenici berühren kann, während der negative Pol auf die Herzgrube aufgesetzt wird. Man empfindet sowie man die Kette schliesst nur bei oberflächlichem Aufdrücken eigentlichen Schmerz, der weit weniger empfindlich ist, wenn der Schwamm kräftig aufgesetzt wird. Es entsteht sofort eine sehr kräftige deutlich fühlbare Zusammenziehung des Zwerchfells und entsprechende Erweiterung des Thorax, somit Inspiration.

Sehr wichtig ist es ja keinen constanten Strom durchzuleiten und somit Tetanisirung des Zwerchfells zu bewirken, sondern regelmässig die Kette zu öffnen, und wieder zu schliessen, und genau den Rhythmus der natürlichen Athmung einzuhalten.

Dass diese Art der künstlichen Respiration für die Wiedererweckung zu Tode chloroformirter Thiere mit vollständigem Erfolge benutzt werden kann, beweisen nun zum Theil schon die Experimente Jobert's — dem es freilich dabei auf die künstliche Respiration nicht anzukommen schien, dann die Versuche der Commission der Société d'émulation zu Paris, die Versuche Giraudets, der die künstliche Respiration nach dieser Methode als sicherstes Mittel empfiehlt (a. a. O.), und endlich die von mir unabhängig von jenen Versuchen angestellten Experimente.

Um das Urtheil der Commission, welche die Electricität nur sehr bedingt empfiehlt, zu begreifen, ist es nöthig auf die von derselben angestellten Experimente hier etwas näher einzugehen, wobei bemerkt werden muss, dass Duchenne denselben selbst mit beiwohnte.

In der ersten Versuchsreihe, wobei die Thiere langsam zu Tode chloroformirt wurden, machte man folgende Erfahrungen (s. Union médicale 1855 S. 40. No. 9):

1) Ein erwachsener Hund athmete in 8 Minuten 10 Grammes Chloroform; es stand die Respiration, 2 Minuten später das Herz still. Man applicirte einen Pol auf die Zunge, den andern auf das Zwerchfell mittelst einer Nadel, und leitete 3 Minuten lang ohne Unterbrechung einen Strom durch, worauf heftige Zuckungen eintraten, aber keine weitere Lebensäusserung. Man applicirte dann einen Pol in den Mund, den andern in den After; wieder erfolgten heftige Zuckungen. Endlich eine Nadel ins Herz, eine andere in die Brust. Das Thier erwachte nicht.

2) Ein kleiner, junger Hund erhielt 8 Grammes Chloroform. Nach 25 Minuten erlosch die Respiration, wenige Secunden später Stillstand des Herzens. Application der Pole in Mund und After mit Unterbrechung der Kette von 1—1 Secunde bewirkt Erweiterung der Brust, beim Unterbrechen der Kette fällt die Brust zusammen. Nach

10 Minuten erlosch jedoch die Excitabilität und es erfolgten nur schwache Zuckungen. Das Thier erwachte nicht. Daraus zieht die Commission den Schluss:

Der constante Strom ist schädlich, er erschöpft die Nervenreizbarkeit ohne dem Chloroform entgegenzuwirken.

Erst der dritte Versuch gelang:

3) Ein Hund von mittlerer Grösse erhielt 12 Grammes Chloroform. Nach 30 Minuten Aufhören der Respiration, wenige Secunden später der Herzbewegung. Die Pole wurden in den Mund und After applicirt, die Kette rhythmisch geöffnet und geschlossen, es erfolgte künstliche Respiration, nach vier Minuten spontane und damit Wiederbelebung des Thieres.

4) Ein mittelgrosser, erwachsener Hund athmet 8 Grammes Chloroform; nach 11 Minuten erlosch die Respiration. Das Herz schlug noch einige Secunden. Es wurden die Electroden mit nassen Schwämmen auf die Phrenici applicirt, der Strom regelmässig unterbrochen, die Exspiration durch Druck auf den Unterleib unterstützt, das Thier athmete nach 4 Minuten von selbst und wurde lebendig.

Man schloss: die Electricität nützt nur dann, wenn sie künstliche Respiration bewirkt, erhält man diese nicht, so erschöpft sie bald durch fruchtlose Muskelcontractionen.

Die Versuche, die man mit rascher Einwirkung des Chloroforms anstellte, hatten in Bezug auf die Anwendung der Electricität den nämlichen Erfolg (s. l'union médicale 1855 S. 49. No. 12.).

Von 25 Versuchen die ich an Kaninchen mit Faradisirung der Phrenici anstellte, gelangen mir 10; ein Versuch an einer Katze gelang ebenfalls; von jenen 25 müssen aber diejenigen abgerechnet werden, in denen längere Zeit nach dem Aufhören des Herzschlages die Electricität angewandt wurde, und jene, in welchen der Strom mangelhaft wirkte; es stellt sich dann das Verhältniss weit günstiger; das erstere war der Fall in den vier ersten Versuchen und im 9ten, wo ich das Hämatodynamometer applicirte; das letztere im 16ten Versuche. Somit bleiben 19 Versuche übrig, von denen 10 gelangen, in 9 (XII. XIII. XVIII. XX. XXI. XXII. XXIII. XXIV. XXVI.) erhielt ich zwar künstliche Respiration aber nicht gleichmässig und nicht regelmässig, setzte sie vielleicht auch nicht lange genug fort. Besonders war eine ungünstige zu sehr durch angelegte Fesseln eingeengte Lage des Kopfes und des Halses an dem Misslingen Schuld. In andern war der Strom offenbar zu stark und gab erschütternde tetanische Schläge. Die längste Zeit die nach Aufhören des Pulses verfloss war im Maximum 3 Minuten, im Minimum 30 Secunden; nach Aufhören der Respiration im Maximum $3^1/_2$, im Minimum 2 Minuten; die Dauer der künstlichen Respiration bis zum spontanen Eintritt derselben im Maximum 12, im Minimum 2, im Mittel 5 Minuten. Sehr aufmunternd waren die Versuche, in welchen wiederholt selbst dreimal und unmittelbar hintereinander die Wiederbelebung gelang, wie in Versuch VII. XIV. XV. XIX.

Ich theile die gelungenen Versuche hier in der Kürze mit:

V. Versuch. 25. März 1858. Einem kleinen, grauen Kaninchen wurde durch die Laryngotomie eine Kanüle in die Trachea eingeführt, zugleich eine Nadel in das Herz, eine andere in das Diaphragma eingestochen. Nach 2 Minuten Verlangsamung der Respiration; schwache, zitternde Herzbewegung. Nach $2^1/_2$ Minuten Aufhören der ersteren, $^1/_2$ Minute später sehr schwache erlöschende Herzbewegung. Application des Stromes nach Beseitigung des Chloroforms auf die Trachealröhre und die Diaphragmanadel. Künstliche Respiration; nach 3 Minuten erholt sich der Herzschlag, nach 4 spontane Respiration. Das Thier wird von neuem chloroformirt und stirbt nach weiteren 5 Minuten, ohne dass durch Electricität die Respiration wieder regelmässig in Gang gebracht werden konnte. Bei Eröffnung des Thorax zeigt das Herz noch 5 Minuten schwache Bewegung.

VI. 26. März. Starkes Kaninchen ohne Laryngotomie; Punction des Herzens und Diaphragmas. Blosslegung der Carotis. Schon nach 2 Minuten Aufhören der Respiration; Zusammenfallen der Carotis, Pulslosigkeit. 1 Minute später Application der Pole auf den blossliegenden rechten Phrenicus und die Diaphragmanadel; schöne künstliche Inspiration. Nach 2 Minuten füllt sich die wieder pulsirende Carotis. Der Herzschlag wird beschleunigt. Nach 4 Minuten künstlicher Respiration spontane Athmung. Nach einer kleinen Pause (5 Minuten) wiederholte Chloroformirung, jedoch in minder präcipitirter Weise mit Zulassung eines grösseren Quantums atmosphärischer Luft. Nach 10 Minuten tiefer Seufzer; Stillstand der Respiration. Die Pulsation des Herzens erlischt. Das Herz zuckt jedoch noch 5 Minuten lang wie bei Eröffnung des Thorax constatirt wird.

VII. 26. März. Starkes weisses Kaninchen ohne Laryngotomie. Nach 5 Minuten Aufhören der Respiration. Nach 6 unfühlbarer Herzschlag; Application der Electroden auf den Phrenicus und das Diaphragma; schöne künstliche Respiration. Nach 12 Minuten spontane; erneute Chloroformirung. 3 Minuten später wieder Stillstand der Athmung, schwache Herzbewegung. Nochmalige Wiederbelebung durch künstliche Respiration (2 Minuten). Nach weiterer Anwendung des Chloroforms gelang der Versuch zum dritten Male. Als aber wieder chloroformirt worden und die Respiration und nach ihr die Herzbewegung erloschen, misslingt der Versuch, indem nur schwache künstliche Respiration erfolgt.

VIII. 27. März. Kleines Kaninchen. Laryngotomie. Aufhören der Athmung nach 3 Minuten. 2 Minuten später Aufhören des Herzschlags. 1 Minute wird gewartet. Dann künstliche Respiration; nach 5 Minuten spontane Respiration. Ein nochmaliger sofort angestellter Versuch an demselben Thiere misslingt.

X. 29. März. Ein kleines Kaninchen wird ohne vorherige Laryngotomie chloroformirt. Die künstliche Respiration durch Durchleitung des Stromes durch eine Nadel am unverletzten Halse und eine andere im Zwerchfell steckende hat 3 Minuten nach Aufhören der natürlichen, während 3 Minuten unterhalten, spontane Respiration zur Folge.

XI. 29. März. Einem kleinen chloroformirten Kaninchen wird die rechte Carotis blossgelegt. Nach 6 Minuten erlischt die Respiration; 2 Minuten weiter der Herzschlag. Beseitigung des Chloroforms. Application des Stroms auf Phrenicus und Diaphragma; künstliche Respiration 6 Minuten lang. Nach eingetretener spontaner Respiration wird das Thier zu Tode chloroformirt.

XIV. 30. März. Kleines weisses Kaninchen. Acupunctur des Herzens und Diaphragmas. Nach 3 Minuten erlischt die Respiration; nach 4 die Herzpulsation. Künstliche Respiration; nach 3 weiteren Minuten spontane. Das Thier wird nach 4 Minuten wieder chloroformirt. Die Respiration steht still nach 2, der Herzschlag nach 3 weiteren Minuten. Nochmals Wiederbelebung durch künstliche Respiration.

XV. 30. März. Dasselbe Kaninchen, nachdem es eine halbe Stunde munter herumgesprungen, wird von neuem chloroformirt. Schon nach 3 Minuten Stillstand der Respiration. Nach 3 Minuten wird die künstliche Respiration 5 Minuten lang unterhalten. Das Thier erholt sich, wird aber schliesslich durch weitere Chloroformirung unrettbar getödtet. In diesen Versuchen war die künstliche Athmung sehr vollkommen bewirkt worden durch Application zweier Nadeln, die in der Gegend der Phrenici unter die Haut am äusseren Rande des Sternocleidomastoideus vorgeschoben, durch einen Metallbügel mit der Kette verbunden waren, während die Schliessung durch die Diaphragmanadel bewirkt wurde.

XVII. 31. März. Ein kleines, weisses Kaninchen wird in derselben Weise durch Chloroform nach 6 Minuten langer Inhalation getödtet, und durch 3 Minuten lang unterhaltene künstliche Respiration wieder belebt. Es stirbt dann erst nochmals chloroformirt nach 17 Minuten, indem mehr atmosphärische Luft zugelassen wurde.

XIX. 3. April. (Im Beisein des Herrn Prof. Helmholtz.) Einem starken grauen Kaninchen wurde die Laryngotomie gemacht; es hatte danach 192 Herzschläge und 52 Inspirationen, die an eingestochenen Acupuncturnadeln beobachtet wurden. Nach 2 Minuten langer Anwendung des Chloroforms 200 Herzschläge, 184 Inspirationen. Nach 4 Minuten Aufhören der letztern. Wegnahme des Chloroforms. Nach 1 Minute Application der Electroden an die Trachealcanüle und die Diaphragmanadel. 5 Minuten später 52 spontane Athemzüge und 168 Herzschläge. Das Chloroform wird, nachdem 7 Minuten lang das Thier spontan geathmet hat, von neuem gereicht. Schon nach 2 Minuten steht die Respiration. Man wartet 2 Minuten; erregt künstliche Athmung; nach 4 Minuten erholt sich das Thier nochmals. Erneute Narkose nach 4 Minuten. Bereits 3 Minuten darnach Stillstand der Athmung und der Herzschläge; es wird 3 Minuten gewartet. Dennoch gelingt die Wiederbelebung durch künstliche Respiration, die 4 Minuten unterhalten werden musste. Der vierte Versuch, das Thier nach abermaliger Narkose wieder zu beleben, misslang indess.

XXV. 30. April. Sehr kleines Kätzchen. Laryngotomie, Acupunctur in Herz und Lunge. Vor der Narkose 76 Inspirationen und 200 Herzschläge. Nach 9 Minuten Stillstand der Respiration, 120 Herzschläge. Das Chloroform wird beseitigt. Das Thier erholt sich und zeigt nach 5 Minuten 204 Herzschläge und 72 Inspirationen. Wird von neuem chloroformirt. 4 Minuten weiter 64 Inspirationen, 188 Herzschläge; noch 3 Minuten weiter 100 Pulsschläge sehr schwach. Stillstand der Respiration. 1 Minute weiter kein Puls. Stromschliessung durch Larynx und Diaphragmanadel. Künstliche Respiration. Schon nach 1 Minute hebt sich der Puls. 3½ Minute später erfolgt spontane Athmung. Ein zweiter Versuch an demselben Thiere sofort, nachdem es sich erholt und nochmals 7 Minuten lang chloroformirt worden, misslang.

Es ergiebt sich aus den vorstehenden Versuchen mit hinlänglicher Sicherheit, dass die Faradisirung der Nervi phrenici die künstliche Respiration vollkommen herzustellen im Stande ist. Es frägt sich nur, welche von den vorgeschlagenen Methoden die vorzüglichere ist. Die Praxis hat hierüber noch nicht mit hinreichender Sicherheit entschieden, indem man bisher fast ausschliesslich sich des Einblasens von gewöhnlicher Luft und des damit abwechselnden Druckes auf den Unterleib bedient hat. Die erhaltenen Resultate sind ziemlich aufmunternd, indem allerdings in 19 Fällen von Rettung aus Lebensgefahr 13 Mal vorzüglich der künstlichen Respiration nach der erwähnten Methode die Rettung zu verdanken war; vorzüglich belehrend und merkwürdig ist namentlich der Fall von Dupraz und Diday (s. u. No. 10.); dagegen wird auch in den meisten unglücklich abgelaufenen Fällen ausdrücklich der vergeblich versuchten künstlichen Respiration Erwähnung gethan (s. oben). Freilich muss hier erwogen werden, dass sehr häufig die künstliche Respiration das letzte Mittel war, zu welchem man seine Zuflucht nahm, während meine Versuche auf das evidenteste nachweisen, dass jede Zögerung hier die Wahrscheinlichkeit der Errettung hinausschiebt. Es liegt auch auf der Hand, dass die Unterhaltung der Oxydation des Blutes die erste und nächste Bedingung ist, wenn der Kranke wieder zum Leben erwachen soll; mit dem Erlöschen des Stoffwechsels erlischt das Leben; er muss unterhalten werden, wenn das Nervensystem wieder zur Herrschaft gelangen soll, und wenn selbst die künstliche Respiration nicht direct zur Wiederbelebung beitrüge, so müsste sie dennoch in Anwendung kommen, damit die übrigen Mittel ihre Wirksamkeit zu entfalten vermögen. Ferner ist zu erwägen, dass die meisten Versuche mit blossem Einblasen Mund auf Mund ausgeführt wurden, eine Methode, deren Unvollkommenheit auf der Hand liegt, da die eingeblasene Luft in der Regel schon zum Athmen gedient hat.

Die übrigen Methoden sind bisher selten benutzt worden. Dass die vielversprechende Hall'sche Methode von Paget einmal erfolglos angewandt wurde, kann nicht entscheiden. Der

Electricität hat man sich zur Erregung künstlicher Respiration niemals in methodischer Weise bedient. Man hat freilich die Electricität fast immer versucht, aber in einer Weise, die, wie wir zeigen werden, nur schädlich wirken kann. Somit bleibt es der Zukunft überlassen, über die praktische Brauchbarkeit der Methoden zu entscheiden, einstweilen mag es genügen, die bei Thieren erhaltenen Resultate zu vergleichen.

In dieser Beziehung sind wieder die Versuche der Commission der Société d'émulation sehr lehrreich; bei Anwendung des Einblasens von Sauerstoff gelang bei langsamem Chloroformtode die Rettung von 7 Hunden unter 9; die Zeit die man gebrauchte bis zur Wiederkehr des normalen Athmens betrug im Mittel 3 Minuten, im Maximum 7 Minuten. Bei Einblasen von blosser atmosphärischer Luft (mittelst eines Blasebalgs durch eine in den Kehlkopf eingeführte Röhre) wurden von 11 Hunden 8 wieder lebendig, und zwar wieder im Mittel in 3, im Minimo in 1, im Maximo in 7 Minuten. Bei 3 Kaninchen kam man schon nach 30 Secunden und nach 2 Minuten zum Ziele. Was die Electricität anbelangt, so haben wir die Versuche schon oben angeführt. Bei raschem Chloroformtode stellte die Commission weniger zahlreiche Versuche an; das Einblasen von atmosphärischer Luft wurde bei 4 Hunden mit vollkommenem Erfolge benutzt; der Faradisirung der Phrenici bediente man sich bei einem Hunde mit demselben Erfolge.

In Bezug auf die Anwendung des Sauerstoffs sind noch die Experimente von Beardsley (Lancet 1856. I. S. 165) anzuführen. Derselbe setzte Mäuse unter Gläser, die mit Chloroformdampf erfüllt waren. Die meisten starben rasch, einige langsamer; brachte er die Scheintodten unter Gläser mit Sauerstoff, so erholten sich einige allmählich, eine einzige sofort.

Nehmen wir nun unsere oben angeführten Experimente hinzu, so scheint sich allerdings eine grössere Zuverlässigkeit der Methoden wobei Luft eingeblasen wird herauszustellen, indem mich das Einblasen von Luft in keinem Versuche im Stiche liess, wenn ich auch nicht der oft erwähnten Commission beistimmen kann, dass die Insufflation deshalb den Vorzug verdiene, weil sie die Luft direct in die Lunge einführe, während die Electricität dies erst indirect bewirke; denn offenbar nähert sich die durch die letztere bewirkte künstliche Respiration mehr der natürlichen, als die durch Einblasen hergestellte.

Was die Furcht anbelangt, dass man durch Faradisirung die Nervenkraft erschöpfe, so gilt dies offenbar nur dann, wenn man sich zu starker wahrhaft tetanisirender Ströme bedient und insbesondere den Rhythmus der Respiration nicht sorgfältig einhält. Allerdings kann ein zu starker Strom die Nervenkraft schliesslich erschöpfen, während die richtige Anwendung der Volta-Faraday'schen Electricität meiner Ansicht nach den Vortheil darbietet, dass sie zu gleicher Zeit als zweckmässiges Reizmittel wirkt. Allerdings dürfte die Faradisirung in ungeschickten Händen mehr Gefahr darbieten als die andern Methoden, und dies leitet uns zu einem nicht unwesentlichen praktischen Gesichtspunkte.

Eine Methode, die brauchbar sein soll, muss überall leicht anzuwenden sein, möglichst wenige Vorbereitungen bedürfen, und zugleich keine allzugrosse Schwierigkeiten darbieten. Aus diesem Grunde möchten die Methoden des Einblasens von atmosphärischer Luft und die mechanische von Marshall Hall, die man allenfalls mit einander verbinden kann, vor der Faradisirung der NN. phrenici den Vorzug verdienen; eine Röhre — etwa ein silberner weiter Catheter, ein Blasebalg sind leicht und überall zur Hand; ein galvanischer Apparat dagegen muss überall mitgenommen werden; der letztere bedarf einiger Regulirung in Bezug auf die Stromstärke und muss schon im Augenblicke der Gefahr in Thätigkeit sein, also vorher in Gang gesetzt werden. Das Einführen der Röhre in den Larynx und das Aufsetzen der Electroden bietet bei Chloroformirten, die gegen ersteres nicht reagiren, gleich wenig Schwierigkeiten. Sicher wird man gehen, wenn man den electrischen Apparat immer bei der Hand hat, um sofort die künstliche Respiration in der angegebenen Weise herstellen zu können, ohne jedoch überflüssige Muskelcontractionen zu erregen.

Die Frage, wodurch die künstliche Respiration lebensrettend wirke, scheint sich nach dem Vorstehenden einfach dadurch zu beantworten, dass nach Entfernung des Chloroforms die künstliche Respiration die Regeneration des Bluts unterhält, damit das

Nervensystem allmählich durch die rasch von Statten gehende Ausscheidung des Chloroforms unter dem gewohnten Reize des Bluts und dem unterhaltenen Stoffwechsel wieder zur Herrschaft gelangt. Somit liegt der Nutzen in Belebung der Hämatose, indirect in Bekämpfung der Betäubung und Elimination des Chloroforms. Nun hat die erwähnte Commission in zwei Fällen an chloroformirten Hunden durch blosses Einblasen von Stickstoff, der von Sauerstoff frei gewesen sein soll, Wiederbelebung der Thiere erlangt, während zwei andere Versuche fehlschlugen. Sie schliesst daraus, dass das Chloroform tödte, weil es nach Stillstand der Respiration nicht eliminirt werden könne, und dass die künstliche Respiration nur dadurch wirke, dass sie durch die eingeführten Gase die Bronchialnerven stimulire, bis die Athmung durch dieselben wieder regulirt werde. Ich habe die Versuche mit Stickstoff nicht wiederholt, muss es indess dahin gestellt sein lassen, ob die Versuche nicht doch mit Einführung von Sauerstoff verbunden waren, da unmöglich das Blut längere Zeit die Restauration von Sauerstoff — die ich für das wesentlich rettende Moment halte — entbehren kann.

Was die übrigen Mittel zur Verhinderung des Todes und Beseitigung des Scheintodes anbelangt, so kann man sie unter folgende Categorien gruppiren:

a) energische Reizmittel;

b) Antidota, eigentliche Gegengifte.

Dass Reizmittel in Fällen, in denen die Respiration zuerst erloschen ist, wenig helfen können, liegt auf der Hand. Dagegen können sie von Nutzen sein, wo der Tod durch Syncope, also durch primären Stillstand des Herzens droht. Unter die einfachsten Reizmittel gehört das Anspritzen von kaltem Wasser, was schon von Pirogoff (v. Walther und v. Ammon's Journal 1848. Bd. 8. Heft 1.) empfohlen wurde. Mein verehrter Lehrer, Hr. Gehr. Wutzer, pflegt kaltes Wasser mit einer Spritze unter kräftigem Stosse in die Nase einzutreiben, und durch die energische Reizung der Ausbreitungen des Trigeminus den in tiefe Ohnmacht Gesunkenen wieder zu erwecken; ich habe mich selbst dieses Mittels oft mit dem besten Erfolge bedient; meist schlagen die Kranken sofort die Augen auf und fangen an nach Luft zu schnappen. Ich halte dies Mittel für weit besser, als die etwas rohe Methode von Guérin, den Pharynx mit kaustichem Ammoniak zu bepinseln, was fast nie hilft, und wie die Commission zeigte, auch bei Thieren ganz erfolglos ist. Ein sehr gutes Mittel sind auch die zuerst von Maisonneuve empfohlenen starken Frictionen der Herzgegend, oder auch starkes Schlägen auf den Rücken. Ich habe ganz vor kurzem einen sehr bedenklichen Fall erlebt, in welchem mir diese Methode raschen Nutzen darbot.

Frau O. aus Aachen, wurde am 16. November von mir unter Assistenz des Hrn. Dr. O. Lange chloroformirt, indem ich ihr eine Brandnarbe, die eine starke Contractur des Vorderarms bedingte, exstirpiren wollte. Während des Einschnittes fällt die bis dahin ziemlich ruhig eingeschläferte Kranke plötzlich pulslos hinten über; der Athem stockt, das Gesicht ist verzerrt, beide Pupillen sehr erweitert und starr. Wir rufen die Kranke laut an, und fordern sie auf zu athmen; dabei hatten wir sie hinten über gelehnt und ich schlage sie mit voller Kraft wiederholt in den Rücken, während Dr. Lange die Spritze füllt, um ihr Wasser ins Gesicht zu spritzen; die Respiration hatte eine volle Minute, der Puls mehr als zwei Minuten ausgesetzt; erstere begann aber mit einem leisen Athemzuge nach den Schlägen auf den Rücken, und durch das Einspritzen des kalten Wassers in die Nase erfolgte kräftiges Athemholen, worauf auch der Puls wiederkehrte. Die Kranke kam zu sich und ist jetzt geheilt, erzählte aber nachträglich, dass sie zu habituellen Ohnmachten neige, was sie früher verschwiegen hatte.

Zu den empfehlenswerthen Reizmitteln gehören auch noch reizende Klystiere; der Einfachheit wegen verdienen Essigklystiere vor Tabacksklystieren, welche nicht immer zur Hand sind, den Vorzug.

Wenn dagegen Jobert die Electricität als allgemeines Reizmittel empfiehlt, so ist zu bemerken, dass nach den vorliegenden Versuchen, Jobert's eigene mit einbegriffen, die Electricität in dieser Weise angewandt, besonders wenn man sie auf Mund und After applicirt, nicht allein zwecklos und unnütz, sondern wegen der Erschöpfung, die sie herbeiführt, geradezu gefährlich ist. Als blosses Reizmittel darf sie gar nicht verwandt werden. Nutzen gewährt sie nur, wenn sie künstliche Respiration bewirkt.

Die übrigen empfohlenen Reizmittel hier anzuführen, würde durchaus überflüssig sein; im Allgemeinen können die Reizmittel bei schlimmeren Fällen von Syncope nur neben der künstlichen Respiration und mit ihr empfohlen werden; bei

Apnoe sind sie ganz nutzlos und es ist eine blosse und gefährliche Zeitverschwendung, wenn man erst die ganze Reihe der empfohlenen Reizmittel durch versuchen wollte, ehe man zur künstlichen Respiration überginge. Diese muss das erste sein, die Reizmittel können zwischendurch zugleich verwandt werden. Die unten folgende Uebersicht der bisher vorgekommenen Rettungen aus Lebensgefahr beweist, dass eben Reizmittel nur in Fällen von tiefer Ohnmacht schon allein ausreichen, während bei Apnoe die künstliche Respiration das eigentlich lebensrettende Mittel ist.

Was endlich die Antidota anbelangt, so können wir dieselben mit wenigen Worten erledigen. Wenn Beretti (1848) das Morphium, Klencke das Strychnin und die Nux vomica empfehlen, so sieht man beim ersteren wenigstens den Grund der Empfehlung nicht ein, auch hat bereits Clemens (Deutsche Klinik 1850.) die Nutzlosigkeit beider sogenannter Gegengifte nachgewiesen, indem er sie völlig wirkungslos fand. Den wunderlichsten Einfall hatte Fabre, indem er Aetherinhalationen als Gegenmittel empfahl. Seine Experimente — der Zahl nach 117 — bewiesen hinlänglich seine gänzliche Unerfahrenheit im Anstellen von Versuchen. (Mémoire sur l'emploi de l'éther comme antidote du chloroforme Académie des sciences, Sitzung vom 18. August, und Gaz. des hôpitaux 1856.). Er chloroformirte die Thiere, indem er ihnen eine Blase mit Chloroform vorband, waren sie scheintodt, so nahm er die Blase ab und liess sie nun Aether mit atmosphärischer Luft einathmen, worauf sich die Thiere natürlich zuweilen wieder erholten. Ob der Vorschlag von John Lizars in Edinburgh, Salzlösung in die Venen zu injiciren, wie man solches bei Choleraasphyxie versuchte, je ausgeführt worden ist, weiss ich nicht. Das Verfahren scheint mir jedes physiologischen Grundes zu entbehren.

Dass man bei Ohnmächtigen die Horizontallage des Körpers (Nélaton) mit Vortheil anwendet, dass man Schleim, der etwa den Larynx verstopfen könnte (Stanelli), mit eingeführtem Finger beseitigt, und ähnliche naheliegende Hülfsmittel zur Errettung anwendet, versteht sich von selbst; ebenso begreift es sich aber, wie diese Hülfsmittel niemals als eigentliche Rettungsmethoden aufgezählt werden können.

Ehe wir die erhaltenen Resultate unserer Untersuchungen in einigen kurzen Sätzen zusammenfassen, lassen wir eine Uebersicht vorgekommener Rettungen folgen, die jedenfalls nicht ohne Interesse sein dürfte und fügen nur den Wunsch hinzu, dass nach den angegebenen Regeln die lebensgefährlichen Fälle seltener, die Fälle von Rettung aus Lebensgefahr nun häufiger werden mögen, als die Todesfälle durch die Verwendung des Chloroforms, als Anästheticum.

Uebersicht der Fälle, in welchen die Rettung aus Lebensgefahr, welche während der Narkose eintrat, gelang.

1. 1851. Medical Times 1851. 22. Novbr. Stanley chloroformirt im Bartholomäus-Hospitale in London einen Kranken 12 Minuten ohne Erfolg. Es wird neues Chloroform aufgeschüttet und vorgehalten. Im Augenblicke des Einschnitts ist der Puls verschwunden, die Respiration unverändert. Der Kranke kommt allmählich wieder zu sich ohne künstliche Respiration.

2. 1852. Bulletin de thérap. Mars 1852. Beyran chloroformirt einen 48jährigen Fischer behufs einer Amputation des Penis. Nachdem der Kranke 4 Gramme Chloroform eingeathmet wird er ohnmächtig und pulslos. Die Respiration ist sehr langsam. Man lässt frische Luft zu, spritzt kaltes Wasser an. Reiben. Ammoniakpinseln in die Nase. Künstliche Respiration durch eine Röhre. Galvanische Reizung auf Kopf und Zwerchfell. Der Kranke in einen Kessel mit heisser Luft gesetzt, giebt nach $2\frac{1}{2}$ Stunden das erste Lebenszeichen durch Bewegung der Oberlippe.

3. 1852. L'Union medicale No. 145. Coffin rettete eine chloroformirte Artistin dadurch, dass er die Asphyxie durch Einblasen von Luft und Druck auf den Unterleib zu verscheuchen suchte. Er zog die Zunge mit dem Kehlkopf vor und suchte durch die Stimmritze Luft einzuführen.

4. 1853. Gaz. d. hôpit. S. 330. Chaissaignac: Bei einem Chloroformirten hörte der Puls auf. Der Mund war fest verschlossen; Einblasen von Luft und Cauterisation des Pharynx liessen sich nicht ausführen. Mit einem starken Spatel wurde der Mund geöffnet, der Finger in den Hals geführt. Der Kranke erwacht.

5. 1853. Ebend. S. 330. Ricord chloroformirt ein junges Weib; dasselbe hört plötzlich auf zu athmen. Der Puls ist unfühlbar. Der Herzschlag nicht wahrnehmbar. Durch Einblasen von Luft Mund auf Mund erwacht die Kranke.

6. 1853. Ebend. Ricord rettet durch Einblasen von Luft auf dieselbe Weise einen Kranken, dessen Puls stillstand. Er erwähnt daselbst noch mehrere ähnliche Fälle.

7. 1853. Ebend. S. 357. Maisonneuve öffnet bei einem jungen chloroformirten Mädchen mittelst des Troikarts einen Abscess, sticht dabei eine Arterie an, es folgt auf einen grossen Blutverlust eine tiefe Ohnmacht mit Stillstand des Pulses und der Respiration. Durch Frictionen der Herzgegend und allgemeine Flagellation bei tiefliegendem Kopfe wird die Kranke wieder erweckt.

8. 1853. Daselbst. Maisonneuve operirte eine magere alte Frau (65jahr.), die durch vorangegangene Blutungen erschöpft war, wegen Uterinkrebs. Der Blutverlust bei der Operation ist bedeutend. Der Puls steht still; drei Minuten weiter hört auch die Respiration auf nach einigen tiefen Athemzügen. Durch starke Frictionen der Herzgegend und aller Glieder, die man so weit trieb, bis die Oberhaut abging, kam die Kranke nach fünf Viertelstunden wieder zu sich.

9. 1853. Bulletin de thérapie. Aug. 15. Boisset rettete bei einer Zangenoperation eine chloroformirte 30jährige Frau, die pulslos mit offenem Munde dalag, durch Einblasen von Luft Mund auf Mund.

10. 1854. Gaz. hebdomadaire und Gaz. des hôpit. 1854. 17. Oct. No. 123. Dupraz und Diday chloroformirten eine Kranke wegen eines hysterischen Krampfanfalls. In einer Viertelstunde wurden 10 Grammes Chloroform verbraucht. Nach einer Pause von fünf bis sechs Minuten wurde von neuem Chloroform vorgehalten. Nach 2 Minuten verfiel die Kranke in völlige Erschlaffung. Der Puls schlug noch mit der nämlichen Kraft und Regelmässigkeit, aber die Respiration war völlig aufgehoben. Frische Luft. Energische Friction der Brust. Ammoniak, künstliche Respiration Mund auf Mund mit Verschluss der Nase und methodischer Compression des Thorax, nach jedesmaligem Lufteinblasen. Fortdauernde Reibung. Nach $1\frac{1}{4}$ Stunden hatte sich das Gesicht entfärbt, die Extremitäten waren kühl, der Puls schwach und sowie man mit der künstlichen Respiration einige Momente aufhörte, im Erlöschen. Das Lufteinblasen wurde methodisch fortgesetzt. Mit brennenden Schwefelhölzchen machte man oberflächliche Verbrennungen im Epigastrium. Es erfolgten einige natürliche Inspirationen, doch musste zu ihrer Unterhaltung das Einblasen fortgesetzt werden. Man führte einen Löffel mit brennendem Alkohol über die Brust. Endlich stellte sich durch die künstliche fortwährend angefacht natürliche Respiration her, es folgte ein zweistündiger ruhiger Schlaf, aus welchem die Kranke vollständig erwachte. $1\frac{1}{4}$ Stunde hatte man die Respiration bloss künstlich unterhalten, eine halbe Stunde hatte sie geschwankt, der Puls hatte nicht aufgehört zu schlagen.

11. 1854. Archives générales. S. 7. Bickersteth zählt folgende Fälle von Rettung auf. Ein Kind, welches zum Steinschnitt chloroformirt worden und bei der Operation kaum ein Paar Tropfen Blut verloren hatte, wurde plötzlich blass; die Respiration stand still. Der Herzschlag war weder zu fühlen noch zu hören. Die Pupille erweitert. Durch künstliche Respiration gelang völlige Rettung.

12. Ebend. Ein Kind von einigen Monaten hörte, nachdem durch Einathmen von Chloroform Gefühllosigkeit herbeigeführt war, auf zu athmen. Die Lippen waren blau. Auch hier gelang die Rettung durch künstliche Respiration.

13. 1854. Ebend. Einem jungen Menschen sollte ein Finger in der Narkose amputirt werden. Er athmete kurz und rasch. Plötzlich erlosch die Respiration, der Puls verschwand. Durch künstliche Respiration, wobei ein Finger in den Mund des Kranken eingeführt wurde, hob sich der eine Minute lang verschwundene Puls wieder. Nach fünf Minuten künstlicher Respiration erfolgte dieselbe auf natürlichem Wege wieder.

14. 1854. Ebend. Bei einer Dame wurde die Narkose zur Amputation einer Brust angewandt; sie athmete rasch und unvollständig ein; plötzlich hörte das

Athemholen ganz auf. Grosse Blässe. Pulslosigkeit. Bei vorgezogener Zunge wurde künstliche Respiration angewendet. Rettung.

15. 1854. Ebend. Paget chloroformirte einen Menschen wegen Tetanus. Plötzlich wurde das Gesicht bleich, die Lippen blau, die Respiration mühsam. Der Puls stand still; einige Secunden später hörte das Athmen ganz auf. 1½ Minuten später beginnt unter künstlicher Respiration das Herz wieder zu schlagen und der Kranke wurde gerettet.

16. 1855. L'Union médicale. 1855. S. 251. Duchenne erzählt folgenden Fall: Ein durch wiederholtes Nasenbluten ganz anämischer junger Mann wurde von Andral chloroformirt. Nach Anwendung einer starken Dose hörte die Respiration auf. Der Puls wurde unfühlbar, der Herzschlag war nicht zu hören. Es wurde kaltes Wasser angespritzt, der Finger in den Larynx gebracht, alle Reizmittel vergeblich angewandt. Endlich wurde eine künstliche Respiration durch methodische Compression des Bauches und der Brust versucht. Nach 6 Minuten stellte sich eine spontane Inspiration ein und damit begann die Respiration sich herzustellen. Der Puls blieb noch eine ganze Stunde sehr klein, hob sich aber allmählich.

17. 1856. Würtembergisches medic. Correspondenzblatt No. 43. Röser chloroformirte eine 48jahr. Frau, die zugleich ein Herzleiden hatte, wegen Brustkrebs. Es hörte plötzlich die Respiration auf, dann stand der Puls still. Bei zugehaltener Nase wurde durch den Mund der Kranken Luft eingeblasen, und durch Druck auf die Bauchwand die Exspiration bewirkt. Die Respiration stellte sich nach langer Zeit von selbst wieder ein.

18. 1858. Ulrich über Lebensrettung bei Asphyxie nach Chloroform. Wien 1858. Ein 29jähr. Mann athmete zur Beseitigung einer Harnröhrenstrictur 2—3 Dr. Chloroform. Nach einer Viertelstunde wurde das Athmen mühsam und blos noch durch das Zwerchfell bewirkt. Der Puls war beschleunigt, sehr schwach. Es folgten 4—5 abdominale Athemzüge; endlich hörte die Respiration ganz auf. 2—3 Minuten darnach war der Puls völlig verschwunden, der Herzschlag nicht zu hören, die Gesichtszüge leichenähnlich. 1—2 Minuten lang wurde rhythmische Compression des Unterleibes mit flach aufgelegten Händen fruchtlos angewendet; darnach aber stellte sich spontan die Respiration her.

19. 1858. Ebend. Bei einem 29jährigen sehr ängstlichen Manne wurde zur Operation der Klumpfüsse Chloroform angewandt. Plötzlich hörte das Athmen auf, der Puls stand still, das Gesicht war dunkelroth. Eine Viertelstunde wurde methodische Compression des Unterleibes zur Nachahmung der Respiration angewandt. Der Kranke wurde gerettet.

20. 1858. Weber s. oben S. 55.

Aus den vorstehenden Untersuchungen über die Wirkung des Chloroforms und die Mittel den Tod durch Chloroform zu verhüten, ergeben sich folgende Grundsätze.

1) Je mehr atmosphärische Luft dem eingeathmeten Chloroformdunste beigemischt ist, desto langsamer erfolgt der Tod.

2) Der Tod erfolgt bei regelmässigem Verlaufe der Chlo-

roformnarkose zunächst und unmittelbar durch Aufhören der Respiration und mangelhafte Oxygenation des Blutes.

3) Das Herz schlägt nach dem Stillstande der Respiration oft noch fünf Minuten lang und länger.

4) Der Puls ist ganz trüglich und erlischt noch vor dem Aufhören der Herzbewegung.

5) Die peristaltische Bewegung des Darms dauert am längsten und ist oft noch eine halbe Stunde nach dem Stillstande des Herzens wahrzunehmen.

6) Der Tod ist bei regelrechtem (physiologischem) Verlaufe der Chloroformnarkose nicht abhängig von einer Verschliessung der Stimmritze.

7) Mit nachlassender Respiration wird der Arterienpuls schwächer; er erlischt aber erst, wenn das Blut nicht mehr oxygenirt wird. Mit dem Aufhören der Inspirationen ist der Tod gegeben; denn ohne dass geathmet wird, erholt sich die Herzbewegung nicht. Zuweilen beginnt aber die Respiration wieder, wenn bei drohendem Stillstande derselben das Chloroform sofort beseitigt und der atmosphärischen Luft freier Zutritt gelassen wird.

8) Das Aufhören der Athembewegungen ist Folge der Paralyse der Nervencentren.

9) Eine Herzparalyse durch Chloroform kommt bei Thieren nicht primär vor; sie ist allemal erst secundäres Phänomen.

10) Wird die Oxygenation des Blutes unterhalten, so erlischt die Herzbewegung nicht. Unter dem Einflusse oxygenirten Blutes erholen sich die Nervencentren; die Paralyse der Medulla oblongata weicht; die respiratorischen Bewegungen werden von ihr aus regulirt und die paralytischen Phänomene verschwinden in derselben Folge, wie sie eintreten.

11) Da beim Menschen die Chloroformnarkose nie bis zum äussersten Grade der Paralyse getrieben wird, so ist der Tod ein aussergewöhnliches Ereigniss, welches durch besondere Umstände bei der Narkotisirung herbeigeführt wird.

12) Diese letzteren sind: Unregelmässigkeiten in den Athembewegungen und in der Herzthätigkeit. Beide kommen auch bei Thieren schon vor dem Eintreten der gänzlichen Paralyse vor.

13) Unregelmässigkeiten im Athemholen werden bedingt

durch Alles was die Athembewegungen in ihrer Freiheit beschränkt; durch Disposition zu Athembeschwerden; durch plötzliches Einathmen starken Chloroformdunstes bei mangelhaftem Zutritte der atmosphärischen Luft.

14) Unregelmässigkeiten in der Herzbewegung werden bedingt durch alle Formen von Herz- und Gefässkrankheiten, Disposition zu habituellen Ohnmachten, grosse Aufregung, Gemüthsbewegung aller Art, die der Narkose vorangegangen, zuweilen durch den ersten geschehenden operativen Eingriff bei noch nicht völlig erloschenem Perceptionsvermögen.

15) Die so entstehenden Unregelmässigkeiten in den beiden vitalen Functionen der Respiration und Circulation bedingen die Gefahr der Anästhesie durch Chloroform und Aether, indem sie bei der durch letztere schon herbeigeführten Depression der Nervenaction sehr leicht in völligen Stillstand der betreffenden Function übergehen können.

16) So erfolgt der Tod in der Chloroformnarkose bald durch Syncope — Stillstand des Herzens; bald durch Apnoe — Stillstand der Respiration und dadurch bedingte Asphyxie, mangelnde Oxygenation des Blutes.

17) Während des Chloroformirens hat ein mit dieser Kunst wohl vertrauter Arzt, der sich mit keiner anderen Hülfsleistung bei der Operation zu befassen hat, auf das genaueste die ganz entblösste Brust des Kranken sowie die Herzthätigkeit genau zu beobachten und, sobald die Respiration oder die Herzaction irgendwie stockt, sofort das Chloroform zu beseitigen und Alles aufzubieten um beide Functionen wieder zu beleben.

18) Bei eingetretener Ohnmacht sowie bei erloschener Respiration ist das sicherste Wiederbelebungsmittel die künstliche Respiration.

19) Alle übrigen Reizmittel können nur als gleichzeitig benutzte Hülfsmittel dienen; sie haben nur secundären Werth und dürfen keine Zeit für sich allein in Anspruch nehmen.

20) Jede Minute, in der der Kranke nicht athmet, bedingt lebensgefährliche Versäumniss. Die Respiration muss, sobald sie erlischt, künstlich ersetzt werden.

21) Das einfachste und am schnellsten zu beschaffende Hülfsmittel ist das rhythmische Einblasen von Luft abwechselnd

mit methodischem Drucke auf den Unterleib. Dasselbe geschieht nicht von Mund zu Mund, sondern mittelst einer von oben in den Kehlkopf eingeführten weiten silbernen Röhre durch einen Blasebalg.

22) Die Hall'sche Methode der künstlichen Respiration kann gleichzeitig zur Unterstützung verwendet werden.

23) Hat man ihn zur Hand, so ist die Verwendung eines electrogalvanischen Apparates zur Faradisirung der Nervi phrenici eine ebenfalls vorzügliche Methode zur Unterhaltung der künstlichen Respiration.

24) Der electrische Strom darf unter keinen Umständen constant durchgeleitet werden, sondern muss rhythmisch geschlossen und unterbrochen werden und nützt nur, wenn er die Respirationsbewegungen erregt.

II.

Praktische Bemerkungen über die Knochenbrüche,

nebst einer Uebersicht der in der chirurgischen Klinik zu Bonn vom Jahre 1819—1857 behandelten Fracturen.

Ohne die Absicht zu haben eine ausführliche Abhandlung über die Knochenbrüche zu liefern, werde ich mich in den folgenden Blättern auf eine Erörterung der wichtigeren Fragepunkte, sowohl in Betreff des Vorkommens als in Betreff der Behandlung der Knochenbrüche und der einschlagenden Operationen beschränken. Das Material, auf welches ich mich dabei stütze, sind vorzugsweise die eigenen Erfahrungen, welche ich in dem Zeitraume von 1850—1857 als Assistenzart der chirurgischen Klinik hieselbst, und nachdem ich aus dieser Stellung ausgeschieden, in der Privatpraxis und im evangelischen Krankenhause, dessen chirurgische Abtheilung meiner Leitung anvertraut ist, mir zu erwerben Gelegenheit hatte. Ueber 200 Fälle von Fracturen habe ich sowohl beobachtet als mitbehandelt. Namentlich fielen eine nicht geringe Anzahl in der Poliklinik ambulatorisch behandelter Fälle fast ausschliesslich meiner Behandlung anheim. Zu dem Ende erfreue ich mich der freundlichen Erlaubniss meiner verehrten früheren Chefs, der Herren Geh. Ob.-Med.-R. Prof. Wutzer und Prof. Busch, das klinische Material im weitesten Umfange hier verwerthen zu dürfen. So versuchte ich im folgenden eine Uebersicht der hier seit dem

Beginne der Klinik im Jahre 1819 bis zur Mitte des Jahres 1857 vorgekommenen Beinbrüche zu geben, indem ich auch die noch vorhandenen klinischen Tagebücher aus der Zeit des Directoriums des verstorbenen Philipp von Walther zu statistischen Notizen verwerthete; freilich konnte ich diese ihrer Kürze wegen auch fast nur zu solchen Zwecken benutzen. Dagegen lieferten mir die klinischen Bücher und die zum Theil sehr sorgfältig geführten Krankheitsgeschichten vom Jahre 1831 an ein äusserst schätzbares Material, welches noch durch mündliche Mittheilung meines verehrten Lehrers Wutzer ergänzt werden konnte, welches jedoch in ganzem Umfange auszubeuten der Raum nicht gestattet. Weniger vollständig waren die poliklinischen Bücher, so dass die Zahl der Fälle offenbar viel kleiner erscheint, als sie in der Wirklichkeit war, was sich schon daraus ergiebt, dass während der Zeit meiner Assistenz, wo ich auf sorgfältige Aufzeichnung hielt, an 180 Fracturen aufgezeichnet wurden, also in 7 Jahren mehr, als ein Viertel der Gesammtsumme. Die Bücher enthalten nämlich nur die vorgestellten, nicht die bloss ambulatorisch behandelten Kranken. Die statistischen Mittheilungen umfassen nur die klinischen Beobachtungen, nicht die aus eigener Praxis; die vorgekommenen Fälle alle einzeln aufzuführen hielt ich für überflüssig, behielt aber die fortlaufenden Nummern bei der Bezeichnung derselben bei. Ausserdem habe ich über das Zustandekommen der Brüche sowie über die Callusbildung eine Reihe von Experimenten angestellt, deren Resultate in der Kürze mit angeführt werden sollen. Die vorhandene umfangreiche Litteratur mit zu verarbeiten, hielt ich für überflüssig, da ich im wesentlichen praktische Beiträge liefern wollte.

Zur Aetiologie der Knochenbrüche.

Die statistischen Untersuchungen, welche man in Betreff der Häufigkeitsverhältnisse der Fracturen angestellt hat, haben so abweichende Resultate gegeben, dass es wohl der Mühe lohnt, sie einer vergleichenden Kritik zu unterziehen, und sie durch neue zu vermehren. Eine höchst werthvolle Zusammenstellung des bisher Geleisteten hat bereits Gurlt (Monatsblatt für medicinische Statistik No. 1. Beilage zur deutschen Klinik. 10. Jan.

1857.) geliefert, und es ist daher genügend auf diese Arbeit zu verweisen, in welcher Gurlt die aus der Zusammenstellung von 1631 Beinbrüchen, die in den verschiedenen Berliner Krankenhäusern im Laufe von 5 Jahren in Behandlung kamen, gewonnenen Resultate mit denen anderer Schriftsteller vergleicht. Diese Statistiken sind folgende: Malgaigne, welcher 2347 Fracturen aus den Registern des Hotel Dieu sammelte; Wallace und Norris die zusammen 3251 Fälle aus dem Pensylvaniahospitale in Philadelphia statistisch untersuchten; Lente aus dem New-York-Hospital 1722 Brüche; Matiejowsky aus dem Prager Krankenhause 1086; Lonsdale aus dem Middlessexhospital 1901; Middeldorpf 325 aus dem Allerheiligenhospitale in Breslau; v. Mebes aus der Dorpater Klinik 321, welche zusammen eine Summe von 12,584 Fracturen geben. Gegenüber einer solchen Anzahl scheint unser kleines Material von gar keiner Bedeutung, und dennoch will ich nicht unterlassen die Resultate, die sich aus demselben ergeben, hier mitzutheilen, besonders deswegen, weil, wie schon Gurlt nachweist und wie ich bestätigen kann, die grossen Zahlenwerthe bei Malgaigne, Wallace, Norris, Matiejowsky nur relativ brauchbar sind, indem sie nur Hospitalstatistiken geben, die für das wirkliche Vorkommen der Knochenbrüche aus dem Grunde nicht massgebend sind, weil nur die schweren Fälle, besonders diejenigen, welche die Kranken bettlägerig machen, hier in Rechnung kamen. Die Statistiken, welche, wie die von Gurlt und Lonsdale, dagegen auch die ambulatorisch behandelten Kranken zählen, geben erheblich andere Resultate.

Meine Untersuchungen beziehen sich auf die ganze Zeit von der Gründung der Klinik zu Bonn im Sommer 1819 bis zum Sommer 1857, und umfassen somit einen Zeitraum von 39 Jahren, in welchen im Ganzen 689 Individuen wegen theils frischer (647) theils veralteter (42) Fracturen zur Behandlung kamen. Die Zahl der Knochenbrüche betrug 733 ohne die Pseudarthrosen, wobei die Rippenbrüche und die Doppelbrüche eines Knochens, ebenso die Brüche zweiröhriger Gliedmassen einfach, die Brüche an verschiedenen andern Knochen zugleich dagegen besonders für jeden Knochen gezählt sind.

Das jährliche Mittel ist dabei freilich ein geringes, d. h. 16,9 Individuen mit frischen Knochenbrüchen auf das Jahr.

Ich bemerke dabei, dass in gleicher Weise die klinischen und die poliklinischen Kranken berücksichtigt wurden. Dieser Umstand ist wesentlich, da sich die Anzahl jener auf 283, dieser auf 379 frische Brüche beläuft, und die letzteren namentlich für die oberen Extremitäten weit höhere Zahlen geben, als die ins Hospital aufgenommenen Kranken allein liefern. Die Bonner Klinik umfasst zunächst die gesammte arme Bevölkerung der Stadt und ihrer Annexe, da die Kliniken contractlich die Armenpflege der Stadt übernommen haben. Ausserdem aber kommen eine Menge schwerer Fälle, namentlich auch aus den benachbarten Steinbrüchen des Siebengebirges, und dann aus den näheren Kreisen Jahr aus Jahr ein Hülfe suchend in klinische Behandlung.

Was zunächst den Einfluss der Jahreszeit auf die Häufigkeit der Knochenbrüche anbelangt, so finde ich

in 39 Sommern 367 frische Fälle oder im Mittel 9,3

in 39 Wintern 295 frische Fälle oder im Mittel 7,5

es verhält sich also die Anzahl der Fracturen im Winter zu der der Brüche im Sommer wie 1 : 1,236. Ein Verhältniss, welches mit den Resultaten von Malgaigne und Gurlt nicht übereinstimmt, die beide ein geringes Uebergewicht des Winters fanden. Die Anzahl in den einzelnen Jahresabschnitten ist aber bei uns nicht bedeutend genug, um einen sichern Rückschluss zu gestatten, und könnten gerade hierbei Zufälligkeiten im Spiele sein. Insbesondere bemerke ich, dass Bonn und seine Umgebung sich durch feuchte Winter auszeichnet, dass Eisbildung selten lange andauert, wie denn auch ausgedehnte Wasserflächen in unserer Gegend selten sind. Glatteis kommt wenig vor, daher denn eine Hauptursache, die die Frequenz im Winter erklärt, hier wegfällt, während hingegen insbesondere in den letzten Jahrzehnten in Bonn ausserordentlich viel gebaut wurde, und die Bauzeit vorzugsweise ja die Sommermonate in Anspruch nimmt. Schon Gurlt hat durch genaue Vergleichung gezeigt, wie sich ein allgemein gültiges Gesetz für den Einfluss der Jahreszeit nicht aufstellen lässt, vielmehr die Oertlichkeiten in dieser Beziehung gerade grosse Unterschiede bedingen.

Als Grundlage für unsere weiteren Untersuchungen gebe ich in der folgenden I. Tabelle eine Uebersicht der einzelnen Knochenbrüche nach den verschiedenen Skelettheilen für beide Geschlechter nach den Lebensaltern geordnet.

Tabelle I.

	0-10		11-20		21-30		31-40		41-50		51-60		61-70		71-80		81-100		Summa
	M.	W.	M.	W.	M.	W.	M.	W.	M.	W.	M.	W.	M.	W.	M.	W.	M.	W.	
Schädel . .	1	1	8	—	8	—	8	—	3	1	1	—	1	—	1	—	—	—	33
Nase . . .	—	—	—	—	1	1	4	—	1	—	—	—	—	2	—	1	—	—	10
Oberkiefer und Jochbein .	—	—	—	—	—	1	2	—	—	—	—	1	—	—	—	—	—	—	4
Unterkiefer und Larynx .	—	1	1	—	4	—	1	—	2	—	—	—	—	—	—	—	—	—	9
Schädel .	1	2	9	—	13	2	15	—	6	1	1	1	1	2	1	1	—	—	
	3		9		15		15		7		2		3		2		—		56
Wirbelsäule .	—	—	—	—	—	—	1	—	2	—	—	—	—	—	—	—	—	—	3
Becken . .	—	—	—	1	1	—	1	—	—	—	—	2	1	—	—	—	—	—	6
Rippen . .	—	—	1	—	11	2	3	2	17	2	7	—	5	1	—	—	—	—	51
Brustbein .	—	—	—	—	1	—	—	—	1	—	—	—	—	—	—	—	—	—	2
Schulterblatt	—	—	—	1	3	1	3	—	—	—	2	—	—	1	—	—	—	—	11
	—	—	1	2	16	3	8	2	20	2	9	2	6	2	—	—	—	—	
Stamm . .	—		3		19		10		22		11		8		—		—		73
Schlüsselbein	10	6	20	9	14	1	9	1	8	1	6	1	1	2	0	0	—	—	89
Oberarm . .	12	12	15	1	10	3	9	2	5	2	—	—	5	1	2	1	—	—	80
Vorderarm .	12	2	12	1	12	5	5	—	6	1	3	—	2	1	1	—	—	—	63
Radius . .	8	1	10	4	4	8	5	3	11	2	5	7	2	1	—	2	—	1	69
Ulna . . .	3	2	3	1	1	—	2	—	1	—	3	—	—	—	—	2	—	—	18
Olecranon .	2	—	4	—	2	—	—	—	1	—	1	1	1	—	—	—	—	—	12
Mittelhand .	1	—	1	—	3	—	3	—	1	—	—	—	—	—	—	—	—	—	9
Phalangen .	1	—	4	—	7	—	2	1	5	—	—	—	—	—	—	—	—	—	20
	49	23	69	16	53	12	35	7	38	6	18	9	11	5	3	5	—	1	
Obere Extrem.	72		85		65		42		44		27		16		8		1		360
Schenkelhals	1	—	2	—	2	—	—	—	1	—	3	1	3	1	0	4	0	2	20
Oberschenkel	14	8	16	2	15	1	4	0	5	0	2	1	1	1	1	—	0	0	71
Patella . .	—	—	—	1	2	1	4	0	2	1	1	—	1	—	—	—	—	—	13
Unterschenkel	4	1	18	4	12	1	17	1	9	1	11	2	2	1	1	2	—	—	86
Malleolen .	1	—	—	—	5	1	4	1	3	1	3	1	—	—	2	—	—	—	22
Tibia . . .	4	—	4	—	3	—	—	—	1	1	—	—	—	—	—	—	—	—	13
Fibula . .	1	—	1	—	4	—	2	2	2	—	1	1	—	—	—	—	—	—	14
Mittelfuss .	—	—	—	—	1	—	3	—	—	—	—	—	—	—	—	—	—	—	4
Zehen . .	—	—	1	—	—	—	—	—	—	—	—	—	—	—	—	—	—	—	1
	25	9	42	7	44	4	34	4	23	3	21	6	7	3	4	6	—	2	
Untere Extrem.	34		49		48		38		26		27		10		10		2		244
																	Hauptsumme		733

Berücksichtigen wir danach zunächst das Alter der Patienten, so findet sich das scheinbare Maximum zwischen dem 21.—30. Lebensjahre; ihm zunächst steht die Epoche von 11—20, dann die von 0—10 und darauf das Alter von 31—40, wonach eine regelmässige Abnahme beobachtet wird. Diese Verhältnisse stimmen in der Hauptsache mit den Resultaten von Gurlt, Lente und v. Mebes, nicht aber mit den von Malgaigne und Matiejowsky erhaltenen überein; dabei muss aber hervorgehoben werden, dass die beiden letzteren Autoren wesentlich Hospitalresultate mittheilen, daher die Anzahl der Kinder bei ihnen offenbar zu gering ausfällt. Ausserdem aber lässt sich offenbar mit diesen Zahlen nichts anfangen, wenn man nicht die gleichzeitig lebende Bevölkerung mit in Betracht zieht. Interesse hat ja diese Frage überhaupt nur in sofern, als sie Aufschluss geben kann über die grössere oder geringere Brüchigkeit der Knochen im kindlichen, mittleren und Greisenalter, eine Frage, die zunächst anatomisch ventilirt werden muss. In den kindlichen Knochen überwiegen die organischen Bestandtheile, im Alter die anorganischen; die kindlichen Knochen haben eine dünne Corticalsubstanz, wie viele senile, aber dort ist ein succulentes, bindegewebereiches Knochengewebe, hier häufig ein atrophisches, fetterfülltes. Nur im Vergleiche mit der Bevölkerungssumme lassen sich hier Resultate erzielen. Eine genaue Untersuchung der Verhältnisse durch zahlreiche Berechnungen, die zu detailliren unnöthig wäre, hat mir gezeigt, dass meine, durch eine grosse Reihe von Jahren durchgeführte, kleine Statistik sehr regelmässige Curvenreihen darbietet; um jedoch nicht zu kleine Zahlen in Rechnung zu bringen, habe ich die Statistiken von Gurlt und Middeldorpf herbeigezogen; beide geben mit den meinigen ziemlich gut stimmende Zahlen; die erstere erstreckt sich auf eine Bevölkerung, nicht bloss auf Hospitäler, und ist daher die brauchbarste der bisher gelieferten. Middeldorpf hat aber auch nicht wenige Kinder und zugleich auch Brüche der oberen Extremitäten, giebt daher das natürliche Verhältniss besser, als die grossen Zahlenreihen von Malgaigne u. A. Ich theile die durch Zusammenzählen der drei Statistiken von Gurlt, Middeldorpf und mir erhaltenen Verhältnisse in folgender II. Tabelle mit:

Tabelle II.

Uebersicht der von Gurlt, Middeldorpf und Weber zusammengestellten Fracturen nach dem Alter der Patienten.

	0-10	11-20	21-30	31-40	41-50	51-60	61-70	71-80	81-90	
Cranium . .	5	14	23	15	6	7	1	1	0	72
Ossa nasi et max. sup.	1	6	10	9	2	2	2	2	0	34
Mandibula .	1	2	13	4	2	0	1	0	0	23
Ossa capitis	7	22	46	28	10	9	4	3	0	129
Col. vertebrarum . .	0	1	2	2	3	0	0	0	0	8
Ossa pelvis .	—	4	4	4	3	4	2	—	—	21
Costae . .	0	2	43	22	46	41	16	4	—	174
Sternum . .	—	—	4	—	1	1	—	1	—	7
Scapula . .	2	2	8	8	6	6	2	—	—	34
Ossa trunci .	2	9	61	36	59	52	20	5	—	244
Clavicula . .	69	45	36	25	24	11	5	—	—	215
Collum humeri	7	14	7	4	7	13	9	4	—	65
Diaphysis hum.	24	18	19	16	10	10	12	5	—	114
Condyli humeri	56	28	10	8	1	2	1	—	—	106
Humerus . .	87	60	36	28	18	25	22	9	—	285
Antibrachium	66	30	37	22	18	19	5	4	—	201
Radius . .	37	31	23	22	34	34	11	4	1	197
Ulna . . .	11	10	4	8	4	6	1	2	—	46
Olecranon .	2	8	7	4	2	3	3	1	—	30
Carpus et metacarpus .	1	8	15	13	4	1	—	—	—	42
Phalanges digitor. . .	7	36	38	30	17	5	—	—	—	133
Ossa antibrach. in summa	116	79	71	56	58	62	20	11	1	474
Ossa manus	8	44	53	43	21	6	—	—	—	175
Extremit. sup.	280	228	196	152	121	104	47	20	1	1149
Collum femoris	1	6	5	8	12	22	16	21	7	93
Femur . .	75	38	28	13	11	15	15	6	3	204
Patella . .	—	1	8	12	6	3	1	1	—	32
Crus {medium / in mall.}	9 / 1 } 10	46 / 2 } 48	55 / 12 } 67	66 / 17 } 83	29 / 12 } 41	30 / 8 } 38	8 / 3 } 11	8 / 0 } 8	} 251 / 55	306
Tibia . . .	10	13	4	2	4	2	2	—	—	37
Fibula . .	2	2	17	16	7	6	1	1	—	52
Crus in summa	22	63	88	101	52	46	14	9	—	395
Tarsus et metatarsus .	—	1	9	9	5	2	—	—	—	26
Phalanges digit. ped. .	—	3	5	3	2	1	—	—	—	14
Extr. inferior.	98	112	143	141	88	89	46	37	10	764
Summa	387	371	446	357	278	254	117	65	11	2286

Durch eine etwas geringere Anzahl von Fracturen im 11.—20. Lebensjahre wird bei Gurlt die Skala ein wenig verschoben, doch bleibt das Maximum in der Epoche von 21—30.

Um nun die Bevölkerung mit herbeizuziehen, habe ich leider die statistischen Tabellen des Preussischen Staats nicht benutzen können; sie haben die Lebensalter in ungleichmässige, mit der Geschlechtsentwicklung correspondirende Abschnitte vertheilt, die sich statistisch nicht verwerthen lassen. Zur Vergleichung bedarf man nothwendig gleichmässiger Abschnitte, wie sie die Belgischen, Englischen und Französischen Bevölkerungslisten gewähren. Ich habe dieselben, wie sie Quetelet in seinem Werke über den Menschen (deutsch von Riecke S. 323) zusammengestellt, benutzt, und daraus folgende Mittel berechnet:

Unter 10,000 Menschen gehören zu den Altersklassen

von	0—10	Jahren	2,533
-	11—20	-	1,940
-	21—30	-	1,625
-	31—40	-	1,308
-	41—50	-	1,018
-	51—60	-	743
-	61—70	-	509
-	71—80	-	229
-	81—x	-	56

Vergleicht man diese Zahlen mit der Preussischen Statistik, die ich aus den Mitteln der Jahre 1850—1851 und 1852 nach Dieterici's Tabellen in ein graphisches Netz einzeichnete, so bekommt man fast genau übereinstimmende Curven, woraus erhellt, dass sie sich zum Zwecke unserer Untersuchung recht wohl verwerthen lassen, wie ich in der folgenden Tabelle gethan. Zum Verständnisse dieser III. Tabelle bemerke ich, dass die Zahlenwerthe durch einfache Division, die Zahl der Knochenbrüche durch die entsprechende Bevölkerungszahl erhalten wurden, wobei ich jedoch der besseren Uebersichtlichkeit wegen, anstatt die kleinen Quotienten zu geben, dieselben mit 100,000 multiplicirte, so dass nur ganze Zahlen in der Tabelle erscheinen.

Tabelle III.

Uebersicht der Häufigkeit der von Gurlt, Middeldorpf und Weber zusammengestellten Fracturen im Verhältnisse zur Bevölkerungszahl nach Altersklassen.

	0-10	11-20	21-30	31-40	41-50	51-60	61-70	71-80	81-90
Unter 10,000 Menschen sind	2533	1940	1625	1308	1018	743	509	229	56
Schädel	197	721	1415	1146	589	942	196	436	—
Nase und Oberkiefer	39	309	615	688	196	269	392	873	—
Unterkiefer	39	103	800	305	196	—	196	—	—
Kopf	276	1133	2830	2139	982	1211	785	1310	—
Wirbelsäule	—	51	120	152	294	—	—	—	—
Becken	—	247	246	305	294	538	892	—	—
Rippen	—	103	2646	1687	4518	5518	3143	1746	—
Brustbein	—	—	246	—	98	134	—	436	—
Schulterblatt	78	103	492	611	589	807	392	—	—
Rumpf	78	504	3754	2752	5795	6999	3929	2183	—
Clavicula	2724	2319	2215	1911	2357	1445	982	—	—
Collum humeri	276	721	430	805	687	1749	1768	1746	—
Diaphys. humeri	947	927	1169	1222	982	1345	2357	2183	—
Condyl. humeri	2210	1443	615	611	98	263	196	—	—
Humerus	3434	3092	2215	1912	1768	3364	4842	3930	—
Ossa antibrachii	2606	1546	2277	1499	1768	2557	982	1746	—
Radius	1460	1597	1415	1499	3339	4471	2171	1746	1785
Ulna	434	515	246	611	392	807	196	873	—
Olecranon	78	412	430	305	196	403	589	436	—
Ossa antibrach. in summa	4579	4062	4369	3815	5697	8344	3929	4803	1785
Carp. et metacarpus	39	412	923	885	892	134	—	—	—
Phalanges	276	1855	2338	2044	1669	672	—	—	—
Manus	315	2268	3261	2923	2062	807	—	—	—
Obere Extremität	11054	11752	12090	10357	11886	14007	9233	8733	1785
Collum femoris	39	309	307	229	1178	2960	3143	9170	12500
Femur	2960	1958	1723	998	1008	2018	2946	2610	5357
Patella	—	51	492	917	589	403	196	436	—
Crus sine malleolis	355	2371	3384	5045	2848	4037	1571	3493	—
Crus in malleolis	39	103	782	1299	1178	1076	589	—	—
Crus cum malleolis	394	2474	4116	6344	4027	5114	2160	3493	—
Tibia	394	670	246	152	391	269	392	—	—
Fibula	78	103	1046	1224	687	807	196	436	—
Crus in summa	866	3247	5408	7721	5105	6191	2750	3939	—
Tarsus et metatarsus	—	51	558	688	491	269	—	—	—
Digiti pedis	—	154	807	229	196	134	—	—	—
Untere Extremität	3868	5773	8599	10779	8644	11978	9037	16157	17850
	15278	19123	27446	17221	27308	34185	22986	28384	19640

Dadurch gestaltet sich der Einfluss des Alters wesentlich anders. Wir ersehen daraus, was sich noch mehr bei Construction von Curventafeln herausstellt, (S. Taf. I. Fig. 1.) dass das Maximum der Knochenbrüche im Allgemeinen zwischen das 50ste und 60ste Lebensjahr fällt; daneben gruppiren sich drei kleinere Erhebungen zwischen 70—80, 21—30 und 41—60; das Minimum fällt in die ersten Lebensjahre bis zum 10ten. Das höhere Alter erhöht also im Ganzen die Brüchigkeit entschieden, besonders wenn man die stillere Lebensweise der Alten berücksichtigt, welche den Fracturen weniger exponirt, wodurch das wahre Brüchigkeitsverhältniss durch die seltenere Gelegenheit zu Fracturen etwas verdeckt wird. Die grössere Häufigkeit der letzteren macht sich geltend in der grossen Anzahl der Knochenbrüche um das 31ste Lebensjahr herum.

Verfolgen wir den Einfluss des Alters auf die einzelnen Skelettheile: so sind die Kopfknochen demselben offenbar am wenigsten unterworfen; die Maximalerhebungen bleiben zwar im Ganzen ersichtlich, doch treten hier die jüngeren Lebensalter von 21—40 mehr in den Vordergrund, offenbar in Folge häufigerer Gelegenheit. Die Knochen des Rumpfes (Tafel I. Fig. 2.) zeigen eine ziemlich gleichmässige Häufigkeitscurve, deren Maximum zwischen 51—60 erreicht wird. Die oberen Gliedmassen, in derselben Epoche am häufigsten brechend, zeigen dagegen vom Kindesalter an schon hohe Zahlen, und sind im Alter viel weniger den Verletzungen unterworfen. Die unteren Extremitäten nehmen hingegen ziemlich stetig bis an das Lebensende zu, wo sie durch die relativ sehr grossen Zahlen der Brüche des Schenkelhalses erst ihr Maximum erreichen. Es lässt sich diese Vergleichung für die einzelnen Knochen noch genauer durchführen, wozu der Hinweis auf die Curventafeln auf der Taf. I. Fig. 1—4 genügt. Eine genaue Durchsicht der Verhältnisse lehrt offenbar, dass in den jüngeren Jahren der Gebrauch gewisser Glieder, die Art wie sie den Gelegenheitsursachen Preis gegeben werden, über die Häufigkeit entscheidet, daher denn der Oberarm, das Schlüsselbein, die Vorderarmknochen und der Oberschenkel relativ oft gebrochen werden, in späteren Jahren nächst der Brüchigkeit der Knochen, das Ungeschick im Fallen u. s. w, einen erheblichen Einfluss offenbart. Auf die relative Stärke und Festigkeit der einzelnen Knochen, welche sich bei der Häufigkeit ihrer Brüche nicht minder erheblich geltend macht, werden wir später noch ausführlicher zurückkommen. Nur vorübergehend werde erwähnt, dass wir mehrere Beispiele von Fracturen in sehr hohen Lebensaltern aufweisen können.

So brach eine 83jährige Wittwe, Augustin (No. 459), den Radius dicht über dem Handgelenke; es war bedeutende Dislocation vorhanden, dennoch gelang die Heilung (mittelst eines einfachen Schienenverbandes) schon nach 23 Tagen, auch stellte sich die Beweglichkeit vollkommen wieder her. Eine 91jährige Frau, Wittwe Krumm (No. 540), erlitt auf ebener Erde durch einen Fall auf den grossen Trochanter, im Jahre 1852 einen Schenkelhalsbruch; die Dislocation betrug 1½ Zoll; bei ruhiger Lage mit gebeugten Knieen über einem Rollkissen gelang trotzdem die Heilung, so dass die Frau selbst leidlich wieder ging. Sie starb erst drei Jahre danach, und so gelangte das Präparat in meine Hände. Der Bruch (ein theils extra- theils intracapsularer), war mit Einkeilung des Schenkelhalses in das schwammige Gewebe des grossen Trochanter geheilt. Eine andere 98jährige Frau Tonnesen (No. 573), die einen ähnlichen Bruch erlitt, starb dagegen an Marasmus schon am vierten Tage nach dem Bruche.

Gehen wir auf die Frage nach der Häufigkeit der Brüche der einzelnen Skelettheile in den verschiedenen Lebensaltern weiter ein, so können wir die Schädel- und Gesichtsknochen, sowie die des Stammes von dieser Betrachtung ausschliessen, da die vorliegenden Zahlen zu gering sind. Nur in Bezug auf die Rippen wollen wir bemerken, dass sie in den jugendlichen Jahren, bis zum 20sten, sehr selten sind, was sich aus ihrer grossen Elasticität hinreichend erklärt; um das 30ste Lebensjahr zeigen sie eine grössere Häufigkeit, das Maximum aber fällt auf das sechzigste Jahr. Von den Knochen der oberen Extremität zeigt die Clavicula ihr Maximum zwischen dem 1sten und 10ten Jahre; um das 50ste Jahr tritt eine geringe Erhebung ein, im Allgemeinen ist sonst eine stetige Abnahme in der Häufigkeit gegen das Lebensende wahrnehmbar. Der Oberarm erfährt ebenfalls schon in jugendlichen Jahren sehr häufig einen Bruch; doch fällt das Maximum in das 70ste Jahr, und zwar zeigt sich hier ein wesentlicher Unterschied in Bezug auf seine einzelnen Theile; während nämlich die Diaphyse mit kleinen Schwankungen in den früheren Lebensjahren ziemlich gleich häufig bricht, und die Häufigkeit ihr Maximum im 70sten Jahre erreicht, wird der Oberarmhals in den späteren Jahren fast um das 8fache häufiger gebrochen; ganz anders verhält sich das untere Ende mit den Condylen, die vorzugsweise in der Jugend brechen.

Auch die Brüche beider Vorderarmknochen kommen vom

1—11ten Lebensjahre am häufigsten vor; dagegen sind Einzelbrüche der beiden Knochen, sowie des Olecranon wieder dem späteren Alter eigen.

Sehr auffallend sind die Differenzen der Häufigkeit bei den Brüchen der unteren Extremität. Der Oberschenkelhalsbruch ist eine fast ausschliesslich den höheren Jahren zukommende Verletzung. Die Diaphyse des Oberschenkels dagegen bricht häufig zwischen dem 1sten und 10ten Lebensjahre, sehr selten um das 40ste, und von da ab mehren sich wieder die Brüche bis zu dem höchsten Alter. Umgekehrt verhalten sich die Unterschenkelknochen, die das Maximum des Zerbrechens um das 40ste Jahr zeigen.

Untersuchen wir nach unseren Daten den Einfluss des Geschlechtes auf das Vorkommen der Knochenbrüche, so fanden sich unter

662 Individuen mit Knochenbrüchen 519 Männer und
143 Frauen, oder

die ersteren übertrafen die letzteren um das 3,5fache, ein Verhältniss, welches dem von Gurlt und Middeldorpf gefundenen sehr gut entspricht; dagegen fand Malgaigne das Verhältniss wie 5:2. Doch bleibt sich dasselbe in den verschiedenen Lebensaltern und Jahreszeiten, und für die verschiedenen Theile des Skelets keineswegs gleich. Wir beobachteten Fracturen

im Lebensjahre	unter Individuen	bei Männern,	Weibern,	also mehr um
0—10	109	74	35	das 2,1 fache
11—20	137	114	23	4,9
21—30	125	106	19	5,5
31—40	89	77	12	6,4
41—50	93	81	12	6,8
51—60	58	40	18	2,2
61—70	31	19	12	1,5
71—80	17	8	9	0,88
81—90	2	0	2	0
91—100	1	0	1	0

Daraus ergiebt sich also, dass die Fracturen bei den Männern schon in den Kinderjahren häufiger sind, später die bei den Weibern bedeutend übertreffen, während sich schon mit dem 60sten Jahre das Verhältniss ausgleicht, von da ab aber sich umkehrt, indem vom 70sten Lebensjahre an die Brüche bei den Weibern sehr überwiegen. Dies stimmt im Wesentlichen mit den von Gurlt erhaltenen Resultaten, nur findet sich bei uns die Differenz in den mittleren Lebensjahren nicht so beträchtlich, indem Gurlt z. B. bei Männern zwischen dem 21—30sten Lebensjahre 10mal mehr Fracturen fand als bei Weibern. Auch bei seiner Zusammenstellung tritt die Wendung mit dem 70sten Jahre ein. Wenn Malgaigne für das Alter von 2 bis 5 Jahren die Zahl der von Beinbrüchen befallenen Mädchen beinahe doppelt so gross als die bei Knaben fand, von 5—10 dagegen bei diesen mindestens dreimal zahlreicher, so kann ich dies nicht vollkommen bestätigen. Allerdings finde ich bis zum 2ten Jahre 8 Fracturen bei Mädchen, 4 bei Knaben, aber schon im 3ten wendet sich das Verhältniss; im 5ten finde ich 8mal mehr Knaben als Mädchen, und zugleich springt der überwiegende Einfluss des Spielens im Freien, namentlich bei den erstern durch die weit grössere Häufigkeit der Fracturen im Sommer hervor, wie folgende Uebersicht zeigt.

Es fanden sich Fracturen:

	bei Knaben		bei Mädchen	
	im Sommer	im Winter	im Sommer	im Winter
im 1. Jahre	1	0	0	1
- 2. -	2	1	5	2
- 3. -	7	0	1	3
- 4. -	1	2	1	0
- 5. -	11	5	2	0
- 6. -	7	3	2	1
- 7. -	3	2	6	1
- 8. -	2	2	0	2
- 9. -	6	1	2	2
- 10. -	9	9	1	3
	49	25	20	15
	74	+	35	= 109

Dagegen kann ich ein von Malgaigne und Matiejowsky gefundenes, von Gurlt aber nicht bestätigtes Verhältniss bekräftigen, dass nämlich die Winter im Ganzen den höheren Lebensaltern und den Weibern, die im Gange besonders timider sind, und bei denen sich senile Atrophie der Knochen häufiger einstellt als bei Männern, ungünstiger sind als die Sommer. Auch finde ich vom 20—40sten Lebensjahre den Einfluss der Jahreszeit am wenigsten bemerkbar. In unserer Statistik fallen auf den Sommer, wie oben angegeben, im Allgemeinen 55 pCt.; bis zum 10ten Jahre dagegen finden sich 62 pCt., vom 11—20sten 48 pCt., dann 54 pCt. für die zwei folgenden Jahrzehnte. Vom 71—80sten Jahre bilden dagegen die Fracturen im Sommer nur 29 pCt. Während ferner unter 367 Fracturen im Sommer 297 auf die Männer, 70 auf die Weiber, oder 4mal mehr auf die ersteren kommen, zeigen sich unter 295 Fracturen im Winter 22 bei Männern und 73 bei Weibern, also nur 3mal so viel als bei ersteren. In der Kindheit tritt dieser Unterschied weniger hervor, hier übertrifft die Zahl der Männer die der Weiber im Sommer um das 2,4fache, im Winter nur um das 1,7fache. Später kommen im Sommer sehr bedeutend viel mehr Fracturen auf die Männer, und vom 60sten Jahre an schwindet der Geschlechtsunterschied fast vollkommen.

Einfluss des Standes.

Unter 689 Individuen die an frischen oder veralteten Fracturen in klinische Behandlung kamen, befanden sich 544 Männer und 145 Frauen. Bei den ersteren fehlt für 186 Individuen, bei den letzteren für 60 Individuen die Angabe des Standes. Die übrigen vertheilen sich in folgender Weise:

120 männliche Individuen unter 16 Jahren ohne Geschäft;
8 - - über 70 Jahre ohne Geschäft;
96 Erdarbeiter, Bauern, Knechte, Eisenbahnarbeiter;
34 schwere Gewerke: Maurer, Steinmetzen, Schlosser, Zimmerleute;
27 leichtere Gewerke: Schreiner, Schiffer, Tüncher, Müller, Fassbinder;
20 sitzende Handwerke: Schuhmacher, Schneider, Weber, Bürstenbinder;
18 gefährliche Gewerke: Dachdecker, Bergleute;
13 Kutscher, Pferdeknechte etc.;
8 Leute gebildeter Stände;
7 Laufburschen, Barbiere, Musiker;
4 Studenten;
3 Soldaten;

358 männliche Individuen.

43 weibliche Individuen unter 16 Jahren ohne Geschäft;
12 - - über 70 Jahre ohne Geschäft;
10 Mägde;
5 Tagelöhnerinnen;
6 Ehefrauen;
5 Wittwen;
2 Wäscherinnen;
83 weibliche Individuen.

Dass Leute gebildeter Stände verhältnissmässig sehr gering vertreten sind, erklärt sich leichter, als dass die, welche gefährliche Gewerke treiben, so wenig zahlreich sind; doch bilden die letzteren einen sehr geringen Antheil der Bevölkerung, die ohnehin keineswegs gleichmässig in unsern Tafeln vertreten ist.

Praedispositionen einzelner Knochen des Skelets.

Vorzugsweise durch Malgaigne's statistische Untersuchungen, welcher unter 2328 Fracturen 1024 der unteren Extremitäten, 925 der oberen, 284 des Stammes und 95 des Kopfes fand, hat sich ein Irrthum eingeschlichen, den schon Gurlt widerlegt hat. Durch nähere Berücksichtigung des Umstandes, dass jene Statistik nicht zugleich eine Poliklinik umfasst, sind dabei die unzweifelhaft häufigsten Fracturen der oberen Gliedmassen zu kurz gekommen. Unsere Zusammenstellung von 733 Fracturen ergiebt schon 360 für die oberen, 244 für die unteren Extremitäten, 73 für die Knochen des Stammes und 56 für diejenigen des Kopfes. In derselben Weise ergiebt unsere Vergleichung von 2286 Fracturen (s. Tabelle II.)

1149 Fracturen der oberen Extremitäten,
764 - der unteren -
244 - des Stammes,
129 - des Kopfes.

Danach bilden auch die Kopfknochen ein grösseres Contingent. Was die einzelnen Hauptth eile des Skelets anbelangt, so finden sich unter jenen 2286 Fällen: 474 des Vorderarms, 395 des Unterschenkels, 297 des Oberschenkels, 285 des Oberarms, 215 des Schlüsselbeins, 175 der Hand, 174 der Rippen, 129 der Kopfknochen und 70 der Knochen des Rumpfes ohne die Rippen. Die Zahl für die Handknochen ist indess offenbar zu gering, da weder Gurlt noch ich die volle Zahl der beobachteten Fracturen von Fingergliedern haben, die zum Theil unter andern Categorien in den Büchern verzeichnet, oder auch gar nicht notirt sein mögen.

In Betreff der einzelnen Knochen bekomme ich folgende Reihenfolge:

Schlüsselbein	89	Tibia	13
Unterschenkel	86	Patella	13
Oberarm	80	Olecranon	12
Oberschenkel	71	Schulterblatt	11
Radius	69	Nase	10
Vorderarm	63	Unterkiefer	9
Rippen	51	Mittelhand	9
Schädel	33	Becken	6
Malleolen	22	Mittelfuss	4
Schenkelhals	20	Oberkiefer	4
Fingerglieder	20	Wirbelsäule	3
Ulna	18	Brustbein	2
Fibula	14	Zehen	1

Ein sichereres Maass erhalten wir bei Durchsicht der Reihenfolge die sich aus der Zusammenstellung der Statistik von Gurlt, Middeldorpf und mir nach Tabelle II. ergiebt: es zeigen sich folgende Zahlen:

Beide Knochen des Unterschenkels	306	Ulna	46
Schlüsselbein	215	Handwurzel und Mittelhand	42
Oberschenkel	204	Tibia	37
Vorderarm	201	Schulterblatt	34
Radius	197	Nase und Oberkiefer	34
Rippen	174	Patella	32
Fingerglieder	133	Olecranon	30
Diaphyse des Humerus	114	Tarsus und Metatarsus	26
Condylen desselben	106	Unterkiefer	23
Schenkelhals	93	Becken	21
Schädel	72	Zehen	14
Collum humeri	65	Wirbelsäule	8
Fibula	52	Brustbein	7

Aus dieser Uebersicht erhellt deutlich, dass die Tibia allein von den Knochen des Unterschenkels am seltensten bricht; eine Gewalt, die im Stande ist, diesen Knochen zu zerbrechen, bricht in der Regel die Fibula mit; letztere allein kann schon bei geringerer Gewalt gebrochen werden. Ein ähnliches Verhältniss findet sich beim Vorderarme. Der Radius bricht fast ebenso oft wie beide Knochen zusammen, was sich aus der Häufigkeit indirecter Brüche durch Fall auf die ausgestreckte Hand, wobei die Gewalt fast allein auf den Radius wirkt, hinlänglich erklärt, während die geschütztere Ulna fast nur beim Pariren eines Schlages vorgestreckt wird.

Will man ein allgemeines Gesetz über die Prädisposition der einzelnen Knochen aufstellen, so sieht man, dass weder Boyer Recht hat, wenn er den oberflächlich liegenden Knochen die meisten Brüche vindicirt, noch auch Malgaigne, der die Ursache vorzugsweise häufiger Brüche in der Länge der Knochen findet. Das Schlüsselbein bricht häufiger als der längere Oberarm, die Patella häufiger als das Brustbein. Auch die blosse Festigkeit ist kein Maassstab; die sehr festen Knochen des Unterschenkels brechen am Häufigsten. Offenbar brechen diejenigen Knochen am ehesten, welche zum Schutze des Stammes am meisten dienen müssen. Daher die Häufigkeit der Brüche des Unterschenkels, des Vorderarms, aber auch des Schlüsselbeins, welches beim Falle die doppelte Wirkung des Stosses und der Körperlast tragen muss, des Oberschenkels, welcher beim Falle aus der Höhe den Stoss ebenso oft empfängt wie der Unterschenkel. Trifft eine Gewalt den Stamm direct, so sind es die Rippen, die am ersten getroffen werden, das Becken, die Wirbelsäule, das Brustbein, das Schulterblatt sind diejenigen Theile, welche erst, wenn die vorliegenden Extremitäten ihnen nicht zum Schutze dienen können, also unter ganz besonderen Umständen, brechen.

Die Festigkeit der Knochen ist dabei im Ganzen ziemlich gleichgültig, da die Gewalt entscheidet, auch hat man bis jetzt dieselbe in Bezug auf die Fracturen gänzlich ausser Acht gelassen. Dennoch ist diese Frage von einigem Interesse, besonders wenn es sich darum handelt, ob gewisse constitutionelle Erkrankungen, ob das Alter und das Geschlecht sie modificiren. Die absolute Festigkeit hat dabei keinen Werth. Bevow fand dieselbe = 25,11 bis 50,70 Kilogr., oder im Durchschnitt = 37,91, das wäre mehr als die der Seide, des Kupfers und der festesten Hölzer. Ebenso wenig belehrend sind die Ergebnisse Troja's und Wilsons die durch directen Zug mittelst eines angehängten Gewichtes den Humerus eines 20jährigen Menschen zerbrachen. Dazu bedurften sie 464 Pfund wenn der Knochen vom Perioste entblösst war, 485 Pfund wenn das Periost unversehrt. Die Berechnung Borelli's, dass ein 180 Pfund schwerer Lastträger, der 1900 Pfund auf den Rücken hebt, 24,900 Pfund Zugkraft mit beiden Kniescheiben aushalten solle, scheint mir gänzlich verkehrt zu sein.

Ich habe schon im Jahre 1852 über die Brüchigkeit der Knochen Versuche angestellt: die ersten in der Weise dass ich den Knochen an beiden Enden unterstützte, und in der Mitte eine Wagschale mit Gewichten mittelst eines Hakens aufhing. Auf diese Weise brach ein trockener Oberschenkelknochen an einem Unterstützungpunkte (längs der Linea intertrochanterica) bei Entfernung der Unterstützungspunkte von 33 Cm. bei einer Belastung von 561 Pfund. Ein Vorderarm eines 35jährigen Mannes mit den Weichtheilen bei 14 Cm. Entfernung der Unterstützungspunkte unter einer Last von 425 Pfund.

Diese Methode war wegen der Gewichte sehr lästig. Durch die Freundlichkeit des Herrn Gehr. Wutzer war es mir verstattet, von dem hiesigen Instrumentenmacher Eschbaum eine Maschine zum Zerbrechen der Knochen ähnlich dem Osteopalinklasten von Blasius, für die chirurgische Klinik machen zu lassen, an welcher ich folgende Vorrichtung hatte: Auf einem starken eichenen Brette liefen in einer mit einem Maassstabe versehenen Rinne die verschiebbaren Blöcke zur Unterstützung des Gliedes, welches (von der Leiche nicht abgeschnitten) mit seinen Weichtheilen auf diesen Blöcken durch Ketten befestigt wurde. In einem schweren eisernen Bügel lief die Schraube zum Zerbrechen, zwischen deren Ende, welches die Pelotte zum Zerbrechen trug, ein Dynamometer eingeschaltet war, welches von 50 zu 50 Pfund graduirt eine Kraft = einem Gewichte von 1200 Pfund anzeigen konnte. S. die Abbildung Taf. I. Fig. 5.

Mit diesem Apparate stellte ich folgende Versuche an:

Directe Versuche über die Festigkeit der Knochen:

I. Bei Weibern.

Es brachen bei einer Belastung von

Alter	Oberschenkel	Tibia	Oberarm	Ulna	Clavicula	
A. 27 Jahr	725	450	450	290	160 Pfund	
B 37 -	775	470	625	175	250 -	links
					125 -	rechts
C. 40 -	1000	500	600	310	250 -	
D. 46 -	800	480	—	—	— -	
E. 77 -	760	475	175	200	200 -	
					300 -	
Mittel:	812	475	460	243	214 -	
II. Bei Männern.						
F. 24 -	950	775	1000	500	220 -	
G. 44 -	1200	750	520	375	260 -	
H. 52 - links	875	600	1000	325	280 -	
rechts	1000	500	550	500	280 -	
I. 65 -	950	500	575	550	250 -	
Mittel:	995	625	725	450	258 -	
Die Distanz der Unterstützungspunkte	7″	$8^1/_4$″	5″	$4^1/_2$″	lag auf dem Körper.	

Der Schädel des Weibes A. brach bei 1015 Pfund; der Schädel des Weibes B. brach nicht bei 1250 Pfund, die Patella bei 1100 Pfund; das Becken des 44jährigen Mannes G. brach bei 1025 Pfund; die Mandibula desselben bei 1100 Pfund Belastung des Kinns; die Mandibula des Mannes H. bei 150 Pfund Belastung der Kieferwinkel.

Anmerkungen zu vorstehender Tabelle:

Weib A. gracilen Knochenbaues; zarte Figur; phthisisch.
- B. robuste untersetzte Person; an Peritonitis gestorben.
- C. ebenso mit sehr dicken Knochen; starb an Typhus.
- D. starb an allgemeiner Carcinose nach wiederholt operirtem Brustkrebs; Krebs in den Lungen, der Leber, den Ovarien; der linke Oberarm hatte während des Lebens einen Bruch erlitten durch einen centralen Knochenkrebs, s. u.
- E. kräftiger Knochenbau. Atheromatöse Arterien. Schlagfluss.

Mann F. Phthisicus; hager und lang, doch von derbem Knochenbau.
- G. Säufer, litt wiederholt an Delirium tremens; stark und kräftig gebaut; starb an Schlagfluss.

Mann H. Arthriticus mit chronischen Gelenkentzündungen, starb an Pneumonie; schöne männliche Gestalt, schlanke Knochen.
- I. kräftig gebaut. Herzhypertrophie. Atheromatöse Arterien. Fettleber. Hydrops.

Aus diesen Versuchen lassen sich folgende Schlüsse ziehen: Der Knochenbau der Weiber ist im allgemeinen weniger derb und fest als der der Männer; die einzelnen Knochen des weiblichen Skelets zeigen aber nicht die gleichen Differenzen. Der weibliche Oberschenkel übertrifft im Maximum an Festigkeit selbst manche männliche Oberschenkel; dagegen ist die weibliche Tibia weit schwächer als die männliche, und erreicht nur im Maximum das Minimum bei Männern. Der weibliche Oberarm gleicht wieder mehr dem männlichen, ebenso wie auch das Schlüsselbein; dagegen ist die weibliche Ulna viel schwächer als die männliche.

Die Knochen sind bei beiden Geschlechtern um das 40ste Jahr am kräftigsten. Das Alter hat aber keinen absoluten Einfluss, und sowohl bei Weibern als bei Männern findet sich im höheren Alter oft noch eine grössere Festigkeit der Knochen als in jüngern Jahren. Die senile Atrophie ist also nicht nothwendiges Uebel des Alters. Weder von der Säuferdyskrasie noch auch von der Krebskachexie gilt constant die gewöhnliche Annahme, dass sie die Brüchigkeit der Knochen erhöhen. Auch die Arthritis hat keinen bestimmt erweisbaren Einfluss.

Was die prädisponirenden Ursachen anbelangt, so waren die Fälle, in welchen solche evident beobachtet wurden, sehr selten. Es wurden 5mal Fracturen bei Rhachitischen behandelt. Eine Fractur des Oberschenkels bei einem 23jährigen Schneider wurde in 68 Tagen gut geheilt; ebenso gelang die Heilung eines ähnlichen Bruches bei einem 4jährigen rhachitischen Knaben. Bei einem 5jährigen Mädchen, welches den Oberarm am Ansatze des Deltoideus gebrochen hatte, gelang ebenfalls die Heilung unter der Darreichung von Leberthran mittelst des Kleisterverbandes. Ein 3jähriger Knabe, Peter Weigand, hatte durch einen Fall auf das linke Knie sich eine Infraction des Schenkels zugezogen, die ebenfalls bei Anwendung eines Gypsverbandes in der gewöhnlichen Zeit heilte. Dass überhaupt sowohl die Rhachitis als die Osteomalacie zwar das Entstehen von Infractionen und vollständigen Brüchen wesentlich begünstigt, andererseits aber trotz der mangelhaften Anbildung der Corticalsubstanz von Seiten des Periosts dennoch die Consolidation der gebrochenen Knochen nicht beeinträchtigt, zeigte am auffallendsten eine kleine, zwerghaft gebildete, 22jährige Person

Margarethe Traplé (No. 568), welche im Jahre 1853, indem sie das nebenstehende Nachtgeschirr ergreifen wollte, ihren rechten Vorderarm brach. Dieselbe hatte schon als Kind an Rhachitis gelitten, und wahrscheinlich schon da mehrere Fracturen erhalten, war indess durch sorgfältige Behandlung in der Hueter'schen Klinik in Marburg, namentlich durch den Gebrauch von Leberthran wieder hergestellt worden, so dass sie bis zum 20sten Jahre ziemlich gut gehen konnte. Dann stellte sich aber ein osteomalacischer Process ein, der durch sehr heftige Schmerzen in allen Knochen charakterisirt war, und bei welchem die Kranke eine ganze Anzahl von Fracturen erlitt, die trotzdem wieder heilten. Bei ihrem Tode, der durch Pneumonie eintrat, fanden sich nicht weniger als 42 grösstentheils vollkommen geheilte Brüche und Infractionen. Das Skelet, welches nicht mehr als 1 Pfund und 23 Loth wog, und welches ungewöhnlich klein für das Alter der Person war, habe ich für die Klinik macerirt und der Sammlung geschenkt; ich werde dasselbe bei einer andern Gelegenheit ausführlich beschreiben. Hier genügen folgende Notizen: Am auffallendsten war das Bekken entstellt; es hatte exquisit osteomalacische Form — die Kranke war im Anfange der Krankheit noch viel gegangen — und kaum einen Zoll Conjugata. Infraction der horizontalen Schambeinäste und der aufsteigenden Sitzbeinäste. Verkrümmungen und Infractionen der Schulterblätter; sehr zahlreiche Rippenbrüche — meist unvollständig. Brüche der Oberarme und Vorderarme (des rechten Radius nicht weniger als dreimal), beider Oberschenkel. Verkrümmungen und Brüche beider Unterschenkel; selbst Brüche der Metatarsalknochen. Diese sämmtlichen Brüche waren grösstentheils durch einen sehr massenhaften Callus vereinigt; nur bei einigen war der Callus unvollkommen verknöchert. Das Periost war ungemein verdickt, aufgelockert und hie und da mit Knocheninseln besetzt, die es an die zum Theil ganz durch fibröse Masse ersetzte Corticalsubstanz der Knochen anheftete. Die Markhöhle ungemein weit mit rothem gallertigem Marke gefüllt. Dasselbe zeigte frisch saure Reaction, die chemische Untersuchung ergab das Vorhandensein von milchsaurem Kalk. Vgl. auch meine Bemerkungen über diesen Fall in der Schrift meines verehrten Lehrers H. F. Kilian: Das halisteretische Becken etc. Bonn 1857. S. 67 ff. und S. 79.

Fracturen und erhöhte Brüchigkeit der Knochen bei inveterirter Syphilis gehören jedenfalls zu den Seltenheiten. Trotz einer grossen Anzahl Syphilitischer ist nur ein einziger Fall vorgekommen, welcher ein interessantes Beispiel für die durch Lues protrahirte Consolidation eines Bruches darbietet.

Im Winter 1828 wurde der 28jähr. Unterofficier Krebs (No. 134) mit einer bereits seit 82 Tagen bestehenden, und bis dahin nicht geheilten Fractur des Unterschenkels bei gleichzeitiger allgemeiner Syphilis durch die Schmierkur in 32 Tagen hergestellt. In einem andern Falle beobachtete man eine Fractur der Ulna bei einem 31jährigen Menschen, der vor einem Monate als Reconvalescent von Lues syph. entlassen worden war (No. 358), ohne dass sich eine ungewöhnliche Brüchigkeit hätte erweisen lassen.

In Bezug auf die Krebskachexie scheint ebenfalls die erhöhte Brüchigkeit der Knochen zu den Ausnahmen zu gehören. Der einzige Fall von Knochenbruch bei einem Krebskranken (der übrigens in der Statistik nicht mit aufgezählt ist), war der oben bereits angeführte.

Die Kranke, Fräulein Maria v. M., litt an einem enormen weichen Brustkrebse, der sich in 11 Wochen bis zum Umfange eines Manneskopfes entwickelt hatte, und an verschiedenen Stellen aufgebrochen war. Die Brust wurde am 1. Nov. 1853 von Herrn Gehr. Wutzer amputirt. Am 14. August 1854 kam die Kranke wegen eines Recidivs wieder, welches die Achselhöhle einnahm und nicht weniger als 13mal, so oft wieder neue Massen hervorwuchsen, ausgegraben wurde. Am 16. Juli 1855 fühlte ich beim Aufheben des bereits seit längerer Zeit sehr schmerzhaften linken Armes eine Crepitation und abnorme Beweglichkeit unterhalb des Ansatzes des Deltoideus. Am 7. August starb die Kranke durch Ruptur eines erweichten Markschwammes des rechten Eierstockes und Erguss der Jauche in die Bauchhöhle. Der Oberarm zeigte an der Fracturstelle einen centralen Krebsknoten, durch welchen die Corticalsubstanz des Knochens von innen nach aussen durchbrochen worden. Die übrigen Knochen zeigten trotzdem, wie die oben schon angeführten Versuche lehren, gehörige Festigkeit.

Wie in diesem Falle ist wohl ohne Zweifel die bei Krebsen beobachtete Knochenbrüchigkeit in den meisten Fällen Folge centraler Knoten, und es wäre sehr zu wünschen, dass mehr Sectionsergebnisse bekannt gemacht würden, welche unzweifelhaft das Vorkommen einer Knochenatrophie und dadurch bedingter Knochenbrüchigkeit beim Krebse darthäten, welches ich übrigens nicht bezweifle.

Die veranlassenden Ursachen

sind nur in wenigen Fällen genau genug bezeichnet. Es fanden sich veranlasst durch

		und zwar direct	indirect	unbestimmt
Fallen	106	27	23	56
Stoss, Schlag u. s. w. .	31	31	—	—
Auffallen einer Last .	15	15	—	—
Fall mit einer Last und Ueberschüttung . .	16	15	1	—
Ueberfahren	10	10	—	—
Abdrehen, Abreissen .	9	9	—	—
Hieb und Schnitt . .	1	1	—	—
Schussverletzung . .	10	9	—	—
Steinwurf	3	3	—	—
Heben	2	—	2	—
Muskelcontraction . .	3	3	—	—
	206	124	26	56

Man sieht daraus, wenn auch die Zahlen nur gering sind, dass das Fallen eine weit bedeutendere Anzahl von Knochenbrüchen veranlasst, als irgend eine andere Ursache. Herabfallen von einer bedeutenden Höhe ist besonders dann höchst gefährlich, wenn dabei nicht die Extremitäten vorgestreckt werden, sondern der Kopf oder das Becken auftrifft. Wir haben aus der klinischen Beobachtung im Ganzen etwa 20 Fälle, in denen die Patienten aus einer ansehnlichen Höhe herabstürzten; die meisten dieser Leute waren Dachdecker oder beim Bauen beschäftigte Handwerker. Ich kann aus eigener Beobachtung einen merkwürdigen Fall hinzufügen. Unter diesen 21 Fällen wurden 12mal mehr oder minder beträchtliche, oft complicirte, mehrfache oder auch mit Luxationen verbundene Brüche an den Gliedmassen gesehen — alle wurden gerettet. Dagegen kamen von den 9 übrigen, bei denen Schädelverletzungen (7) oder Beckenverletzungen (2) vorlagen, nur drei mit dem Leben davon (1 Fractur des Beckens, 2 des Schädels). Man sieht daraus, dass das Vorstrecken der Extremitäten, welches von Erwachsenen im Schrecken und in der Angst bei einem Sturze aus der Höhe vorgenommen wird, allerdings einen wesentlichen Nutzen darbietet. Betrunkene, deren Glieder keinen Widerstand leisten, die wie ein Sack fallen, fallen auch in der Regel auf Kopf und Steiss, und kommen dann selten glücklich weg. Zweimal sah ich bei solchen Schläfenbeinbrüche, von denen einer tödtlich ablief; öfter sehr fatale Brüche der Extremitäten. Bei Kindern leistet die Elasticität der Glieder allerdings zuweilen Unglaubliches. Ich sah vor mehreren Jahren einen 11jährigen Knaben aus dem Fenster des dritten Stockwerks auf das Pflaster fallen — wie eine Katze wieder aufstehen, die Treppe hinaufeilen, und der bestürzten Mama seinen Unfall lachend erzählen. Andererseits gehörten die erwähnten Fälle zu den schwersten die beobachtet wurden. Dass aber auch der blosse Fall auf ebener Erde, ja auf dem Fussboden eines Wohnzimmers erhebliche Fracturen bedingen kann, lehrten die Fälle 351: Fractur des Oberschenkels bei einer 62jährigen Frau, die von einem Fussschemel herabglitt, und 540: Fractur des Schenkelhalses bei einer 91jährigen Frau, die auf ebener Erde ausglitschte und auf die Seite fiel.

Unter den Brüchen, die durch Stoss oder Schlag veranlasst wurden, waren der Seltenheit wegen eine Fractur (200) der zweiten rechten Rippe durch Fall gegen eine Ecke besonders merkwürdig; ebenso 312: Fractur der siebenten Rippe rechter Seits durch Stoss auf die linke Seite, während die rechte gegen eine Thür gestemmt war. Abgerissen und abgedreht wurden mehrfach Glieder durch fortlaufende Maschinen oder Räder, welche oft zugleich die entsetzlichsten Zerreissungen der Weichtheile bedingten, meistens waren es die Finger oder der Vorderarm, die dabei zerbrochen wurden.

489. Ein Knecht gerieth, während der Trunkenheit vom Wagen herabfallend, mit dem Oberschenkel zwischen die Radspeichen, und erlitt eine complicirte Comminutivfractur dieses Gliedes, verweigerte die Amputation, bekam Pyämie und lobuläre Pneumonie und starb am 30sten Tage nach der Verletzung. Ein nicht minder trauriger Fall war 377. Ein 28jähriger Schreiner wurde von den Riemen einer stehenden Dampfmaschine am rechten Vorderarm gepackt, auf eine grosse Welle zur Höhe hinaufgezogen, welche sich 80mal in der Minute um ihre Axe drehte. Der Körper musste einen Raum von 3 Fuss Durchmesser durchfliegen: die Oberschenkel wurden sofort gebrochen und schlugen gegen den Oberkörper. Es entstand ein Splitterbruch des rechten Oberarms, eine ebensolche Fractur des rechten Vorderarms mit Zerreissung der Weichtheile und Entblössung des rechtwinklig dislocirten Radius des oberen Endes. Der Oberarm wurde im obern Drittel amputirt; die Beine auf dem Plan. inclin. duplex gelagert, doch entstand Brand und der Kranke starb am 8ten Tage. Schädel, Gehirn, Herz und Lungen gesund, in der Aorta abdomin. und den Artt. iliac. feste Thrombi. Brand der Weichtheile in der Umgebung der Fracturen. Eiterbildung in den Muskeln der Oberschenkel bis zum Becken.

Dass der Stoss oder Schlag eines festen resistenten Körpers häufig Fracturen macht, ist bekannt. Eine nicht unbeträchtliche Anzahl von Brüchen, darunter namentlich solche der Nase und des Unterkiefers, war durch Hufschlag eines Pferdes hervorgebracht; dass aber durch ein fortgerissenes Seil ein Bruch veranlasst werden könne, möchte selten beobachtet werden.

511. Bruch des linken Unterschenkels und rechten Vorderarms. Ein 27jähriger Schiffer Hachemer wurde von dem Ankertaue eines durch den Strom fortgerissenen Flosses gegen den linken Unterschenkel getroffen und über den Haufen geschleudert, nachdem er einen Schrägbruch im mittleren Drittel des Beins davongetragen. Dabei entstand ein Bruch des rechten Vorderarms, der in einen Kleisterverband gelegt wurde. Faust's Schwebe; später plan. inclinatum wegen heftiger Muskelzuckungen. Nach 3 Wochen Kleisterverband. Der Arm war nach 6, der Unterschenkel nach 8 Wochen gut geheilt.

Eine nicht unbedeutende Anzahl bildeten die Brüche, welche durch Ueberschüttungen, Auffallen einer schweren Last u. s. w. veranlasst wurden. Die grossen Steinbrüche im Siebengebirge lieferten in dieser Beziehung manchen gefährlichen Fall, indem es selten ohne bedeutende Zerquetschung der Weichtheile abging.

538. Pseudarthrose des innern Condylus des Oberschenkels mit Subluxation des Knies nach aufwarts, entstand nach einem Schrägbruche durch Auffallen der 5000 Pfd. schweren Axe eines eisernen Rades. Ohne Versuch der Heilung entlassen, da der Mensch an einem Stocke leidlich ging. S. u. und Abbildung Taf. III. Fig. 10.

Beim Aufheben einer Last brach einmal ein linker Radius, einmal beim Hintenüberbeugen der Processus ensiformis des Brustbeins. Beide wurden geheilt. Hiebwunden mit Fracturen waren sehr selten.

Wir beobachteten einmal einen Aposceparnismus des rechten Scheitelbeines von dem Umfange eines Zehngroschenstücks durch einen Säbelhieb bei einem 20jährigen Bauer (577), welcher nach Heilung der äussern Wunde mit Nekrose des abgeschlagenen aber am Perioste noch festsitzenden Knochenstücks endete. Dasselbe wurde nach Wiedereröffnung der Wunde ausgezogen.

Die vorgekommenen Fracturen durch Schussverletzungen waren bis auf einen frische Fälle. Eine war durch einen Kanonenschuss, eine durch Böllerschuss, eine (veraltete) durch Kartätschenkugeln, die übrigen durch Flinten- oder Pistolenschüsse veranlasst; 2mal war ein Selbstmordversuch die Ursache. Nur in 4 Fällen waren Amputationen etc. nothwendig, und nur 2 liefen tödtlich ab. Besonders häufig (freilich nicht immer mit Knochenbrüchen) sind hier zu Lande die Fälle, in denen die Leute sich bei festlichen Gelegenheiten aus Ungeschick die Hände zerschiessen; denn Freudenschüsse bilden ein wesentliches Attribut der Rheinischen Volksfeste, insbesondere der Weinlesen. Aus solcher Veranlassung waren die folgenden Fracturen entstanden:

301. Comminutivbruch des Daumens und Vorderarmes, Zerreissung der Hand durch einen Kanonenschuss bei einem 16jährigen Schiffsjungen. Exarticulation des Daumens. Schienenverband des Armes. Brand des Zeigefingers. Exarticulation der 1sten Phalanx. Heilung in 61 Tagen.

478. Comminutivbruch der 4ten und 5ten Mittelhandknochens mit Zerreissung der Hand bei einem 38jährigen Bauer. Exarticulation jener Knochen. Heilung in 42 Tagen.

559. Comminutivbruch der 1sten und 2ten Phalanx des linken Daumens bei einem 45jährigen Wirthe. Heilung bei einfachem Verband.

603. Johann Flink, Schlosser aus Flamersheim 40 Jahre alt, zerschmetterte sich den linken Unterschenkel durch einen zerspringenden Böller. Es entstand Brand der Zehen, der rasch fortschritt. Die Amputation im obern Drittel mit Lappenbildung aus der Wade rettete den Kranken, obwohl ein Theil des Lappens sich brandig abstiess. Heilung in 53 Tagen.

Weniger glücklich lief der folgende Fall ab:

361. J. Fassbinder, 35 Jahr, wiederholt an Delirium tremens erkrankt, erlitt durch ähnliche Veranlassung eine Comminutivfractur des linken Unterschenkels. Mit den Zeichen beginnenden Trismus in die Klinik gebracht, wurde er amputirt. Stündlich 20 Tropfen Opiumtinctur. Tod durch Tetanus nach 2 Tagen.

531. Ein Fall von frischer Zerschmetterung des Calcaneus durch einen unmittelbar neben dem Fusse losgehenden Flintenschuss, heilte nach Herausnahme einiger loser Fragmente und nach vorgenommener Tenotomie der Achillessehne, die das Tuber calcanei in die Höhe zog, in 62 Tagen [1]). Dagegen starb ein 20jähriger Bauer, dem bei kaltem feuchtem Wetter der linke Ellenbogen mit Zerreissung der Arteria brachialis und des Nervus medianus zerschossen worden, ebenfalls an Tetanus (ohne Amputation) 14 Tage nach der Verletzung. Eine durch einen Kartatschenschuss im Badenschen Feldzuge bei einem 46jährigen Preussischen Hauptmanne entstandene Fractur der Clavicula vernarbte hingegen nach Beseitigung der Eitersenkungen in 83 Tagen.

Auffallend waren insbesondere die folgenden beiden Fälle von Schädelbrüchen durch Selbstmordversuch:

4. Ein 33jähriger Garnspinner hatte sich durch das Tuber frontale geschossen, die Kugel lag in der Stirnhöhle, wurde durch eine kleine Trepanöffnung ausgezogen und es heilte die Wunde durch Eiterung in 52 Tagen.

580. Ein 28jähriger Kaufmann, der Schulden halber mit seinen Eltern sich überworfen hatte, wollte sich auf dem hiesigen Kirchhofe erschiessen. Er drückte sich die Pistole bei zugehaltenem Munde gegen den Gaumen ab, fiel bewusstlos mit dem Gefühle als ob er unter Wasser tauche um, kam aber bald wieder zu sich, suchte seine Brille vom Boden auf, und liess sich durch den Todtengräber auf die Klinik führen, um sich die Kugel von mir herausziehen zu lassen. Die Kugel war durch die horizontale Platte des Gaumenbeins eingedrungen, hatte den hintern Theil des Vomer mehrfach zersplittert und war in den Körper des Keilbeins eingedrungen, wo sie dem durch den Pharynx eingeführten Finger eben noch erreichbar festsass. Nach verschiedenen Bemühungen die Kugel vom Gaumen her oder von der Nase aus zu entfernen, wollte Herr Gehr. Wutzer dieselbe mit dem Leroy'schen Bohrer (für Steine und fremde Körper in der Urethra) entfernen, als aber die Canüle des Bohrers an die Kugel herankam fiel dieselbe, offenbar durch die vorangegangenen Versuche gelockert, dem Kranken in den Hals, so dass er dieselbe ausspie. Die Reaction (ohne alle Hirnerscheinungen) war sehr unbedeutend trotz der enormen Zersplitterung der hintern Wände der Nasenhöhle. Das Loch im Gaumen schloss sich langsam aber erst nach Entlassung des Kranken (der nur 14 Tage in der Klinik blieb) unter Anwendung von Cantharidentinctur vollständig durch fibröses Gewebe.

Was endlich die oben aufgeführten drei Fracturen durch Muskelwirkung anbelangt so gehörten dieselben zu den merkwürdigsten. Wir haben eine Reihe von Fracturen, die während epileptischer Anfälle entstanden waren, aber in keinem Falle war die Muskelaction als Ursache der Fractur zu beschuldigen. Den gewöhnlicheren Vorkommnissen von Zerreissung durch Muskelwirkung gehört der folgende Fall an:

386. Ein 31jähriger Kammerdiener, H. Schmitz aus Opladen, hatte im Mai 1842

[1]) S. Deutsche Klinik 1855. No. 4. S. 47. meine Abhandlung über Amputationen des Fusses.

einen Querbruch der linken Patella erlitten, indem er durch einen Wagen überfahren worden war. Der Bruch war vollkommen fest geheilt als der Kranke im November beim Gehen stolperte, und um sich vor dem Hintenüberschlagen zu sichern, die Extensoren seiner Unterschenkel gewaltsam anspannte; dabei zerriss die geheilte Patella von Neuem an der Bruchstelle, und jetzt gelang die Heilung in gestreckter Lage auf erhöhtem Plan. inclinatum nur durch eine interstitielle Bandmasse, die noch nach drei Monaten keine Verknöcherung wahrnehmen liess.

Ebenso gehört die folgende Fractur noch zu den öfter zu beobachtenden:

Ein sehr kräftiger, blühender, junger 20jähriger Mann (studiosus juris G. aus Münster), wollte auf dem Fechtboden eine sogen. Tiefquart schlagen. Als er dabei den rechten, das ziemlich leichte Rappier tragenden Arm von unten herauf aus der Abduction in die Adduction bewegte, knickte der Oberarm und brach an der Ansatzstelle des M. deltoideus. Es war ein Schrägbruch. Ich legte sofort (1835) einen Kleisterverband an. Die Consolidation erfolgte langsam und war erst nach 46 Tagen gesichert. Wie ich später vernommen, brach Herr G. bei einem Falle auf den Ellenbogen (in Berlin) seinen Arm nochmals an derselben Stelle.

In diesem Falle war es offenbar die Wirkung des Biceps und Brachialis internus, combinirt mit der Wirkung der in Schwung versetzten Last, welche den Bruch hervorbrachte. Sehr wunderbar war folgender Fall:

548. Johann Winterscheidt, 20 Jahr alt, ein schmächtiger Bauerjunge, wollte um eine Ecke biegen, als er von einer um dieselbe Ecke im Laufe kommenden Person angerannt wurde. Der Stoss traf ihn an die rechte Schulter, und wirbelte ihn auf dem rechten Beine nach rechts mit grosser Gewalt herum, so dass der rechte Oberschenkel im unteren Drittheile schief abbrach. Indess fiel der Kranke nicht zur Erde, sondern es gelang ihm die Ecke des Hauses zu fassen und sich an derselben aufrecht zu erhalten, war jedoch nicht im Stande zu gehen. Schrägbruch von aussen und oben nach unten und innen bis 1 Zoll über dem Cond. internus, das untere Ende Flötenschnabelförmig nach aussen vorstehend. Planum inclin. duplex mit Extensionsriemen. Nach drei Wochen Kleisterverband. Heilung ohne Verkürzung nach 34 Tagen.

Offenbar wurde hier vom Kranken der Fuss fixirt, damit der Körper nicht umstürze; der dem Oberkörper ertheilte Schwung drehte nun gewissermassen den Knochen ab, so dass also auch hier zur Wirkung einfacher Muskelaction noch die Wirkung einer Drehbewegung hinzukam, wie dies in den meisten ähnlichen Fällen beobachtet wurde. Eine ungewöhnliche Brüchigkeit liess sich in keinem dieser Fälle nachweisen.

Solche ungewöhnliche Brüchigkeit ist übrigens auch uns mehrmals vorgekommen. Nur in einem Falle (502) liess sich dieselbe aus einer mangelhaften Lebensweise erklären. Es war dies bei einem 8jährigen schlecht ernährten scrofulösen Mädchen, welches zuerst (1849) durch einen Fall gegen eine steinerne

Treppenstufe den rechten Oberarm im Ansatze des Deltoideus brach; der schiefe Bruch heilte in einem Kleisterverbande, und war nach fünf Wochen vollkommen fest. Das Kind fiel von Neuem, der Bruch entstand an derselben Stelle zum zweiten Male, und so wiederholte sich das Unglück nicht weniger als 7 Mal innerhalb zwei Jahren und immer wieder an derselben Stelle. Zuletzt war ein sehr unförmlicher Callus vorhanden, und wir liessen die Kranke eine gepolsterte Blechschiene an der Aussenseite des Armes tragen, die von der Schulter bis über den Ellenbogen reichte und weiteres Unheil verhinderte. In mehreren andern Fällen (386, 502 und 616) war der Bruch auch wieder an derselben Stelle eingetreten, doch war sonst keine besondere Brüchigkeit vorhanden, wie auch in dem folgenden Falle die jedesmalige Veranlassung der Fractur auch an einem gesunden Knochen ausgereicht hätte.

220. Joh. Schaefer, hatte ohne sonst krank zu sein, in seinem dritten Jahre in Folge eines Falles den rechten Unterschenkel unter dem Knie gebrochen. Es war eine Winkelankylose des Knies zurückgeblieben. Im sechsten Jahre brach der Kranke den rechten Oberschenkel im unteren Drittheile, der Bruch heilte jedoch mit seitlicher Verschiebung. Endlich brach der Kranke, indem er mit seinen Krücken auf schlüpfrigem Boden ausglitschte, im siebenten Jahre den Schenkel zum dritten Male und zwar im obern Drittel ohne Verschiebung. Scultet's Verband auf untergelegten Kissen. Heilung in 32 Tagen.

Arten der Knochenbrüche.

Die häufigst vorkommenden Brüche sind nach meinen Beobachtungen unzweifelhaft die Schrägbrüche. Reine Querbrüche sind ungemein selten und kommen fast nur an den Vorderarmknochen durch direct auftreffende Gewalt, insbesondere beim Pariren von Schlägen u. s. w. vor, abgesehen von den Epiphysentrennungen, denen wir eine besondere Betrachtung widmen wollen. Auf diese Art kommen auch die seltenen reinen Doppelbrüche desselben Knochens oder mehrerer nebeneinanderliegender vor; so sah ich zweimal Doppelbrüche mit querem Verlaufe der Bruchlinie bei beiden Vorderarmknochen durch Schläge mit einem dicken Stocke. Einen doppelten Querbruch der Ulna mit einfachem Radius beobachtete ich bei einer 73jährigen Wittwe, (607), welche sich mit vorgehaltenem Arme gegen die Schläge ihres betrunkenen Sohnes schützen wollte. Durch einen Faustschlag veranlasst sah ich bei einer 53jährigen Frau (528) einen solchen Doppelbruch des Jochbogens, wobei das ½ Zoll lange Stück eingedrückt war. Das Kauen war nicht beschwerlich; die Frau wollte sich das eingedrückte Stück nicht hervorheben lassen, so heilte es mit geringer Deformität ein. Sehr traurig war ein Fall von zahlreichen Doppelbrüchen der Rippen bei einem 56jährigen Bauer (581), dem ein Wagen über die Brust gegangen war. Von der zweiten bis zur zwölften Rippe war, so weit das schwere Rad schräg über die Brust hingelaufen war, ein 4½ Zoll breites Stück völlig herausgebrochen, so dass dies Stück des Thorax beim Athmen wie eine Klappe auf und ab stieg; es waren sämmtlich fast vollkommene Querbrüche. Auch sonst kamen mehrfache Doppelbrüche vor, besonders am Oberarme und am Unterschenkel. Immer sieht man solche Brüche nur durch direct und zwar senkrecht gegen die Axe des Knochens einwirkende Gewalt entstehen. So sind es namentlich Steinwürfe, Hufschläge und ähnliche Gewalten, denen Querbrüche ihren Ursprung verdanken. Wirkt die Gewalt schräg, so entsteht meist ein Querbruch mit Zacken, die häufigere Form desselben, welche für die Heilung umgemein günstig ist, da die Zacken in der Regel ineinandergreifen. Sobald die Gewalt den Knochen in der Richtung seiner Längsaxe zu biegen trachtet, entstehen allemal mehr oder minder schräge Brüche, daher die grosse Häufigkeit derselben bei den sogen. indirecten Brüchen. Aber auch wenn der Knochen durch eine ihn senkrecht auf die Axe treffende Kraft zunächst gebogen, nicht sofort gebrochen wird, ist ein Schrägbruch die gewöhnliche Folge. Werden die schrägen Enden gegen einander gestemmt und wirkt die Gewalt noch fort, so entsteht ein Abbruch der sich aufstemmenden Spitze, und somit ein loser dreieckiger Splitter, oder beim Abbrechen auch der zweiten Spitze der Bruch in Form eines *Z*. Solche Formen waren es, die ich regelmässig bei meinen Experimenten über die relative Festigkeit der Knochen erhielt.

Der Schrägbruch bildet den Uebergang zu dem in reiner Form bei langen Knochen gar nicht vorkommenden L ä n g s b r u c h e. Bei den kurzen Knochen, wie bei der Patella, ist derselbe häufiger und vollständig. Wir haben zwei solche Kniescheibenbrüche verzeichnet (420 und 520). Ein Längsbruch der

Clavicula findet sich in den Büchern der v. Walther'schen Klinik aus dem Jahre 1823 bei einem 16jährigen Knaben als geheilt verzeichnet (No. 41).

An den langen Knochen der Extremitäten kommen Längsbrüche meist nur dann zu Stande, wenn einer der breiteren Condylen des untern Endes durch eine parallel der Axe des Knochens auftreffende Gewalt vorzugsweise getroffen wird. So entstand bei einem 58jährigen Weibe (488) ein sehr schräger, 2 Drittheile des Radius durchlaufender Bruch durch einen Fall auf die Hand.

Einen ähnlichen Bruch behandelte ich bei dem Director eines hiesigen Instituts im Jahre 1837, welcher seine Zöglinge spazieren führend, den Knaben es gleich thun wollte und einen 4 Fuss hohen Steindamm hinabsprang. Er traf mit der Innenseite des linken Fusses dabei auf eine Steinecke, empfand einen heftigen Schmerz bis ins Knie und konnte nur mit grosser Mühe nach Hause gehen. Der innere Knöchel war nach oben gedrängt und man konnte, wenn man ihn fasste, bis ins obere Drittheil der Tibia die Bewegung der inneren Längsseite der Tibia, die ganz schräg vom Knöchel aus gebrochen war, fühlen. Schmerz und Geschwulst waren anfangs sehr bedeutend. Bleiwasserumschläge. Nach 8 Tagen Gypsverband. Heilung in 7 Wochen ohne die geringste Deformität.

Auch am Oberarme sah ich, vom Condyl. internus ausgehend, einen der Länge des Humerus parallel laufenden Bruch, so dass ein 5 Zoll langes Stück sich mit dem Condylus bewegte.

Aber auch biegende Gewalten brechen die Knochen zuweilen der Länge nach. Ein solcher Bruch findet sich an der Tibia eines in der Klinik gestorbenen Kellners (455), welcher aus einem Wagen, dessen Rad aus der Axe ging, auf das Steinpflaster fiel. Der umschlagende Wagen traf mit der Axe die Mitte des hohlliegenden Unterschenkels von aussen, zerbrach die Fibula und die Tibia und zerriss die Weichtheile. Der Kranke starb am 21sten Tage an Pyämie (lobuläre Lungenabscesse). Die Fibula mehrfach in schräge Splitter getrennt, an der Tibia ein von der Mitte der unteren Gelenkfläche parallel der Axe des Knochens bis in die obere Hälfte desselben verlaufender Bruch, so dass ein ganz spitz auslaufender langer Splitter, der noch mehrfach getheilt wird durch secundäre Bruchlinien, losgetrennt ist. Man sieht dem Bruche die Entstehung durch gewaltsame Biegung an. Vergl. die Abbildung Taf. III. Fig. 1.

Ausserdem kommen solche Längsbrüche in Form von Fissuren namentlich nach Schussverletzungen vor, und es mag der Merkwürdigkeit der beschriebenen Fälle wegen hier an eine (von Malgaigne u. A. ganz übersehene) werthvolle Dissertation von J. Chr. Hoffmann unter dem Präsidium von G. Chr. Reichel de ossium cylindriacorum fissura, Lips. 1764 erinnert werden, in welcher eine vortreffliche Abbildung einer solchen Längsfissur, die durch eine Schusswunde veranlasst worden, gegeben ist.

Dass die Splitterbrüche verhältnissmässig sehr zahlreich vertreten waren, ist sehr erklärlich, da aus der Umgegend sehr viele bedenklichere Knochenbrüche der Klinik zugeführt werden. Unter denselben stehen oben an die Schussverletzungen, dann die durch schwere Lasten, durch Ueberfahrungen u. s. w. veranlassten Fracturen. Sehr zahlreich waren dieselben besonders am Unterschenkel, demnächst am Oberschenkel. Wie sich von selbst versteht, waren sie zugleich die gefährlichsten Brüche, und werden wir noch wiederholt auf dieselben zurückzukommen haben. Auch gehören hierher 14 Schädelfracturen mit Impressionen. Einige Male wurde vollkommene Zermalmung der Knochen beobachtet; so zeigte namentlich bei einer 80jährigen Frau (265) die Section vollkommene Zermalmung des Oberschenkelhalses, die durch Ueberfahrung herbeigeführt, den Tod veranlasste.

Unter den vollständigen Brüchen sind endlich noch die Epiphysentrennungen aufzuführen, deren ich selber fünf zu beobachten Gelegenheit hatte. Alle betrafen den Oberarm, eine die obern, 4 die untern Epiphysen:

Jene kam vor bei einem 4jährigen Mädchen (684) Anna Wolf, veranlasst durch einen Fall auf die Schulter. Der Kopf war etwas nach aufwärts gerollt, der Rand scharf und deutlich fühlbar. Die Diaphyse war nach einwärts gewichen, stand schräg wie bei der Luxation, Crepitation war nicht bemerkbar, wohl aber sehr deutlich das characteristische Knorpelreibungsgeräusch. Die Heilung erfolgte in einem Gypsverbande mit geringer Deformität.

Ebenso characteristisch waren die sämmtlich durch einen Fall auf den Ellenbogen entstandenen Lostrennungen der untern Epiphysen. Dieselben wurden beobachtet bei 2 zweijährigen Knaben, bei einem sechsjährigen Mädchen und bei einem 11jährigen Knaben (No. 541. 554. 557. 613.). Bei allen stützte sich die Diagnose vorzugsweise auf die anatomische Lage des Bruchs und auf die Abwesenheit der Knochencrepitation, an deren Stelle das Geräusch der übereinandergleitenden Knorpel wahrgenommen wurde. Die untere Epiphyse war mit dem Vorderarm nach hinten gewichen, die Diaphyse stand mit ihrem unteren Ende im Ellenbuge vor und fühlte sich zwar scharfkantig aber nicht rauh an. Die Heilung gelang in allen Fällen mittelst eines gehörig mit Watte gepolsterten Kleisterverbandes.

Die Fracturen mit Einkeilung der Fragmente in einander sind an dem Schenkelhalse gar nicht sehr selten, und kommen hier gewöhnlich durch directe Gewalt zu Stande. Sie können, wie ich noch neuerlichst zu beobachten Gelegenheit hatte, zu schlimmen Irrthümern führen, indem die Kranken manchmal noch auf einem solchen Beine gehen können.

Der eilfjährige Knabe eines hiesigen Schlossermeisters B. stürzte am 15. Sept. 1858 aus dem Fenster des ersten Stocks auf die Strasse; er konnte sofort nur mit Mühe gehen; man schickte zu mir, da ich indess verreist war, so holte man in meiner Abwesenheit einen andern Arzt. Derselbe erklärte den Fall für eine Quetschung, verordnete Ruhe und kalte Umschläge, und trieb den Knaben nach 8 Tagen aus dem Bette, veranlasste auch, dass derselbe die Schule besuchen musste, indem er behauptete, der Knabe klage nur aus Faulheit, am Beine sei nichts zu finden. Inzwischen wurde das Hinken immer schlimmer. Als ich von der Reise zurückgekehrt, den Kranken 14 Tage nach der Verletzung zuerst untersuchte, fand ich alle Zeichen einer Schenkelhalsfractur, den Trochanter weit hinaufgeschoben, das Bein um die Axe desselben beweglich und bedeutend verkürzt. Crepitation nur herzustellen beim Herunterziehen des Beines und gehöriger Fixation des Beckens, weil sonst der Knabe durch reflectorische Anspannung der gesammten kleinen Rollmuskeln den Schenkel fixirte und nun das Becken mit bewegte. Durch dieselbe Action war der Knabe auch im Stande mit beträchtlicher Beckensenkung hinkend zu gehen. Lagerung auf einer festen Matratze; Beckengurt zur Contraextension, Rolle unter beide aneinander gebundene Kniee. Extension durch einen Kniegurt mit Gewicht am Bettende. So wurde durch langsame Extension, bei völlig ruhiger Lage des Kindes, der Oberschenkel zugleich in flectirter Richtung herabgezogen, und nach 8 Tagen wurde in derselben Stellung ein Gypsverband angelegt. Derselbe blieb 5½ Wochen liegen; dann liess ich den Knaben noch eine Woche im Bette verweilen, und erst 8½ Wochen nach der Verletzung die ersten Gehversuche machen. Es hat sich ein sehr dicker fester Callus gebildet; das Bein hat die normale Länge. Vom Hinken ist keine Spur mehr.

Ich zweifle nicht dass in diesem Falle anfänglich eine Einkeilung vorhanden war, die zu der irrthümlichen Diagnose Veranlassung gab, allmählich aber sich lockerte und so das Gehen immer weniger möglich machte. In einem andern Falle konnte ich die Einkeilung durch die Untersuchung nach dem Tode constatiren. No. 540. S. oben S. 73. Der Schenkelhals war in das schwammige Gewebe des grossen Trochanter eingekeilt. Vergl. die Abbildung Taf. III. Fig. 3. Ein dritter Fall, gleichfalls bei einer alten Frau, war zweifelhaft:

No. 649. Die 65jährige Frau Prior, eine alte Säuferin, die 1846 eine Fractur der zweiten Rippe hatte, dann im Jahre 1854 eine Unterschenkelfractur, die uns viel zu schaffen machte, erlitt (No. 584), fiel im Sommer 1856 betrunken gegen eine Treppenstufe, empfand sofort einen heftigen Schmerz in der linken Hüfte und war unfähig zu gehen. Es war nur unbedeutende Geschwulst vorhanden, man konnte beim Druck an die Innenseite des Trochanter heftigen Schmerz hervorrufen; die Contusion reichte zur Erklärung nicht aus, auch zeigte sich eine geringe Verkürzung (um

$1\frac{1}{2}$ Cm.) des Oberschenkels, der Fuss hatte normale Stellung. Abnorme Beweglichkeit und Crepitation liessen sich aber nicht herstellen. Wir nahmen desshalb eine Fractur mit Einkeilung an. Ruhe, Rollkissen unter die Kniee. Branntwein. Erst nach 6 Wochen konnte die Kranke aufs Bein auftreten, wenn auch nicht gehen. An der Innenseite des Trochanter war ein Callus fühlbar. Die Verkürzung bestand. Erst nach weiteren 6 Wochen konnte die Kranke leidlich gehen, und noch jetzt hinkt sie ein wenig und muss sich stützen.

Unter den unvollständigen Fracturen sind 4 Schädelfissuren ohne 18 mit Eindruck zu erwähnen, die wir später theilweise besprechen werden. Fissuren langer Knochen kamen nur einmal zur Beobachtung, und hier stützte sich die Diagnose vorzüglich auf einen Schmerz, der in eine Längslinie ganz bestimmt der Aussenseite des Knochens folgte, ohne dass die Symptome einer Periostitis vorhanden waren. Es war eine Fissur (?) des Radius bei einem 45jährigen Bauer, der unmittelbar nach einem Falle auf die Hand in die Klinik kam.

Infractionen wurden unter 733 Brüchen nur 7mal beobachtet, und zwar einmal an einem Wirbelkörper, erst nach dem Tode constatirt. Die übrigen 6 Fälle wurden während des Lebens diagnosticirt: es waren eine Einknickung des Oberschenkels bei einem schlecht ernährten rhachitischen Knaben (678) von 3 Jahren, wo sich der Knochen sehr deutlich durch die schlaffe Muskulatur durchfühlen liess. Das Kind war auf das Knie gefallen; der Schaft des Femur bildete einen stumpfen Winkel nach vorn, der nicht verkleinert werden konnte, und beim Druck auf denselben hörte man deutlich das völlige Zerbrechen. Bei einem 57jährigen Manne (344) wurde eine Knickung der Clavicula, bei einem 45jährigen (355) eine solche der 10ten Rippe wahrgenommen. Wie den ersten, so habe ich die drei folgenden Fälle selbst mit beobachtet: zwei Knickungen der Ulna; 565 bei einem $1\frac{1}{2}$jährigen Knaben; 612 bei einem dreijährigen Knaben, beide in der Mitte und durch Auffallen gegen einen Stein und im zweiten Falle gegen eine Kante entstanden. 628: Infraction des Radius in dessen Mitte, bei einem 28jährigen Weibe. Sämmtlich wurden sie bis auf No. 565, wo dies nicht gelang, gewaltsam reponirt und mit Kleister- oder Gypsverbänden geheilt. In jenem Falle wurde eine dicke leinene Compresse gegen den Winkel angedrückt und der Arm auf der entgegengesetzten Seite an eine Holzschiene befestigt. Das Resultat war nach wiederholter Erneuerung dieses Verbandes schliesslich ein ziemlich befriedigendes. In allen diente ein schon von Middeldorpf (l. c. S. 24) empfohlenes Verfahren zur Feststellung der Diagnose. Wenn der Knickungswinkel ohne Geräusch des Zerbrechens verkleinert werden kann, so ist sicher eine blosse Knickung nicht vorhanden; diese zu diagnosticiren ist nur dann gestattet, wenn der Winkel wohl unter hörbarem Geräusch vergrössert, aber nur mit Anwendung bedeutenderer Kraft und ebenfalls mit Geräusch verkleinert werden kann. Im ersteren Falle gestattet die vollkommene Fractur die Verkleinerung mit Leichtigkeit, im letzteren widersetzen sich die nicht zerbrochenen Fasern derselben. Noch haben wir hervorzuheben, was schon Malgaigne (deutsch von Burger S. 32) bemerkt, dass die zerbrochenen Theile nicht immer der Convexität, sondern oft auch nur der Concavität entsprechen. Man kann dies an der Leiche leicht durch schwere gewichtige Hammerschläge, besonders an den Rippen, nachahmen, und auch schon an einer Federpose, die man zusammenbiegt, wahrnehmen.

Complicationen.

Wir rechnen hieher: 1) Durch dieselbe Gewalteinwirkung ausser einer Fractur hervorgebrachte andere Verletzungen, sowohl anderer Knochen und Gelenke, als der Weichtheile. 2) Vor derselben bestehende Krankheiten. 3) Durch die Gewalt veranlasste neu hinzukommende Krankheiten. Im Ganzen fanden wir unter 733 Brüchen 205 complicirte oder 27,9 pCt.

Unter den ersteren erwähnen wir zuerst die gleichzeitigen Fracturen mehrerer Knochen, die meistens durch heftige Gewalten, wie Sturz von der Höhe, Ueberschüttung, Ueberfahrung, Herabstürzen von Felsblöcken u. s. w. hervorgebracht wurden. Es waren im Ganzen, mit Ausnahme der Brüche mehrerer Fingerglieder, 44 Individuen unter 662 die solche darboten, oder 6,6 pCt., während Gurlt nur 68 auf 1631 Fracturen oder 4,1 pCt. fand. Unsere grössere Procentzahl ist wohl auf die verhältnissmässig bedeutendere Anzahl klinischer Patienten im Gegensatze zu den ambulatorisch behandelten zu rechnen, indem eben schlimmere Fälle auch aus grösseren Entfernungen nach Bonn transportirt wurden. Unter jenen waren 12 an drei Knochen zugleich gefundene Brüche (die vielfachen Rippenbrüche sind, wie die der Phalangen, hier nicht mitgezählt) und 33 an zwei Knochen gefundene.

Dieselben gruppiren sich folgendermassen:

Schädel und Wirbelsäule und Rippen (No. 471 Sturz, Tod)	1
und Scapula (No. 125 u. 552 beide durch Sturz, Tod)	2
und Clavicula (No. 546 Schläge, Heilung) . . .	1
und Unterschenkel (No. 126 u. 600 Felsblock, Heilung)	2
Rippen: zwei und mehr Rippen, Fall oder Ueberfahrung, geheilt	7
und Vorderarm und Luxation des Oberschenkels (No. 303 Sturz, Heilung)	1
und Scapula und Unterschenkel (No. 581 Ueberfahrung, Tod)	1
und Clavicula (No. 512 Schlag, Heilung)	1
und Radius (No. 479 Heilung)	1
Becken und beide Unterschenkel (No. 341 Sturz, Tod) .	1
und Vorderarm (No. 365 Heilung)	1
(Acetabulum) und Radius (No. 58 Tod)	1
Clavicula und Unterkiefer (No. 425 Steinwurf, Heilung)	1
und Radius (No. 392 Einsturz einer Mauer, Heilung)	1
Oberarm und beide Oberschenkel (No. 377 Maschine, Tod)	1
und Olecranon und Proc. acromialis (No. 407 Sturz Heilung)	1
und Oberschenkel (No. 426 Verschüttung, Heilung)	1
und Olecranon (No. 221 Fall vom Dache, Heilung)	1
Vorderarm und Oberschenkel (No. 1. Heilung)	1
und Vorderarm (No. 539 Heilung)	1
und Unterschenkel (No. 511 Heilung)	1
Radius und Nase (No. 458 Heilung)	1
und Unterschenkel (No. 677 Fall von der Leiter Heilung)	1
Oberschenkel und Unterkiefer (No. 320 Sturz, Tod)	1
und Olecranon (No. 340 Tod)	1
und Radius, (No. 395. 644 u. 676 dreimal Fall vom Dache, dreimal Heilung	3
und Unterschenkel (No. 126 Tod, No. 294 Maschine,	

Heilung, No. 364 Fall von der Leiter, Tod, No. 436 Ueberfahren, Heilung, No. 452 Sturz, Heilung, No. 602 Ueberschüttet, Heilung) 6

Unterschenkel und Unterschenkel (No. 204 Heilung, No. 510 Sturz, Tod) 2

Man sieht hierbei auf den ersten Blick, dass es sich fast immer um schwere Gewalten, und in Folge derselben um schwere Verletzungen handelte, wie sich bei näherer Berücksichtigung der vorgekommenen Todesfälle noch evidenter herausstellen wird. Hiernach sieht man ferner wie 15mal Oberschenkelbrüche, 15mal Unterschenkelbrüche vorkamen und 15mal Knochen der Vorderarme, 12mal Rippen mit andern Knochen gebrochen wurden, woraus sich das über die vorwiegende Häufigkeit der Brüche an denjenigen Knochen, welche zunächst zum Schutze des Stammes verwendet werden, Gesagte bestätigt findet.

Gleichzeitige Luxationen fanden sich 25, d. h. 3,4 pCt., während Gurlt nur 1,4 pCt. findet; fünfmal war es der gebrochene Knochen selbst, welcher luxirt wurde, so namentlich 3mal das gebrochene Glied eines Fingers, einmal der zugleich gebrochene Oberarm, und endlich der zugleich gebrochene Vorderarm. Man hat sich dabei zu denken, dass der Knochen zunächst luxirt, dann gebrochen wurde. In 15 Fällen war die Luxation die unmittelbare Folge der Fractur, nämlich bei 7 Brüchen beider Malleolen die Luxation des Fusses, bei 1 Fractur der Fibula dieselbe Luxation; bei 4 Brüchen des Radius die Luxation der Hand (?); bei 2 Brüchen des Oberarms in den Condylen die Luxation des Vorderarms oder des Radius; endlich bei einem Bruche des Condylus femoris die Luxation der Tibia. In fünf Fällen betraf dagegen die Fractur einen bei der Luxation gar nicht interessirten Knochen, wie z. B. Bruch der Rippe und Luxation des Oberarms; Bruch des Oberarms und Luxation des Oberschenkels.

Man pflegt insgemein als complicirte Fracturen diejenigen zu bezeichnen, welche mit Trennungen und Verletzungen der Weichtheile über der Bruchstelle verbunden sind. Solche sind bei manchen Verletzungen, wie z. B. bei den Schussverletzungen, fast unvermeidlich, bei andern kommen sie durch unvorsichtige Versuche der unkundigen Kranken, sich des gebrochenen Gliedes noch zu bedienen, zu Stande; dann perforirt der Knochen die Weichtheile von innen nach aussen, oder letztere werden auf einer scharfen Kante des ersteren durch die Gewalteinwirkung von innen nach aussen zerschnitten. Das gilt natürlich am meisten von den oberflächlich liegenden Knochen, wie besonders von den Fingern und vom Unterschenkel, an welchen Perforation der Weichtheile zu den sehr häufigen Erscheinungen bekanntlich gehört. Am deutlichsten wird das Gesagte durch Berücksichtigung der Zahlenverhältnisse. Mit Ausschluss der Knochen des Schädels finden wir 86 Fracturen mit Trennung der Weichtheile über der Bruchstelle. Das ergiebt auf 677 Brüche 12 pCt., etwas weniger als Gurlt auf 1251 Fracturen findet: nämlich 15,9 pCt. Wir finden ferner unter

		complicirte	d. h. pCt.	bei Gurlt pCt.
29	Fract. d. Mittelhd. u. Fingerglied.	10	41,6	66,8
135	- des Unterschenkels	43	31,1	12,7
180	- des Oberarms	6	7,5	2,3
162	- des Vorderarms	9	5,5	6,7
91	- des Oberschenkels	6	6,5	4,7
89	- des Schlüsselbeins	3	3,3	—

Die Gurlt'schen Zahlen mögen hier das wahre Verhältniss näher treffen, als die unsrigen, da die complicirten Fracturen es vorzugsweise waren, welche der Hospitalklinik auch aus grösserer Ferne zuströmten, und so für den Unterschenkel und den Oberarm verhältnissmässig zu grosse Zahlen sich bei uns herausstellen.

Mit gleichzeitiger Verletzung wichtiger Organe fanden sich 31 Fracturen und zwar:

21mal mit Verletzung des Gehirns
2mal - - des Rückenmarks
4mal - - der Lungen
1mal - - der Blase.

Endlich 3mal mit Verletzung von Arterien oder Nerven. Diese drei Fälle waren folgende:

No. 320. Ein 45jähriger Advokat stürzte aus dem dritten Stocke eines Hauses herab, und wurde sogleich auf die Klinik gebracht. Man fand einen doppelten Bruch des Unterkiefers und eine Fractur des linken Oberschenkels; zugleich bedeutende Hirnerschütterung. Es wurde eine Venäsection am Arme und an der Vena jugularis gemacht. Blutegel an die Schläfe, Schröpfköpfe in den Nacken applicirt. Essigklystiere Tod nach

2 Stunden. Es fand sich ein bedeutender Bluterguss in die Brusthöhle durch Ruptur der Arteria pulmonalis; ferner Bluterguss unter die Hirnhäute.

No. 293. Ein 20jähriger Bauer erhielt am 2. Decemb. 1835 einen Schrotschuss durch den Ellenbogen, welcher den untern Theil des Oberarms zerstörte, zugleich die Arteria brachialis und den Nervus medianus zerriss. Zwei Tage nach der Verletzung transportirte man den Kranken aus 1½ Stunden Entfernung nach Bonn bei kaltem und feuchtem Wetter, wobei er sich eine Bronchitis zuzog. Blutegel. Chinin mit Säuren abwechselnd. Es stellten sich heftige Muskelzuckungen im Arme ein; 2 Tage nach der Aufnahme Erscheinungen des Trismus. Graue Salbe; Inf. Valerianae, stündl. 1 Gr. Opium. Die Anfälle von Trismus wurden immer häufiger. Am 6ten Tage nach der Aufnahme stellte sich Opisthotonus ein. Der Tod erfolgte am 11. December Morgens. Man fand keine Spur von Entzündung des zerrissenen Nervus medianus. Die Rückenmarkshäute geröthet; das Rückenmark selbst frei. Keine Phlebitis.

No. 550. Ein 41jähriger Tagelöhner, Peter Assemacher, erlitt am 15. Juli 1853 eine Fractur des Unterschenkels indem ihm ein schwerer Kohlenwagen uber das Bein ging. Er wurde sofort am 16. Juli in die Klinik transportirt. Wir fanden eine gequetschte, theilweise brandige, 4 Zoll lange Hautwunde an der Innenseite der Mitte des Unterschenkels, in der das untere schräge Bruchende der Tibia blosslag. Die Spitze des obern Endes war auf die Länge von 1½ Zoll abgebrochen. Auch die Fibula war mehrfach zersplittert; die Muskulatur in der ganzen Umgebung zerrissen. Das Bein wurde mit einem Scultet'schen Verbande umgeben, auf eine Sauter'sche Schwebe gelagert, und mittelst des Fussbretts eine leichte Extension angewandt, welche die Reposition anfangs gut erhielt. Eis über die Fracturstelle. Am 19ten war die Eiterung in vollem Gange, die Wunde reinigte sich durch Abstossung der brandigen Hauttheile. Warme Cataplasmen. Bis zum 25sten befand sich der Kranke bei mässigem Wundfieber leidlich. Es zeigten sich die Nacht darauf sehr schmerzhafte Muskelzuckungen im Beine, welche die ganze Reposition vereitelten. Da dieselbe nur unter grossen Schmerzen hatte bewirkt werden können, ausserdem die Schwebe nicht zur Erhaltung der Reposition ausreichte, so wurde am 26sten der Kranke chloroformirt, das Bein in einen gefensterten Kleisterverband gelegt und auf einem Planum inclinatum duplex mit Befestigung des Fusses in der Extension erhalten. Schon am Abende klagte der Kranke über Schmerz in den Kinnbacken; in der Nacht traten heftige Krämpfe im Beine ein, welche den ganzen Verband verzerrten, die Fragmente neuerdings dislocirten und bei jedem Versuche die Reposition zu bewirken sofort aufs Heftigste wieder ausbrachen. Am folgenden Tage Opisthotonus mit gleichzeitigen lancinirenden Schmerzen in den sämmtlichen Bahnen der sensitiven Rückenmarksnerven; stündlich 2 Gran Opium bewirkten keinerlei Wendung der Erscheinungen. Abends wurde der Kranke durch Chloroform von mir narkotisirt; die Narkose besänftigte die Krämpfe vollständig; sobald jedoch der Kranke wieder zu sich kam, brachen sie von Neuem aus. Bis Morgens 8 Uhr hatte der Kranke 16 Unzen Chloroform verbraucht, die Krämpfe hatten sehr nachgelassen an Heftigkeit, doch war das Aussehen des Beines sehr bedenklich; die Umgebung der Wunde brandig. Mit freilich geringer Hoffnung wurde am 28. Juli mir die Amputation des Beines übertragen; ich nahm dieselbe im obern Drittel des Unterschenkels vor. Die Blutung war, sobald man das Tourniquet nur etwas lüftete, enorm. Die kleinsten Gefässe mussten unterbunden werden. Das Blut war tief schwarz; venöses und arterielles Blut nicht zu unterscheiden; die Muskeln schlaff, tief dunkelbraun. Nach der Amputation bekam der Kranke alle Stunden 15 Tropfen Opiumtinctur; es stellte sich kein Schlaf ein, trotzdem der Kranke bis zum Abend 3 Unzen Tinctur genommen. Abends trat der Starrkrampf mit erneuter Heftigkeit auf. Das Chloroform versagte seinen Dienst. Nach unruhiger, peinvoller Nacht erfolgte Morgens, 29. Juli, der Tod.

Die Untersuchung des amputirten Beines ergab (Vergl. die Abbildung Tafel III. Fig. 12.): dass ein ganz aus der Continuität gerissener, 4 Linien langer Knochensplitter in die Gefässscheide der Art. tibialis antica und in den Nervus peroneus eingedrungen war. Von dieser Stelle aus war die Nervenscheide ebenso wie die des Nervus tibialis posticus weiter oben entzündet. Die Venae tibialis anticae waren thrombotisch. Doppelter Schrägbruch der Tibia mit Lostrennung zweier grosser, keilförmiger Splitter. Dislocation des untern Fragments in die ganz zerrissene brandige Muskulatur. Periost auf die Länge von 3 Zoll vom obern Fragmente abgerissen. Markhöhle, Periost und Knochen mit gallertartigem Bindegewebe bedeckt; zwischen Periost und Knochen an den Rändern beginnende Verknöcherung. Zwischen den Muskeln waren keine Eiterheerde.

Bei der Section der Leiche konnte man von dem bereits an der Spitze brandigen Unterschenkellappen aus eine sehr deutliche Entzündung des Neurilems des Nervus ischiadicus und cruralis bis weit über das Knie hinauf verfolgen. Einzelne Ecchymosen im Neurilem noch im Austritte der Nerven am Becken. Vena poplitaea und saphena magna mit adhärenten Coagulis bis in die Mitte des Oberschenkels erfüllt. Im Wirbelkanale fand sich zwischen der Dura mater und dem Marke eine blutig seröse Flüssigkeit von grösserer Quantität als gewöhnlich. Das Rückenmark sonst gesund. Ebenso das Gehirn und die übrigen Organe. Blase stark angefüllt.

Was die übrigen Complicationen anbelangt, so haben wir die Fälle mit Syphilis und Rhachitis schon oben erwähnt. Mit andern Krankheiten, mit Ausnahme des durch die Fractur herbeigeführten Brandes oder Erysipels, die wir als Folgen derselben später besprechen werden, kam nur einmal Complication mit Tuberkulose, einmal mit Coxarthrocace vor.

No. 134. 28jähriger Unterofficier, complicirte Fractur des Unterschenkels bei gleichzeitiger Lungentuberkulose. Amputation. Tod am 26sten Tage nach derselben.

No. 500. Eine 51jährige Frau erlitt durch einen Fall auf ebener Erde gegen den Trochanter major eine Fractur des Beckens;. sie hatte schon seit mehreren Jahren an Coxarthrocace laborirt. Urinverhaltung. Tympanitische Auftreibung des Bauches. Peritonitis. Tod nach 3 Tagen. Der Schenkelkopf war durch die gebrochene Pfanne in das Becken getrieben. Ein Knochensplitter war in die Blase gedrungen. Bedeutender Bluterguss. Urininfiltration im Zellgewebe des Beckens. Exsudative Peritonitis.

Heilung der Knochenbrüche.

Callusbildung und Heilung durch Eiterung.

Das häufigere Vorkommen von Amputationen und Todesfällen gab uns Gelegenheit die Callusbildung in allen Stadien ihrer Entwicklung beim Menschen verfolgen zu können [1]). Ohne in ein erschöpfendes Detail einzugehen, wollen wir die wesentlichen Resultate unserer Untersuchungen hier kurz zusammenfassen. Bei allen Knochenbrüchen, die man in den ersten Tagen nach der Verletzung zu untersuchen bekommt, findet man mehr oder minder bedeutenden Bluterguss. Derselbe beschränkt sich bei Fracturen ohne Dislocation auf die Innenseite des Periost, die Marksubstanz und zwischen die gebrochenen Knochenenden; bei Dislocation findet man Blut auch auf der Aussenseite des Periost und bei gleichzeitiger Zerreissung der Weichtheile in der ganzen Umgebung der Fractur. Dieser Bluterguss ist für die Callusentwicklung von gar keiner Bedeutung. Das Blut wird allmählich resorbirt, zuweilen sehr langsam und oft noch sechs und acht Wochen nach der Fractur findet man Spuren desselben; dabei nicht selten wie in alten apoplectischen Heerden, körniges und krystallinisches Pigment; der Faserstoff, anfangs schollig, zerfällt später moleculär. Es bleibt zweifelhaft ob derselbe mit zu der Neubildung beiträgt. Man sieht hie und da deutliche Faserspaltung, auch findet man Kerne in demselben, deren Ursprung zweifelhaft erscheint; in allen Fällen in denen ich solche fand, schienen sie mir von dem Bindegewebe aus hineingewachsen. Die eigentliche Callusbildung beruht zunächst auf einer Wucherung der sämmtlichen bei der Fractur betheiligten Bindege-

[1]) Es waren namentlich die folgenden Falle, welche das Material zu der Untersuchung der Callusbildung beim Menschen lieferten. 2 Tage nach der Verletzung: No. 603. Comminutivfractur des Unterschenkels durch Böllerschuss; amputirt. 1855. Ebenso No. 608. Comminutivfractur des Unterschenkels über den Malleolen. Amputirt. 1855. 4 Tage nach der Verletzung: No. 581. Fractur von 10 Rippen, Fractur der Scapula und des Unterschenkels. Tod. 10 Tage nach der Verletzung: No. 582. Fractur des Unterschenkels durch Amputation geheilt. 13 Tage nach derselben: No. 550. s. oben. Fractur des Unterschenkels. Tod durch Tetanus. 1853. 64 Tage nach dem Bruche: No. 573. Fractur der Fibula mit Luxation des Fusses. Brand. Nekrose der Zehen. Amputation am 3. Febr. 1854, 64 Tage nach dem Bruche Tod. No. 568. Fractur eines Metatarsalknochens, ein halbes Jahr nach der Verletzung Tod. 1853. No. 607. Fractur des Oberarmkopfes, 1½ Jahr nach derselben Tod durch Bronchitis. 1857. No. 540. Fractur des Oberschenkelhalses, Tod 2 Jahre nach derselben durch Bronchitis. Ausserdem habe ich im Jahre 1854 und 1855 eine Reihe von Experimenten uber die Callusbildung bei Kaninchen und Tauben angestellt.

webszellen; und zwar vorzugsweise derjenigen des Periost's, der Markkanälchen der Rindensubstanz und des Bindegewebes in dem gemeinsamen Markraume. Die Bindegewebskörper des den Knochen ausserhalb des Periost's umgebenden Zellgewebs, und insbesondere diejenigen der Muskulatur, sind zwar auch allemal in Wucherung durch Theilung und endogener Zeugung begriffen, haben jedoch an der Callusbildung selbst keinen weiteren Antheil, indem sie sich weder zu osteoidem Gewebe noch zu Knochen umbilden. Dagegen sind sie wesentlich mit betheiligt bei der Eiterung und Heilung per secundam intentionem. Jene Wucherungen des Bindegewebes bilden sowohl mit dem Blutergusse die Geschwulst, die in der ersten Zeit bei alten Fracturen in grösserem oder geringerem Masse gefunden wird, als auch das was man früher als Exsudat bezeichnete. Es ist nicht das Periost allein, welches die Vereinigung vermittelt; so gut wie vom Perioste geht die Neubildung von dem Bindegewebe, welches den Knochen mit den Gefässen durchzieht, aus. Das Periost in der Umgebung einer nicht eiternden Fractur ist stark vascularisirt, gequollen, saftreich, und die den Bruchenden zunächst aufliegende Partie lässt sich leicht von demselben lösen; zwischen dem Perioste und dem Knochen findet sich eine Schicht gallertigen jungen Bindegewebes, welche durch Wucherung der Bindegewebszellen des Periost (vorzugsweise durch Theilung derselben) entstanden, da wo sie dem Knochen am innigsten anhängt, d. h. in den Winkeln zwischen ihm und dem Perioste, frühzeitig schon verknöchert. Die Grundsubstanz ist anfangs wenig entwickelt. Die Zellen behalten beim Menschen die spindelförmige Gestalt mit anastomosirenden Ausläufern; bei den Thieren haben sie dagegen mehr rundliche Formen und daher grössere Aehnlichkeit mit Knorpelzellen. Siehe die Abbildung Taf. II. Fig. 10—12.

Solche Formen sind beim Menschen selten. Dennoch findet man hier (so im Falle 573. 64 Tage nach der Fractur) in der gallertartigen Masse hie und da bläuliche knorpelähnliche Streifen (auch in der Markhöhle), die aber ebenfalls den Character des jungen gallertigen Bindegewebes an sich tragen. Mit der Wucherung der Periostkörper gleichzeitig beginnt schon wenige Tage nach der Fractur die der Bindegewebszellen in den

Havers'schen Kanälchen und im Markraume, so dass demgemäss die ganze Bruchstelle von den Wucherungsprodukten umgeben ist. An allen Stellen beginnt ebenfalls frühzeitig die osteoide Umbildung. Schon am 10ten und am 13ten Tage (No. 582 und 550) sah ich kleine gelbliche Verknöcherungspunkte. Die Grundsubstanz ist dann mehr entwickelt, faserig, es erfolgt Einlagerung von Kalksalzen in Form von Moleculen um die Zellen, deren sternförmige Figur noch stärker ausgeprägt wird, und die zugleich eingeschränkt und kleiner werden. Durch Verschmelzung der die einzelnen Zellen umgebenden Kalkimprägnation wird ein undurchsichtiger, sich erst später aufhellender Knochen gebildet. Nicht alle Zellen erfahren die Umbildung zu Knochenkörpern — deren Entstehung hier ganz in derselben Weise erfolgt, wie ich dies früher bei der Verknöcherung der Enchondrome beschrieben habe. Die von H. Müller für die normale Verknöcherung beschriebene Umbildung habe ich hier nie gesehen. Einzelne Bindegewebskörper werden gruppenweise umlagert; es scheint dies besonders in der Umgebung der zahlreichen, die junge Bildung durchziehenden, sprossenden Gefässchen zu geschehen. Jene Körper erfahren später fettige Metamorphose; so entstehen im jungen Knochen sofort viele zahlreiche Markräume, Haver'sche Kanäle, deren Richtung zunächst meist senkrecht auf die Oberfläche des ursprünglichen Knochens verläuft, so dass sich der Callus noch nicht mit dem alten Knochen in unmittelbare Communication setzt. Auch lässt er sich leicht vom Knochen ablösen. Die Verknöcherung erfolgt allemal zuerst da, wo die Neubildung den Knochen zunächst berührt. An der letzteren scheinen sich übrigens die Knochenkörper des alten Knochens nicht zu betheiligen. Auch diese sind nur bei den Eiterungen interessirt. In die von allen Seiten heranwachsende und dann zu spongiösem Knochen sich umbildende Neubildung werden übrigens auch die Knochensplitter mit eingeschlossen, falls sie nicht durch Eiterung eliminirt werden. Die vollständige Verknöcherung des Callus ist oft noch in der 9ten Woche nicht vollendet, wenigstens sah ich dies in einem Falle, wo sich gleichzeitig Brand und Nekrose der Zehen und Metatarsen entwickelte. Bei Thieren erfolgt sie viel rascher. Man findet dann also die Bruchenden von dem je nach den Umständen dickeren oder dünneren Callusringe umgeben, und derselbe besteht aus einer spongiösen Knochensubstanz mit unregelmässigen Havers'schen Kanälen, die sich noch deutlich vom alten Knochen unterscheiden lässt, übrigens aber durch die zwischen den Bruchenden selbst hervorgewachsene Knochenmasse mit der im gemeinsamen Markraume gebildeten pfropfartig den letzteren verschliessenden zusammenhängt. Bald früher bald später stellt sich nun das regelmässige Wachsthum, und resp. das Einschmelzen des Knochens im gemeinsamen Markraume, und zwar vom Perioste aus, wieder her. Das heisst, wie im Normalzustande wächst dann langsam vom einwärts verknöcherten Perioste aus eine Schicht jungen Knochens an, welche durch die Richtung der Lamellen und der Havers'schen Kanälchen, die beide parallel der Oberfläche verlaufen, charakterisirt, der normalen Corticalsubstanz ähnlich ist, während der spongiöse zuerst gebildete Knochen allmählich, und zwar vom Markraume aus, wieder durch Resorption verschwindet. Will man also den von Dupuytren aufgestellten Unterschied zwischen provisorischem und definitivem Callus beibehalten, so steht dem Nichts entgegen, nur muss man nicht den Unterschied so auffassen, als ob der erstere ausschliesslich vom Perioste, der letztere dagegen vom alten Knochen geliefert werde. Jener ist Folge einer durch die Verletzung veranlassten stürmischen Neubildung, letztere der ruhige Hergang des normalen Knochenwachsthums in die Dicke und des damit verbundenen Einschmelzens der ältesten Knochenpartien, welches im Markraume vor sich geht [1]).

Bei der Heilung der Knochenbrüche mit Eiterung, die theils durch den Grad der Entzündung, insbesondere durch von vornherein übermässig heftige Gewalteinwirkung bedingt, dann durch wiederholte Reizung hervorgerufen, oft genug mit der nekrotischen Ausstossung getrennter Knochensplitter verbunden wird, erfolgt die schliessliche Heilung allerdings auf demselben Wege durch Theilung und endogene Zellenzeugung und

[1]) Die hier gegebene Darstellung stimmt im Wesentlichen mit der von Rokitansky (Lehrbuch der pathol. Anatomie. 1856. II. S. 109.) sowie auch mit der sehr guten Darstellung von Schweigger-Seidel (Disquisitiones de callo. Halis. 1858. Diss. inaug.) überein.

Verknöcherung der neugebildeten Elemente; nur wird die letztere wesentlich verlangsamt, die Herstellung zur Norm des Wachsthums bedeutend verzögert, und ausserdem tritt mit der Eiterbildung eine Luxusneubildung dazwischen, die lediglich mit Elimination und Zerfall der neugebildeten Elemente endigt. Diese neugebildeten Elemente, die Eiterkörperchen, sind zwar ebenfalls directe Abkömmlinge derselben wuchernden Bindegewebszellen die auch die junge Bindegewebsbildung beim Callus herstellen; während aber bei ungestörtem Fortgange alle neugebildeten Zellen den Character des Bindegewebes — resp. bei Thieren der Knorpelzelle — an sich tragen, wird hier ein Theil derselben verwandt zur Bildung der rundlichen und vergänglichen Zellen, die wir als Eiterkörperchen kennen. Dadurch geht ein grosser Theil der neugebildeten Elemente nutzlos zu Grunde und wird die Heilung verzögert. Auch ist es nicht bloss das Periost und der Knochen, die sich hierbei betheiligen, es sind namentlich die Muskeln und zwar das sie durchziehende und umspinnende Bindegewebe, welches durch seine enorme Productivität den Eiter liefert, wie ich dies ausführlich in meiner Arbeit über die Entwicklung des Eiters [1]) auseinandergesetzt habe. Die Bindegewebskörper der Muskeln und Sehnen etc. wuchern zwar auch bei gewöhnlicher Callusbildung, behalten aber hier den ursprünglichen Typus und bilden eine schwielige (Narben-) Schicht, die den Callus umgiebt. Hier ist die Brut eine heterogene und dabei zugleich muttermörderische. Wie die Muskulatur durch die Eiterzellen zerstört wird, habe ich a. a. O. gezeigt. Auch der Knochen zeigt zuweilen ähnliche Zerstörungen — Caries — die Knochenkörper füllen sich theilweise mit Fett und werden zu grossen miteinander verschmelzenden Hohlräumen, welche das Schwinden einzelner Knochenpartien bedingen, welches selbst soweit gehen kann, dass ganze Diaphysen verschwinden. Der Ausgang der Knochenbrüche in Pseudarthrose beruht zunächst nur auf mangelhafter Verknöcherung. Durch Abschleifung — resp. Resorption der sich aneinander reibenden Fragmente, die bei Schiefbrüchen zuweilen jedes für sich am freien Ende kapselartig vom Callus, der aus ihnen und vom Perioste hervorwächst, verschlossen werden, wie dies auch

[1]) Virchow's Archiv f. pathol. Anatomie. Bd. XV.

bei deformer Heilung vorkommt, ferner durch Bildung einer unvollständigen Synovialis — eines Schleimbeutels zwischen ihnen, entstehen den wahren Gelenken sehr ähnliche künstliche.

Verbindet sich mit der Eiterung Nekrose, so erfolgt Umwachsung des gelösten Knochenstückes, dessen Elemente sich gar nicht an dem Neubildungsvorgange betheiligen, durch Granulationen, die lediglich aus Wucherung der Bindegewebskörper und besonders der Gefässe entstehen; der dabei gebildete Eiter sucht sich durch die Weichtheile einen Ausweg — Fistelbildung die auf den nekrotischen Knochen führt, und unter günstigen Umständen wird der letztere durch die propulsive Kraft der nachwachsenden Granulationen hinausgeschoben, wenn man nicht zur Abkürzung des immer langwierigen Prozesses es vorgezogen, ihn künstlich zu entfernen.

Die Dauer der Heilung und der Verlauf der Knochenbrüche

ist nach dem Gesagten selbstverständlich sehr verschieden; je grösser die neuzubildende Knochenmasse, je stärker die Verschiebung ist, je beträchtlicher die unmittelbare Wirkung der Gewalt, desto mehr wird die definitive Heilung hinausgeschoben, die zudem natürlich von der Dicke des gebrochenen Knochens abhängt, und schon aus diesem Grunde, abgesehen von der grösseren Plasticität des jugendlichen Organismus, bei Kindern in kürzerer Zeit im Ganzen vollbracht wird, als bei Erwachsenen. Den erheblichsten Einfluss auf Verzögerung der Heilung üben gleichzeitig vorhandene Wunden über der Fractur, mögen sie durch Perforation von innen her oder durch Nebenwirkung der Gewalt entstanden sein. Die Dauer der Heilung belief sich bei einfachen Brüchen:

	im Durchschnitt auf Tage	M.	H.
6 Oberschenkelhalsfracturen	63	120	139
37 Oberschenkelfracturen	62	91	94
7 Kniescheibenbrüchen	61	115	88
36 Unterschenkelfracturen	53	64	96
9 Brüchen der Fibula	49	52	88
10 Brüchen des Oberarms	37,6	42	95
3 Brüchen der Tibia	36	59	71

	im Durchschnitt auf Tage	M.	H.
3 Ulnafracturen	35	50	—
4 des Olecranon	34	42	—
7 Vorderarm	31	42	37
6 Clavicula	31	30	—
9 Radius	30	43	—
2 Unterkiefer	27	—	—
4 Rippen	14	23	27

Zum näheren Vergleiche führe ich in der obigen Tabelle die von Middeldorpf (S. 33 l. c.) (M), sowie im Hamburger Krankenhause (H) erhaltenen Durchschnittszahlen mit auf. Dieselben geben die Zeit, welche bis zur vollständigen Gebrauchsfähigkeit des Gliedes verfloss, an. Auch unsere Zahlen sind das Ergebniss aus der Aufenthaltsdauer der einzelnen Patienten; aber viele derselben wurden entlassen, noch ehe die volle Gebrauchsfähigkeit wiedergekehrt war. Die Zahlen von Middeldorpf und aus dem Hamburger Krankenhause machen keinen Unterschied zwischen einfachen und complicirten Brüchen, und beziehen sich auf die Zeit bis zur Gebrauchsfähigkeit, daher der Unterschied.

Dagegen erforderte die Heilung bei complicirten Brüchen: 1 Bruch der Patella 158, 1 der Clavicula 142, von 22 Unterschenkelfracturen im Durchschnitt 106 Tage, von 10 Vorderarmbrüchen durchschnittlich 93 Tage, 2 Unterkieferbrüchen 91, 1 Oberschenkel 87, 1 Calcaneus 62, 3 Oberarm 60, 2 Tibia 89, 1 Fibula 39 Tage.

Dass einfache Brüche der Fibula so viel längere Zeit beanspruchen als einfache Brüche der Tibia erklärt sich übrigens leicht, durch die meist gleichzeitig erfolgte Distorsion des Fusses, die bekanntlich oft ausserordentlich lange Zeit zur Herstellung der Brauchbarkeit erfordert. Die Oberschenkelhalsfracturen sind hier mit scheinbar sehr niedriger Ziffer aufgeführt; wir geben aber nur die zur Consolidation nothwendige Zeit, nach welcher die Kranken aus der Behandlung entlassen wurden. Auch ist zu bemerken, dass diejenigen Fälle, in welchen Amputationen ausgeführt worden, hier nicht mitgerechnet sind. Wenn aber die obigen Ziffern sich auf Durchschnittsberechnungen beziehen, so verging in nicht wenigen Fällen eine beträchtlich längere Zeit, namentlich wenn noch mit complicirten Fracturen sich

Nekrosen einzelner Fragmente entwickelten, worauf wir sogleich zurückkommen. Fälle verzögerter Consolidation bei einfachen nicht complicirten Fracturen waren die folgenden:

No. 22. Schiefe Oberschenkelfractur bei einem 16jährigen Knechte; geheilt in 134 Tagen.

No. 337. Oberschenkelbruch eines 23jährigen Fuhrmanns, der 14 Tage nach der Verletzung vom Planum inclinatum aufstand, und den in der Bildung begriffenen Callus wieder zerbrach, indem er sich auf das Bein stützen wollte. Heilung in gestreckter Lage (Hagedorn, Dzondi) mit unförmlichem Callus aber geringer Verkürzung in 97 Tagen.

No. 153. 35jähriger Mann. Einfacher Bruch des rechten Unterschenkels. Heilung in 93 Tagen.

No. 664. 56jähriger Fuhrmann. Schiefbruch des linken Unterschenkels mit Dislocation. Gypsverband. Heilung bis zur vollständigen Consolidation in 140 Tagen.

Von 647 frischen Fracturen blieben ungeheilt, d. h. mit künstlichen Gelenken oder Zwischenbändern nur 6. 2 Fracturen des Oberschenkelhalses: No. 5. intra caps., 55jähr. Frau. Dessault's Verband; 107 Tage. No. 242. 76jährige Frau, extra et intra caps. durch Fall auf den Trochanter, Plan. incl. duplex. 49 Tage, bedeutend verkürzt. In beiden Fällen blieben Pseudarthrosen. — 3 Fracturen der Kniescheibe: No. 9. bei einem 46jährigen Manne. Querbruch in 47 Tagen durch ein kurzes Zwischenband geheilt. No. 50: Vor zwei Jahren schon einmal gebrochener und durch ein Ligament geheilter Querbruch bei einem 50jährigen Weibe. No. 586. Fractur der Patella durch Muskelcontraction nachdem dieselbe vorher durch Ueberfahrung gebrochen und geheilt war. Nach 105 Tagen war nur ein Zwischenband zu Stande gekommen. 1 Fractur des Condylus humeri extern. bei einem 18jährigen Manne, die ebenfalls nur durch fibröses Gewebe heilte.

Dagegen gelang es eine Reihe schon länger bestehender Fracturen, bei denen die Consolidation nur verzögert war, herzustellen. In der Regel liegt die Ursache solcher Verzögerung in ungünstigen Aussenverhältnissen, Schiefheit des Bruches, zu frühem Gebrauche des Gliedes oder in gleichzeitig vorhandenen Krankheiten (Syphilis No. 134). In letzterem Falle reicht die Beseitigung der vorhandenen Krankheit, in ersterem die gehörige Ernährung und vollkommene Sicherstellung der Bruchenden gegen Bewegungen zur Herstellung aus.

No. 396. Schiefbruch der Tibia bei einem 21jähr. Manne, nach 3 Wochen noch ganz beweglich. Hergestellt in 99 Tagen, also im Ganzen in 120 Tagen.

No. 596. Bruch des Vorderarms bei einem 25jährigen Mädchen, vor fünf Wochen durch einen Fall entstanden. Kleisterverband; gehörige Ernährung. Heilung in 4 Wochen, also in 63 Tagen nach der Verletzung.

No. 578. Schiefer Oberschenkelbruch bei einem 30jährigen kräftigen Manne, drei Monate vor der Aufnahme durch Ueberfahrung entstanden. Da die Heilung nach 6 Wochen (Kleisterverband) vollendet schien, so erlaubte der Arzt den Gebrauch des Gliedes. Allmählich bedeutende Beweglichkeit an der Bruchstelle, Verkürzung um 2 Zoll. Das untere Ende bildet eine knotige Hervorragung an der Aussenseite des Schenkels. Lagerung auf dem Planum inclinatum, Löffler's elastische Schienen. Extension durch Gewicht und Kniegurt. Einpinseln von Jodtinctur. Gypsverband; der Schenkel gewinnt wieder 1 Zoll an Länge; die Consolidation ist nach 30 Tagen, also im Ganzen nach 140 Tagen vollkommen.

Die längste Zeit zur völligen Consolidation nehmen natürlich diejenigen complicirten Fracturen in Anspruch, in welchen einzelne grössere oder kleinere Fragmente nicht einheilen, sondern nekrotisch ausgestossen werden oder künstlich entfernt werden müssen. Doch kann auch ohne solche durch Eitersenkungen die Heilung sich ausserordentlich verzögern. Frühzeitige und reichliche Oeffnung, um dem angesammelten Eiter den Ausweg zu verschaffen, beugt zuweilen drohender Nekrose vor. Solche Fälle sind vorzugsweise häufig bei Unterschenkelbrüchen, dagegen ist bei complicirten Fracturen der Finger, der Mittelhand- und Fussknochen, sowie bei Schädelfracturen die Nekrose oft unvermeidlich. Besonders sind es auch Schusswunden, bei welchen die Splitter aus allem Zusammenhange gerissen nicht eingeheilt werden. Es muss hier als allgemeine Regel für die Behandlung gelten: dass man nur ganz lose Splitter, die in gar keinem Zusammenhange stehen, sofort entfernt, wenn sie ohne weitere Einschnitte erreichbar sind; bei eintretender Eiterung dem Eiter überall sofort, auch wenn nicht deutliche Fluctuation vorhanden und nur Spannung, Klopfen und Oedem seine Anwesenheit verkündigen, kleine knopflochförmige Oeffnungen verschafft, und endlich durch Eiterung gelöste Fragmente, die oft die Consolidation ausserordentlich verzögern, herausnimmt.

No. 643. Joh. Cincius, 20jähriger Bauer, erlitt 4 Wochen vor seiner Aufnahme durch Ueberfahrung eine complicirte Comminutivfractur seines linken Unterschenkels. Durch zu festen Verband wurde die Haut brandig; bei der Aufnahme im Umfange eines Zehngroschenstücks; die Muskulatur von zahlreichen Abscessen durchsetzt. Reichliche Incisionen. Lagerung im warmen Wasserbade. Da in demselben jedoch die Verschiebung zu bedeutend wurde: Spreukissenverband, Braun's Schwebe und sorgfältige Entleerung des Eiters. Nach 14 Wochen Gypsverband. Vollständige Consolidation. Heilung mit 1½ Cm. Verkürzung in 167 Tagen.

Die längste Zeit zur Heilung, nämlich 258 Tage, erforderte eine complicirte Comminutivfractur des Vorderarms No. 409 bei einem 46jährigen Weibe, bei welchem eine Reihe loser Fragmente herausgenommen wurden, während der Arm in der Bell-schen Kapsel lag. Deformität unbedeutend. Arm ziemlich brauchbar. No. 643. Unterschenkelfractur. Extraction nekrotischer Splitter. Heilung in 167 Tagen. No. 393. Ebenso in 123 Tagen. No. 353. Complicirte Comminutivfractur der Patella. Heilung nach Abstossung einiger Fragmente mit Anchylose in 158 Tagen. No. 339. Complicirte Fractur des Ellenbogens. Heilung nach Ausstossung des nekrotischen Radiuskopfes in 144 Tagen u. s. w.

Ein sehr merkwürdiger Fall von totaler Nekrose nach einem einfachen Schrägbruche der Tibia war der folgende:

No. 495. Gertrude Eschweiler, ein 7jähr. Bauernkind aus Arloff, brach 17 Wochen vor ihrer Aufnahme beim Spielen die rechte Tibia über den Knöcheln; sie lief noch längere Zeit umher ohne ihrer Schmerzen zu achten. Der Unterschenkel schwoll beträchtlich an, brach an mehreren Stellen auf, und ein erst jetzt herbeigerufener Arzt zog mehrere bedeutende Splitter aus, welche dem unteren Ende der Diaphyse angehörten. Bei der Aufnahme in die Klinik wurde das obere Ende ebenfalls ausgezogen. Die gesunde Tibia hatte eine Länge von 21 Cm., die herausgezogenen Stücke von 17 Cm., so dass die Reste gerade der Dicke der Epiphysen entsprachen. Lagerung auf einer Schwebe, später auf Spreukissen mit Scultet's Verband. Der Knochen regenerirte sich im Laufe von 230 Tagen, nach welchen die Heilung vollendet war, so vollständig, dass kaum eine Verkürzung bemerkt werden konnte. Freilich war die Fibula unverletzt geblieben, hatte sich aber nach aufwärts dislocirt und stützte den Oberschenkel ein wenig.

Heilung mit Verkürzung. Deforme Callusbildung.

Beide lassen sich insbesondere bei Fracturen der unteren Extremitäten und complicirten Brüchen nicht immer vermeiden. Verkürzungen bis zu einem Zoll wurden bei 6 complicirten Unterschenkelfracturen sowie bei mehreren Fracturen des Oberschenkels beobachtet, immer waren es Schiefbrüche, bei welchen sich aus verschiedenen Gründen die Extension nicht genügend bewerkstelligen liess. Die bedeutendste Verkürzung die bei frischen Fällen vorkam, betrug 1½ Zoll (No. 352. Comminutivfractur des Oberschenkels, anfangs auf dem Planum inclinatum duplex, später mit Schienenverband behandelt). Man entgeht denselben übrigens am besten bei Anwendung flectirter Stellung und nicht übermässiger Extension, da solche nur die Muskularcontraction zu steigern pflegt. Bei festen Verbänden werden sie leichter umgangen, wenn während der Anlegung die Gehülfen nicht ermüden. Daher der grosse Vortheil des rasch erstarrenden Gypsverbandes.

No. 270. Der 24jährige Dachdecker Joh. Kissing erlitt (1853) durch einen Fall von einem dreistöckigen Hause eine Fractur der beiden horizontalen Schambeinaste sowie des linken aufsteigenden Astes des Sitzbeins. Blutung aus der Harnröhre. Urin- und Stuhlverhaltung. Klystiere. Application des Catheters. Ruhige horizontale Lage. Verliess nach Aufhören der bedenklichen Symptome die Anstalt am 11ten Tage. Als er später sich wieder vorstellte, hinkte er mit dem linken Beine, da das Becken links hinaufgeschoben und so geheilt war.

Eine ungewöhnliche Verkürzung von 7 Zoll sahen wir bei einer alten Oberschenkelfractur:

No. 379. J. P. Otto, 65 Jahre alt, Bergmann, wurde im Mai 1854 in einem Steinbruche von zusammenstürzendem Erdreiche überschüttet; der Rücken in der Gegend der Lenden- und Sacralwirbel heftig gequetscht und in Folge davon Paralyse des linken Femur leichteren Grades. Dazu kam dass der obere Rand des Acetabulum dieser Seite abbrach, der bei der Aufnahme des Kranken als bewegliches Stück gefühlt wurde. Ausserdem Doppelfractur des rechten Oberschenkels: die eine unmittelbar unter den Trochanteren, die andere beinahe in der Mitte. Der herbeigerufene Arzt begnügte sich einen ganz einfachen Schienenverband bloss an den Oberschenkel anzulegen. So entstand durch Muskelcontractur eine enorme Verschiebung. Das Mittelstück wurde ganz nach auswarts gedrangt, die untere Halfte des Femur hinaufgezogen, während das obere Ende durch die Glutaeen und die Rollmuskeln nach vorn und aussen gewalzt wurde, und eine Verkürzung von $7\frac{1}{2}$ Zoll eintrat. Der Kranke stellte sich im October in der Klinik vor, eine Verbesserung seines Zustandes wünschend, die bei der völlig vollendeten Consolidation und dem Alter des Kranken nicht thunlich erschien.

Eigentlich deforme Heilungen kamen ebenfalls unter den frischen Fällen nicht vor. Nur beobachteten wir in zwei Fällen von Fractur des Collum humeri chirurgicum, wobei die Diaphyse nach einwärts gezogen, der Kopf nach aufwärts gerollt war, nach der Heilung eine Deformität der Schulter, die indess dem Gebrauche des Arms nicht hinderlich erschien. Alle Versuche bei der Reposition die Fragmente gehörig aneinander zu passen, waren gescheitert.

No. 583. 63jähr. Frau. Comminutivfractur des Caput humeri mit Bruch des Collum. Gypsverband. Gute Brauchbarkeit des Arms. Heilung in 31 Tagen. S. Taf. III. Fig. 9.

No. 641. 16jähriger Schneider. Fract. colli humeri chir. Gypsverband. Heilung in 24 Tagen. Uebrigens hatten wir Gelegenheit eine Reihe deform geheilter alter Brüche zu beobachten, und finden besonders folgende merkwürdigere Fälle verzeichnet:

No. 330. Peter Herkrath, 33jahriger Bergmann, stürzte 40 Fuss tief in einen Schacht hinab und zerschmetterte sich bei dieser Gelegenheit den rechten Calcaneus mit bedeutender Quetschung des Fusses. Heftige Entzündung. Am 8ten Tage möglichste Reposition und passender Verband. Nach 7 Wochen Consolidation. Die Beweglichkeit des Fusses blieb beschränkt und das Gehen wegen bedeutender Callusmasse sehr beschwerlich. Jodkali innerlich, Jodtinctur und Empl. sapon. äusserlich, ferner Vesicantia volantia wurden vergeblich angewandt. Als sich der Kranke zwei Jahre nach seinem Unfalle in der Klinik vorstellte, schien es nicht rathsam eine Operation vorzunehmen. Er erhielt einen mit ringförmigem Polster versehenen Stiefel und Schnürstrumpf.

No. 521. Klein, 44jähriger Schlosser, erlitt ein halb Jahr bevor er in die Klinik kam, einen Doppelbruch des linken Unterschenkels, den einen über den Knöcheln den andern im oberen Ende. Man hatte das Bein auf ein Kissen gelagert ohne das Knie gehörig zu stützen. So war zwar der Bruch über den Knöcheln gut geheilt, aber das obere Ende der Tibia war nach hinten gesunken und so eine bedeutende Concavität des Beins nach hinten entstanden, die zu einer Resection in der Continuität jedoch nicht geeignet erschien.

In dem folgenden Falle endigte eine solche Resection tödtlich, was bekanntlich auch bei Resectionen wegen Exostosen wegen der nothwendig entstehenden Eiterungen in der Markhöhle häufig vorkommt [1]). Warum die Operation der Pseudarthrose so viel seltener tödtlichen Ausgang hat, lässt sich wohl nur dadurch erklären, dass hier wie bei Operationen der Nekrose die Markhöhle häufig noch verschlossen ist, während sie bei alten deform geheilten Fracturen sich wieder hergestellt hat.

No. 366. Rosamunde Neuss aus Cöln, wurde als 12jähriges Kind zwei Treppen hoch hinabgestossen, konnte sofort mit dem rechten Beine nicht auftreten und hatte sehr heftigen Schmerz. Der hinzugerufene Arzt verkannte die Fractur, auch nach drei Wochen ein zweiter. Das Bein bog sich allmählich nach hinten; 9 Monate lag das Kind im Bette; dann konnte sie nur auf Krücken sich bewegen. 5 Jahre darauf (16. März 1840) suchte sie in der Klinik Hülfe. Der Unterschenkel war drei Zoll oberhalb des Fussgelenks in rechtem Winkel nach hinten gekrümmt, und im Winkel von einer dicken Callusschicht umgeben. Der Fuss in seiner Entwicklung zurückgeblieben, ohne Schmerz beweglich. Die Achillessehne stark gespannt. Die Durchschneidung der Sehne und die Anwendung der Strohmeyer'schen Streckmaschine ging der Resection voraus. Bei der letzteren wurde durch einen einfachen Hautschnitt ein Keil aus der Continuität des Knochens ausgesägt, dann das Bein in einem eigenen Streckapparat gestreckt. Eis. Leider entwickelte sich Pyämie und nach 30 Tagen erfolgte der Tod.

Einmal wurde bei einer alten Fractur des Vorderarms, die vor drei Monaten durch einen Schlag bewirkt war, Verwachsung beider Knochen an der Bruchstelle mit Aufhebung der Pro- und Supination gesehen; der Kranke (536) wollte sich nicht operiren lassen.

[1]) S. meine Exostosen und Enchondrome. Bonn 1856. S. 56.

Gelenksteifigkeit und Anchylose.

Die Schwerbeweglichkeit der Glieder, welche man vorzugsweise bei den Brüchen der obern Extremitäten, namentlich des Humerus und des Radius, nach festen Verbänden zuweilen beobachtet, ist besonders nach einfachen, die Gelenke nicht interessirenden Brüchen sehr häufig nichts anders als eine Rigidität der Muskulatur, die sich durch Uebung beseitigen lässt. Zuweilen sah ich — so noch jüngst bei einem Schiefbruche des Oberarms bei einer alten sehr nervösen Dame, die schon seit Jahren keinen ruhigen Schlaf mehr genoss, mit derselben eine ungewöhnlich lange andauernde Schmerzhaftigkeit der Bruchstellen sich verbinden, ohne dass die Heilung irgend wie wäre verzögert worden, oder etwa deforme Callusbildung als Ursache hätte angeschuldigt werden können. In diesem Falle sah ich selbst krampfhafte Zusammenziehungen der Muskulatur bei jedem Streckungsversuche. Fleissige active und passive Bewegungen sind hier die Hauptmittel; durch sie schwindet auch das manchmal hartnäckige Oedem. Zur Unterstützung sind Thierbäder oder Kleienbäder mit Soda, spirituöse Einreibungen zu empfehlen.

Ganz anders verhält es sich, wenn die Muskeln in die wuchernde Neubildung mit eingelöthet werden, oder aber die Callusbildung selbst in der Nähe eines Gelenkes dessen freie Bewegung mechanisch beeinträchtigt, oder durch Neubildungen in den betheiligten Gelenken Anchylosen bedingt werden. Sie zu verhüten ist es zweckmässig das Glied während der Heilung nicht in derselben, sei es gestreckten oder gebeugten Stellung, besonders nicht in festen Verbänden verweilen zu lassen, sondern nach Ablauf der ersten entzündlichen Reaction, die bei frischen Fällen ohne Complication mit Wunden im festen Verbande selbst am ehesten beseitigt wird, die Stellung des Gliedes zu wechseln, also etwa nach Umständen mit gebeugter oder gestreckter Stellung zu beginnen und nach 10—15 Tagen die entgegengesetzte dem Gliede zu geben, endlich mit einer mittleren zu schliessen. Auch alte Anchylosen im Gefolge von Fracturen lassen sich auf diese Weise, nachdem man in der Narkose das Glied gewaltsam bewegt hat, wieder beseitigen.

Die Reaction ist geringer als man es erwarten sollte. Die Chloroformnarkose sollte schon wegen der Beseitigung des Widerstandes der Muskulatur bei diesen Operationen und beim Wechsel der Verbände und Stellungen immer benutzt werden; die sonst unumgänglichen Muskelzerreissungen sind ebenso wie die Tenotomien überflüssige Complicationen, welche die Reaction bedeutend steigern können. Unter den neuern Fällen die nach diesen besonders von Herrn Prof. Busch adoptirten Grundsätzen behandelt wurden, begegnete uns kein einzigesmal solche wahre Gelenksteifigkeit. Nur in einem Falle (677) von Fractur beider Malleolen war die Beweglichkeit des Fusses noch lange Zeit schwierig und schmerzhaft, was indess mehr auf Kosten gleichzeitiger Bänderzerreissungen als auf Kosten der Fractur zu setzen war. Dagegen gelang es mir folgende poliklinische oder in meiner Privatpraxis vorgekommene Fälle ohne Gelenksteifigkeit herzustellen:

1852. No. 541. Christine Becker, 6 Jahr alt, Fractur der unteren Epiphyse des Oberarms durch Fall. Kleisterverband in der Beugung im rechten Winkel. Nach 3 Wochen Abnahme desselben und leichter Schienenverband in gerader Richtung. Nach der 4ten Woche Bewegungen. 1853. No. 551. Conrad Reingens, 4 Jahr alt; Fractur des Olecranon im Halse durch Fall auf den Ellenbogen. Durch Heftpflaster (Alcock) wurde das obere Ende herabgezogen. Kleisterverband in halber Streckung. Nach drei Wochen Mitella. No. 554. Ritz, 2jähriger Knabe, directe Fractur der unteren Epiphyse des Oberarms. Ebenso wie No. 541. 1854. Christine Baum, 9 Jahr alt. Fractur des Cond. extern. humeri dextri durch Fall. Blutegel. Mitella. Nach 14 Tagen Kleisterverband in voller Streckung. Nach 4 Wochen Bewegung. 1855. D., 19jähriger Student, Querbruch des rechten Olecranon in der Mitte durch Fall. Heftpflaster; nicht völlige Streckung und Schienenverband. Nach 14 Tagen Gypsverband in spitzem Winkel. Nach 4 Wochen einfacher Schienenverband in rechtem Winkel. Nach 35 Tagen geheilt ohne fühlbares Zwischenband. 1857. No. 613. Carl Fremdgen, 2 Jahr alt, Fract. epiphyseos humeri inf. Wie 541.

In diesen sämmtlichen von mir behandelten Fällen bediente ich mich keiner gewaltsamen Mittel um die Stellungen zu ändern, bedurfte auch der Anwendung des Chloroforms nicht. Dasselbe wurde dagegen von Herrn Prof. Busch in den folgenden Fällen mit grossem Erfolge benutzt[1]):

No. 634. 12jähriger Knabe Bützeler. Mit deformem Callus geheilte Fractur des Condylus humeri extern.; durch Fall auf den Ellenbogen vor drei Monaten entstanden und in der Streckung geheilt, fast unbeweglich. 29. November 1856. Gewaltsame Beugung in der Chloroformnarkose. Gypsverband. Alle 8 Tage wurde der Verband

[1]) Vgl. Th. Baudevin de orthopaedia operativa non cruenta. Diss. inaug. 1857. S. 35 ff.

abgenommen, das Glied abwechselnd gebeugt und gestreckt und in einer geänderten Stellung verbunden. Die Beweglichkeit wurde vollkommen hergestellt. Die Reaction gering.

No. 682. Robert, 7jähriger Knabe, Bruch des äusseren Condylus des linken Oberarms durch Fall auf den Ellenbogen. Gypsverband in dreimal veränderter Stellung. Heilung mit vollkommener Brauchbarkeit des Arms. Die Reaction war bedeutend heftiger als im vorigen Fall, doch gelang es dieselbe durch nicht zu feste Anlegung des Verbandes zu beseitigen.

Im Anfange des Jahres 1858 habe ich mit eben demselben glücklichen Erfolge einen Tförmigen Bruch des unteren Endes des Oberarms, der durch Fall auf dem Eise bei einem fünfjährigen Knaben entstanden war, durch anfangs rechtwinklige Stellung im Gypsverbande, nach 10 Tagen Beugung und Streckung in der Narkose, Feststellung in letzterer im Gypsverbande, der bis zum 21sten Tage liegen blieb, endlich spitzwinklige Stellung ohne Verband in der Mitella geheilt.

In einigen älteren Fällen, die ich verzeichnet finde, konnte man, trotzdem eine vollständige Herstellung der Beweglichkeit nicht gelang, bei den vorhandenen Complicationen mit dem Resultate doch sehr zufrieden sein:

No. 221. Zobel M., 27 Jahr alt, Dachdecker, brach durch einen Fall vom Dache eines zweistöckigen Hauses auf die Ellenbogen und Kniee zugleich das linke Olecranon in seiner Basis quer sowie mit gleichzeitiger Verletzung der Weichtheile den Condylus internus und den Schaft des rechten Oberarms transversal im untern Drittel. Contusion der Stirn und beider Kniee. Wiederholte Blutentziehungen. Aderlass. Blutegel. Schwebe für den rechten, Spreukissenverband für den linken Arm. Nach Aufhören der Geschwulst am 10. Tage Reposition. Für den Bruch des Olecranon Hohlschiene mit concaven Pelotten. Für den rechten Arm wurde ein eigner Apparat aus gepolsterten Blechschienen für den Oberarm und den Unterarm, die durch Extensionsschrauben verbunden waren, angefertigt. Heilung vollendet in 45 Tagen: das Olecranon war fest verwachsen ohne Diastase. Die Bewegung des Arms fast vollständig frei. Am rechten Arme das Gelenkende des Humerus sehr breit aber fest. Flexion vollständig. Extension bis zum stumpfen Winkel.

No. 553. Matthias Klein, Tagelöhner 27 Jahr alt, wurde (7. Nov. 1839) als er ein Stückfass in den Keller hinablenken wollte, rücklings die Treppe hinabgeworfen, indem ihm das Fass über den Leib rollte. Ausser einer Hautwunde der rechten Schläfe erlitt er eine Comminutivfractur der rechten Patella mit Entblössung derselben durch eine Lappenwunde. Naht. Lagerung in gestreckter Stellung auf einem einfachen Planum inclinatum mit erhöhtem Fusse. Möglichste Reposition der Fragmente und Fixirung durch Bindentouren. Wiederholte Application von Blutegeln (36 Stück). Bedeutende Entzündung des Kniegelenks. Graue Salbe. Decubitus. Der Knochen stiess sich theilweise ab. Allmählich erfolgte Heilung (156 Tage). Da aber der Kranke die gestreckte Lage nicht auf die Dauer ertragen hatte, so war eine falsche Anchylose in der Halbbeugung entstanden, der Fuss trat nur mit der Spitze auf, die Streckung war schmerzhaft. Unter der vernarbten Kniehaut fühlte man die an den Oberschenkel und die Tibia angewachsenen Fragmente der Kniescheibe. Unmittelbar über dem unteren Hauptfragmente war eine Vertiefung von ¾ Zoll; nach links oberhalb derselben auf dem innern Condylus des Oberschenkels sass ein zweites, ein drittes auf dem aussern Condylus fest. Bei der bedeutenden Heftigkeit der Kniegelenksentzündung und Verschwärung konnte man trotzdem mit diesem Resultate sehr zufrieden sein.

Brand.

Die Entwicklung von Gangrän theils in directer Folge der Gewalteinwirkung theils in Folge verkehrter Behandlung führte nicht wenige Fälle von Fracturen in die Klinik; ausserdem kamen einige Fälle von Druckbrand durch Aufliegen vor. Im Ganzen waren es 31 Fälle, in welchen Gangrän beobachtet wurde, und liess sich weder ein bestimmter Einfluss des Geschlechts noch des Alters erweisen. Es waren 25 Männer und 6 Weiber; diese vertheilten sich ziemlich gleichmässig auf die Zeit vom 15ten bis zum 72sten Lebensjahre. 20mal war der Brand unmittelbare Folge der Verletzung, 7mal Folge verkehrter Behandlung und 4mal ausgedehnter Decubitus. Der Brand als unmittelbare Folge der Verletzung wurde besonders oft an Finger- und Zehengliedern, sowie an der Mittelhand durch Zerreissungen (Dampfmaschinen, Mühlen), Zerquetschungen und Schusswunden entstanden, beobachtet. Von grösseren Gliedern war es besonders der Unterschenkel (7mal), welcher durch Sturz aus grosser Höhe mit Zerreissung der Weichtheile zersplittert, oder durch Ueberfahrung zermalmt, oder (in einem Falle No. 603) durch einen Schuss zerschmettert brandig wurde. Von den erwähnten 20 Fällen starben 4, wurden geheilt 16, und zwar wurden geheilt ohne Amputation 4 Fälle, mit Amputation 12. (No. 106. Vorderarm mit Gangrän der Finger, geheilt in 61 Tagen. No. 290. Complicirter Bruch des Unterschenkels bei einem 60jährigen Weibe durch Sturz aus der Höhe, geheilt in 123 Tagen. No. 371. Complicirter Splitterbruch mehrerer Phalangen der Finger durch Quetschung brandig. Spontane Abstossung. Heilung in 40 Tagen. 17jähriger Mann. No. 387. s. oben. Complicirter Splitterbruch des Unterschenkels mit Brand der perforirten Haut, geheilt in 183 Tagen.) Mit Amputation wurden hergestellt: 3 Fracturen des Unterschenkels (No. 101. 103. bei beiden Amputation des Oberschenkels, 603. Schussverletzung des Unterschenkels, frühe Amput. cruris, Heilung); 1 Fractur des Humerus

(No. 171. Exarticulation der Schulter, geh. in 61 Tagen) und 5 complicirte Brüche der Finger, 3 der Mittelhand.

Dagegen starben, ohne dass eine Operation vorzunehmen war, 4 Kranke.

No. 377. Zermalmung des Oberarms und beider Schenkel. Tod durch Brand in 9 Tagen; s. ob. No. 341. 18jähriges Mädchen, Fractur des Unterschenkels. Tod nach 29 Tagen. No. 493. W. Kraemer, 66jähriger Säufer, erfuhr durch Ueberfahrung einen complicirten Splitterbruch des rechten Unterschenkels eine Handbreit über dem Fussgelenke. An der innern Seite der Tibia eine grosse Wunde, aus welcher mehrere Splitter herausgezogen wurden; darunter eine zweite aus der das untere Fragment hervorsah. Reposition. Lagerung auf der Sauter'schen Schwebe mit Scultet's Verband. Schon am 4. Tage zeigte sich Brand der Wunden. Holzessigumschläge; nach und nach wurden 13 Knochensplitter, darunter mehrere zollgrosse herausgezogen. Der Kranke erhielt unter dem Getränk Branntwein. Mehrfache Incisionen zur Entleerung des Eiters. Am 13. Tage Schüttelfröste. Aq. chlori. innerlich; am 18ten Husten. Am 20sten Tod. Der Unterschenkel in der Umgebung der Fracturen brandig und eitrig infiltrirt. Gerinnsel in den Venen des Beins bis zur V. iliaca comm. In der ganzen rechten Lunge und im untern linken Lungenlappen zahlreiche lobuläre Abscesse. No. 510. Ein 54jähriger Maurer Joh. Wingchen, ebenfalls alter Säufer, zog sich durch Sturz von einem Baugerüste eine Comminutivfractur des rechten Unterschenkels mit Zerreissung der Weichtheile und einen Querbruch des linken Unterschenkels zu. Derselbe litt zugleich an chronischer Blasenentzündung. Lagerung des linken Beins auf Faust's, des rechten auf Braun's Schwebe. Am letzteren mussten einige Senkungen geöffnet werden. Doch konnte man nach drei Wochen einen gefensterten Kleisterverband appliciren. Der Urin musste mittelst des Catheters entleert werden. Oedem beider Beine; später Anasarca. Am 40. Tage Schüttelfröste. Cinchonin sulf. gr. ij p. d. dreistündlich beseitigte die oft wiederkehrenden Fieberanfälle. Am 51. Tage entstand ein Abscess des Oberschenkels. Es gesellte sich brandiges Erysipel hinzu; Gangrän des rechten Beines bis an den Bauch. Tod am 60. Tage. Im rechten Unterschenkel mitten in der Markhöhle der Tibia oberhalb der theilweise geheilten aber noch von Eiter umgebenen Fractur ein Abscess. Der linke Unterschenkel geheilt. Bedeutende Hypertrophie der Blase.

In diesen beiden letzteren Fällen war der Brand in Verbindung mit Thrombose, im letztern Folge derselben.

Durch verkehrte Behandlungsweise namentlich zu lange Anwendung der Eiskälte herbeigeführt war der Brand in folgenden 7 Fällen, von denen 4 ohne Amputationen, 2 mit solchen geheilt wurden, während 1 nach schliesslich angestellter Amputation erlag.

No. 350 a. Gerhard Seiffert 32jähriger Knecht, erlitt am 2. Februar 1839 durch Sturz mit dem Pferde einen Schiefbruch des rechten Unterschenkels. Der Arzt legte einen festen Schienenverband an und lagerte das Bein in einem Kasten. Trotzdem der Kranke über unsägliche Schmerzen klagte und schon am 7. Tage Eiter den Verband durchfeuchtete, nahm der Arzt doch erst am 22. Tage den Verband ab; die Knochen waren durch Brand entblösst. Der Brand nahm zu. Am 18. Tage fiel der Unterschenkel ab; der Arzt sägte ein hervorstehendes Knochenstück ab. Am 23. Februar kam der Kranke in die Klinik, wurde von Herrn Gehr. Wutzer mittelst Ovalärschnitts in der Continuität unterhalb des Knies amputirt und am 28. März geheilt entlassen.

No. 582. Anna Maria Pütz, 60 Jahr alt, ging am 20. Februar 1854 mit ihrem Sohn einen schneeigen Abhang hinab, während ein Schlitten hinter ihr den Berg hinabglitt; der letztere fuhr ihr mit grosser Gewalt von hinten her gegen den Unterschenkel. Die Frau stürzte sofort nieder und der Sohn sah den Fuss deutlich hin und her baumeln. Transport auf einem Schiebkarren. Der herbeigerufene Arzt erklärte den Unterschenkel über dem Gelenke für zerschmettert, und verordnete Umschläge mit Schnee, ohne einen Verband anzulegen. Am 22sten band er längs der inneren und äusseren Seite Schienen von Holz lose an, deren Lage er am 25sten in der Weise änderte, dass die eine längs der Wade, die andere über die Crista tibiae hinablief. Diese waren so fest gebunden, dass die Frau sofort über heftige Schmerzen zu klagen begann. Der dringend beschickte Arzt blieb aus. Die Schneeumschläge mussten bis zum 10. Tage fortgesetzt werden. Als der Verband am 2. März entfernt wurde, war der Fuss brandig. Die Kranke wurde in die Klinik transportirt; am 2. März aufgenommen. Der Fuss bis auf die Hälfte des Unterschenkels hinauf brandig, blau, kalt, beim tiefen Einstechen einer Nadel völlig gefühllos und nicht blutend. Entzündungsröthe erstreckte sich bis über das Knie. Brandblasen im obern Drittel des Unterschenkels. Lagerung auf Posch' Fussbett. Aromat. Umschläge. Am folgenden Tage noch keine Spur einer Demarcationslinie, der Brand im Fortschreiten. Am 3ten Morgens machte ich unmittelbar über dem Knie die Amputation des Oberschenkels mittelst des Cirkelschnitts. Blutige Nath. Heilung grösstentheils per primam intent. Die Ligaturfäden verzögerten die völlige Heilung bis zum 9. April (37 Tage nach der Amputation). Der Unterschenkel war zersplittert, mehrere Risse erstreckten sich bis in das Fussgelenk. Die Muskeln bleifarben, das Zellgewebe der Kniekehle noch mit der eigenthümlichen citronengelben serösen Flüssigkeit infiltrirt, welche dem Brande vorangeht.

No. 558. Matthias Schnorrenberg 15 Jahr alt, fiel am 30. Nov. 1853 mit einer Karre um, stützte sich auf den linken Arm und brach denselben wahrscheinlich direct über einer Hervorragung des hartgefrornen Bodens. Derselbe Arzt reponirte die Fractur, legte eine Unterschiene an und liess den Arm in eine Bütte mit kaltem Wasser, in welches er von Zeit zu Zeit Eisstücke hineinzulegen befahl, legen. Nach dreitägiger Anwendung des Eiswassers war der Arm enorm geschwollen und mit blauen Brandblasen bedeckt. Aufnahme in die Klinik am 3. December. Lagerung des Arms auf dem Posch'schen Bette. Application von 10 Schröpfköpfen und 9 Blutegeln um die brandige Partie. Punction der Blasen. Chamomilleninfus mit Tinct. Opii croc. zu Fomenten. Ein Stück der Haut von Thalergrösse stiess sich ab. Bell's Kapsel. 21. December. Wattekleisterverband mit Fenster. Vollständige Heilung ohne Deformität 5 Wochen nach der Verletzung.

No. 643. S. oben. Fractur des Unterschenkels. Brand der Haut durch zu festen Verband.

No. 573. Peter Wreden 28jähriger Steinbrucharbeiter, erlitt 7 Wochen vor seiner Aufnahme (19. Jan. 1854), indem ihm Schutt über den Unterschenkel stürzte, eine Fractur der Fibula mit Luxation des Fusses. Man steckte den Fuss in eiskaltes Wasser, der Arzt legte einen festen Verband an und liess denselben trotz aller Klagen des Patienten 6 Tage lang unberührt. Bei endlicher Abnahme Brandblasen über dem ganzen Gliede, daraus zahlreiche brandige Geschwüre. Lohdecoct. Später Salbe mit Argt. nitr. Lagerung in einer Hohlschiene. Bei der Aufnahme: die Haut der Wade von Eiter unterminirt; an der untern Hälfte ein grösseres, der Haut durch Brand beraubtes, doch gut granulirendes Geschwür. Die Sehnen der Peronaei entblösst, ebenso der Calcaneus und die fünf Köpfe der Metatarsalknochen; die Phalangen der 4ten und 5ten Zehen nekrotisch ausgestossen. Der ganze Fuss eitrig infiltrirt. Bedeutendes Fieber. Decubitus. Lagerung auf der Braun'schen Schwebe. Zahlreiche Incisionen zur Entleerung des Eiters. Extraction mehrerer nekrotischer Phalangen. Chamomilleninfus mit Tinct. Opii croc. zu Fomenten. Gehörige Ernährung. Da durch den Druck der Gurten das Oedem sich steigerte Spreukissenverband. Das Oedem nimmt zu; zeigt sich auch am andern Beine. Am 3. Februar Amputation des Oberschenkels in der Mitte mittelst doppelten Lappenschnitts. Durchfälle. Am 9. Februar starke Nachblutung. Sofortige Unterbindung der Art. cruralis und profunda (S. u.) da die Amputationswunde verklebt war. Chinadecoct. Schüttelfröste. Am 16. Februar Sopor. Am 18. Februar Tod. Der amputirte Unterschenkel zeigte eine fast verheilte Fractur der Fibula im untern Drittel (S. die Abbildung Taf. II. Fig. 9.); die sämmtlichen Gelenke des Fusses in purulenter Zerstörung. Nekrose der Metatarsalknochen in verschiedenen Stadien. Die Section der Leiche ergab eitrige Thrombose der Vena profunda fem. und der Vena cruralis oberhalb der Einmündung der letztern. Allgemeines Anasarca. Fettleber. Milzerweichung. Acute lobuläre Lungenabscesse. Hydrothorax und Hydropericardium. Gehirnvenen blutüberfüllt. Albuminös-seröse Auflagerungen und Trübungen der Arachnoidea. Wasser in den Hirnventrikeln. Gehalt des Bluts sowie aller Transsudate an Harnstoff, der durch Krystallisiren nachgewiesen wurde.

In zwei Fällen hatten wir selbst durch Anlegung fester Verbände die Entstehung von Brandblasen der Haut zu beklagen. Glücklicherweise wurde durch schleunige Abnahme des Verbandes weiterem Unheile vorgebeugt; der folgende Fall beweist wie wenig man sich auf das normale Gefühl in den Gliederenden verlassen darf:

No. 600. Peter Müller, Steinhauer 18 Jahr alt, wurde von einem 30 Fuss hoch herabstürzenden Trachytblocke so getroffen, dass der Hinterkopf und der rechte Finger gestreift, der Unterschenkel unter dem Blocke begraben und zerschmettert wurde. Doppelfractur des Unterschenkels: die eine quer 2 Zoll oberhalb des Fussgelenks, die andere schräg im oberen Drittel. Die dazwischenliegenden Theile des Knochens vielfach zersplittert. Ausserdem eine Fractur des Hinterhauptbeins mit Impression, die durch Trepanation geheilt wurde (s. u.). Da bei der Aufnahme des Kranken am selben Tage (30. April 1855) weder eine Wunde über der Unterschenkelfractur noch Geschwulst vorlag, so wurde vor der Trepanation ein loser Gyps-Watte-Verband um das Bein gelegt. Am dritten Tage fing der Kranke an über Schmerzen im Bein zu klagen. Die Zehen waren beweglich, nicht geschwollen und hatten deutliches Empfindungsvermögen. Am 4. Mai steigerten sich die Schmerzen; am 5ten erschien das ganze Bein heiss, die Venen gefüllt, die Inguinaldrüsen angeschwollen. Es war hohe Zeit den Verband zu öffnen. Mittelst Säge und Feile wurde ein mehrere Zoll breiter Streifen auf der vordern Seite herausgenommen. Trotz des dicken Wattepolsters waren über der Mitte der Crista tibiae einige Brandblasen, auch ging in der Folge ein Stück Haut von dem Umfange eines Thalers verloren. Der Verband diente als Unterschiene, das Bein wurde in die Faust'sche Schwebe gelegt. Am 12. Juni war der Bruch völlig consolidirt. Der nie gestörte Appetit und die kräftige Ernährung liessen dies günstige Resultat trotz der Eiterung des Hautdefectes eintreten.

No. 647. Dinkelberg, 56 Jahr alt, Polizeidiener, stürzte vom Pferde, brach den Radius über dem Handgelenke, wurde mittelst eines Watte-Kleisterverbandes verbunden, klagte nach 8 Tagen über Schmerz längs der Ulna. Bei Oeffnung des Verbandes einige helle Blasen auf gerötbetem Grunde. Chamilleninfus mit Plumb. acet. Spater Gypsverband. Heilung in 29 Tagen.

In 4 Fällen, von denen zwei tödtlich abliefen, zwei geheilt wurden, zeigte sich ausgedehnter Decubitus. Die unbedeutenderen Vorkommnisse desselben zählen wir hier nicht auf; bei magern, schlecht ernährten alten Leuten ist Druckbrand besonders in der Poliklinik, bei Lagerung auf blossen Strohsäcken, sehr häufig. Durch Einreiben mit Citronenscheiben, Lagerung auf der haarigen Seite von Rehfellen, lässt sich dem Brande vorbeugen, durch die Autenrieth'sche Salbe aus Plumb. tannic., die wir in der Klinik selbst bereiten liessen, in der Regel der eingetretene Brand heilen.

No. 264. Joh. Luhmann, 53jahriger alter Säufer, als Kind rhachitisch, fiel am 4. Novbr. 1840 von der Leiter, blieb mit dem linken Fusse hängen, die Tibia brach uber dem Knöchel, die Fibula etwas höher, beide schräg. Aufnahme in die Klinik. Blutegel. Kalte Umschläge. Sauter's Schwebe mit Kleienkissenverband. Es entsteht ein Erysipelas bullosum des Unterschenkels. Magnes. sulf. Blutegel. Warme Krauterkissen. Am 21. Novbr. Recidiv des Erysipels. Brechmittel. Bestreichen mit Lapis inf. Das Erysipel schreitet fort. Decubitus im Kreuze trotz Citronensäure und Autenrieth's Salbe. Eiterung in der Muskulatur des Unterschenkels. Incisionen. Am 1. December noch keine Spur von Callus. 10. December neue Incisionen, der Decubitus heilt. 23. December, die Incisionen heilen. Die Schwebe wird wegen eines trotz aller Sorgfalt an der Ferse entstandenen Druckbrandgeschwürs mit Posch' Fussbett vertauscht. 24. December, neue Eiterung in der Wade. Incisionen. Das Erysipel recidivirt. Lauwarme Cataplasmen. Inf. serpent. Das Erysipel verschwindet. 3. Januar 1841, der Decubitus bricht im Kreuze wieder auf. 15. Januar, Schüttelfröste. China mit Wein. Sopor. Tod 18. Januar. Section: in den Ventrikeln 4 Unzen Serum. Blutüberfüllung der Lungen. Keine lobuläre Abscesse. Bruchenden von Eiter umspült. Zwischen den Muskeln eitrige Infiltration.

No. 376. Elise Schneider, 72 Jahr, erlitt durch Fall auf ebner Erde gegen den Trochanter major eine zugleich extra- und intracapsulare Fractur des Collum femoris; nachdem sie acht Tage lang auf dem Planum inclinatum duplex gelegen musste dasselbe entfernt werden, da ein rasch zunehmender Decubitus durch die schwer zu meidende Verunreinigung mit Urin und Koth nicht heilen wollte. Rolle unter die Kniee; beide Beine durch Binden aneinander befestigt. Halbsitzende Stellung. Decoct. Chin. Aeusserlich Autenrieth's Salbe. Da die Kranke alles unter sich gehen liess, so nahm der Brand rasch zu. Die sehr marastische Kranke starb am 15. Tage nach der Verletzung. Der Schenkelhals war mit einer vordern Hälfte des Trochanter major abgebrochen und um seine halbe Axe nach aufwärts und vorwärts gedreht. Der Trochanter minor war ebenfalls abgebrochen und mit einem grossen Splitter vom Halse abgetrennt; die Fragmente aber durch die zerrissene Kapsel sowie durch beginnende Callusbildung miteinander verbunden.

Die beiden übrigen glücklich abgelaufenen Fälle von Decubitus waren:

No. 437. Bedeutender Decubitus der Ferse bei einer complicirten Comminutivfractur des Unterschenkels eines 40jährigen Mannes. No. 601. Bei einer Fractur des Schenkelhalses eines 65jährigen Mannes.

Von 31 Fällen mit Brand wurden demnach geheilt:

ohne Amputation	10
mit früher Amputation	14
es starben ohne Amputation	6
nach später Amputation	1

Von den 6 ohne Amputation Verstorbenen starben 2 an Decubitus.

Die vorstehenden Beobachtungen bestätigen mithin, dass überall wo der Brand örtliche Ursachen hat und demselben der Lokalität wegen eine Gränze gesetzt werden kann, die Prognose weit günstiger ist, insbesondere wenn frühzeitig die Amputation vorgenommen wird. Hat man dagegen im Vertrauen auf die Constitution des Patienten die Amputation zu weit hinausgeschoben, oder ist der Brand die Folge allgemeiner Erkrankung, Anämie, Pyämie, so gestaltet sich die Prognose weit ungünstiger.

Todesfälle.

Es starben im Ganzen 63 Personen. 3 derselben in Folge von Resectionen bei alten Fracturen: nämlich 1 nach Resection eines Keils aus der Continuität des im rechten Winkel angeheilten Unterschenkels (No. 366. s. o.); 1 nach Resection einer Pseudarthrose des Oberschenkels (No. 400a. s. o.), beide an Pyämie am 30. und 40. Tage nach der Operation. 1 in Folge von Trepanation einer alten imprimirten und geheilten Fractur des Schläfenbeins, auf welche man seit jener Zeit entstandene Epilepsie zurückführen konnte, durch eitrige Hirnentzündung.

Die übrigen 60 Todesfälle ereigneten sich nach frischen Fracturen, und zwar 12mal nach Fracturen mehrerer Knochen; 48 nach complicirten Splitterbrüchen eines Gliedes.

Der Tod wurde herbeigeführt durch:

Pyämie	13mal im Durchschn. in 38 Tagen	(3 mit Gangrän)
Brand	1 - - - 2 -	
Decubitus	2 - - - 25 -	
Hirnentzündung und Eiterung	8 - - - 13 -	

Hirnextravasate	8mal	im Durchschn. in	1½	Tagen
Hirnerweichung	2 -	- -	273	-
Tetanus	6 -	- -	12	-
Pneumonie	3 -	- -	19	-
Lungentuberkulose	1 -	- -	49	-
Peritonitis und Blasenzerreissung	2 -	- -	2½	-
Compression des Rückenmarkes	1 -	- -	2	-
Nervenfieber	2 -	- -	72	-
Marasmus	1 -	- -	4	-
Unbest. Ursache	9			
	60			

Es ergiebt dies 60 Todesfälle unter 647 Personen oder 9,2 pCt., eine verhältnissmässig hohe Zahl, die sich durch die Häufigkeit der schweren complicirten Verletzungen erklärt. Die Todesfälle kamen vor

bei	24 Unterschenkelfracturen	unter	86	also	27,9	pCt.
-	16 Schädelbrüchen	-	33	-	48,4	-
-	9 Oberschenkelbrüchen	-	71	-	12	-
-	3 Brüchen des Schenkelhalses	-	80	-	5	-
-	5 Vorderarmbrüchen	-	63	-	7,8	-
-	3 Brüchen der Scapula	-	11	-	27,2	-
-	3 Brüchen des Beckens	-	6	-	50	-
-	3 Brüchen des Oberarms 1 Bruch des Coll. humeri	-	80	-	5	-
-	2 Wirbelbrüchen	-	3	-	66	-
-	2 Rippenbrüchen	-	51	-	3,9	-

1 Olecranon, 1 Fibula, 1 Unterkiefer, 1 Schlüsselbein, 1 Phalangen.

Danach ergiebt sich folgende Reihenfolge für die Lebensgefährlichkeit einzelner Fracturen: Wirbel 66 pCt., Becken 50 pCt., Schädel 48 pCt., Unterschenkel 27,9 pCt., Schulterblatt 27,2 pCt., Schenkelhals 15 pCt., Oberschenkel 12 pCt., Unterkiefer 11 pCt., Olecranon 8 pCt., Vorderarm 7,5 pCt., Fibula 7,1 pCt., Oberarm 5 pCt., Phalangen 4 pCt., Rippen 3,9 pCt., Schlüsselbein 1,1 pCt. Ich möchte hier namentlich auf die grosse und keineswegs hinreichend gewürdigte Gefahr der Unterschenkelbrüche aufmerksam machen; sie geben bei weitem am häufigsten namentlich zu Pyämie und Tetanus Veranlassung. Es erklärt sich dies theils aus der Lage der scharfkantigen Tibia dicht unter der Haut, welche, wenn sie auch nicht perforirt, doch Verletzungen der letztern durch Druck von innen nach aussen beim Auffallen leicht möglich macht, dann namentlich durch die Anordnung der Fascien, welche, wie sie den spontanen Durchbruch des Eiters sehr erschweren, die Erkenntniss desselben oft erst spät zu Stande kommen lassen. Oedematöse Schwellung ist hier nebst klopfendem Gefühl das beste diagnostische Mittel; Fluctuation ist oft gar nicht wahrzunehmen. Röthe tritt erst spät ein. Nach dem Alter der Patienten kamen 6 Todesfälle auf Personen über 70 Jahren, 1 auf Kinder unter 10 Jahren, da 23 Personen über 70 Jahren an Fracturen litten, so ergiebt dies für dieselben eine verhältnissmässig sehr geringe Zahl von Todesfällen. Der Zeit nach starben 4 Personen in den ersten Stunden, sämmtlich mit Schädelfracturen; 11 in den ersten fünf Tagen, 40 von 6 bis 60 Tagen, 6 erst nach 60 Tagen.

Behandlung.

1. Einfache Brüche ohne Verletzung der Weichtheile.

Ohne uns in eine vollständige Auseinandersetzung über die verschiedene Behandlungsweise und die Indicationen zu derselben einzulassen, bemerken wir, dass die sämmtlichen während des Directoriums des Herrn v. Walther behandelten Brüche mit Schienenverbänden versehen zu werden pflegten; auch fand hier noch vielfach die örtliche, ja selbst die allgemeine Blutentziehung, die örtliche Anwendung von Bleiwasserumschlägen statt, ohne dass indess in Betreff des Erfolges oder der Heilungsdauer ein Unterschied (aus den klinischen Diarien) ersichtlich wäre. In der ersten Zeit des Directoriums des Herrn Gehr. Wutzer waren ebenfalls die Schienenverbände und die Bell'sche Kapsel für die oberen, die doppelten Plana inclinata und die Schweben (s. u.) für die unteren Extremitäten vorzugsweise in Gebrauch.

Für die letzteren wurde insbesondere der flectirten Lagerung des Gliedes mit oder ohne Extension der Vorzug gegeben.

Das doppelte oder eigentlich dreifache Planum inclinatum, dessen sich Herr Gehr. Wutzer gewöhnlich zu bedienen pflegte, gründete sich zunächst auf die von Amesbury und Cooper besonders empfohlene flectirte Lage für die Fracturen der unteren Glieder und war eine weitere Vervollkommnung des Bell'schen Apparats. Eine solche hatte zuerst Busch, Chirurg am Clemenshospitale zu Münster, in den Abhandlungen der ärztlichen Gesellschaft zu Münster 1829. S. 328 beschrieben und abgebildet, und auf Grundlage des Busch'schen Apparats war das hier in Bonn angewandte mit bedeutenden Verbesserungen, die wir hier kurz besprechen wollen, construirt. Vergl. die Abbildung Taf. II. Fig. 1. Das ganze ruhte auf einem viereckigen in eine lange Bettlade passenden Rahmen. In der Mitte ein horizontales Brett für das Becken; für Rücken und Kopf ein hoch und niedrig einzustellender Rahmen; für die Oberschenkel zwei getrennte Bretter mit oberem innerem Ausschnitte zur Entleerung der Fäcalmaterien; diese Bretter können nach der Länge der Beine verlängert oder verkürzt werden. Mit ihnen durch Charniere verbunden die Rahmen für die Unterschenkel, in deren Enden sich schräge Fussbretter auf und ab schieben lassen. Auf die drei Haupttheile passen drei wohlgepolsterte Pferdehaarkissen. Der Kranke wird zuerst mit dem Becken durch einen Beckengurt der, seitlich eingeschnallt, das Becken am Hinabrutschen durch Schenkelriemen hindert, fixirt. Die Ober- und Unterschenkelbretter angepasst. Für den Unterschenkel wird das Fussbrett zur Extension benutzt. Der Oberschenkel wird entweder mittelst des Unterschenkelbretts durch Aufrichtung desselben zum rechten Winkel extendirt, oder durch einen Extensionsgurt und Gewichte. Ueber das Bett wird ein Gestell angebracht. Das Gestell hat einen über das Bett hingehenden langen Querbalken, an welchem sich der Kranke durch eine Hantel aufziehen kann. An dem untern Pfeiler dieses Gestells liessen wir später eine auf und ab verschiebbare durch Schrauben festzustellende eiserne Querstange anbringen, an welcher eine Rolle für jede Seite festgestellt werden kann. Ueber diese läuft das Extensionsseil und übt durch angehängte Gewichte die Extension aus. Der Kranke liegt auf dem Planum inclinatum duplex sehr bequem; dasselbe kann in alle möglichen Flexions- und Extensionsstellungen gebracht werden, und eignet sich sehr gut für die complicirten oder Splitterbrüche des Oberschenkels und Unterschenkels. Auch für Beckenbrüche ist es trefflich zu verwenden. Neuerdings wurde dasselbe von Hrn. Prof. Busch nicht mehr gebraucht, s. u. Oberschenkelbrüche, indem der Gypsverband es in den meisten Fällen trefflich ersetzt.

Die festen Verbände wurden zuerst im Jahre 1838 angewandt; anfangs mit grosser Vorsicht und erst nach vorangegangenem Schienenverbande und Anwendung kalter Umschläge. Der Kleisterverband war es hauptsächlich, zuweilen der Dextrinverband, dessen man sich bediente. Letzterer als unangenehm zu appliciren und ohne Vorzüge wurde nur des Vergleichs wegen einige Male benutzt. Ebenso kamen die Guttapercha-Verbände (im Jahre 1849 und 1850) einigemale versuchsweise in Anwendung. Der Kleisterverband war bis gegen das Ende des Jahres 1853 der vorherrschend für die einfachen Brüche benutzte. Wir applicirten denselben (Dr. Schaeffer 1849, also noch vor Burggraeve's Angabe des Watteverbandes 1850) in folgender Weise: zuerst wird das Glied nach gemachter Reposition, welche zwei Gehülfen unterhalten, mit einer Lage Watte umgeben; dann folgt eine (vorher ausgewaschene und angefeuchtete) Rollbinde. Dieselbe wird mit Kleister von aussen bestrichen; darüber kommen passend zugerissene in Wasser erweichte, mit Kleister überstrichene Pappschienen; diese werden durch eine Rollbinde, deren einzelne Touren eingekleistert, befestigt. Ist Dislocation zu befürchten so werden von aussen hölzerne Schienen bis zur Trockne des Verbandes angelegt. Des Kleisterverbandes bediene ich mich noch jetzt gern bei queren Brüchen, bei denen keine Dislocation zu fürchten ist; wo dies der Fall ist, verdient der schwerere Gypsverband den Vorzug; auch kann man beide nach einander benutzen. Für Fracturen der unteren Glieder bei kleinen Kindern sind Guttapercha-Verbände sehr brauchbar; noch bequemer habe ich es gefunden, einen leichten Gypsverband aus leinenen Binden mit Guttaperchahöschen zu überziehen. Solche kann man sich leicht aus einer ganz dünnen Guttaperchaplatte verfertigen, indem man einen Streifen von der nöthigen Breite und Länge schneidet, denselben von hinten her um den Verband legt und nun vorn, wo der eine Rand etwas überstehen muss, mittelst eines in kochendes Wasser getauchten Schwammes die beiden Ränder aneinander löthet. Man hat dadurch den Vortheil, dass der Verband nicht sobald vom Urine durchnässt wird, wie dies sonst geschieht und zu unangenehmen Excoriationen führt.

Im Jahre 1853 machte uns Herr Dr. van de Loo zuerst mit dem von seinem Freunde Dr. Matthyssen im Jahr vorher erfundenen Gypsverbande, als dessen Apostel er auftrat, bekannt. Die erste einfache in der Poliklinik vorkommende Fractur (Schrägbruch des Unterschenkels bei einem 19jährigen Manne) wurde sofort von mir mittelst desselben glücklich geheilt. Doch genügte uns die erste Applicationsweise desselben nicht vollkommen. Herr van de Loo hatte den Verband mit Scultet'schen Binden aus Nessel (Baumwollenzeug) angelegt, von welchen die das Glied zunächst umgebende trocken applicirt, die nächstfolgenden mit Gyps eingerieben erst während der Anlegung mittelst eines Schwammes befeuchtet wurden. Dadurch wird die Anlegung weitläuftig, der Verband ungleichmässig. Wir bedienten uns deshalb zunächst folgenden Verfahrens: Watte um das Glied; trockene Rollbinde; Rollbinden in längere Stücke geschnitten mit Gyps imprägnirt und während der Anlage befeuchtet. Nachdem uns die Pirogoff'sche Schrift (Klinische Chirurgie 2. Heft 1854) zugekommen, nahmen wir den zweckmässigeren Gypsbrei zum Verbande. Unsere Applicationsweise ist folgende: das ganz mit Watte umgebene Glied wird, nachdem die Reposition gemacht und von zwei Assistenten unterhalten wird, mit einer gleichmässig anliegenden trockenen Rollbinde umwickelt. Dann folgen bei wohlhabenden Patienten leinene (sogen. Lazareth-) Bindenstücke, bei ärmeren und im Hospitale aus Packleinen geschnittene Streifen von $1\frac{1}{2}$ bis 2 Ellen Länge, die vorher von einem Gehülfen mit Gypsbrei imprägnirt und rasch aufgerollt sind. Hr. Prof. Busch bediente sich zur Schutzbinde flanellener Rollbinden; ich ziehe Watte mit einer leinenen Binde umgeben vor. Nach der Oertlichkeit wendet man sehr zweckmässig Gypscompressen die vorher gehörig zugeschnitten oder Gypsschienen (Pirogoff und Szymanowski) an. Die Gypsbindenstreifen haben den grossen Vortheil, dass man mit denselben jede denkbare Figur um das Glied beschreiben, und so das letztere in jeder beliebigen für den jeweiligen Zweck nothwendigen Form fixiren kann. Nimmt man lockere Leinenbinden so ist ein solcher Gypsverband wenig schwerer als ein Kleisterverband; da er beim Trocknen sich nicht zusammenzieht, so ist er weniger gefährlich und zugleich weniger lästig für den Kranken als jener, zugleich in jeder Beziehung für die einfachen Brüche vorzüglicher als jeder andere. Durch Ueberstreichen von zähem Gypsbrei kann man ihm jede beliebige Stärke geben. Will man ihn sehr elegant machen, so nimmt man leinene Binden, streicht die Fugen mit Gyps aus und glättet, wenn der Gyps anfängt hart zu werden den ganzen Verband, indem man ihn mit befeuchteter Hand polirt. Das hindert auch das Abbröckeln und bedarf man keiner Kleisterbinde zur Fixirung des Gypses. (Bardeleben).

2. Verbände bei mit Wunden der Weichtheile complicirten Brüchen.

Bei kleineren Verletzungen der Weichtheile kann man mit der nöthigen Vorsicht (s. u.) mit sehr gutem Erfolge sich des Gypsverbandes bedienen. Wir haben wiederholt in den letzten Jahren, besonders wenn die Haut nur wenig etwa durch ein perforirendes Fragment verletzt war, uns desselben ohne allen Schaden bedient, die Hautwunden heilten darunter ohne Hinderniss. Hat man es dagegen mit Brüchen zu thun, welche eine grössere Eiterung, vielleicht Senkungen (Unterschenkelbrüche) fürchten lassen, so ist der Gypsverband wenigstens für die erste Zeit nur sehr selten benutzt worden; immer liessen wir dann ein grosses Fenster; zuweilen legten wir auch den Verband wie gewöhnlich an und schnitten ihn von unten bis oben auf, klappten ihn nach Bedürfniss auseinander (was wenn man nach Szymanowski einen geölten Bindfaden an die untere und obere Seite zwischen die Deckbinde und die Gypsbinden legt, sehr leicht ist). Man kann den ganzen Verband dann noch in eine Schwebe legen.

Der gewöhnliche und für complicirte Brüche in der Bonner Klinik von jeher gebräuchlichste Verband war der Scultet'sche mit Spreukissen und losen nicht aneinander genähten Bindenstreifen; trockne Bindenstreifen um das Glied; darüber angefeuchtete Pappschienen; nochmals Bindenstreifen; Wachstaffet, Spreukissen und ganz aussen zur Sicherung der Lage Holzschienen oder Strohladen. Das ganze zusammengebunden mit schmalen Streifen. Das Glied wird so entweder auf ein Brett gelegt oder auf dem Planum inclinatum, oder auf einer Schwebe, oder in der Petit'schen Beinlade befestigt. Für Brüche des Ober- und Unterschenkels ist in Verbindung mit dem beschriebenen Verbande das Planum inclinatum duplex allen andern Apparaten mit Ausnahme des Fenster- oder Klappen-Gypsverbandes, wenn derselbe anwendbar ist, vorzuziehen.

Unter den Schweben, die unter dem Directorium des Hrn. Gehr. Wutzer besonders für die complicirten Unterschenkelbrüche vorzugsweise angewandt wurden, kamen am häufigsten in Gebrauch eine nach der Sauter'schen modificirte mit im Charniere beweglichem Oberschenkelbrette, und mit Fussbrett und Extensionswinde. Das Oberschenkelbrett legt sich durch den Druck des Gliedes allemal fest auf die Matratze und die Schwebe wird dadurch sehr lästig, der Kranke rutscht nach der andern Seite leicht hinab; Verschiebung der Bruchenden ist fast unvermeidlich. Ausserdem kamen oft in Gebrauch die Schwebe von Faust mit elastischem halb aufgeschnittenem Strumpfe, welche keine Extension zulässt, also blosser Trageapparat ist; die Braun'sche mit abnehmbaren Gurten, bei Eiterungen recht brauchbar, aber ebenfalls ohne gehörige Befestigung des Gliedes. Die Petit-Heister'sche Lade mit ausziehbarem Fussbrette und beweglichen Seitenklappen, von Herrn Prof. Busch wieder eingeführt, ist den Schweben weit vorzuziehen. Für Brüche der oberen Gliedmassen wurde früher häufig, wie auch für den Unterschenkel, das Posch'sche Fussbrett benutzt.

Fassen wir unser Urtheil über die verschiedenen Apparate und Verbandweisen kurz zusammen.

Die wichtigste und nächste Regel muss bei jeder Fractur die gehörige Coaptation der Bruchenden sein; ohne dieselbe wird die Heilung verzögert, die Form des Gliedes gefährdet.

Eine solche ist weder bei blosser einfacher Unterstützung des Gliedes, noch durch permanente Extension erreichbar; ist dem obern oder untern Bruchende eine Bewegung gestattet, so ist die Coaptation illusorisch. Vollkommene Feststellung des nächst obern und nächst untern Gelenks ist daher für eine rasche und günstige Heilung unumgänglich nothwendig. Ein jeder Verband oder Apparat, welcher die beiden Gelenke, mit denen ein Knochen in Verbindung steht, nicht fixirt, ist daher unvollkommen. Aus diesem Grunde sind die Schweben unzweckmässig. Die Anwendung derselben ging aus einem unzeitigen Mitleiden mit dem Patienten hervor; man wollte ihm während man ihn an das Bett fesselte eine möglichst freie Bewegung seines Körpers verschaffen. Bewegt aber der Kranke seinen Rumpf auch nur zur Seite, so werden Oberschenkel und Oberarm verschoben, mit ihnen Knie- und Ellenbogengelenk, und mit diesen die oberen Enden des fracturirten untern Gliedes.

Weit besser in dieser Beziehung sind daher die festliegenden Apparate: vor allem Petit's Lade; Posch's Fussbrett; mit beiden verbunden, oder auch für sich benutzt Scultet's Verband mit Spreukissen-Unterlage; für die unteren Glieder das doppelte Planum inclinatum. Am vollkommensten entspricht den Anforderungen an einen Verband für Fracturen der Gypsverband, sobald er über das nächst obere und untere Glied hinüber reicht. Durch die Einrichtung von Klappen oder Fenstern, ja mit Freilassung der ganzen einen Hälfte des Gliedes und blosser Vereinigung eines obern und untern Ringes durch eine Längsschiene aus Gyps ist dieselbe auch für complicirte Brüche brauchbar; freilich diejenigen Fälle ausgenommen, in welchen zu ausgedehnte Wunden, Hautexcoriationen, Rose und sehr bedeutende Anschwellung jeder Art selbst nur einfach zusammenhaltende Verbände unanwendbar macht. Hier ist es zweckmässiger zuerst mit dem Scultet'schen und Spreukissenverbande sich zu behelfen, und erst später wenn die entzündliche Reaction nachgelassen hat, zum gefensterten Gypsverbande seine Zuflucht zu nehmen. Man kann aber auch von vornherein den Gypsverband anlegen und zwar in folgender Weise: Auf der obern Seite des Gliedes legt man der Länge nach zwei bis drei Finger breit von einander zwischen jede Lage Gypsbinden zwei geölte Bindfäden; nach dem Trocknen schneidet man beide von aussen über den Gelenken durch, zieht die Stücke heraus und bildet sich durch Aufschneiden des Verbandes längs der beiden Bindfädenrinnen einen Deckel, den man locker mit Bindenstreifen befestigt. In Betreff der Anlegung des Verbandes haben wir noch folgendes zu bemerken:

Genaue und sorgfältige Reposition ist vor derselben durchaus nöthig, da von ihr der Erfolg wesentlich abhängt; reitende, in das Fleisch eindringende Knochenenden rufen sonst heftige und schmerzhafte Muskelkrämpfe hervor, die zuweilen durch Fortpflanzung der Reizung zum Rückenmarke in allgemeine Reflexkrämpfe übergehen und zu tödtlichem Starrkrampfe führen. Nur gehörige Reposition macht dieselben vermeiden. Bei nicht complicirten Brüchen gelingt dieselbe am besten, wenn der Operateur, während die Assistenten ziehen, oder nach Umständen rotiren, mit den beiden Händen die gehörige Aneinanderlegung der Bruchenden bewirkt. Grosse Kraft zur Ueberwindung des Muskelzuges anzuwenden ist nie rathsam, selten nöthig. Wo Muskelkrampf eintritt ist er reflectorisch, oder willkührlich durch Angst des Patienten bedingt. Beide beseitigt das Chloroform. Sehr schmerzhafte Repositionen sollen daher in der Narkose vorgenommen werden: dem Kranken wird Schmerz, dem Operateur Mühe erspart. Die auch in unserer Klinik zur Erhaltung der Reposition wiederholt benutzten Klammern und Stacheln (Malgaigne) werden nach zweckmässiger Verwendung des Gypsverbandes auf sehr wenige Fälle beschränkt bleiben. Man kann sie auch mit dem Gypsverbande verbinden.

Wenn man kein Oedem der Gliederenden entstehen sehen will, so muss die Einwicklung am Ende des Gliedes beginnen; ängstliche Umwicklung jedes Fingers und jedes Zehen ist schädlich, bewirkt Gelenksteifigkeit. Gleichmässige und nie als Druck wirkende Einwicklung ist die wichtigste Regel bei Anwendung der festen Verbände. Nur durch grosse Uebung kann sie erlernt werden. Sehr viele Vorwürfe, die man dem festen Verbande gemacht hat, treffen bloss dessen ungeschickte, besonders ungleichmässige oder einschneidende Anlegung. Aus diesem Grunde ist eine Lage Watte, die das Glied selbst umgiebt, und die man an den vorstehenden Knorren noch verstärkt, äusserst empfehlenswerth. Entsteht, nachdem der Verband getrocknet ist, ausser dem gewöhnlichen nach gehöriger Reposition unbedeutenden Bruchschmerze, der auf die Bruchstelle beschränkt ist, Schmerz, Klopfen etc., so ist sorgfältige Untersuchung nothwendig. Ich bediene mich anstatt des Scutin'schen Compressimeters einer langen feinen geknöpften Fischbeinsonde (Fischbeinstricknadel), die ich von den beiden Enden des Verbandes unter denselben unmittelbar über der Haut einführe. Der Kranke empfindet sehr genau den Gang derselben; man ist im Stande jeden stärkeren Druck des Verbandes genau auszufinden. Ist solcher vorhanden, oder entsteht beim Hinstreichen über die Haut an irgend einer Stelle Schmerz, so ist die Oeffnung des Verbandes dringend indicirt. Dieselbe wird wesentlich erleichtert, wenn man zwei mit Fett bestrichene Bindfäden auf den beiden Seiten des Gliedes mit eingegypst hat. Die Szymanowski'sche Scheere oder in Ermangelung einer solchen sehr gut eine französische Rosen- oder Baumscheere, die weit billiger ist, schneiden einen solchen Verband sehr leicht auf. Man wird zuweilen ganz unnöthig den Verband geöffnet haben — das ist besser, als wenn man Brandblasen entstehen lässt. Der Verband kann sofort wieder benutzt werden, indem man eine einfache Gypsrollbinde umlegt. Die Empfindlichkeit, Beweglichkeit und das Oedem der Finger sind trügerische Kennzeichen: jene können vorhanden sein, dieses fehlen, und doch ist schon die Haut entzündet (S. oben S. 120). Hat man ein Fenster angelegt, was sehr leicht durch Zurückführen der Binden möglich wird, so ist es zweckmässig für dasselbe sich einen Deckel zu machen, aus einer passend zugeschnittenen in Gypsbrei getauchten Compresse, und diesen allemal nach dem Verbande der Wunde aufzulegen und festzubinden, um das Hervorquellen der Weichtheile zu verhüten.

Ausser dem Verbande hat man gar keine örtliche Behandlung nöthig; nur bei sehr bedeutendem Blutergusse in die Muskeln und unter die Haut wenden wir zuweilen Schröpfköpfe an; allgemeine Blutentziehungen nur bei besondern durch Verletzung und Entzündung wichtiger Organe bedingten Indicationen. Eben so wenig bedienen wir uns anderer localer Antiphlogistica wie der Kälte, des Bleiwassers, der grauen Salbe u. s. w., da die Folgen der Contusion von selber schwinden.

Erstreckt sich eine complicirte Fractur in ein Gelenk, so haben wir in der Wutzer'schen Klinik mit grossem Erfolge uns des Eises bedient; auch bei Fracturen mit Zerreissung der Weichtheile wurde die Kälte vielfach angewandt. Wie vorsichtig man aber mit dem Eise verfahren muss, um die Lebensfähigkeit der Gewebe nicht allzusehr zu depotenziren, beweisen die obenerzählten Fälle, in denen der zu lange ausgedehnten Anwendung der Kälte Brand folgte. Die Empfindung des Kranken ist hier ein sehr guter Maassstab für die Zweckmässigkeit; so lange dem Kranken das Eis angenehm ist, so lange sich der Schmerz steigert, wenn dasselbe weggelassen wird, ist es mit Vortheil anzuwenden. Kann man den Kranken aber nicht wie in einem Hospitale überwachen, muss man ihm das Urtheil ganz selbst überlassen, so ist das Eis ein gefährliches Mittel, indem sehr rasch Brand durch Erfrierung eintreten kann. Das Eis darf nie drücken, daher Schweinsblase oder Gummiblase mit kleinen Eisstücken über der Fractur an einem Reifen aufgehängt; durch einen Scultet'schen Verband dringt die Kälte sehr gut hinlänglich durch.

In neuerer Zeit haben wir uns bei Fracturen mit Gelenkverletzungen und starker Contusion der hydropathischen Einwicklung (Prof. Busch) in den ersten Tagen vor Anlegung des festen Verbandes gerne bedient: eine wohlausgerungene in kaltes Wasser getauchte Serviette oder Handtuch wird um das Glied gewickelt, mit einer Flanellbinde umgeben und endlich mit einem Wachstuche oder vulkanisirtem Caoutschuk umwickelt; Morgens und Abends erneuert. Die gleichmässige feuchte Wärme welche sich darunter erzeugt, ist ein treffliches Antiphlogisticum.

Auch das permanente Warme-Wasserbad kam einige Mal zur Anwendung. Ich muss offen gestehen, dass ich mich von den gerühmten Vorzügen desselben bei Fracturen nicht habe überzeugen können. Dislocation der Bruchenden ist kaum zu vermeiden. Pyämie wird nicht dadurch verhütet — wir sahen Fälle von Pyämie trotz dem Bade — und ein sehr unangenehmes Aufquellen der in der Neubildung begriffenen Theile — Wassersucht der Granulationen hindert die rasche Heilung.

Bei der Behandlung von Splitterbrüchen erfordert zunächst die Reposition, dann die Eiterung, endlich etwa entstehende

Nekrose sorgfältige Beachtung. Hat ein Fragment die Haut durchbohrt, und erschwert dasselbe die Reposition so sehr, dass diese nicht ohne weitere Zerreissung der Weichtheile möglich wird, klemmen insbesondere krampfhaft contrahirte Muskeln das perforirende Ende ein, so ist die Resection des vorstehenden Endes offenbar das einfachste und am raschesten zum Ziele führende Mittel. Dieselbe ist in fünf Fällen von Unterschenkelfracturen angewandt worden.

Der erste Fall No. 271. bei einem 48jährigen Manne betraf den rechten Unterschenkel in der Mitte; das untere Ende der Tibia hatte die Haut durchbohrt, und liess sich nicht reponiren; es wurde desshalb ein Stück von der Lange eines halben Zolles abgesägt. In der stark zerrissenen Muskulatur bildeten sich zahlreiche Abscesse. Schüttelfröste. Amputation unter dem Knie. Tod durch Pyämie am 21. Tage.

Die übrigen vier Fälle verliefen durchaus günstig:

No. 382. Peter Eisenhuth ein 4jähriger Knabe aus der Gegend von Eitorf, erlitt am 6. Juli 1844 durch das Zusammenstürzen des Giebels seiner väterlichen Hütte einen Schiefbruch des linken Unterschenkels im untern Drittel, die untern Bruchenden ragten aus einer schief nach unten und aussen zum äussern Knöchel verlaufenden Wunde hervor. Das untere schief abgebrochene Ende der Tibia ragte 2 Zoll, das der Fibula 1½ Zoll vom Perioste ganz entblösst zur Wunde heraus. Von der ersten wurde ein 1½ Zoll langes, von der Fibula ein 1 Zoll langes schräges Bruchstück abgesägt; dann erst gelang die Reposition. Die Wunde wurde durch die Naht vereinigt. Scultet's Binde. Schienen und Spreukissen. Der Eiter wurde durch sanften Druck und mittelst einiger Incisionen sorgfältig entleert. Die Heilung war nach 150 Tagen vollendet; die Verkürzung betrug dreiviertel Zoll.

No. 383. Wilhelm Eisenhuth, Bruder des vorigen 19 Jahr alt, erlitt mit demselben eine ganz ähnliche Fractur. Beide Brüder hatten unter dem Dache in einem Bette gelegen und wurden von demselben Balken getroffen; auch hier hatten die unteren Enden die Haut durchbohrt und musste ein Zoll langes Stück von der Tibia mit der Säge entfernt werden. Die Wunde hatte eine Lange von vier Zoll und wurde ebenfalls durch die umschlungene Nath vereinigt. Scultet's Verband mit Spreukissen, Sauter's Schwebe. Die Eiterung war beträchtlicher, es bildeten sich mehrere Senkungen, die wiederholte Oeffnungen verlangten. Am 15. August wurden zwei nachträglich losgestossene grosse Knochensplitter von der Tibia entfernt. Die Heilung war ohne Verkürzung und ohne Deformität in 58 Tagen vollendet.

No. 393. M. Giermann, Maurer aus Weidesheim 34 Jahr alt, fiel am 20. Octbr. 1843 von einem 10 Fuss hohen Gerüste auf einen Steinhaufen und erlitt einen complicirten Splitterbruch des linken Unterschenkels, wobei die unteren schrägen Enden die Haut durchbohrten. Es wurden die vorragenden Enden resecirt und das Bein in eine Schwebe gelegt. Das obere Hauptfragment stand nach hinten und innen, das untere nach vorn und aussen dislocirt, ausserdem war eine Verkürzung von 1 Zoll eingetreten; bei der Aufnahme in die Hospitalklinik war der Callus schon bedeutend, (19. Nov.) beträchtliche Eiterung. Posch Fussbett. Extraction mehrerer Splitter. Die Verkürzung blieb. Heilung fünf Monate nach der Verletzung vollständig.

No. 437. Bei einem 40jährigen Fuhrmann J. Wahlem aus Wormersdorf, der durch Umschlagen einer beladenen Karre am 11. Nov. 1846 ebenfalls einen solchen Bruch, aber unmittelbar über den Knöcheln erlitten hatte, wurde das untere hervorstehende Ende einen Tag nach der Fractur resecirt. Die Reposition gelang leicht; das Bein wurde anfangs auf die Sauter'sche Schwebe gelagert, nach fünf Wochen in einen Kleisterverband gelegt, und schon nach 70 Tagen war das Bein mit kaum merkbarer Verkürzung (¼ Zoll) geheilt.

Am gefahrbringendsten für das Leben des Patienten ist allemal heftige Eiterung in der Umgebung complicirter Splitterbrüche und zwar ganz besonders, wie wir schon wiederholt erwähnt haben, bei den Unterschenkelbrüchen durch die hier vorzugsweise gern entstehende Pyämie. Die Consolidation kam in allen Fällen, die jener Gefahr glücklich entgingen, vollkommen zu Stande, aber der Eiterungsprocess zieht dieselbe allerdings zuweilen ungewöhnlich in die Länge. Die Sorge für eine gute Lage der gebrochenen Enden steht hier fast zurück gegen die Sorge für freien Abfluss des Eiters. Knopflochförmige Incisionen überall wo derselbe sich zeigt, auch bei Abwesenheit von Fluctuation, wenn Oedem und klopfender Schmerz Eiter vermuthen lassen — und Entfernung des Eiters durch sanftes Drücken und häufiges Ausspritzen bringen oft sehr rasche Heilung. Vor allem darf man nicht die einzelnen Oeffnungen durch wahre Charpiepfropfen zustopfen, so dass sich der Eiter in der Höhle ansammelt; ein paar Fäden genügen zum Offenhalten der Wunden vollkommen. Wenn man das Entfernen des Eiters durch sanftes Streichen fürchtete, als ob man dadurch den Eiter in die Weichtheile nur weiter hineintriebe, so ist allerdings gewaltsames Ausdrücken zu vermeiden; auch muss das Streichen in der Richtung zur Ausflussöffnung vorgenommen werden; die Entleerung aber ist jedenfalls viel vollkommener als bei blossem Ausspritzen.

Dass man lose Knochenstücke entferne, wenn sie vollständig von der Umgebung getrennt sind, ist eine alte Regel; sitzt aber das Knochenstück noch irgendwo am Perioste fest, so dass es ernährt werden kann, so heilt es oft sehr schön ein, und gewaltsame Entfernung würde hier verfrüht sein. Stellt sich im Verlaufe der Eiterung die vollständige Lösung eines Fragments ein, so dass dasselbe nekrotisch wird, so kann dies die Heilung ungemein verzögern; es ist daher die Herausnahme sofort zu bewerkstelligen; sie gelingt auch in der Regel durch die vorhandenen Oeffnungen, die man nur nothgedrungen erweitern soll. Gewöhnlich heilt nach Herausnahme eines Splitters die Fractur bald und vollkommen. Unter 17 Fällen in denen eine solche nachträgliche Extraction von Splittern nothwendig wurde, sahen wir nur einmal (No. 426 s. o. Pseudarthrose) beim Oberarme geringe Beweglichkeit noch 341 Tage nach der Fractur zurückbleiben; der Kranke verliess ungeduldig die Anstalt, doch liess sich vollkommene Herstellung hoffen; 7 Fälle betrafen den Unterschenkel (No. 290 Heilung in 123 Tagen bei einem 60jährigen Weibe trotz eingetretenen Brandes; No. 393 s. oben S. 134 Heilung in 123 Tagen).

No. 396. 21jähriger Knecht; complicirter Schiefbruch mit Splitterung durch einen Hufschlag. Sauter's Schwebe; Extraction mehrerer Splitter; wiederholte Incisionen. Heilung in 110 Tagen.

No. 424. Complicirter Comminutivbruch bei einem 25jährigen Säufer. Heilung in 175 Tagen. Anfangs Scultet's später Kleisterverband; unbedeutende Verkürzung.

No. 480. Peter Fassbinder, 38jähriger Schiffer aus Duisburg, fiel am 25. Decbr. 1848 5 Fuss hoch in einen Nachen hinab gerade auf die Kante eines Balkens. Das obere Ende der Tibia perforirte beim Aufstehen die Haut; mehrere Splitter waren deutlich fühlbar. Reposition. Sauter's Schwebe. Eis. Am 6. Tage Kleisterverband. Musste schon am 1. Januar 1849 wieder aufgeschnitten werden. Am 4. Jan. wurde ein Zoll langer Splitter extrahirt. Am 10. Jan. ein kleiner, nach und nach kamen noch 8 Splitter heraus. Es stellte sich ein Pseudoerysipel ein. Incisionen wiederholt. 121 Tage nach der Verletzung war die Heilung vollendet mit Verkürzung von ½ Zoll.

No. 493. S. oben S. 118. Tod durch Pyämie in 21 Tagen.

No. 495. Regeneration der ganzen Diaphyse und Tibia in 230 Tagen. S. ob. S. 111.

Auf die Brüche des Schädels, bei welchen Splitter herausgenommen werden mussten, komme ich später zu sprechen; sie sind oben nicht mit eingerechnet. Von drei Fracturen des Nasengewölbes verlief eine tödtlich; zwei andere wurden geheilt; ebenso heilte ein complicirter Bruch des Unterkiefers (No. 425) nach Herausnahme von Knochenstücken und Fragmenten eines Steins in 115 Tagen. Zweimal kam es bei Vorderarmfracturen zu Nekrosen: so wurde das Köpfchen des Radius (No. 339) nekrotisch ausgezogen und nach 144 Tagen Heilung mit Wiederersatz desselben durch ein kolbiges neugebildetes Ende gesehen; in einem andern Falle (409) heilte eine durch Auffallen eines Steins veranlasste complicirte Vorderarmfractur nach Herausnahme mehrerer nekrotischer Splitter in 258 Tagen ohne Beeinträchtigung der Bewegung.

Die übrigen 4 Fälle betrafen Nekrosen der Metacarpalknochen und der Phalangen, und verliefen ebenfalls glücklich.

Gelenkfracturen, welche zu frischen Resectionen hätten Veranlassung geben können, kamen nicht vor; hingegen wurden mehrfach Amputationen nothwendig; das Verhältniss derselben war insofern ein ungünstiges, als die meisten zu Amputationen führenden Fälle nicht unmittelbar nach der Verletzung in die Klinik kamen, und die Amputation entweder in den ersten 8 Tagen oder ganz spät vorgenommen werden musste. Es wurden im Ganzen 31 Amputationen (incl. Exarticulationen) vorgenommen; von diesen verliefen 16 tödtlich und 15 wurden geheilt. In einer Hospitalklinik kann ein solches Verhältniss nicht auffallen, da eben in den meisten Fällen die Heilung ohne Amputation versucht wird, und somit nur die schlimmsten Verletzungen der Amputation verfallen. Die grosse Zahl geheilter complicirter Brüche giebt hierfür einen Beleg, und stellt dadurch die schliesslich geheilten Fälle sehr in den Vordergrund. Gerade die in der Bonner Klinik unter dem Directorium des Herrn Gehr. Wutzer unternommenen Amputationen ergaben sonst ein ungemein günstiges Verhältniss der Geheilten zu den Todten. Auch die als frische von uns bezeichneten Amputationen wurden zum Theil schon wegen brandiger Zerstörung der Weichtheile vorgenommen. Es kamen vor:

1 frühe Exarticulation des Oberschenkels; Tod. (No. 28. 20jähriger Mann, wegen brandiger complicirter Oberschenkelfractur, starb nach 8 Tagen).

4 frühe Amputationen des Oberschenkels; 3 geheilt, 1 gestorben (No. 21. 56jähriger Mann, wegen brandigen complicirten Splitterbruchs des Unterschenkels, starb am 30. Tage. No. 101. 18jähr. Mann, ebendesshalb, geheilt in 70 Tagen. No. 103. 56jähr. Mann, ebendesshalb, geheilt in 68 Tagen. No. 582. 60jähr. Weib, ebendesshalb, geheilt in 52 Tagen).

2 späte Amputationen des Oberschenkels, beide gestorben (No. 452. 15jähr. Mann, Zerschmetterung des Unterschenkels durch eine herabgestürzte Steinmasse, Tod durch Tetanus am 9. Tage. No. 489. 48jähr. Mann, Zerschmetterung des Oberschenkels durch Ueberfahrung; die primäre Amputation wurde verweigert. Pyämie. Amputation am 29. Tage. Tod einen Tag darnach).

1 frühe Exarticulation des Oberarms, geheilt (No. 171. 72jähr.

Weib, brandiger Splitterbruch des Oberarms, geheilt in 61 Tagen).

1 späte Exarticulation des Oberarms, gestorben (No. 201. 48jähr. Mann, complicirte brandige Fractur des Oberarms, starb in 10 Tagen).

1 frühe Amputation des Oberarms im obern Drittel, geheilt (No. 535. 4jähr. Knabe, Ueberfahrung, Splitterbruch mit Zerreissung der Weichtheile, Heilung in 28 Tagen).

1 frühe Exarticulation des Knies, gestorben (No. 99. 72jähriger Mann, complicirter Splitterbruch des Unterschenkels, Brand, Tod in 6 Tagen).

4 frühe Amputationen des Unterschenkels im obern Drittel, 3 gestorben, 1 geheilt (No. 132. 49jähr. Mann, complicirter Splitterbruch des Unterschenkels, Tod an Lungentuberkulose am 26. Tage. No. 289. 46jähr. Weib, Splitterbruch über den Knöcheln, Tod durch Pyämie am 21. Tage. No. 603. 36jähr. Mann, Zerschmetterung des Unterschenkels durch einen Böllerschuss, Brand, Heilung in 53 Tagen. No. 668. 33jähr. Mann, Zerschmetterung des Unterschenkels über den Knöcheln durch Auffallen eines Felsblocks, Tod durch Pyämie am 37. Tage).

5 späte Amputationen des Unterschenkels, 4 gestorben, 1 geheilt (No. 271. 48jähr. Mann, perforirender Splitterbruch des Unterschenkels, Resection des vorstehenden Endes, Pyämie, Amputation am 17., Tod am 21. Tage. No. 361. 35jähr. Mann, Zerschmetterung des Unterschenkels durch Böllerschuss, Zeichen von Trismus, Delirium tremens, Amputation, Tod durch Tetanus 2 Tage darnach. No. 350a. 32jähr. Mann, Gangrän des gebrochenen Unterschenkels durch zu festen Verband, Amputation mit Ovalärschnitt, Heilung am 58. Tage. No. 550. 48jähr. Mann, Splitterbruch, Tetanus, Amputation am 13. Tage, Tod an demselben. No. 573. 28jähr. Mann, Bruch der Fibula mit Luxation des Fusses, Brand durch zu festen Verband, Amputation am 63., Tod am 79. Tage durch Pyämie und Brand).

2 späte Amputationen des Vorderarms, beide gestorben (No. 26. 32jähr. Mann, complicirte Fractur, Brand, Amputation,

Tod 10 Tage später. No. 71. 24jähr. Mann, ebenso, Tod am 11. Tage).

Somit ergeben 22 Amputationen grösserer Glieder 7mal Heilung und 15mal Tod, nämlich:

12 frühe Amputat. gröss. Glieder	6	Heilungen	6	Todesfälle
10 späte - - -	1	-	9	-

woraus sich für die frühen Amputationen grösserer Glieder also 50 pCt. Heilungen, für die späten nur 10 pCt. ableiten lassen. Vgl. oben Brand und Tod.

Ausserdem wurden noch wegen Zerschmetterungen, Zerreissungen und Schussverletzungen von Fingern oder Zehen vorgenommen: 3mal die Exarticulation eines oder mehrerer Metacarpalknochen, sämmtlich mit glücklichem Ausgange; 5mal die Exarticulation mehrerer Phalangen, 4mal mit glücklichem, einmal mit tödtlichem Ausgange (No. 388a. 28jähriger Mann, Zerreissungen der dritten Phalanx des 4. und 5. Fingers durch eine Mühle. Amputirt am 11. Tage; betrank sich an demselben Tage; kam mit Trismus in die Klinik. Exarticulation des 4. und 5. Fingers. Tod durch Tetanus 20 Tage nach der Verletzung). Endlich einmal die Exarticulation der ersten Phalanx des grossen Zehen, wegen complicirten Comminutivbruches beider Phalangen, mit glücklichem Ausgange. Heilung 52 Tage nach der Verletzung. Von 9 Exarticulationen kleinerer Glieder hatten mithin 8 einen glücklichen, 1 einen tödtlichen Ausgang.

Behandlung der Pseudarthrosen.

Wir haben oben gesehen, dass im Ganzen nur sechs mangelhafte Vereinigungen auf 647 frische Fracturen vorkamen. Dies waren Fälle, in denen ungünstige Verhältnisse des Bruchs selbst (wiederholte Fractur) oder Nähe der Gelenke dieselben veranlassten. Alte Pseudarthrosen wurden im Ganzen 21 gesehen. Von diesen kamen:

6 auf den Oberarm (nämlich 5 auf die Diaphyse, 1 auf den Condylus internus).

5 auf den Oberschenkel (2 Schenkelhals, 2 Diaphyse, 1 Condyl. internus).

5 auf den Vorderarmknochen (1 Olecranon, 1 beide Knochen in der Mitte, 2 Radius, 1 Proc. styloideus ulnae).
3 auf die Patella.
1 auf den Processus spinosus vertebrae dorsalis.

Auch hier bestätigt sich somit die Erfahrung, dass Pseudarthrosen am häufigsten am Oberarme vorkommen, was offenbar seinen Grund darin hat, dass die Fixirung des Schultergelenkes wegen der beweglichen Verbindung der Scapula die grössten Schwierigkeiten bietet und meist von den Praktikern sehr unvollkommen ausgeführt wird. Auch drei ohne Erfolg ausgeführte Operationen betrafen Pseudarthrosen des Oberarms. Von jenen 21 Fällen wurden 12 nicht operirt; in zwei Fällen konnten sich die Kranken nicht zur Operation entschliessen (1 Pseudarthrose des Vorderarms, 1 des Radius). Unter den 10 übrigen nicht operirten Fällen waren 4 in welchen gar kein Versuch zur Heilung gemacht wurde, indem derselbe als vergeblich oder unnütz hätte betrachtet werden müssen. So blieben eine alte Fractur des Processus styloideus der Ulna mit Beweglichkeit desselben, ebenso wie eine Pseudarthrose des Dornfortsatzes des 10. Rückenwirbels unangetastet, indem beide die Brauchbarkeit der Theile nicht beeinträchtigten. Ebenso wenig war in zwei Fällen von Pseudarthrosen der Condylen des Oberschenkels und des Oberarms eine Heilung zu versuchen, wenngleich sie die Function der betreffenden Theile weit mehr beeinträchtigten. Den Fall von Pseudarthrose des Condylus internus des Oberschenkels haben wir bereits oben erzählt (No. 538). Die Tibia war mit dem einen Knöchel in die Höhe gewichen, der äussere Knöchel stemmte sich gegen das Köpfchen des Wadenbeins, und glitt sobald der Kranke sich auf das Bein stützte, an demselben hinab (Vgl. die Abbildung Taf. III. Fig. 10). Der Gang war eigenthümlich, indem das Bein doppelt einknickte, doch konnte der Kranke verhältnissmässig rasch sich fortbewegen, ja selbst laufen, musste sich aber um nicht zu fallen eines Stockes bedienen. Die Betheiligung des Kniegelenks liess die Operation nicht rathsam erscheinen, zu welcher sich ausserdem der Kranke nicht entschlossen hätte, da er aus seinem Knickbeine als einer Befugniss zum Betteln eine Erwerbsquelle gemacht hatte. Eben so wenig eignete sich eine alte Pseudarthrose des äussern Condylus des Oberarms, in Folge deren der Radius nach oben gewichen war, zur Operation. Zwei mangelhaft geheilte Fracturen des Schenkelhalses wurden gebessert durch Ruhe und Lagerung auf dem Planum inclinatum mit gleichzeitiger Extension: No. 224 bei einem 3jährigen Knaben vor fünf Monaten entstanden, um 2 Zoll verkürzt, in 53 Tagen soweit gebessert, dass die Verkürzung nur noch 1 Zoll betrug. No. 472. Bei einem 27jährigen Manne durch Ruhe und Eisenbäder in 84 Tagen wesentlich gebessert.

Ebenso war der Versuch 3 alte, mit einem Zwischenbande geheilte Fracturen der Patella zu verbessern, von geringem Erfolge. Die eine derselben war ein 11 Wochen alter Querbruch (No. 9); die andere vor 2 Jahren schon einmal gebrochen und durch ein Zwischenband geheilt, in beiden Fällen beschränkte sich die Behandlung auf passende Uebungen. Der dritte Fall war folgender:

No. 456. Ein 36jähriger Mann fiel mit dem linken Knie auf einen spitzen Stein und zog sich dadurch einen Querbruch der Kniescheibe zu; man liess ihn 14 Tage in einer Schwebe, vom 14. Tage an ohne einen Verband gestreckt liegen und gestattete vom Ende der 4. Woche an Gehversuche, 14 Tage darnach fiel er von Neuem und die kaum hergestellte Vereinigung zerriss wieder. Ein halbes Jahr nach diesem Unfalle (am 9. Juni 1847) suchte der Kranke in der Klinik Hülfe; das Knie war gestreckt, die Beugung erschwert, ein Drittheil der Kniescheibe war hinaufgezogen und stand um einen Zoll vom unteren zwei Drittheile der Kniescheibe umfassenden Fragmente ab. Dieselben wurden durch ein eignes Instrument von Herrn Gehr. Wutzer zu vereinigen gesucht, welches sich von dem Malgaigne'schen durch bewegliche Spitzen unterscheidet (s. u.), da sich das letztere nicht bewährte. Dasselbe wurde einmal 7, dann 12 Tage, endlich 3 Wochen lang ertragen, erregte keine erhebliche Reaction, doch war vollständige Vereinigung nicht bewirkt, die Fragmente mit einem Zwischenbande von etwas mehr als einen halben Zoll Länge verbunden, die Brauchbarkeit des Gliedes indess allerdings erheblich gebessert.

Dasselbe galt endlich von einer auch bereits drei Wochen alten Fractur des Olecranon (No. 272) eines 13jährigen Knaben, bei der das obere Fragment über einen Zoll in die Höhe gezogen war, die ebenfalls nur durch ein Zwischenband vereinigt wurde, aber auch die Bewegung nicht wesentlich beeinträchtigte.

Die übrigen 9 Fälle wurden der Operation unterworfen; drei dieser Operationen blieben ohne Erfolg, eine hatte einen tödtlichen Ausgang, die übrigen fünf dagegen waren mit vollkommenem Erfolge belohnt.

No. 155. Pseudarthrose des linken Oberarms; nach vergeblichen andern Versuchen (Jodtinktur, fester Verband) wurde die Resection von Herrn v. Walther ebenfalls vergeblich angestellt. Der 36jährige Kranke blieb 174 Tage in der Anstalt.

No. 426. 36jähriger Mann, erlitt durch Verschuttung 14 Wochen vor seiner Aufnahme eine complicirte Fractur des Oberschenkels und eine gleiche des Oberarms. Beide nicht vereinigt. Der Schenkel wurde durch blosse Extension auf dem Planum inclinatum geheilt. Am Oberarm wurde ein Splitter ausgezogen, die Enden von Herrn Gehr. Wutzer scarificirt und ein Kleisterverband angelegt. Doch blieb noch nach 341 Tagen bei der Entlassung eine geringe Beweglichkeit. Bailly's Kapsel.

No. 605. Ein kraftiger, wohlgebauter und stets gesund gewesener Landmann H. J. Gerhard, 36 Jahr alt, aus Geilenkirchen, erlitt im Anfange des Jahres 1855 einen einfachen Bruch des rechten Oberarms. Der Arzt hatte denselben bloss mit zwei kurzen Seitenschienen verbunden, aber weder das Ellenbogen- noch das Schultergelenk fixirt und so war eine sehr bewegliche Pseudarthrose entstanden. Die Enden des Bruches waren dabei resorbirt, konisch und nur durch fibröse Gewebe vereinigt. Am 26. Juli 1855 wurde von Herrn Gehr. Wutzer die Bruchstelle an der Aussenseite des Biceps durch einen einfachen Längsschnitt blossgelegt, die fibrösen Adhäsionen mit dem Messer getrennt und mittelst der Liston'schen Knochenscheere die Spitze des unteren konischen Fragments abgetragen. Anlegen einer gefensterten Blechkapsel, Fixirung des Ellenbogens und der Schulter mittelst lederner durch Riemen an die entgegengesetzte Schulter fixirter Kappen. Ueber das ganze Bell'sche Tragkapsel. Die Wunde heilte ohne besondere Eiterung. Bei der Abnahme des Apparats am 28. Aug. war die Beweglichkeit nicht vermindert. Kein Callus fühlbar. Anlegung eines Kleisterverbandes mit Fenster, durch welches der Arm mit Jodtinctur bepinselt wurde. Blieb ebenso erfolglos. Es wurde ein Haarseil zwischen den Fragmenten durchgezogen und nachdem dies drei Wochen gelegen, der Arm wieder in einen leichten Kleisterverband gelegt. Auch dies Verfahren hatte keinen Erfolg Der Kranke wurde mit dem Rathe sich gehörig zu ernahren, einstweilen (23. Oct. 1855) nach Hause geschickt. Als er am 3. Januar 1856 zurückkehrte, war das fibröse Band zwischen den atrophisch geschwundenen Enden noch langer als zuvor; der ganze Arm 1 Zoll langer als der linke, die Muskulatur schlaff. Die Pseudarthrose sehr beweglich. Am 12. Jan. wurden von Herrn Prof. Busch die Fragmente durch zwei ganz kleine Incisionen entblosst und zwei vergoldete Stahlschrauben eingesetzt, die nach Anlegung eines vorher gefertigten Guttaperchaverbandes (mit Fenster) durch eine Stahlzwinge vereinigt wurden. Sie blieben bis zum 9. Tage liegen, wegen Gefahr der Hautverschwarung wurden sie entfernt. Es erfolgte am unteren Fragment eine ziemlich reichliche, am oberen nur eine unbedeutende Calluswucherung ohne Vereinigung der beiden Enden. Nach Abnahme des Verbandes wurden am 5. Marz die beiden Fragmente unter sorgfaltiger Schonung des Periosts mit der Stichsäge resecirt, so dass sie gut zusammenpassten, die Stahlschrauben wieder angelegt und der feste Verband erneuert. Am 4. Tage wurde die untere, am 7ten die obere Schraube entfernt; der Arm blieb im Verbande, doch erfolgte, wenngleich die Enden durch die vorangegangenen Operationen bedeutend verdickt waren, keine Consolidation. Am 8. Mai wurden die Schrauben nochmals fur einige Tage eingelegt. Die Reaction blieb massig, ein vereinigendes knöchernes Gewebe zwischen den beiden Enden kam wieder nicht zu Stande Mit einem festen Verbande wurde der Kranke am 3. Juni 1856 entlassen. Die Vereinigung erfolgte nicht. Er musste einen dem Arme eine Stütze verleihenden Apparat tragen.

Vielleicht hätte eine Knochennaht mit Draht die Vereinigung

bewirkt, doch hatte der Kranke den Muth verloren. Der einzige tödtlich abgelaufene Fall betraf eine Pseudarthrose des Oberschenkels [1]).

No. 400a. J. Römer, ein 25jähriger Dachdecker aus Frankfurt a. M., hatte 1½ Jahr vor seiner Aufnahme durch einen Sturz von einem 80 Fuss hohen Hause eine Fractur des rechten Oberschenkels und zugleich eine schwere Gehirncommotion erlitten, der für längere Zeit ein Delirium furibundum folgte, so dass starke Blutentziehungen und Eisumschläge nöthig gewesen waren. 35 Wochen ruhige Lage und Druckverband hatten keine Vereinigung bewirkt. Bei der Aufnahme 9. Januar 1843 fand man das untere schiefe Fragment nach hinten und oben gewichen und 1½ Zoll vom oberen abstehend; beide um 3 Zoll nebeneinander verschoben; 4 Wochen lang angewandte Extension bewirkte keine Veränderung. Am 23. Febr. wurde von Herrn Gehr. Wutzer durch einen 7 Zoll langen Längsschnitt an der Aussenseite die Pseudarthrose blosgelegt. Zwischen beiden Fragmenten fand sich eine derbe feste Gelenkkapsel, welche von denselben mit Mühe getrennt wurde. Beide Enden wurden resecirt und an einander gepasst. Ein eigens dazu angefertigter Schraubenapparat aus zwei vergoldeten Stahlschrauben, die durch zwei Querstangen verbunden waren, sollte nun eingeschraubt werden; doch war die Corticalsubstanz so dünn, dass die Schrauben nicht hielten und man davon abstehen musste. Bei der Operation hatten die eingeschnittene Vena profunda femoris und mehrere kleine Arterien unterbunden werden müssen. Der Kranke wurde auf dem doppelten Planum inclinatum gelagert und durch massige Extension das Bein befestigt. Heftiges Fieber; Phlebitis. Am 9. u. 11. März heftige durch eine Dislocation der Fragmente erregte Nachblutungen, die durch Compression der Art. cruralis gestillt wurden. Am 13ten desshalb Unterbindung der Art. cruralis. Am 15. März Tod durch Pyämie. Leider fehlt uns ein Sectionsbericht.

Mit glücklichem Ausgange wurden dagegen operirt 2 Pseudarthrosen des Oberarms, 1 des Radius, 1 des Oberschenkels und 1 des Unterschenkels.

No. 304 [2]). Ein 39jähriger Fuhrmann F. Krüger aus Crefeld, glitschte im November 1835 auf der Strasse aus und wurde von einem Wagen so überfahren, dass der rechte Oberarm in der Mitte zerbrach. Der Arm wurde in einen Schienenverband gelegt und mit kalten Fomenten umgeben. Nachdem letztere 4 Wochen lang fortgebraucht worden, brachen an verschiedenen Körperstellen, besonders aber am rechten Arme Furunkeln aus. So oft der Kranke Schmerzen empfand wurden kalte Umschläge angewandt. Nach 11 Wochen war die mangelhafte Vereinigung klar. 3 Wochen Jodbepinselung; darnach alle drei Tage energisches Aneinanderreiben der Fragmente. Ohne Erfolg. Am 17. Juli 1836 suchte der Kranke in der Klinik Hülfe. Man fand einen mangelhaft vereinigten Schrägbruch in der Mitte des abgemagerten Oberarms. Beide Enden um einen Zoll von einander abstehend. Am 27. Juli wurden durch einen drei Zoll langen Längsschnitt die Bruchenden blossgelegt, zur Wunde herausgedrängt und auf einem untergeschobenen Riemen resecirt; die Fragmente aneinander gepasst, durch

[1]) Vgl. F. C. J. H. Geller, de resectione pseudarthroseos e femoris fractura ortae Diss. inaug. Bonn 1847 p. 26 und C. W. Wutzer in der Rhein. Monatsschrift 1848. II. S. 187.

[2]) Dieser und der folgende Fall sind beschrieben in der Dissertation von Julius Stachelhausen: de Pseudarthroseos operatione et medela. Bonn 1838.

einen Papp-Schienenverband mit Freilassung der Wunde gestützt und in eine Bell'sche Tragkapsel gelegt. Die Eiterung war ziemlich gering, doch erfolgte nach bereits fertiger Vernarbung der Aufbruch eines Abscesses in der Narbe. Die Beweglichkeit war beträchtlich vermindert, ein dicker Callus im Entstehen. Bei der Entlassung nach 92 Tagen war die Beweglichkeit sehr gering; der Kranke musste den Schienenverband noch tragen. Am 1. Januar 1837 stellte sich der Kranke mit vollkommen festem und brauchbarem Arme vor.

No. 321. Daniel Neuhaus, 61 Jahr alt, wurde im Mai 1838 von einem Wagen überfahren und erlitt eine complicirte Fractur des linken Oberarms; die beiden Enden sahen zur Wunde heraus. Der Arzt zog ein loses Knochenfragment sofort heraus. Im September entstand am noch immer beweglichen Arme ein Geschwür, durch welches ein zweites Fragment entfernt wurde. Am 9. Nov. 1838 wurde der Kranke aufgenommen. Es fand sich bei voller Beweglichkeit der Bruchenden eine auf rauhen Knochen führende Fistel an der Innenseite des Oberarms. Trotz kräftiger Ernährung und dem Gebrauche von Chinadecocten heilte der Bruch nicht. Am 12. Jan. wurde mittelst eines T-schnittes an der Innenseite des Biceps zunächst das obere schräge Ende mit der Säge resecirt, dann das untere, welches nicht hervorgezogen werden konnte, mit der Knochenscheere abgetragen, beide aneinandergepasst und durch ein eigenes Instrument aneinander befestigt. Dieses wurde vier Monate lang getragen. Die Vereinigung gelang vollkommen durch einen derben festen Callus.

No. 436 [1]). Joh. Becker, 25jähriger Weber aus M. Gladbach erlitt vor 10 Monaten, als er bemüht war auf schlechter schlüpfriger Strasse einen Wagen aufzurichten, eine Fractur des linken Unterschenkels und rechten Oberschenkels, indem das Rad auf das Bein, der Karren auf den rechten Oberschenkel stürzte. Pappverband über beide Glieder. Nach 6 Wochen war der Unterschenkel geheilt, der Oberschenkel schien fest. Der Kranke fing an auf Krücken zu gehen. Doch zeigte sich bald eine mangelhafte Vereinigung des letzteren, derentwegen der Kranke in der Klinik Hülfe suchte. Pseudarthrose in der Mitte des Femur; das untere Ende nach hinten und innen, das obere nach vorn und aussen gewichen, beide von einander um $1\frac{1}{2}$ Zoll abweichend, und in Winkelstellung zu einander. 6 Wochen lang Extension, ohne allen Erfolg. Am 24. Juni 1846 wurde mittelst einfachen Längsschnittes die Resection einer zwei Linien dicken Platte vom oberen Fragmente vorgenommen, das untere mit einem starken Sichelmesser von den fibrösen Adhäsionen befreit und scarificirt, beide Enden an der Aussenwand durchbohrt und mittelst eines Golddrahtes vereinigt. Plan. inclinatum duplex. Am 8. Juli wurde der Golddraht nicht ohne Mühe herausgezogen; es war schon ein dicker Callus gebildet. Später musste noch eine Gegenöffnung für den Eiter angelegt werden. Am 1. Sept. Kleisterverband. Am 22. Sept. erster Gehversuch. Am 18. October verliess der Kranke geheilt die Anstalt.

No. 475. Matthias Sebastiani 4 Jahr alt [2]), hatte wahrscheinlich während der Geburt eine Fractur in der Mitte des rechten Unterschenkels erlitten, die indess erst 4 Wochen später erkannt und verbunden wurde. Als der Knabe mit dem 15. Monate zu laufen anfing, zeigte sich eine mangelhafte Vereinigung, die auch durch Druckverband nicht hatte verbessert werden können. Als der Knabe am 14. Juni 1848 in die Klinik aufgenommen wurde, fand man beide Fragmente übereinander reitend und voll-

[1]) S. die bereits erwähnte Dissertation von Geller p. 29.

[2]) Vgl. J. E. Weber spicilegium callium nonnullorum chirurgicorum etc. Dissert. inaug. Bonn 1849. p. 1 ff.

kommen beweglich und aneinander verschiebbar. Durch vierwöchentliche Extension wurde zwar die normale Länge hergestellt, aber sowie dieselbe aufhörte, verschoben sich auch die Enden wieder aneinander. Am 17. Juli durch einen L Schnitt Resection des oberen Fragments mit der Knochenscheere, des unteren mittelst eines starken Knochenmessers. Knochennaht mit einem Golddrahte. Am 24. August wurde der letztere entfernt. Am 25. September war die Consolidation, nachdem die Wunde bereits seit längerer Zeit geschlossen war, vollendet. Der Vorsicht wegen wurde der Knabe mit einem Kleisterverbande entlassen. Die Verkürzung betrug nur $\frac{1}{4}$ Zoll.

No. 517. Ludwig Schmidt, 60jähriger Bergmann. Pseudarthrose des Radius nach Verschüttung. Resection. Golddraht. Schienenverband. Vollständige Heilung in 177 Tagen. 1851.

Die mitgetheilten Operationsfälle ergeben also im Ganzen folgende Resultate:

1 blosse Scarification am Oberarme ohne Erfolg.

2 Resectionen (einmal nach vorheriger Application der Schrauben) ohne Erfolg; beide am Oberarme.

1 Resection am Femur mit tödtlichem Ausgange.

2 Resectionen am Oberarme mit vollständiger Heilung.

3 Resectionen und Vereinigung durch die Knochennaht (Oberschenkel, Unterschenkel, Radius) ebenso.

Die Resection mit nachfolgender Knochennaht ergab mithin die besten Resultate, während insbesondere die Bepinselung mit Jodtinctur und der Druckverband mehrfach ohne allen Erfolg angewendet worden waren.

Die Operation der Pseudarthrose muss offenbar zwei Momente erfüllen, wenn sie ein günstiges Resultat geben soll: 1) sie muss eine gehörige Callusbildung anregen, und 2) die Fragmente gehörig aneinander befestigen. Handelt es sich nicht bloss um eine einfache Verzögerung der Heilung sondern um ein falsches Gelenk, mag dieses nun durch eine Bindegewebsmasse oder gar durch eine Art Schleimbeutel oder Gelenkhöhle gebildet werden, so werden alle Reizmittel, auch solche die direct Entzündung erregen, nicht mehr ausreichen. Am wenigsten rationell ist hier meiner Meinung nach die Anwendung der Jodtinctur, da wir dieselbe doch sonst als resorptionsbeförderndes Mittel, nicht als blosses Reizmittel anwenden; eben so wenig wird unter solchen Umständen der Druckverband nützen können.

Das Haarseil, welches viele Vertheidiger gefunden (Vergl. besonders Seerig de pseudarthrosi. Regiomont. 1838), ebenso wie das Aneinanderreiben der Fragmente, die Acupunctur, die

Ligatur, ja selbst die Elfenbeinnägel, wie sie Dieffenbach ursprünglich anwendete, können sämmtlich zunächst nur den Zweck haben, eine gesteigerte Ernährung herbeizuführen, um die vorhandene Bindegewebsnarbe noch nachträglich zur Verknöcherung zu bringen. Ist dabei eine gehörige Apposition der Fragmente nicht möglich, oder ist das Gewebe bereits gefässarm, so wird man damit nicht zum Ziele kommen; je weniger ausgebildet die Pseudarthrose ist, desto eher wird man mit solchen Mitteln ausreichen, besonders wenn der Fall zunächst als bloss verzögerte Heilung angesehen werden kann. Immer muss dabei der physiologische Vorgang im Auge behalten werden. Eine ausgedehnte Eiterung zwischen den Fragmenten zu erregen, wäre vollkommen zweckwidrig; wenn also z. B. das Haarseil Erfolg haben soll, so ist die Oppenheim'sche Methode dasselbe neben, nicht durch die Pseudarthrose zu führen, und es sobald die Reizung genügend erscheint wieder zu entfernen, einzig rationell. Dasselbe gilt von den Dieffenbach'schen Elfenbeinstiften. Bei der Resection wird zunächst das alte Bindegewebe entfernt, die Knochenenden werden oder sollen wenigstens so zugeschnitten werden, dass sie gehörig aneinander passen. Die der Resection folgende Entzündung ist in manchen Fällen schon ausreichend, wenn man zugleich die Fragmente nach ihr gehörig aneinander zu bringen im Stande ist. Um dies zu bewirken, zugleich aber um die Entzündung zu steigern, erfand Herr Gehr. Wutzer im Jahre 1843 (also drei Jahre vor Dieffenbach, welcher seine Operationsweise in der Casper'schen Wochenschrift vom 11. November 1846 publicirte) seinen Schraubenapparat. Freilich ergab dessen erste Anwendung insofern kein Resultat, als die Corticalsubstanz zu dünn war um die Schrauben zu halten. Ausserdem habe ich durch die Erfahrung (No. 605) mich hinlänglich überzeugt, dass zwei durch eine Querstange ausserhalb der Weichtheile verbundene, selbst ganz fest in die beiden Fragmente eingeschraubte Schrauben diese keineswegs vollkommen feststellen. Drei Schrauben würden den letzteren Zweck gewiss vollständiger erreichen. Die Anwendung des Golddrahts und der Knochennaht, die zuerst von Kearny Rodgers 1825, dann von Mott 1831 und Flaubert 1838 ausgeführt und mit der Resection verbunden wurde, ist offenbar dasjenige Verfahren, welches jene beiden oben erwähnten Zielpunkte der Operation am vollkommensten erreicht; durch den fremden Körper wird die Callusbildung gehörig erregt, während aber die Wutzer'schen Schrauben und die Dieffenbach'schen Nägel die Fragmente nur unvollkommen aneinander fixiren, ist durch den Draht eine genaue und vollkommene Vereinigung möglich. Dieser letzte Zweck wird noch vollkommener durch eine gehörig berechnete glatt und an beiden Enden sich gehörig entsprechende Resection ermöglicht. Es wäre zu versuchen, ob nicht die blosse Sutur der Fragmente schon ausreichte, oder ob nicht auch durch zwei Halbringe aus biegsamem Silber, die wie Klammern die beiden Enden umfassten, und welche durch Längsstäbe verbunden in das aufgeschlitzte Periost eingeführt, um den Knochen festgebogen werden können, und somit die beiden Enden aneinanderhalten, eine hinlängliche Reizung erregt würde (Vgl. die Abbildung Tafel II. Fig. 8). Man könnte dann die immer nicht gefahrlose Resection vermeiden. Wäre die Entzündung weit genug gediehen, so würden die biegsamen Halbringe jeder für sich herausgezogen. Da die Vereinigung wesentlich vom Perioste ausgehen muss, so verspricht dieser Vorschlag, den ich bei nächster Gelegenheit auszuführen denke, Erfolg. Eine und dieselbe Methode kann nie für alle Fälle gelten und während die Pseudarthrosen, welche sich an die verzögerten Heilungen anschliessen durch seitlich durchgeführte Haarseile mit fibrösem Zwischenbande vielleicht nach der eben vorgeschlagenen Methode geheilt werden können, wird die Resection unumgänglich sein, wenn man es mit echten Zwischengelenken zu thun hat; der Draht verdient dann aber den Vorzug vor allen andern Mitteln zur Vereinigung der Enden und zur Erregung der Entzündung.

Schädelbrüche und Trepanation bei denselben.

Von den 33 Schädelbrüchen, welche theils frisch, theils veraltet (nur 2) in der Klinik behandelt wurden, habe ich nicht weniger als 13 selbst mit beobachtet. Ich kann denselben aus eigner Praxis drei Fälle hinzufügen, nämlich eine Fractur des rechten Schläfenbeins mit glücklichem Ausgange, und zwei Fracturen des Scheitelbeins, welche beide zu Operationen Veranlassung gaben, und von denen die eine sehr glücklich verlief.

Unter diesen 36 Brüchen waren nur eilf nicht mit Wunden complicirt, von welchen 7 einen glücklichen, 4 einen letalen Ausgang hatten. Die übrigen 25 Fälle waren mit mehr oder weniger bedeutenden Wunden complicirt, von ihnen wurden 12 geheilt, 13 starben.

Eine genauere Uebersicht der sämmtlichen 36 Fälle giebt folgende Tabelle:

	geheilt		gestorben			
	ohne Operation	mit Operation	ohne Operation	mit Operation	Sma	
1) Fracturen des Stirnbeins						
ohne Wunde	1	—	—	—	1	9
mit Wunde	2	3	1	—	6	
mit Fractur der Basis	—	—	1	1	2	
2) Fracturen des Scheitelbeins						
ohne Wunde	4	—	—	—	4	17
mit Wunde	2	2	1	1	6	
einfach mit Fract. d. Schläfenbeins	1	—	—	—	1	
complicirt u. mit Fract. d. Basis	—	—	—	5	5	
compl. u. mit Fract. d. Wirbelsäule	—	—	—	1	1	
3) Fracturen des Schläfenbeins						
einfache	1	—	—	—	1	8
complicirt u. mit Fract. der Basis	1	—	5	1	7	
4) Fractur des Hinterhauptbeins						
complicirt	—	1	—	—	1	
5) Complicirte Fractur der Basis . .	1	—	—	—	1	
	13	6	8	9		

Es hatten somit im Ganzen 19 Fälle einen günstigen 17 einen ungünstigen Ausgang. Von diesen letzteren waren 13 mit gleichzeitigen Fracturen der Basis, eine mit gleichzeitiger Fractur der Wirbelsäule (No. 477 s. unten S. 155), so dass in diesen der unglückliche Ausgang nicht verwundert; insbesondere war, wenn man die Operationsresultate (6 Heilungen gegen 9 Todesfälle) mit einander vergleicht, in 7 Fällen bei der Trepanation eine gleichzeitig vorhandene Fractur der Basis nicht zu erkennen gewesen, die sich erst nach dem Tode herausstellte. Zieht man diese ab, so bleiben 2 Todesfälle gegen 6 Heilungen. Vergleicht man die Brüche der einzelnen Theile des Schädels untereinander, so finden sich unter

Brüchen		Heilungen	Todesfälle	
9	des Stirnbeins . . .	6	3	(2 mit Fract. d. Basis)
17	des Scheitelbeins . .	9	8	(5 mit Fract. d. Basis)
8	des Schläfenbeins .	2	6	(7 mit Fract. d. Basis)
1	des Hinterhauptbeins	1	—	
16	der Basis	2	14	

Was die Zeit des eingetretenen Todes anbetrifft, so ereignete sich derselbe in 7 Fällen innerhalb der ersten 3 Tage; mehrere Kranke wurden sterbend in die Klinik gebracht; bei dreien war die Trepanation noch ausgeführt worden. Es waren dies sämmtlich Fälle mit bedeutender Splitterung der Basis und beträchtlichen Blutergüssen. In zwei andern Fällen trat der Tod erst spät ein; in einem Falle war scheinbare Herstellung vorhanden und der Tod erfolgte erst nach einem Jahre (No. 532 s. u.).

No. 87. Marg. Heister, 44jährige Tagelöhnersfrau, hatte durch einen Sturz eine Fractur des Stirnbeins mit Eindruck erlitten; man hatte die Fragmente desselben herausgenommen, doch stellte sich bedeutende Eiterung innerhalb der Dura mater ein; Gedächtnissschwäche. Convulsionen. Sopor. Tod durch Gehirnabscess im vordern Lappen am 92. Tage nach der Verletzung.

Ausser diesem Falle wurden folgende tödtlich abgelaufene Brüche des **Stirnbeins** beobachtet:

No. 236. Heinr. Euskirchen, ein 35jähriger Knecht aus Plittersdorf, wurde durch den Hufschlag eines Pferdes so heftig gegen die Nasenwurzel getroffen, dass er besinnungslos zu Boden fiel; 2 Tage darauf brachte man ihn (am 1. Mai 1832) in die Klinik. Quer über der Nasenwurzel fand sich eine 2 Zoll lange bis auf den Knochen gehende gequetschte Wunde, die Nase selbst stark eingedrückt; die Nasenbeine, der Proc. nasalis des Stirnbeins, der senkrechte Theil des Siebbeins beweglich. Grosse Geschwulst der Lider. Bewegung der Augen sehr beschränkt. Nase verstopft. Aderlass. Nach Herausnahme der losen Knochenstücke kalte Umschläge. Dreistündlich 2 Gr. Calomel. Am 3. Mai Delirien; nochmaliger Aderlass, Entfernung des losen Proc. nasalis des Stirnbeins. Starker Eitererguss. Allmählich stellte sich Schwindel, dann Sopor ein. Am 14ten wurde, da man ein grosses Stück des Stirnbeins beweglich fühlte, ein $^3/_4$ Zoll langes und $^1/_2$ Zoll breites Stück der äusseren Tafel durch eine Incision herausgezogen. Am 15. Mai Tod. Bei der Section fand sich die Crista galli abgebrochen, die Lamina cribrosa vollkommen beweglich, der horizontale Theil des Stirnbeins in einzelne ganz lose und von der Dura mater durch Eiter gelöste Fragmente getrennt, die senkrechte Platte des Siebbeins, die Zellen desselben und die obern Muscheln zermalmt. Zwischen Dura mater und Arachnoidea eitrige Neubildung. In beiden vordern Hirnlappen Abscesse: der rechte Lappen 3 Zoll weit nach hinten in eine gelbe butterähnliche Substanz verändert; nahe seinem vordern Ende zwei taubohnengrosse Abscesshöhlen. Im linken reichte die Erweichung nicht ganz soweit nach hinten. Ventrikel leer; gelblichweisses Exsudat reichte längs der Basis bis in den Rückenmarkskanal. Auffallend war die Abwesenheit von Lähmung der Hirnnerven, die mit Ausnahme der des Oculomotorius erst in den letzten Tagen eintrat.

Ein dritter tödtlich abgelaufener Fall hätte vielleicht durch Trepanation geheilt werden können. Derselbe kam mir während der Abwesenheit des Herrn Gehr. Wutzer vor.

No. 556. Ein 36jähriger Schreiner C. Nolden wurde am 4. Sept. 1853 in trunkenem Zustande von einem Jungen mit einem spitzen Steine gegen die Stirn geworfen (wie sich erst später durch gerichtliche Untersuchung herausstellte), kam mit einer 1½ Zoll langen, gerade über dem linken Tuber frontale gelegenen Wunde, die schief ohne Ablösung des Periostes bis auf den Knochen drang, in die Klinik. Soweit der Knochen fühlbar, liess sich keine Verletzung desselben entdecken; auch die Untersuchung mit einer feinen Nadel ergab keine Fissur. Naht. Trotz aller Mahnungen trieb sich der Kranke noch die ganze Nacht auf der Strasse umher und versäumte die Application kalter Umschläge. Am 4. Tage Herausnahme der Fäden. Eitererguss; starkes Wundfieber; Aderlass. Inf. senn. c. magn. sulfur. Am 8. Tage wurde der Kranke in die Klinik geschafft, da sich die Delirien gesteigert hatten und Schüttelfröste eintraten. Chinin sulf.; am 10. Tage trat scheinbare Besserung ein; der Kranke war munter und liess sich nicht mehr im Bette halten. Doch stellte sich zunehmende Taubheit ein und ein Gefühl, als ob man in der Stirn Papierchen mit den Fingern aufrollte. Am 20sten zeigte sich Röthung des Gesichts und bedeutende Verengung der Pupille; der Kranke gab verkehrte Antworten und begann schlafsüchtig zu werden. Die von mir vorgeschlagene Trepanation wurde von dem stellvertretenden Director abgelehnt, obwohl die Wahrscheinlichkeit einer Fractur der Tabula vitrea, über deren Ausdehnung man freilich sich nicht vereinigen konnte, sowie die Gewissheit des Hirndrucks durch Eiteransammlung vorlag. Es wurde Calomel verordnet, doch steigerten sich die Symptome des Hirndrucks fortwährend. Die Application des Junod'schen Stiefels hatte natürlich keinen Erfolg. Am 24sten zeigte sich auf der rechten Kranznaht ein kleiner Abscess, der sich nicht nach der Wunde zu entleeren liess; er wurde geöffnet und entleerte einen Kaffeelöffel voll Eiter, der offenbar durch die Naht hindurch sich Bahn gebrochen hatte. Bei der Section fand sich rings um die Längswunde des nicht abgelösten Periosts eine äusserst feine in sich zurückkehrende und ein bohnenförmiges Stück der äussern Tafel des Stirnbeins umschreibende Fissur, deren Mitte ein klaffender Längsspalt der Tabula vitrea mit zwei Querspalten entsprach; die so umschriebenen Stücke waren einwärts gedrängt und ragten an der Innenfläche des Schädels hervor. Die Fissur an der Aussenseite war selbst für eine darüber hingeführte Nadel nicht fühlbar. Mit der Stirnwunde stand der Abscess in der Schläfe äusserlich in keiner Verbindung. Dagegen war die Dura mater über dem linken vordern Hirnlappen durch ein grosses Eiterdepot von 5 Zoll Länge und 3 Zoll Breite und einem Inhalte von 4 Unzen Eiter abgelöst, die linke Hemisphäre entsprechend eingedrückt; das Depot reichte bis über die Kranznaht hinaus und communicirte durch dieselbe mit dem erwähnten Abscesse. Die Dura mater aufgelockert, granulirend. Unter ihr die Arachnoidea blutig gefässreich. Die beiden Längssinus im ganzen Verlaufe von Eiter umspült. Die Arachnoidea und Pia mater über beiden Hemisphären getrübt. In der vordern Schädelgrube die Dura mater vom horizontalen Theile des Stirnbeins durch Eiter abgelöst. An der Basis des Hirns, besonders auch in den beiden Fossae Sylvii purulente Exsudate. Alle Hirngefasse blutüberfüllt. Die Ventrikel reichlich mit Serum gefüllt. Die Hirnnerven, besonders die beiden Acustici äusserlich normal. Die übrigen Organe waren gesund.

Besonders auffallend ist in diesem Falle der spontane Durchbruch des Eiters durch die Kranznaht nach aussen. Die Unsicherheit der Diagnose rechtfertigte einigermassen die Unterlassung der Trepanation, die offenbar nur in der ersten Zeit ein günstiges Resultat hätte herbeiführen können.

Unter den 6 übrigen geheilten Stirnbeinbrüchen befanden sich drei ohne Bruch der Tabula vitrea mit blossem Einbruche der äusseren Tafel: sämmtlich complicirt mit Wunden, die eine No. 113 bei einem 19jährigen Manne durch Hufschlag, 2 andere durch einen Fall entstanden. No. 297 unter dem Tuber frontale bei einem 16jährigen Knaben; No. 499 complicirter Bruch des Orbitalfortsatzes des Stirnbeins bei einem 6jährigen Mädchen durch Fall gegen die Ecke einer Fussbank; die Fragmente heilten ohne sich abzustossen an. Bedenklicher waren drei andere, jedoch ebenfalls glücklich geheilte Fälle:

No. 4. Ein 33jähriger Garnspinner hatte sich gegen das Stirnbein geschossen; die linke Stirnhöhle war geöffnet, die äussere Tafel zersplittert; die Kugel platt gedrückt, die innere Tafel gesprungen; da sich die Kugel nicht so entfernen liess, so wurde eine Trepankrone aufgesetzt und die Kugel herausgenommen. Die Heilung erfolgte durch Eiterung in 52 Tagen. S. oben S. 80.

No. 86. Einem 26jährigen Postillon war durch einen Hufschlag das Stirnbein oberhalb des rechten Tuber frontale mehrere Linien tief eingedrückt. 18 Stunden nach der Verletzung wurde neben der imprimirten Stelle von Herrn v. Walther eine Trepankrone aufgesetzt und die Impression beseitigt. Die Heilung erforderte 104 Tage.

No. 237. Ein 64jähriger Tagelöhner fiel auf der Treppe und zog sich einen complicirten Splitterbruch des rechten Stirnbeins zu; indess ging er nachdem man die Wunde vereinigt hatte, 8 Tage lang seinen Geschäften nach, und stellte sich erst mit beginnenden Erscheinungen der Hirnreizung in der Klinik ein, wo die Wunde wieder geöffnet und mehrere eingedrückte Fragmente herausgezogen wurden. Es flossen 3 bis 4 Unzen Serum aus, dabei traten Convulsionen ein; die Dura mater lag bloss, doch war schon nach 14 Tagen die Heilung vollkommen beendigt, ohne dass noch weitere Symptome einer Gehirnaffection aufgetreten wären.

Von 17 Brüchen des Scheitelbeins war nur einer ohne Impression; es war der bereits oben (S. 87 No. 577) erwähnte Fall von Aposceparnismus, welcher geheilt wurde. Alle übrigen waren Spaltbrüche oder Splitterbrüche mit Eindruck, und zwar waren nur 5 nicht mit Wunden complicirt, welche sämmtlich ohne Operation geheilt wurden. (No. 269 45jähr. Mann, 2 Linien tiefer Eindruck des Scheitelbeins, Commotion des Gehirns und Contusion des Thorax durch Fall. Aderlass. Laxans. Heilung in 27 Tagen. No. 427 22jähriger Mann, Impression des Wandbeins durch Fall gegen eine Treppenstufe. Heilung ohne Hirnerscheinungen. No. 441 26jähriger Mann, Impression des Scheitelbeins durch Stockschläge. Aderlass. Laxans. Vorübergehende Delirien. Heilung.) Zu den seltenen Vorkommnissen gehört der folgende Fall, in welchem eine spontane Erhebung beobachtet wurde:

No. 595. Johann Niethen ein 7jahriger knabe wollte auf der alten Stadtmauer von Bonn im Juni 1834 eine Blume pflücken und stürzte dabei mit einem losen Steine in den Stadtgraben auf einen Trümmerhaufen aus 30 Fuss Hohe herab; er war sogleich bewusstlos und es war ihm Blut aus der Nase und den Ohren ausgelaufen. Eine halbe Stunde nach dem Vorfalle kam ich hinzu. Ich fand den Kranken ganz blass mit kaltem Schweisse bedeckt, mit vollem langsamem Pulse und sehr erweiterten Pupillen. Eine Wunde war nicht vorhanden, doch war über dem rechten Ohre deutlich ein tiefer Eindruck des untern Theils des Scheitelbeins und des obern Theils der Schlafenschuppe zu fuhlen; das eingedrückte Stück bildete eine hufeisenförmige Platte, deren grösste Breite 3½ Zoll, und deren Lange 4 Zoll betrug; der runde Rand war nach vorn gegen die Stirn gerichtet und 3 Linien tief eingedrückt, vor ihm fuhlte man deutlich den scharf abgeschnittenen vordern Rand des Spaltes, neben dem man den kleinen Finger in die Grube des Eindrucks legen konnte; eine vorspringende Ecke uber dem Ohre zeigte, dass durch die Schlafenschuppe senkrecht nach abwarts ein Zweig des Spaltes verlief. Die eingedrückte nach hinten noch mit dem ubrigen knochen zusammenhängende Platte liess sich ein wenig bewegen, doch furchtete ich sie weiter einzudrücken. Ich beabsichtigte dieselbe mittelst eines subcutan eingeführten scharfen Hakens in die Höhe zu heben zu versuchen, doch wiedersetzten sich die Eltern auf das Eifrigste jedem operativen Eingriffe. So begnügte ich mich 8 Schröpfköpfe in den Nacken setzen zu lassen, verordnete eine Eisblase auf den Kopf, liess Morgens und Abends graue Salbe an den Hals einreiben und gab innerlich Calomel (1 Gr.) mit Jalappe (8 Gr.) dreistundlich 1 Pulver. Am folgenden Tage stellten sich blande Delirien ein; der kranke war noch schlafsuchtig, am dritten Tage gab er Zeichen des erwachenden Bewusstseins, doch sprach er nicht; das Calomel wurde ausgesetzt, die übrige Behandlung beibehalten; am 4. Tage hatten sich die Delirien verloren, die eingedruckte Platte hatte sich von selbst etwas gehoben; allmahlich schwanden jetzt die Symptome des Hirndruckes, und nur gegen Abend traten noch Delirien auf. Am 8. Tage war der Kranke ganz besinnlich und zeigte Appetit; am 14. Tage hatte sich jede Spur von Fieber verloren und der Knabe war nicht mehr zu Hause zu halten. Der Eindruck war betrachtlich vermindert und die Distanz in der Hohe betrug nur noch etwa 1½ Linien. Dieser letzte Rest ist geblieben, ich habe dieser Tage den nunmehr 11jährigen, sehr verstandigen und keine Spur einer Hirnaffection zeigenden Knaben wieder untersucht und finde den Eindruck noch sehr deutlich und in seinem ganzen Umfange fuhlbar, aber freilich bis auf die angegebene Tiefe beseitigt.

In einem andern Falle (No. 636) war ein ähnlicher aber kleinerer Eindruck ebenfalls am untern Abschnitte des Scheitelbeins und im obern Theile der rechten Schläfenschuppe zwar auch ohne Lebensgefährdung abgelaufen, doch hatte der Kranke seit jener Zeit den epileptischen ähnliche Anfälle und schien überhaupt in seinem geistigen Vermögen beeinträchtigt. Es wurde die noch imprimirte Stelle mehrere Jahre nach der Verletzung daher von Herrn Prof. Busch austrepanirt; die grosse Ungleichmässigkeit in der Dicke der Schädelwand hatte eine Verletzung der Dura mater unumgänglich mit sich geführt, es entstand eine schwammartige Hervorwucherung des Gehirns und der Tod war nicht abzuwenden.

Von 12 complicirten Brüchen wurden 2 ohne, 2 mit Operation geheilt; No. 577 s. oben und

No. 545. Einem 34jährigen Maurer war ein Stein auf den Kopf gefallen; die heftig blutende Wunde trieb ihn sofort in die Klinik, Hülfe zu suchen; ich fand über dem linken Tuber parietale eine V-förmige Wunde in der ein kleiner Arterienast spritzte; das Periost zerrissen, darunter einen Eindruck eines Knochenstücks von der Form eines Daumennagelgliedes von 2 Linien Tiefe. Ich vereinigte die Wunde, machte einen Aderlass von 10 Unzen, verordnete ein Laxans, Ruhe und kalte Umschlage. Hirnerscheinungen stellten sich nicht ein; die Wunde heilte grösstentheils per primam intentionem; nur eine kleine Stelle eiterte länger; jedoch ging der Kranke schon nach 12 Tagen wieder seiner Arbeit nach.

In den folgenden Fällen war eine Operation unvermeidlich.

No. 279. 22jähriger Maurer; Impression des rechten Wandbeins mit Spalten in der Umgebung und Wunde durch einen Sturz. Trepanation. Heilung in 111 Tagen.

Hierher gehört ein mir jüngst vorgekommener Fall:

Herr Bellinghaus, Oekonom in Oberpleiss, wurde am 14. Febr. 1859 von seinem scheugewordenen Pferde wahrscheinlich gegen einen Stein geschleudert. Eine halbe Stunde später wurde er in seinem Blute schwimmend besinnungslos gefunden und nach Hause gebracht. Der hinzugerufene Arzt, Herr Dr. Schmidt, untersuchte die Wunde, fand die tiefe Impression aus welcher klare Cerebrospinalflüssigkeit in reichlicher Menge abfloss, vereinigte jedoch die Haut über derselben einstweilen und machte wiederholt einen Aderlass, gab Sennainfus mit Magnes. sulfurica und verordnete kalte Umschläge, um sich dann meine Hülfe zur Trepanation zu holen. Am 16. Morgens, 10 Stunden nach der Verletzung sah ich den Kranken, einen kräftigen 34jährigen Mann von durchaus gesunder Constitution. Das Fieber war massig; der Kranke, der nur die ersten Stunden nach dem Falle besinnungslos gewesen, dann aber wiederholt ohnmächtig geworden war und mehrmals gebrochen hatte, jetzt vollkommen bei Besinnung. Die Wunde frisch verklebt, durch Blutgeschwulst gehoben, pulsirend. Wir lösten die Hefte und öffneten die ⌈ förmige Wunde, welche gerade unterhalb des rechten Wandbeinhöcker verlief; nachdem die blutige Flüssigkeit, die sich unter der Haut angesammelt hatte, und die durch die Pulsation des Gehirns in pulsirender Bewegung war, entfernt, übersah man die bedeutende Impression. Dieselbe hatte die Gestalt eines Daumens und etwa dessen Lange, nämlich 3¼ Zoll Länge und 1¼ Zoll Breite; die tiefste Stelle befand sich 8 Linien unter dem Niveau des stehenden Knochenrandes; es war ein schaliger Lochbruch, der am oberen Rande wie durch eine Spitze einwärts getrieben, von dieser seiner tiefsten Stelle aus strahlig verlaufende Risse im eingedrückten Knochen zeigte; nach abwärts hingen die schaligen Fragmente der äussern Tafel noch mit den übrigen Knochen zusammen; nach aufwärts waren sie etwas unter denselben hinuntergeschoben. Hier war eine kleine Lücke, welche nach vergeblichen Versuchen die eingedrückten Stücke durch einen Tirefond, der keinen Platz fand, hervorzuheben, zum Einführen eines Hebels benutzt wurde; mittelst desselben und mit einer kleinen (einer Zahnzange ähnlichen) Busch'schen Nadelzange wurden freilich mit grosser Mühe und Vorsicht die einzelnen Stücke der Tabula externa zunächst beseitigt, dann die schwerer zu entfernenden und fest eingekeilten Splitter der Tabula vitrea herausgenommen und endlich die das Loch umgebenden eingedrückten von Fissuren durchsetzten Scherben der Glastafel emporgehoben. Ueber der Dura mater lag die zerrissene Arteria meningea media, die jedoch nicht erheblich blutete. Am oberen Umfange hatte die Dura mater einige kleine, durch Gerinnsel verschlossene Wunden, die von den scharfen Fragmenten gemacht worden; übrigens war sie weiss. Die Pulsationen des Gehirns beseitigten allmählich schon während der Herausnahme der Splitter den Eindruck des Gehirns. Die Wunde, die wir V-förmig hatten erweitern müssen, vereinigten wir; die Eiterung blieb sehr mässig; das Fieber war sehr unbedeutend; der Kranke erholte sich verhältnissmässig rasch und ist jetzt (April) vollständig hergestellt.

Diesen 9 geheilten Fällen von Brüchen des Scheitelbeins stehen 8 mit tödtlichem Ausgange gegenüber. Nur in einem erfolgte der letztere sehr rasch durch Bluterguss an der Hirnoberfläche, ohne dass eine Operation vorgenommen worden war (No 125. 22jähriger Dachdecker, fiel aus 30 Fuss Höhe herab, Bruch der Scapula und des rechten Seitenwandbeines. Tod nach 2 Tagen). In den übrigen 7 Fällen erfolgte der tödtliche Ausgang nach wegen vorhandener Impressionen vorgenommener Trepanation, indem in fünf Fällen gleichzeitig ausgedehnte Fracturen der Basis nicht hatten erkannt werden können.

No. 82. 41jähriger Mann, Tod am 1. Tage nach dem Falle und nach der Trepanation durch bedeutende Blutextravasate.

No. 172. 36jähriger Knecht, bedeutende Impression des Seitenwandbeins, Trepanation. Tod durch Hirnhautentzündung und Eiterung und Fracturen der Basis nach 10 Tagen.

No. 175. 16jähriger Maurer. Impression des Scheitelbeins, Trepanation. Tod am 17. Tage. Fissuren bis in die Basis. Eiter in allen Hirnhöhlen, an der Basis und im ganzen Wirbelkanale.

No. 179. 4jähriger Knabe. Impression des rechten Scheitelbeins durch einen Fall aus 18 Fuss Höhe. Trepanation. Tod durch Eiterung an der von Fissuren durchzogenen Basis am 10. Tage.

No. 354. 19jähriger Mann. Fractur des Scheitelbeins mit Eindruck. Trepanation. Tod am 3. Tage durch Bluterguss an der Basis. Die Fractur verlief vom linken Wandbeine bis in die Basis und zwar quer durch die Sella turcica.

In folgendem sehr merkwürdigen Falle war eine gleich-

zeitige Fractur der Wirbelsäule die hauptsächlichste Todesursache.

No. 477. Ein 38jähriger Steinmetz Christ. Schnitzler aus Oberkassel, stürzte am 28. August 1848 auf der Halde eines Steinbruches über Felstrümmer hinab, verlor momentan das Bewusstsein, kam aber bald wieder zu sich und wurde am folgenden Tage in die Klinik aufgenommen. 3 Zoll lange ⊥-förmige Wunde über dem linken Os parietale, unter derselben eine dreiseitige Impression des Schädels, welche durch eine halbmondförmige Fissur nach abwärts vom übrigen Schädel getrennt war. Pupillen gut reagirend. Heftiger Schmerz im Rücken, wo sich zwischen den Dornfortsätzen des 7. und 9. Wirbels eine Vertiefung nach innen befand. Taubheit des rechten Armes und Gefühllosigkeit desselben. Uebrigens konnte der Kranke alle Glieder bewegen und hatte am ganzen übrigen Körper das Gefühl nicht verloren. Die Elevation des eingedrückten Stückes gelang auch nach Anlegung einer ihr gegenüber angelegten Trepanationsöffnung nicht. Es wurde daher die ganze die Fractur umgebende eingedrückte Stelle herausgesägt und die in eine Menge von Splittern (13), von denen einige die Dura mater gespiesst hatten, zersprungene Glastafel herausgenommen. Die Blutung hatte etwa 15 Unzen betragen, stand aber von selbst. Einfacher Verband. Infus. sennae mit magn. sulf., dann stündlich 1 Gr. Calomel. Abends Venaesection. Der Kranke konnte die einzelnen Finger seiner rechten Hand nicht bewegen. Seine Hauptklage war Schmerz im Rücken, wo sich jetzt Emphysem des Zellgewebes auf der ganzen linken Brustseite fand. Athmungsgeräusch normal, nur links unten sehr schwach. Tropfenfall. Rippenbrüche liessen sich nicht durchfühlen. 12 Blutegel; 6 Schröpfköpfe. Graue Salbe. Am 30sten ist die Wunde des Schädels verklebt; die Dura mater nicht entzündet. Starkes Schleimrasseln in der linken Brust. Abends das rechte Bein unbeweglich. Bewusstsein und Geist klar. Pupille reagirt nicht mehr. Unter heftigen Athmungsbeschwerden erfolgte am 31. August Morgens der Tod. Section: Dura mater an der Operationsstelle graulich gefärbt, eiterbedeckt, an der Peripherie durch Neubildungen mit dem Knochen fest verklebt. Die Lamina interna weithin splittrig gebrochen. Am Gehirn nichts Abnormes. Im linken Pleurasacke Luft und blutige Flüssigkeit. Die Pleura an mehreren Stellen frisch adhärent. Im linken obern Lungenlappen hinten drei ½ Silbergroschengrosse zackige frisch verklebte Wunden (darunter Hepatisation), welche genau den fracturirten und sehr gesplitterten Hülsen der 3., 4. und 5. Rippe entsprachen, welche einen Zoll vom Winkel gebrochen war. Starkes Lungenödem beider Seiten. Der angegebenen Vertiefung entsprechend war der Dornfortsatz des 9. Rückenwirbels an seiner Basis abgebrochen. Der linke Querfortsatz des 8. Rückenwirbels war mit dem köpfchen der entsprechenden Rippe schräg durchgebrochen. Ebenso derselbe des 9. Rückenwirbels. Durch den ganzen 10. Wirbel verlief ein Querbruch in der Art, dass das obere Stück des Wirbelbogens mit dem oberen Theile des Körpers stark nach vorn getrieben waren, so dass jener in den Wirbelkanal, dieser in die Brusthöhle vorragte, der untere Theil des Bogens mit dem Dornfortsatze an der Basis des Bogens jederseits abgebrochen, frei für sich beweglich, und in den Wirbelkanal vorragend erschien, endlich beide Querfortsätze gespalten. Der Wirbelkörper selbst durch Einkeilung des obern Theils in den unteren in der Höhe verkleinert (Vergl. Taf. III. Fig. 6 und 7). Diese merkwürdige Fractur kann offenbar nur durch starkes Hintenüberbiegen der Wirbelsäule, wobei sich die Dornfortsätze gegeneinanderstemmten und der zehnte Rückenwirbel in sich zusammengedrückt wurde, zu Stande gekommen sein. Die Häute des Rückenmarks unverletzt, das letztere nicht geknickt, dagegen Blutinfiltration des ganzen Rückenmarks und Blut in der Höhle des Wirbelkanals. Unterleibsorgane gesund und unverletzt.

Nur in einem mir selbst vorgekommenen Falle, der vielleicht durch eine grössere Kühnheit hätte glücklich ablaufen können, war keine weitere Complication des Schädelbruchs vorhanden.

Ein 31jähriger kräftiger Grossknecht Joh. Giesen zu Rheidt, war am 6. März 1857 überfallen und mit einem spitzen Steine auf die linke Seite an der vorderen Gränze des Scheitelbeins zur Seite der Mittellinie geschlagen worden, so dass ein bohnengrosses Stück in einer zolllangen Wunde deutlich drei Linien dick eingedrückt gefühlt werden konnte. Anfangs waren gar keine Hirnerscheinungen vorhanden, ja der Kranke ging am 16ten wieder seiner Feldarbeit nach. Am 20sten stellten sich heftige Kopfschmerzen ein, die trotz der energischen antiphlogistischen Behandlung sich allmählich unter zunehmenden Erscheinungen des Hirndrucks steigerten, so dass schon am 23sten der Kranke im Sopor mit erweiterten Pupillen da lag. Dann stellten sich auch leichte Schüttelfröste ein und als ich am 10. April von dem behandelnden Arzte Herrn Dr. Klein von Bonn zur Consultation gezogen wurde, glaubte ich eine Eiteransammlung an der Hirnoberfläche voraussetzen zu dürfen, und wir entschieden uns sofort, das eingedrückte Stück herauszusägen, um dem Eiter einen Ausweg zu verschaffen. Allein unter der Impression erschien die Dura mater unverletzt, nur mässig geröthet, zeigte aber keine Spur von Fluctuation, wurde auch in den folgenden Tagen nicht weiter vorgetrieben, so dass wir, bei den üblen Resultaten, welche ich durch die nach Verletzungen der Dura mater eintretenden Hervorwucherungen des Gehirns hatte eintreten sehen, abgeschreckt, leider dieselbe nicht zu spalten wagten. Der Kranke starb am 21. April, 11 Tage nach der Trepanation, die in seinem Zustande keine Veränderung hervorgerufen hatte. Bei der Section fand sich Eiter im linken Nierenbecken, und ein grosser, allerdings von einer dicken Granulationsschicht an der untern Seite der Dura mater umgebener, 6 Unzen Eiter enthaltender Abscess an der Hirnoberfläche, dessen Mitte der Trepanationsöffnung entsprach. An der Basis keine Entzündungserscheinungen. Hätten wir nicht trepanirt, so wäre der Kranke gewiss auch gestorben. Ein kühner Einstich hätte aber wahrscheinlich das Leben noch retten können.

Wenn die Heilungen von imprimirten Brüchen der Scheitelbeine und des Stirnbeins gewöhnlich ohne weitere Folgen für das geistige Vermögen bleiben, so scheint dies von den Fracturen des Schläfenbeins seltener zu gelten. Schon oben führten wir einen Fall von Impression des Scheitel- und Schläfenbeins (No. 636) an, in welchem Convulsionen und eine gewisse Stupidität zurückblieben. Ein zweiter Fall der Art, der jedoch allein das Schläfenbein betraf, wurde einige Jahre früher von uns gesehen. No. 546. Ein 39jähriger Schreiner Louvet hatte durch Stockschläge eine Fractur des rechten Schläfenbeins mit Impression der Schuppe gleich über dem Felsentheile und eine

Fractur der Clavicula erhalten. Es war ihm Blut aus dem Ohre gelaufen, und er blieb seit der Zeit taub, etwas schwer besinnlich, konnte die Zunge schwer bewegen und war auf der ganzen rechten Seite gelähmt. Dieses Zustandes wegen suchte er in der Klinik (1853) Hülfe. Hr. Gehr. Wutzer hielt eine Operation nicht für angemessen die wenig Aussicht auf Besserung, dagegen wahrscheinliche Lebensgefahr bot. Der Kranke wurde längere Zeit methodisch electrisirt, doch wenig gebessert entlassen.

In ähnlichem Zustande befand sich ein Kranker, der, obwohl scheinbar genesen, doch gerade ein Jahr nach der Fractur starb.

No. 532. Peter Dickopf, ein 53jähriger Taglöhner aus Endenich, fiel am 31. Juli 1852 von einer 10 Fuss hohen Leiter herab, und wurde in fast bewusstlosem Zustande mit erweiterten Pupillen und Lähmung des Trigeminus und Facialis der linken Seite in die Klinik gebracht. Es war ihm Blut aus der Nase und dem linken Ohre herausgelaufen. Das letztere wurde vom Blute gereinigt. Es fand sich im Gehörgange unzweifelhaft weisses Gehirnmark, welches herausgelöffelt wurde, nach einer halben Stunde hatte sich graue Gehirnsubstanz (die mikroskopisch constatirt wurde) von Neuem angesammelt, auch tröpfelte in den ersten Tagen viel Cerebrospinalflüssigkeit heraus. Andere Lähmungen waren nicht vorhanden. Eine Schwerbeweglichkeit des rechten Armes war von einer gleichzeitig entstandenen Fractur der unteren Spitze des Schulterblattes abhängig. Calomel. Schröpfköpfe; später Venäsection. Das Ohr heilte unter Eiterung. Bei kräftiger Ernährung stellte sich die Besinnung und der Gebrauch des Gliedes allmählig vollständig her. Eine Verschwärung der linken Cornea verschwand allmählig wie die Lähmung des Trigeminus abnahm. Auch die Lähmung des Facialis nahm sichtlich ab und verschwand nach einem Vierteljahre gänzlich. Dagegen blieb der Kranke schwer besinnlich und geistig träge, doch hatte das Gehör wenig gelitten. In diesem Zustande entlassen blieb er ein halbes Jahr scheinbar soweit gesund. Drei Vierteljahre nach der Fractur kam er mit einem Senkungsabscesse hinter dem linken Sternocleidomastoideus in die Klinik, den ich ihm in mehrwöchentlichen Pausen wiederholt subcutan punctirte; andere Erscheinungen waren jedoch nicht hinzugetreten. Grade ein Jahr nach der Fractur stellte sich plötzlich ein comatöser Zustand ein, der 8 Tage dauerte und dann mit dem Tode endete. Bei der Section, die wir freilich nur in grosser Eile vornehmen konnten, da wir von Argusaugen beobachtet wurden, fand sich gelbe Gehirnerweichung in den beiden Hemisphären, links etwas ausgedehnter als rechts. Im linken Gehörorgane, besonders in der Paukenhöhle, war Eiter angesammelt, welcher sich am Halse gesenkt hatte und die obere Wand der letzteren zeigte einen erbsengrossen Lochbruch, welchem entsprechend ein kleines Knochenfragment der Dura mater adhärirte. Der Schädel gelangte glücklich in unsern Besitz und ist der Sammlung der chirurgischen Klinik einverleibt. Von dem erwähnten Loche aus geht eine feine geheilte Spalte gerade nach aufwärts durch die Basis der Schuppe.

Ganz glücklich dagegen und ohne jede Störung des geistigen Vermögens jedoch mit Necrose, endete eine Fractur des Felsenbeins, die ich im Jahre 1855 bei einem Studenten behandelte.

Gustav S. aus Magdeburg, 19 Jahr alt, war in der Trunkenheit aus dem Fenster des dritten Stockwerks auf das Pflaster im Hofe eines Wirthshauses hinabgesprungen, hatte sich dabei den linken Radius gleich oberhalb des Handgelenks gebrochen, war mit der linken Seite des Unterkiefers auf das Pflaster aufgeschlagen, wie ausgedehnte Blutunterlaufung und Excoriationen daselbst zeigten, und auch von mehreren glaubwürdigen Zeugen gesehen worden war. Gleich darauf lief Blut aus der Nase und aus dem rechten Ohre. Am folgenden Morgen sah ich den nunmehr ganz wieder zu sich gekommenen Kranken. Er konnte ganz gut auch mit dem rechten Ohre hören, das Trommelfell war unversehrt, dagegen sah ich an der vorderen Wand des Gehörganges eine klaffende blutige Spalte, und konnte mit der Sonde eine Fissur im Knochen deutlich diagnosticiren. Die ganze vordere Wand war beweglich und crepitirte bei Bewegung des Knochens. Von einer directen Gewalteinwirkung keine Spur. Offenbar war der Bruch durch Gegenschlagen des rechten Kiefergelenkkopfes gegen die hintere Wand des Gelenkes entstanden. Strenge Antiphlogose. Es traten gar keine Hirnerscheinungen auf. Vermuthlich erstreckte sich die Fractur daher nicht weiter, zumal weder Lähmung des Acusticus noch des Facialis vorhanden war. Dagegen entstand Eiterung und ich war genöthigt mehrere, bis Zoll lange und mehrere Linien breite Knochensplitter auszuziehen, die sich nekrotisch lösten. Der junge Mann verliess später die Universität und ich hörte dass ihm in Berlin noch einige Splitterchen ausgezogen worden seien. Die Bewegung des Kiefergelenkes wurde indess nicht beeinträchtigt, auch stellten sich gar keine weiteren Störungen heraus. Die Fractur des Radius die ich mit der Dupuytren'schen Schiene und einem Gypsverbande behandelte, war ohne jede Deformität geheilt.

Die 4 übrigen Fracturen der Schläfenbeine, welche in der Klinik beobachtet wurden, endeten sämmtlich tödtlich indem sie zum Theil mit sehr ausgedehnten Splitterungen des Schädels verbunden waren. Drei derselben führten innerhalb der ersten Stunden den Tod herbei.

No. 127. 27jähriger Mann, Tod nach 6 Stunden. No. 280. 40jähriger Mann, Tod nach drei Stunden. No. 515. 17jähriger Jüngling, Tod nach 2 Stunden. Sie waren mit ausgedehntem Blutergusse in die Schädelhöhle verbunden, und durch einen Sturz aus der Höhe veranlasst. Der merkwürdigste Fall war der letzte. Der Schädel des jungen Menschen, welcher gleich in die Klinik geschafft wurde und unter unsern Händen verschied, fühlte sich an wie ein mit Nüssen gefüllter Sack, besonders waren in der linken Schläfe zahllose Fragmente fühlbar. Der Schädel, welcher sich in der Sammlung der chirurgischen Klinik befindet, war auf der Höhe des Scheitels weniger gebrochen als an der Basis, an welcher das Hinterhauptsbein vom Keilbeine getrennt war; der Körper des letzten durch zwei quer verlaufende Spalten zerrissen, bildete das Centrum der von hier aus in allen Richtungen sternförmig auslaufenden und sich vielfach kreuzenden Fissuren; der Schädel zeigt nahe an 100 einzelne grössere und kleinere Fragmente.

In einem vierten Falle No. 291 bei einem 76jährigen Manne der in der Trunkenheit gestürzt war, war das linke Schläfenbein bedeutend eingedrückt, doch zeigte ein Explorationsschnitt die Unthunlichkeit der Trepanation, indem sich die Fissuren zahlreich in die Basis hinein erstreckten. Der Tod erfolgte jedoch erst nach 19 Tagen durch ausgedehnte Eiterung an der Basis.

Ich habe versucht, diese Fracturen durch Versuche nachzuahmen und mich überzeugt, dass in der That durch sogen. Contrecoup diese Doppelfracturen der Basis, die im Keilbeine ihr Centrum haben und mit meist 4 bis 6 sternförmigen Spalten gegen die Scheitelhöhe ausstreichen, entstehen. Schleudert man einen Kopf kräftig gegen einen steinernen Fussboden, so dass der Scheitel auftrifft, so entsteht diese selbe Sternfractur der Basis, oft ohne jede Verletzung des Scheitels. Ebenso kann man dieselbe erzeugen, wenn man einen Schädel auf eine feste Unterlage auflegt und mit einem breiten Hammer Schläge gegen den Scheitel ausführt. Hängt man dagegen einen Schädel frei, mittelst eines an einem Bindfaden befestigten in das Hinterhauptsloch eingeführten Querholzes auf, und führt man nun mit einem hinlänglich breiten grossen Hammer Schläge gegen den Scheitel, so entsteht gewöhnlich keine Fractur. In diesem Falle kann der Schädel frei schwingen. In jenem Falle dagegen wird er gewissermassen wie beim Herabstürzen zwischen zwei Gewalten eingeklemmt; einerseits hindert die feste Grundlage auf die er mit dem Scheitel auftrifft die freie Schwingung, andererseits wirkt der Stoss und die Körperlast. Unter dieser Doppelcompression reisst der wenigst resistente und sprödeste Theil quer durch beide Schläfenbeine und durch das Keilbein, meist doppelt durch.

Fracturen der Basis, welche die Schädelhöhle interessiren, enden fast immer tödtlich; wird dagegen die Schädelhöhle nicht geöffnet, so können selbst bedeutende Splitterungen der Basis ohne Gefahr vorübergehen, wie der schon oben angeführte merkwürdige Fall eines Selbstmordversuches (No. 580 s. oben S. 88) beweist.

Brüche des Hinterhauptbeins sind bei der geschützten Lage desselben weit seltener als die anderer Schädelknochen. Der einzige (mit Depression verbundene) Fall, den wir aufführen können, wurde glücklich durch Trepanation geheilt.

No. 600. (S. auch oben S. 120). Ein 18jähriger Steinbruchsarbeiter Peter Müller aus Königswinter, wurde von einem 30 Fuss hoch herabstürzenden Felsblocke so getroffen, dass der Hinterkopf und der rechte kleine Finger gestreift, der Unterschenkel gebrochen wurde. Nachdem um den letzteren ein Gypsverband angelegt worden, wurde die Hinterhauptswunde genauer untersucht. Dieselbe befand sich auf dem oberen Theile der Schuppe des Hinterhauptbeins, einige Linien oberhalb der Linea semicircularis sup. und war 1 ½ Zoll lang. Periost vom Knochen abgetrennt, ein 3 Linien breites, 1 Zoll und 3 Linien langes schmales vierseitiges Knochenstück, welches an seinem einen Ende nur eingeknickt nicht abgebrochen war, an dem andern Ende um 3 Linien tief eingedrückt; keine Hirnerscheinungen. Der Versuch das Stück mit der Tenette, mit Hebeln, mit einem sehr scharfen Tirefond hervorzuheben, misslang. Es wurde am folgenden Morgen desshalb dem Ende des Loches und dem tiefsten Eindruck entsprechend am Rande eine kleine Krone von 5 Linien Durchmesser aufgesetzt, dann das Knochenstück emporgehoben. Dasselbe brach ab und musste vollständig herausgenommen werden. Dabei ergab sich dass die Dura mater durch einen vorstehenden herausgenommenen Splitter der Tabula vitrea gespiesst, ein kleines 3 Linien langes Loch hatte. Die Reaction war sehr gering. Cerebralsymptome traten gar nicht auf; die Wunde heilte mit sehr geringer Eiterung, und blieben keinerlei Folgen des Schädelbruches zurück.

Fassen wir die gewonnenen Erfahrungen besonders in Betreff der Schädeleindrücke zusammen, so haben wir oben eine Reihe von Schädelimpressionen aufgeführt, welche ohne alle weiteren Folgen heilten; je mehr sich die Fracturen der Basis nähern, desto gefahrbringender sind sie, wenngleich spontane Heilungen vorkommen. Die ohne Trepanation geheilten 7 Fälle waren freilich nur sehr mässige, 1 bis höchstens 3 Linien tiefe, und nicht mit Wunden complicirte Eindrücke. Nur in einem Falle sahen wir spontane Erhebung eines viel bedeutenderen Eindrucks, der ebenfalls keine bleibenden Folgen hatte. In 4 andern Fällen von complicirten Fracturen war kein Eindruck vorhanden und wurden dieselben ebenfalls ohne Trepanation geheilt. Wo keine Wunde vorhanden ist die Trepanation offenbar eine erhebliche und bedenkliche Complication. Sind dagegen die Fracturen blossgelegt und ist ein erheblicher Eindruck vorhanden, so ist meistens die Trepanation unvermeidlich. Es versteht sich von selbst, dass dieselbe dabei nie Selbstzweck werden kann, und es klingt heutzutage fast lächerlich, wenn man in älteren Schriften, z. B. noch bei Kern liest, dass bei Schädeleindrücken unbedingt trepanirt werden müsse. Die Anlegung einer künstlichen Oeffnung ist freilich sobald sie mit Maass geschieht, als solche offenbar bei vorhandener Wunde und vorhandenem Eindrucke fast ungefährlich und führt keine neue Complication herbei; wenn man sie indess vermeiden und die eingedrückten Fragmente ohne neue Oeffnung hervorheben kann, so wird man dies vorziehen; vor tödtlichem Ausgange schützt diess nicht mehr als die Trepanation; denn auch nach blosser Herausnahme von Fragmenten sahen wir tödtlichen Ausgang (No. 236 u. 667).

Immer wird die Trepanation wo möglich ohne Verletzung der Dura mater ablaufen müssen, wenn der Erfolg ein günstiger sein soll. Ehe man sich aber zur Trepanation entschliesst, sollte man den Versuch machen die eingedrückten Knochen so hervorzuheben. Hebel lassen sich nur anwenden, wenn die Lücke bedeutend genug ist um sie anzubringen; dann ist oft eine kräftige Zange sehr dienlich, nur dürfen die Instrumente nicht auf den feststehenden Knochenrändern ihre Stützpunkte finden, damit derselbe bei Fissuren nicht etwa eingedrückt werde, sondern müssen aus freier Hand geführt werden, wobei die linke Hand das Hypomochlion bildet. Ist die Lücke zu klein oder fehlt sie ganz, so hilft oft ein scharfer kräftiger Resectionshaken; oder auch ein Tirefond, den man wie einen Bohrer einschraubt. Die Schraube muss dann aber äusserst scharf sein. Bei allen diesen Versuchen muss die äusserste Vorsicht angewandt werden, um die Stücke nicht tiefer einzudrücken, mit den Instrumenten nicht auszugleiten, die Dura mater nicht zu verletzen. Ist erst eine Lücke da, so kommt man wahrscheinlich ohne Trepanation ans Ziel. Vergleicht man bloss die Zahlen, welche 6 Heilungen nach Operationen gegen 9 Todesfälle nachweisen, so würde man einen Fehlschluss begehen. Denn in allen Fällen, welche nach Operationen, seien diese nur Herausnahme von Fragmenten oder Trepanationen, tödtlich abliefen, wäre der Tod offenbar auch ohne die Trepanation eingetreten; in 7 Fällen waren Brüche der Basis, in einem Bruch der Wirbelsäule, in einem Hirnabscess vorhanden, so dass wir die Trepanation in den genannten Fällen, ebenso wie die Herausnahme der Fragmente als eine gar keine neue Complication herbeiführende Operation betrachten können.

Ganz anders gestaltet sich die Sache bei frischen nicht blossliegenden, oder bei alten Schädelbrüchen, die bereits geheilt sind. In ersterem Falle wird die Fractur eine complicirte, in letzterem wird eine neue Verwundung, eine Entblössung des Gehirns bei einem relativ gesunden Menschen gemacht; sie stellt sich hier gleich an Gefahr mit einer frischen complicirten Schädelfractur, und besonders wenn die Kapsel der Dura mater, welche das Gehirn am Hervorwuchern hindert, verletzt wird, ist der tödtliche Ausgang sehr zu fürchten (No. 636).

Brüche der Knochen des Gesichts und der Kiefer gehören zu den seltenen Erscheinungen, und werden fast immer durch directe Gewalten (Hufschläge, Faustschläge, Fall gegen Treppen u. s. w.) herbeigeführt. In der Regel sind es die Nasenbeine und mit ihnen die benachbarten Theile des Oberkiefers, welche vorzugsweise getroffen werden; zuweilen gehen die Brüche tiefer und treffen auch Theile des Siebbeins. Besondere Aufmerksamkeit fordern die nicht seltenen (unter 14 Fällen 4mal) begleitenden Symptome von Hirncommotion, die indess in allen unsern Fällen (mit Ausnahme des bereits erwähnten No. 236, wobei zugleich eine Fractur des Stirnbeins vorlag) glücklich vorüberging. Auch auf den Thränennasenkanal hat man zu achten. Es sind mir zwei Fälle von Thränensackfisteln vorgekommen nach deform geheilten Fracturen der Nasenfortsätze des Oberkiefers; in beiden war der Thränennasengang ausserordentlich verengert und für Instrumente undurchgängig. Man thut gut, darauf bei der Reposition zu achten; letztere vollzieht man am leichtesten mittelst Einführung des kleinen Fingers, wenn die Weite der Nasenlöcher solche gestattet; sonst nimmt man eine starke silberne Sonde zu Hülfe; von aussen her lässt sich meistens nur nachhelfen. Durch eine Sonde, der man die passende Krümmung der La Forest'schen giebt, kann man auch den Thränennasenkanal von seiner Einklemmung befreien, auch ein scharfer subcutan eingesetzter Haken könnte sich nützlich erweisen. Die alten Verbände, besonders die Accipiterbinden u. dergl., welche die Nase von aussen her comprimiren, sind durchaus unzweckmässig, da sie höchstens die Nase nur stärker eindrücken. Bedarf man eines Retentionsapparates, so thun umwickelte Federposen, deren hervorragende Enden über der Oberlippe mit Heftpflaster befestigt werden, weit bessere Dienste; ebenso nützlich sind die Bell'schen Röhrchen, die dann aber die gehörige Länge haben müssen. Gleichzeitige Wunden, und besonders solche mit Substanzverlust, fordern durchaus sofortige Vereinigung und nöthigenfalls plastische Operationen.

Zur Heilung der Alveolarbrüche beider Kiefer dienen am zweckmässigsten Guttaperchaschienen, die man weich in den

Mund bringt, dann passend zubiegt und um die Zähne formt; man befestige sie mit Silberdraht an die festen Zähne selbst und lasse ein Kopftuch tragen.

Auch bei den Fracturen des Unterkiefers leistet die Guttapercha gute Dienste; sie ist angenehmer und leichter als der hier etwas lästige Gypsverband, dem Szymanowsky übrigens eine sehr praktische Gestalt gegeben hat. Eine Guttaperchaschiene auf die Zähne, eine zweite aussen, durch ein Kopftuch oder eine Funda befestigt, dazu noch die feststehenden Zähne durch Draht verbunden, scheint mir der zweckmässigste Verband zu sein. Der complicirte Verband von Rütenick ist durchaus unpraktisch, da der Druck der Holzplatte gegen die scharfe Kante des Unterkiefers fast nie vertragen wird, ohne Druckbrand zu erregen. Lonsdale hat diesem Verbande durch Feststellung der die Rinne für die Zähne tragenden Schraube an dem Holzbügel, sowie durch Hinzufügung gepolsterter Aussenschienen eine viel zweckmässigere Gestalt gegeben; allein man muss dann für jeden Fall eine besondere Rinne bereiten lassen, da dieselbe nur nützt, wenn sie genau passt. In letzterer Beziehung sowohl wie in Bezug auf den ausgeübten Druck ist die Guttapercha viel besser. Die Aussenschiene lässt man nicht bloss den Kiefer schützen, sondern vollständig auch von den Seiten her umgeben, zu welchem Zwecke man sie sich vorher nach Art der Hager'schen Blechschiene zuschneidet. In den meisten Fällen der in der Klinik behandelten Unterkieferfracturen wurde der Versuch mit dem Rütenick'schen Verbande gemacht, in keinem wurde er länger als 8 Tage ertragen. Man vertauschte ihn allemal mit dem Capistrum, und liess eine Doppelrinne zwischen den obern und untern Backzähnen tragen. Von 9 in der Klinik vorgekommenen, durch directe Gewalt herbeigeführten Brüchen des Unterkiefers waren 5 complicirte; einer dieser Fälle endete tödtlich durch gleichzeitige Ruptur der Art. pulmonalis No. 320 s. oben S. 79. Alle übrigen heilten, nur in einem Falle war eine geringere Dislocation nicht zu beseitigen gewesen. Für complicirte Splitterbrüche die sich nicht retiniren lassen, möchte die Knochennaht jedenfalls ein sehr zweckmässiges Verfahren sein.

Einen merkwürdigen Fall von Fractur der Cartilago

thyreoidea, den ich zu beobachten Gelegenheit hatte, will ich nicht unerwähnt lassen.

No. 564. Derselbe betraf einen 40jährigen Nagelschmidt (1853), der von einem Kirschbaum herabstürzend mit dem Halse auf einem Aste hängen blieb und sofort, namentlich beim Athemholen, welches wie das Sprechen erschwert war, einen stechenden Schmerz im Kehlkopfe empfand, der ihn in die Poliklinik führte. Unter einer mässigen Geschwulst der Weichtheile fühlte man den linken Schildknorpel schräg gebrochen und das untere Stück nach vorwärts gedrückt. Die Sprache heiser. Hustenreiz. Durch Manipulationen liess sich die Reposition nicht bewerkstelligen. Ich führte deshalb einen scharfen Haken über der dislocirten Stelle durch die Haut ein, hakte den Knorpel an und reponirte ihn so, was überraschend leicht gelang; da das Stück in seiner Lage blieb, so wurde dem Kranken nur Ruhe und Schweigen anempfohlen und schon nach 8 Tagen war nichts mehr zu bemerken.

Brüche der Knochen des Rumpfes.

Von den **Brüchen der Wirbelsäule** haben wir bereits oben einer Pseudarthrose des Dornfortsatzes eines Rückenwirbels (No. 232) sowie eines Bruchs mit Impression des Körpers des 10. Rückenwirbels, welcher durch gleichzeitige Schädel- und Rippenbrüche complicirt, tödtlich verlief, erwähnt. Denselben Ausgang hatte ein durch die Section bestätigter Fall von Fractur des 5. Halswirbels.

No. 375. Der Kranke (46 Jahr alt) war mit einem Sacke auf der Treppe gestürzt, und wurde sofort gelähmt in die Klinik gebracht. Zwischen dem 4. und 6. Halswirbel war eine Lücke zu fühlen, die sich durch vorsichtige Streckung des Halses nicht ausgleichen liess. Es war vollständige Gefühls- und Bewegungslähmung der unteren Gliedmassen, der Blase und des Mastdarms vorhanden. Blutentziehungen. Calomel. Die Stühle waren blutig. Der Harnverhaltung wurde durch den Catheter abgeholfen. Am folgenden Tage Lähmung der obern Extremitäten und 50 Stunden nach der Verletzung trat der Tod ein. Der gebrochene und dislocirte Bogen des fünften Halswirbels hatte das Rückenmark bedeutend comprimirt. Die Entzündung der Häute desselben erstreckte sich nach aufwärts zum Schädel.

Von Repositionsversuchen wird man nicht viel erwarten dürfen, besonders werden alle heftig zerrenden und ziehenden Bewegungen sorgfältig gemieden werden müssen. Am sichersten möchte die Reposition mit einem oder zwei unter den Dornfortsatz, selbst unter den Wirbelbogen eingeführten starken Knochenhaken zu unternehmen sein. Brüche mit Compression der Wirbelkörper lassen kaum eine Reposition zu.

Brüche des Beckens wurden 6 gesehen. Nur die Hälfte der Patienten kam mit dem Leben davon. Unter den letzten waren zwei mit Abbruch eines Stückes des Hüftbeinkammes, ohne dass beträchtliche Dislocation des abgebrochenen Stückes bemerkbar gewesen. Der dritte geheilte Fall war eine jener Doppelfracturen, auf welche besonders Malgaigne aufmerksam gemacht hat. S. oben S. 112. Dagegen verliefen zwei Fälle von Einbruch der Pfanne und Perforation des Schenkelkopfes (den einen No. 500 s. oben S. 101) mit Coxarthrocace tödtlich durch heftige Peritonitis; der Tod trat schon am 2. und 3. Tage ein. Beide waren die Folgen eines Falles auf den Trochanter. Eben so endete eine Comminutivfractur des Heiligenbeins.

No. 541. Anna Offerberg, 18jährige Dienstmagd aus Cöln, stürzte am 7. Febr. 1838 aus dem dritten Stockwerke eines Hauses auf das Strassenpflaster und brach beide Unterschenkel im untern Drittheile; zugleich heftige Quetschung des untern Theils der Wirbelsäule; vom Anus aus war eine Splitterung des Heiligenbeins fühlbar. Stuhl und Urin nach dem Falle unwillkührlich abgegangen. Der After und die Dammgegend unempfindlich. Beide Unterschenkel wurden reponirt und durch Dextrinverbande befestigt. Die Kranke wurde auf einem Wasserbette gelagert, erhielt Calomel und Schröpfköpfe auf den Unterleib, da sich schon am zweiten Tage Symptome einer Peritonitis einstellten. Am 11. Februar erfolgte freiwillige Harn- und Stuhlentleerung. Am 16ten entstanden Abscesse in den Hinterbacken; Incisionen. Wiederholte Schüttelfröste. Chinin. Brandiger Decubitus. Tod am 3. März. Es fand sich eine vollkommene Zertrümmerung des Heiligenbeins, Brand der Cauda equina, Entzündung des Neurilems der Sacralgeflechte. Spuren dagewesener Peritonitis. Adhäsionen der Därme untereinander. An den Unterschenkelbrüchen keine Callusbildung.

Bei den Beckenfracturen wird die Hauptsorge die gehörige Entleerung der Blase und des Mastdarms, die Bekämpfung leicht möglicher Cystitis und Peritonitis bilden. Die Reposition wird ebenso wie die Diagnose wesentlich durch die Einführung eines Fingers in den Mastdarm oder in die Scheide unterstützt werden. Dieselbe ist für die Folgen der Fractur, namentlich bei Brüchen der Scham- und Sitzbeine äusserst wichtig. Ganz neuerlichst fanden wir an der Leiche eines an Vereiterung der Prostata gestorbenen Mannes, der vor Jahren einen Fall auf den Damm erlitten, und seit jener Zeit eine sehr starke Verengerung der Harnröhre behalten hatte, die ihn in die Klinik führte, eine mit beträchtlicher Dislocation geheilte Fractur des rechten horizontalen Astes des Schambeins und des aufsteigenden Astes des Sitzbeins derselben Seite, welche gegen die Harnröhre vorragend genau der Verengerung der letztern entsprach. Der Kranke wusste nichts von dieser Fractur, und die Aerzte mochten dieselbe wohl ganz übersehen haben. Die Lage des Kranken muss nach der Fractur sich richten, und wird bald die extendirte bald flectirte Lage (auf dem doppelten Planum inclinatum) den Vorzug verdienen. Die Lagerung auf Wasserkissen oder auf mit Wasser gefüllten Matratzen aus Caoutschukleinwand bietet hier grossen Nutzen, besonders wenn das Wasser öfter durch kaltes ersetzt wird; den Kranken ist diese Lage gewöhnlich sehr angenehm, auch schützt sie am besten vor Decubitus, der hier besonders zu fürchten ist. Indess ist doch Vorsicht nöthig. Ein Kranker, dem ich die Resection des Schenkelhalses wegen Anchylose gemacht, starb mir kürzlich an acutem Morbus Brightii, dessen Entstehung ich einer Erkältung auf dem Wasserkissen zuschreibe. Besonderer Verbände wird man selten bedürfen.

Die Brüche der Rippen sind weit weniger gefährlich als man denken sollte. Unter 51 Fällen sahen wir nur zweimal den Tod eintreten; diese beiden Fälle waren in hohem Grade complicirt; der eine ist der schon mehrfach angeführte Fall von Wirbel- und Schädelbruch. Der andere Fall betraf einen 56jährigen Landmann Linden.

No. 581. Derselbe wurde am 30. December 1854 in der Trunkenheit von einem schweren Karren überfahren, der ihm über die ganze rechte Seite von unten nach oben hinüberging. Dadurch waren mit Ausnahme der ersten und letzten die sämmtlichen Rippen der rechten Seite grösstentheils doppelt in der Breite des Radkranzes gebrochen; die ganz losen mittleren Fragmente der 5., 6., 7. und 8. Rippe wurden bei der Respiration wie ein Ventil unter fortwährender deutlich hörbarer Crepitation schlotternd bewegt [1]). Ueber den Bruchstellen verbreitete sich bis in die Achselhöhle ein bedeutendes Emphysem des Zellgewebes. Eine äussere Wunde nicht vorhanden. Ausserdem war ein Splitterbruch der rechten Scapula sowie ein Schrägbruch des rechten Unterschenkels dicht unter dem Knie vorhanden. Bedeutende Dispnoe. Nach der Application von 10 Schröpfköpfen nahm das Emphysem bedeutend ab, aber durch die ganze rechte Brusthöhle war consonirendes Athmen hörbar. Eis äusserlich; 2stündl. 2 Gr. Calomel. Sehr heftiges Fieber. Am 1. Januar 1855 tintement metallique und amphorisches Geräusch in der Brust. Abends Delirien. Am 2. Jan. das Emphysem ganz verschwunden. Es wird eine beträchtliche Dislocation der hintern Enden der obern Rippen bemerkbar, so dass man unterhalb der Achselhöhle eine Grube wahrnahm, in welche man eine Hand hineinlegen konnte. Da diese durch Einknickung der Enden entstanden, beim Athmen sich nicht gehoben hatte, so sollte sie mittelst eines scharfen Hakens beseitigt werden. Doch verschied der Kranke schon am Abend desselben Tages. Bei der Section fanden sich die Spitzen der hintern Enden der 2.—7. Rippe in die Pleurahöhle frei hineinragend. Die 7. Rippe hatte die Lunge gespiesst, doch war die Wunde frisch verwachsen; die ganze Pleura mit vasculärer Neubildung bedeckt, darüber ein sulziges Exsudat. In dem Sacke 6 Unzen blutiges Serum. Die ganze rechte Lunge zwar noch theilweise durchgängig, aber klein zusammengefallen, meist luftleer und in grauer Hepatisation begriffen. Unter der frisch verklebten Wunde ein Abscess. Linke Lunge (dreilappig) an der Oberfläche emphysematös, übrigens ge-

[1]) Diese Dislocation ist nach Malgaigne (übers. von Burger S. 421) ungemein selten, doch wurde sie auch von Middeldorpf mehrmals gesehen, und wird überall vorkommen wo ein doppelter Querbruch oder Schrägbruch vorhanden ist und das Zwischenstück nicht durch Zacken an der freien Bewegung gehindert wird.

sund. Herz gesund. Ebenso die Unterleibseingeweide. Im Peritonealsacke Blut, welches alle Eingeweide blutig farbte, dessen Quelle aber nicht zu entdecken war. An den Brüchen der Rippen, des Schulterblatts und des Unterschenkels erste Spuren beginnender Bindegewebswucherung des Periosts. Das rechte Kniegelenk war unverletzt aber die Synovialflüssigkeit dickem Blute ähnlich.

Bei den übrigen Rippenbrüchen kam zwar locale Pleuritis nicht selten vor. Doch blieb sie stets beschränkt.

Ein Fall von Bruch des 7. Rippenknorpels (No. 226) rechter Seits heilte mit festem Callusringe, trotzdem das Sternalende etwas vorstand und die Retention nicht möglich war. In der Präparatensammlung der chirurgischen Klinik befindet sich ein ähnlicher durch einen Knochenring geheilter Bruch des 8. Rippenknorpels.

Die Behandlung beschränkte sich in den meisten Fällen auf blosse Ruhe, selten wurde noch eine Serviette oder eine wollene Binde einfach umgelegt. Gewöhnlich stören diese nur die Athembewegungen und bleiben deshalb besser ganz fort. Ausser dem erwähnten Falle sind mir beträchtliche Dislocationen nicht vorgekommen. Lassen sie sich nicht durch tiefes Einathmen oder leichte Manipulationen von aussen heben, so würde ich den subcutan auf den oberen Rippenrand eingeführten scharfen Haken für ein durchaus unbedenkliches Mittel halten.

Brüche des Brustbeins wurden zweimal in der Klinik beobachtet: einmal des Körpers desselben, bei einem 50jährigen Manne, und einmal des Schwertfortsatzes bei einem 28jährigen Manne durch Aufheben einer Last entstanden. Leider kann ich über diese seltenen Brüche nichts Näheres mittheilen, da dieselben zur Zeit des Herrn von Walther behandelt und geheilt wurden.

Brüche der oberen Gliedmaassen.

Brüche der Scapula kamen im Ganzen 12 vor, und zwar bei Erwachsenen zwischen dem 20sten und 70sten Lebensjahre. Dazu kann ich noch 4 Fälle meiner eignen Praxis, die mir in den letzten Jahren vorkamen, hinzurechnen. Diese 16 Fälle vertheilen sich folgendermaassen: 7 betrafen den Körper, 3 den Gelenkfortsatz, 4 den Proc. coracoideus, 2 das Acromialende. Die Brüche des Körpers waren dreimal Splitterbrüche: zwei durch Fall von bedeutender Höhe, einer (No. 581 s. oben) durch Ueberfahrung herbeigeführt. Zwei dieser Kranken starben an gleichzeitigen andern Fracturen (Schädel, Rippen); die übrigen 4 betrafen den untern Winkel, und waren alle durch Fall auf den Rücken veranlasst. Der letzte uns vorgekommene Fall betraf einen 41jährigen sehr magern Mann (588) mit abstehenden Schulterblättern, der einen Abhang herunterrutschend mit dem untern Winkel der rechten Scapula an einem Steine hängen blieb. Drei dieser Kranken habe ich selbst untersucht, wir fanden örtlichen Schmerz bei Bewegung, keine erhebliche Dislocation, deutliche Crepitation. Das abgebrochene Stück war ein grösseres oder geringeres Dreieck. Die Behandlung beschränkte sich auf Application von Schröpfköpfen wegen gewöhnlich heftiger Contusionen und Anlegung einer wollenen Binde und Mitella. Die Bewegung stellte sich ganz ungestört her, obwohl in einem Falle (No. 532 s. oben) beträchtliche Callusbildung vorlag.

Brüche des Gelenkfortsatzes oder des Collum der Scapula ohne die Fortsätze habe ich selbst zweimal zu untersuchen Gelegenheit gehabt. In dem einen Falle No. 561 bei einem 26jährigen Manne war ein Fall auf die Schulter die Ursache. Die Schulter hatte täuschend das Ansehen einer Luxation des Oberarms, indem der Deltoides gespannt und fast concav erschien, der Oberarm nach einwärts gewichen war. Der Schmerz war bedeutend, der Arm liess sich leicht in die Höhe schieben, dann entstand deutliche Crepitation. Die Diagnose wurde durch Narkotisirung des Kranken erleichtert. Im dem zweiten Falle bei einer 53jährigen Frau war die Fractur vor 3 Jahren entstanden mit gleichzeitiger Luxation beider Hände (s. u.). Die Deformität glich der im vorigen Falle; es war eine Pseudarthrose vorhanden und die Frau konnte den Arm leidlich gebrauchen, nur war sie ausser Stande ihn auf den Kopf zu heben. Dessault's Verband mit Achselkissen und spitzwinklig flectirtem Vorderarme in der unten zu beschreibenden Weise. Heilung mit geringer Deformität und Abweichung des Arms nach vorn, ohne Störung der Bewegung.

Trotzdem die Brüche des Processus coracoideus sehr selten sind habe ich zweimal solche gesehen, ein dritter Fall bei einem 26jährigen Weibe (No. 93) fiel in die Zeit des Directoriums des Herrn von Walther. Ein vierter kam 1844 als Pseudarthrose zur Beobachtung; No. 407 bei einem 24jährigen Manne (s. ob.), der durch Sturz vom Dache zugleich einen Bruch des Oberarmhalses und der untern Epiphyse des rechten Oberarms, sowie einen Bruch des Olecranon erlitten hatte.

Meine beiden Beobachtungen waren folgende:

Herr W., Weinwirth, wollte am 4. Mai 1857 ein Fass den Keller hinablenken, als er das Gleichgewicht verlor; das Fass rollte über ihn hin, traf ihn aber besonders unter dem rechten Schlüsselbein; er spürte ein deutliches Krachen und konnte nicht ohne Schmerz den Arm schräg gegen die Brust heranziehen. Ich fand bedeutende Contusion; bei Abduction des Armes deutliche Crepitation; griff ich unter dem Rande des Pectoralis major in die Höhe, so fühlte ich bei den angegebenen Bewegungen deutlich das sich bewegende Fragment. Keilkissen in der Achsel. Viereckige Mitella. Das Fragment blieb aber beweglich; auch blieb das Geräusch, indem der Patient nicht die Ruhe hatte seinen Arm lange in der Binde zu tragen. Der Gebrauch des Arms ist trotzdem nicht beeinträchtigt.

Die 36jährige Frau eines Intendanturbeamten brach am 12. August 1858 den fraglichen Fortsatz, als sie beim Waschen ein grosses Leintuch ausfringen wollte. Sie fühlte ein Krachen unter dem Schlüsselbein und konnte ihre Arbeit nicht fortsetzen. Das abgebrochene Fragment war leicht fühlbar, da die Frau sehr mager war; es war indess nur die Spitze des Fortsatzes. Der Bruch war durch heftige Contraction des Biceps und Coracobrachialis bei forcirter Supination, die vorzugsweise durch den Biceps zu Stande kommt, herbeigeführt worden. Der Ober- und Vorderarm wurden mit zwei breiten Gurten und Schnallen an ein Corset befestigt und so vier Wochen lang getragen. Die Brauchbarkeit war vollkommen hergestellt; von einer Beweglichkeit des Fragments nichts mehr zu fühlen.

Aus diesem Falle geht hervor, dass solche Brüche nicht bloss wie Malgaigne angiebt (l. c. S. 497) mit bedeutender Contusion der Weichtheile vorkommen, sondern dass es auch Fälle von einfachem Abreissen durch Muskelcontraction giebt. Beide Beobachtungen thun ausserdem dar, dass dieser Bruch ebenso wenig im Allgemeinen höchst bedenklich ist.

Ueber die Brüche des Acromialendes, die wir in den wenigen Fällen nur durch directe Gewalten entstanden sahen, habe ich nichts erhebliches zu bemerken. Wir sahen aber zweimal Pseudarthrosen dieses Endes (oben nicht aufgeführt) mit Dislocation des Schulterblatts und Arms nach abwärts, während das abgebrochene Fragment durch ein Band mit der Scapula verbunden war. Die Bewegung war wenig beschränkt.

Von 89 Brüchen des Schlüsselbeins kamen mehr als die Hälfte, nämlich 45 auf die ersten Lebensdecennien bis zum 21sten Jahre. Nur sehr wenige waren durch directe Gewalt veranlasst; nur einer war ein durch eine Cartätschenkugel herbeigeführter Splitterbruch, der übrigens nach Ausstossung von mehreren Splittern und Spaltung mehrerer vorhandener Fisteln vollständig heilte (im Ganzen in 143 Tagen). Das Sternalende war nur 5mal, das Acromialende 9mal gebrochen, beide durch directe Gewalten. Neuerlichst sah ich in der Klinik bei Herrn Prof. Busch einen Fall von bereits einige Tage alter Dislocation, wobei das äussere Ende um eine Handbreit tiefer stand als das innere, und die Reposition nicht mehr gelang. Die Brüche des Sternalrandes sind vorzugsweise dieser Dislocation ausgesetzt. Ein sehr merkwürdiges Verhältniss ist die fast nie vorkommende Verletzung der Vena subclavia, selbst nicht bei Zersplitterungen durch Schussverletzungen, trotzdem wir viele Fälle zu beobachten Gelegenheit hatten, in welchen die Kranken erst mehrere Tage nach der Verletzung in die Klinik kamen, und trotz beträchtlicher Abweichung der schiefgebrochenen Enden sich dem Tragen eines Verbandes nicht unterziehen wollten. Ebenso auffallend ist die Seltenheit der Pseudarthrosen der Clavicula. Gewöhnlich bildet sich vielmehr bei solcher Vernachlässigung ein ungewöhnlich dicker Callus, von dem wir mehrmals hartnäckige durch Druck auf den hintengelegenen Plexus der Armnerven hervorgerufene Erscheinungen von Nervenreizung sahen.

Der Brünninghausen'sche Riemen war früher in der Klinik nebst dem Dessault'schen Verbande die vorzugsweise beliebte Behandlungsweise. Letzterer ist als solcher durchaus unbrauchbar; die Bindentouren verschieben sich, auch wenn man sie befestigt, schon in den ersten Tagen. Auch der Riemen leistet sehr häufig nicht das was er soll. Der Dessault'sche Verband wird erst brauchbar, wenn man ihn zum unverrückbaren Verbande macht. Dazu ist schon der Kleister allenfalls zu benutzen; weit zweckmässiger ist aber ein Gypsverband. Diesen legen wir so an, dass die erste und zweite Dessault'sche Binde wegbleibt. In die Achsel kommt ein dickes Wattepolster; die Fragmente werden aneinandergepasst und von Gehülfen der Arm sorgfältig in derjenigen Lage fixirt, welche für die Reposition die vortheilhafteste ist; diese ist nicht dieselbe in allen Fällen; bald muss die Schulter, bald der Ellenbogen mehr nach hinten, bald mehr nach vorn oder aussen gebracht, bald der Vorarm in spitzem bald in rechtem Winkel gelagert werden. Graduirte Wattecompressen sichern die Lage und füllen alle Gruben aus;

der Arm und die Schulter werden durch Watte geschützt. Oft ist auch eine äusserlich mit Gyps bestrichene Spica humeri zur Erhaltung der Reposition nützlich. Schliesslich folgt eine grosse Gypsrollbinde im Allgemeinen nach dem Typus der Dessault'schen dritten Binde angelegt, von dem man nach Umständen abweicht; das Ganze wird äusserlich mit Gypsbrei bestrichen. Die Szymanowski'sche Gypscompresse ist nicht so zweckmässig, weil sie sich nicht so glatt anlegen lässt. Wenn man die Touren nicht zu häufig wiederholt, so wird der Verband auf die angegebene Weise gar nicht schwer, und die einzige Belästigung fühlt der Kranke nur in den ersten Tagen durch Beschränkung der Bewegung des Thorax, an welche er sich jedoch meistens bald gewöhnt. Die Schulter und der Arm wird hierdurch gewissermaassen mit dem Rumpfe zu einem Ganzen verbunden, während die Hände des kunstverständigen Gehülfen die Fragmente noch während des Verbandes gehörig fixiren können.

Ein ähnlicher Verband ist auch für die Brüche am oberen Theile des Oberarms sehr brauchbar, wo ja so leicht Veranlassung zu Pseudarthrosen durch mangelhafte Fixirung der Schulter gegeben wird. Nur fügt man in solchem Falle zweckmässig noch eine Einwicklung der Hand und des Armes hinzu. Eine zu lange Beengung des Kreislaufes im Arme durch einen die Hautvenen comprimirenden Gypsverband ist hier freilich auch nicht nützlich. Nirgends kommen leichter die Uebel des festen Verbandes zum Vorscheine als bei Oberarmfracturen: Steifigkeit des Ellenbogengelenks und Oedem. Wie soll man dem vorbeugen? Zunächst darf die Hand nicht nach Weise der alten Verbandmeister zierlichst Finger für Finger eingewickelt werden; es genügen vielmehr einige Touren in Form der Spica manus. Ebenso muss man sich beim Ellenbogen und der Achsel vor zu grosser Compression derselben in Acht nehmen und hier möglichst freien Spielraum lassen. Sodann ist es zweckmässig den Verband überhaupt nicht zu dick zu machen, und endlich muss derselbe in einigen Wochen schon abgenommen, dem Ellenbogen vorsichtig eine andere Lage gegeben und ein noch weniger fester Verband angelegt werden. In dieser Weise haben wir in den letzten Jahren die Oberarm- wie auch die Vorderarmbrüche verbunden; wie für die ersteren möglichste Fixirung der Schulter so ist für die letzteren die Feststellung des Ellenbogens eine sehr wichtige Angelegenheit.

Die meiste Schwierigkeit bereiten die Brüche des Oberarmhalses, wegen der Schwierigkeit der Reposition, die um so leichter wird, je mehr sich der Bruch vom anatomischen Halse entfernt, dagegen wieder einige Schwierigkeiten am unteren Ende bereitet. Eine genaue Diagnose über die Lage der Fragmente ist vor allen Dingen nothwendig; die zackigen Bruchränder lassen sich selbst durch den Deltoides hindurch fühlen, wenn dieser und die Geschwulst nicht zu stark sind. Zuweilen sind diese Fracturen nur Complicationen gleichzeitiger Luxationen, wovon wir mehrere Beispiele aufführen können.

Jacob Thomas, 20 Jahr alt aus Goch, versuchte am 2. Oct. 1848 mit der linken Hand ein durchgehendes Pferd, neben dem er herging, zurückzuhalten, wurde nach vorn über hingerissen und ein Stück Weges geschleift. Der im Oberarmhalse gebrochene Knochen stand mit seinem Mittelstücke zur Achselhöhle heraus. Haut und Muskeln an der Vorderseite der Schulter waren stark gerissen. Der herbeigerufene Arzt Herr Dr. Bergrath reponirte den Arm durch Elevation bis zur Horizontale und nachfolgende Senkung; dabei stellte sich der Humerus jedoch unter das Schlüsselbein, wo auch der Oberarmkopf lag, und war nicht aus dieser Stellung zu bringen. Die Wunde heilte unter Eiterung bis auf einige Fisteln zu, doch wurden in dem nächsten Halbjahre mehrere Splitter ausgezogen. Im Mai 1850 kam der Kranke wegen der immer noch nicht geschlossenen Fisteln in die Klinik. Die Gelenkhöhle war leer, der Kopf des Oberarms dagegen unter der Clavicula und hinter dem Pectoralis major zu fühlen, darunter stand das sehr verdickte untere Ende. Der Kopf war nekrotisch und wurde ausgezogen, worauf sich die Fisteln schlossen. Die Bewegung des Armes war ziemlich gut hergestellt bis auf vollständige Elevation, die der Kranke nicht ausführen konnte.

Ein 15jähriger Bauerknabe Bernh. Zimmermann hatte drei Monate vor seiner Aufnahme, am 25. April 1853 einen im Moore eingesunkenen Wagen heben wollen; während er das Rad mit den Händen an den Speichen fasste und die Schulter gegen den Radkranz stemmte, schlug der Wagen zurück, der Radkranz fiel mit ganzer Wucht auf die rechte Schulter, luxirte den Arm nach abwärts und brach ihn am Ansatze des Deltoides. Der Knabe versuchte noch eine Zeitlang mit dem Arme zu arbeiten, es entstand nicht blos keine Vereinigung der Fragmente, sondern auch Nekrose bis zum Ellenbogen herab. Der Kopf beträchtlich aufgetrieben, stand noch mit seiner oberen Peripherie unter dem unteren Rande der Cavitas glenoidalis 1½ Zoll unter dem Acromion; der Bruch war so wenig vereinigt, dass der Arm beim passiven Aufheben eine winklige Dislocation darbot. Schulter abgeflacht, Arm um 1½ Zoll verlängert. Der Kopf liess sich reponiren aber nicht zurückhalten. Vielleicht schob man nur die Kapsel vor sich her, ohne dass der Kopf durch den knopflochartigen Riss zurückkehrte. So musste man von der Reposition des Kopfes absehen, und beschränkte sich auf die gehörige Befestigung der Bruchstelle durch einen Kapselverband und kräftige Ernährung des schwächlichen Jungen. Die Bruchstelle consolidirte sich in der That etwas, doch ging der Knabe noch lange vor Beendigung des nekrotischen Processes nach Hause und liess sich nicht wieder sehen.

Unter 80 Fracturen des Oberarms wurden im Ganzen 10 Fracturen des Oberarmhalses gesehen; dieselben sind kein übles Vorrecht des Alters. Wir fanden 2 bei einem 4 und 5jährigen Mädchen; 1 bei einem 8jährigen Mädchen; 1 bei einem 12jährigen Knaben; 1 bei einem 16jährigen Knaben; 2 bei Männern von 23 und 24 Jahren; 1 bei einem 28jährigen Weibe; 1 bei einer 63jährigen Frau und 1 bei einem 78jährigen Manne. Der letztere Fall (No. 513) endete tödtlich durch Bronchitis; es war ein Splitterbruch durch den anatomischen und chirurgischen Hals, veranlasst durch einen Fall auf ebener Erde [1]. 2 andere waren Epiphysentrennungen. Die übrigen betrafen den chirurgischen Hals und liessen sich selten ohne Dislocation heilen. Auch von einem derselben gelangte ich später in den Besitz des Präparats; es war der bereits oben erwähnte No. 585 s. ob. S. 112 Taf. III. Fig. 9. Am oberen Fragmente sitzt das Tuberculum majus, und durch die sich an dasselbe inserirenden Muskeln ist der Kopf nun nach aufwärts und hinten gezogen, so dass die Bruchfläche grade nach aussen sieht. Das Tuberculum minus sitzt am untern Fragmente und letzteres ist nach vorn und innen gezogen. Zwischen beiden Theilen ist ein stark einspringender Winkel theils durch Callus ausgefüllt, in diesem die Furche für die Bicepssehne.

Die Brüche des untern Endes beliefen sich auf 20; die sich folgendermaassen vertheilten: Trennung der unteren Epiphysen 4; Bruch des unteren Endes über beiden Condylen 2; Brüche des äussern Condylus 7, des innern 5; zwischen beiden Condylen 2. Die übrigen 50 Brüche (darunter 4 Doppelfracturen) kamen auf den Schaft des Oberarms. Vier dieser 80 Fälle endeten tödtlich. Die wichtigsten dieser Fälle haben wir bereits oben mitgetheilt. No. 377 siehe oben S. 86, No. 616 s. oben S. 89, No. 502 ebendas., No. 684, 541, 554, 557, 613, 585, 651, 541.

Ein Bruch zwischen beiden Condylen in T-form kam bei einem 9jährigen Knaben (No. 652) in Behandlung. Beide Condylen waren jeder für sich beweglich; der Arm beträchtlich verbreitert. Gypsverband. Heilung nach 2mal veränderter Stellung.

[1]) Derselbe ist von mir ausführlich beschrieben: Deutsche Klinik 1851. No. 15. S. 157.

Brüche des Vorderarms. Im Ganzen 162, vertheilten sich in folgender Weise: Brüche beider Knochen 63; Brüche des Radius 69; der Ulna 30 (18 Schaft, 12 Olecranon); und specieller waren unter 69 Brüchen des Radius 45 des Schaftes, 19 des unteren Endes, 5 des Köpfchens. Auch hier verweisen wir auf die wichtigeren bereits oben hervorgehobenen Beobachtungen siehe oben No. 459 S. 73, No. 568. S. 83, No. 511 S. 86, No. 607 S. 90, No. 488 S. 92, No. 565, No. 612, No. 628 S. 95, No. 293 S. 100, No. 596 S. 110, No. 409 S. 136, No. 536 S. 113, No. 551 S. 115, No. 221 S. 116, No. 106 S. 117, No. 558 S. 119, No. 647 S. 123, No. 272 S. 141, und fügen denselben nun folgende Bemerkungen hinzu.

Die Brüche des Olecranon waren sämmtlich durch einen Fall auf den Ellenbogen entstanden; sie betrafen bald ein grösseres bald ein kleineres Fragment. Die Lage des Arms ist am zweckmässigsten nicht vollkommene Streckung. Das obere Ende kann man vortrefflich durch in Form einer 8 um den Arm geführte Heftpflasterstreifen (Alcock) herabführen und befestigen; darüber Gypsverband; darf nicht zu lange liegen. Ist blos das obere Ende abgerissen so genügen oft schon 3 Wochen, beim Halse sind 4 erforderlich um Consolidation zu bewirken, wenn auch nicht knöcherne (s. oben).

Bei den Fracturen beider Vorderarmknochen ist die alte graduirte Compresse auf beiden Seiten des Arms bei nicht zu muskulösen Subjecten sehr zweckmässig unter dem Gypsverbande zu verwenden. Die von Malgaigne empfohlene Stellung des Arms in starke Supination ist den Kranken in der Regel sehr lästig, und wird selten länger als ein Paar Tage ertragen; das Handgelenk wird durch Rigidität der Muskeln besonders leicht dann steif. Die Fracturen des Köpfchens des Radius, die ich zweimal selbst durch Schlag herbeigeführt sah, sind nicht schwer zu erkennen bei genauer Untersuchung; auch bei starker Geschwulst kann man doch die Unbeweglichkeit des Köpfchens fühlen. Ist der Bruch unter dem Ansatze der Bicepssehne, so ist die stark flectirte Stellung mit Supination des Vorderarms sehr brauchbar. Brüche des untern Endes des Radius pflegt man häufig mit Benutzung der Dupuytren'schen Schiene zu verbinden; allein nirgends finden sich mehr Varianten in der Form der Dislocation, nirgends lässt sich weniger ein allgemein gültiges Verfahren als Norm aufstellen. Bald ist gar keine Deformität vorhanden, die Fractur bloss am Bruchschmerze und der Crepitation erkenntlich, dann genügt ein einfacher Kleister- oder Gypsverband, der aber durchaus bis über den Ellenbogen hinaufgehen muss, weil sonst der Kranke an der Ausführung der Pro- und Supination nicht gehindert wird und dadurch leicht noch nachträglich Dislocation bewirkt. Weicht dagegen das untere Fragment gegen die Rückenseite des Vorderarms ab, so dass eine Verwechselung mit Luxation der Hand auf der Rückseite der Vorderarmknochen möglich wird, so ist nach der Reduction die Anlegung der von Cooper empfohlenen Kissen, von denen eines auf den Handrücken und das untere Fragment, das andere auf das obere Ende an die Volarseite des Vorderarms zu liegen kommt, sehr zweckmässig, besonders wenn man dieselben mit einem Gypsverbande befestigt, weil sie sonst zu leicht abrutschen. Für Fracturen mit einfacher Einkeilung und geringer Abweichung der Hand, endlich für solche bei denen die Hand ganz nach der Radialseite hinübergebogen ist, die auch meist mit Einkeilung verbunden sind, eignet sich die Ulnarstellung (mit Adduction nach der Ulnarseite) und die Dupuytren'sche oder Blandin'sche Schiene. Wir verbanden sie früher mit dem Kleisterverbande. Seit wir den Gypsverband kennen, lassen wir einfach die Hand von einem Gehülfen in dieser Stellung fixiren und lassen die Schiene fort, da der Verband rasch genug trocknet.

Fracturen der Mittelhand sahen wir nur nach heftigen Gewalten. Einige derselben waren an bedeutender Retraction der Finger leicht kenntlich. Eine solche nach einer Zerschmetterung durch einen Schuss im warmen Wasserbade behandelt, endete trotz des angeblichen Schutzes den diese Behandlungsweise gegen Pyämie gewähren soll, tödtlich durch Pyämie. Mehrere hatten den Ausgang in Nekrose.

Fracturen der Phalangen kamen ohne Zweifel häufiger vor, als oben angegeben. Die Befestigung der gebrochenen Finger an den unverletzten Nachbarfingern durch Heftpflaster, und dazu der ganzen Hand auf einem Handbrette oder über einem Balle halten wir nach mehrfachen Erfahrungen für die zweckdienlichste. Verkürzung und Entstellung des Fingers ist jedoch nicht immer zu vermeiden.

Bei complicirten Brüchen der Finger muss man ja nicht zu rasch mit der Abnahme bei der Hand sein. Ist auch nur eine kleine verbindende Brücke von Weichtheilen noch vorhanden, so soll man mindestens den Versuch machen das Getrennte anzuheilen. Man erlangt oft überraschende Resultate. Auch wir hatten Gelegenheit die vollständige Wiederanheilung ganz getrennter Stücke zu sehen.

Der erste Fall der Art betraf einen Apothekerlehrling (1853) der Kräuter auf einem Hackbrette zerschneidend sich die Spitze des linken Zeigefingers quer durch den Nagel und die letze Phalanx hindurch abhackte. Er eilte rasch in die Klinik, und während ich noch mit dem Stillen der Blutung beschäftigt war, schickte der Apothekergehülfe die in die Kräuter gefallene Spitze, die noch warm war. Wir nahten dieselbe an und hatten die Freude sie vollständig per primam int. anheilen zu sehen. Zwei andere Fälle, in denen die Trennung nicht so vollständig war, verliefen ebenfalls glücklich.

Brüche der unteren Gliedmaassen.

Brüche des Oberschenkels kamen im Ganzen 91 in der Klinik in Behandlung; davon trafen 20 den Schenkelhals, 70 den Schaft und nur 1 (s. oben S. 87) den Condylus internus. Nur von 38 Brüchen des Schaftes kann ich Näheres angeben: 2 waren Doppelfracturen im obern und zugleich im untern Drittel; 1 Querbruch und 5 Schiefbrüche des obern Drittels, unter den Trochanteren; 8 Comminutivbrüche, 8 Schiefbrüche, 4 Querbrüche der Mitte; 3 Comminutiv-, 4 Quer-, 3 Schiefbrüche des untern Drittels. 6 dieser Brüche waren zugleich mit Wunden complicirt und im Ganzen kamen 9 Todesfälle vor; 1 nach später Amputation; 1 nach Exarticulation. Ueber das Alter der Patienten siehe oben die Tabelle.

Was zunächst die Schenkelhalsbrüche anbelangt, so erklärt sich die grössere Häufigkeit derselben im höheren Alter besonders aus der Veränderung, welche die Corticalsubstanz erfährt, namentlich wenn senile Atrophie eingetreten ist. Die Corticalsubstanz an der untern Seite des Schenkelhalses bildet beim Erwachsenen eine bis 3 Linien starke Wand, einen förmlichen Strebepfeiler, welcher bei einem Stosse die Gewalt bricht. Bei Alten, besonders bei alten Weibern kommt es vor, dass diese dicke Corticalsubstanz bis auf $\frac{1}{2}$ Linie geschwunden ist. Indess sind die Brüche des Schenkelhalses keinesweges ausschliesslich dem höheren Alter eigenthümlich, wie die obige Tabelle nachweist. Wir können den in dieselbe aufgenommenen Fällen drei aus neuerer Zeit aus eigner Praxis hinzufügen; einen derselben haben wir oben mitgetheilt, die Heilung gelang trotzdem schon zwei Wochen vergangen waren, ehe die Fractur erkannt worden, vollkommen, ohne die geringste Verkürzung oder Beeinträchtigung des Gebrauchs des Gliedes. Zwei andere betrafen eine 62jährige Frau und einen 74jährigen Mann; jener war durch Fall auf der Treppe, dieser durch Sturz mit einem Fasse, beide durch directe Gewalteinwirkung auf den Trochanter major herbeigeführt. Von diesen 23 Fällen endeten nur drei tödtlich (No. 265 s. oben S. 93, No. 376 s. oben S. 121, No. 373 s. oben S. 73); 2 kamen mit Pseudarthrosen in die Klinik und blieben ungeheilt; 2 wurden nicht geheilt und mussten die Patienten an Krücken gehen. Die übrigen 16 Patienten gingen mehr oder weniger gut. Von diesen habe ich selbst 8 mit beobachtet; bei jenem Knaben war gar keine Entstellung geblieben; eine 62jährige sehr schwache Frau kann nur mit einem Stocke hinkend gehen; eine 65jährige Frau geht ohne Stock; die übrigen mit dem Stocke ohne zu hinken. Bei weitem die meisten dieser Brüche entstehen durch directe Gewalt; durch Fall auf die Füsse werden sie sehr selten veranlasst. Eine strenge Scheidung zwischen intra- und extracapsulären Brüchen, in der Weise wie sie in früheren Handbüchern gemacht wurde, ist in Bezug auf die Diagnose kaum möglich. Die rein intracapsulären Brüche, bei denen bloss der Kopf abbricht, sind ausserordentlich selten; häufiger ist der Schiefbruch mit Zacken vor der Linea intertrochanterica, am häufigsten der Bruch in den Trochanteren, und letzterer zeigt fast eben so zahlreiche Varianten als Fälle vorkommen. Praktischen Werth hat diese Unterscheidung vorzugsweise in Bezug auf die Prognose. Vergleicht man viele Präparate von Schenkelhalsfracturen so wird man sich von der Richtigkeit des Gesagten überzeugen. Allerdings darf man bei bedeutender Verschiebung, wenn der Trochanter hoch am Becken in die Höhe gegangen ist, mit ziemlicher Bestimmtheit die intracapsuläre Fractur diagnosticiren. Eine Zeichnung von einer durch Zufall in meine Hände und so in das Museum der chirurgischen Klinik gelangten derartigen Schenkelhalsfractur gebe ich Taf. III. Fig. 5. Das Präparat stammt von einem Manne der watschelnd mit jedesmaliger Senkung des Beckens an einem Stocke ging. Der Bruch ist ein ganz intracapsulärer, genau am Rande des Kopfes; es ist gar kein Callus vorhanden, der Kopf liegt durch einige Adhäsionen und das Lig. teres verbunden wie ein Meniscus in der Gelenkhöhle, er berührt dabei den Trochanter minor; der Schaft ist nach hinten gezogen, und die Spitze des Trochanter major steht $2^1/_2$ Zoll höher als normal. Die Kapsel ist sehr verdickt und verhindert das vollständige Herabsinken des Beckens. Je jünger der Patient ist und je mehr sich die Fractur den Trochanteren annähert, desto eher lässt sich Heilung und Brauchbarkeit des Gliedes versprechen. Ich sah bei dem erwähnten Knaben Herstellung ohne alle Verkürzung, trotz der vorhanden gewesenen bedeutenden Verschiebung. Uebrigens, wenn selbst eine solide knöcherne Vereinigung nicht entsteht, kann doch der Gang ein sehr guter werden. Ich habe zwei Schenkelhalsfracturen vor mir, welche ich durch glücklichen Zufall lange nach dem Vorfalle an der Leiche untersuchen konnte. Beide galten für vollkommen und solide geheilt. Der eine rührt von einem Manne, der in seinem 60sten Jahre 1837 eine Fractur des rechten Schenkelhalses innerhalb der Kapsel erlitt, in der chirurgischen Klinik (No. 310) auf dem Planum inclinatum geheilt wurde, und noch lange Jahre in der Stadt bloss mit Hülfe eines Stockes umherging. Im Jahre 1852 starb derselbe an Bronchitis in der medicinischen Klinik, und so gelangte ich in den Besitz des Präparats, welches der Sammlung der chirurgischen Klinik einverleibt wurde. Die zackige Bruchlinie läuft quer durch den Hals, innerhalb der Kapsel. Der Schenkelkopf hat nach vorn eine vorspringende Zacke, am Halse befinden sich dieser entsprechend zwei Zacken mit mittlerer Vertiefung. Der Schaft ist durch die Wirkung der Glutaeen etwas nach aussen gerollt, und dadurch der Hals nicht gerade sondern winklig mit dem Kopfe verbunden. Besonders an der vordern Seite der Linea intertrochanterica zahlreiche Stalaktiten. Die Fragmente waren so fest vereinigt, dass wir zuerst eine knöcherne Verbindung annahmen, als wir aber den Kopf durchsägten fand sich bloss ein allerdings hie und da verknöchertes straffes Fasergewebe, welches nach einiger Maceration vollständige Beweglichkeit des Kopfes gestattete. Dasselbe fand sich in einem ähnlichen Falle, der durch dasselbe Glück uns in die Hände kam. Noch günstiger sind die Fälle, in welchen der abgebrochene Schenkelhals sich in die spongiöse Substanz des Trochanter major eingekeilt hat (Vergl. Thudichum in dem 2. Bande der Illustrirten Med. Zeitung). 2 derartige Fälle (No. 540 s. oben S. 73, und No. 649 s. oben S. 94) haben wir bereits beschrieben; der eine von einer 91jährigen Frau wurde anatomisch constatirt, indem dieselbe drei Jahre später starb. Die andere wandert noch jetzt in Bonn ohne Stock und mässig hinkend umher. Der Schenkelhalsbruch der 91jährigen Frau ist vollkommen consolidirt. Er zeigt, wie ein anderes altes Präparat, welches ich in Fig 2, 3 und 4 auf Taf. III abbilde, sehr deutlich die Einkeilung und zugleich auch einen offenbar häufiger vorkommenden Typus dieser Fractur. Der Hals ist an der Basis in der Linea intertrochanterica abgebrochen und in die Substanz des Trochanter major eingekeilt; an ihm sitzt die grössere Hälfte des Trochanter minor, so dass durch die Wirkung des Ileo-psoas das obere Fragment nach vorn und oben gerichtet ist. Der Trochanter major ist dabei gespalten; der hintere hakenförmige Fortsatz desselben mit der Crista intertrochanterica bildet ein grosses Fragment, welches durch die Rollmuskeln nach hinten und innen gezogen, dem Kopfe ganz nahe steht, so dass die Fossa intertrochanterica dadurch grösstentheils ausgefüllt wird.

Bei sehr alten und decrepiden Individuen mit sehr welker Haut ist es nicht rathsam, sie mit drückenden Apparaten zu behandeln. Hier ist vor Allem für gute Lagerung, am besten auf dem Wasserbette oder auf Hooper's Wasserkissen, wo man diese nicht haben kann auf der haarigen Seite eines Rehfelles, oder wenn Verunreinigung des Lagers zu fürchten auf gummirtem Zeuge oder vulkanisirtem Gummi auf einer glatten guten Matratze, oder wo diese nicht zu haben, auf wohlgestopftem Strohsacke zu sorgen. Die Kniee und Füsse werden mit Tüchern verbunden und erstere über eine Pferdehaarrolle gelegt. Die Stuhlentleerung geschieht mittelst einer kahnförmigen oder löffelartigen Zinkschüssel, die von vorn her untergeschoben wird.

Bei kräftigen Individuen bedient man sich besonderer Verbände. Die gestreckte Lage ist unzweckmässig. Herr v. Walther pflegte dieselbe vorzugsweise mit dem Dessault'schen Apparate anzuwenden. Nur in einigen seltenen Fällen, wo die Dislocation in der gestreckten Lage nicht gesteigert wird, kann man sich wohl des Gypsverbandes mit Spica coxae bedienen. Der Szymanowski'sche Gypsgürtel muss sehr genau vorher angepasst und zugeschnitten sein, wenn er passen soll. Die Spica ist bequemer und wird angelegt, indem zwei kräftige Gehülfen sich unter dem Rücken des Patienten die Hände reichen, ein dritter die Schultern fasst und die Contraextension macht, ein vierter den Oberschenkel extendirt und ein fünfter für das gesunde Bein sorgt. Doch bleibt der Gypsverband in gestreckter Lage für den Kranken stets lästig. Wir ziehen die gebeugte Flexionsstellung bei weitem vor, und verwenden auch hierzu den Gypsverband mit wohlgepolsterter Spica, indem wir den Kranken in dieser Lage so lange von Gehülfen halten lassen, bis der Verband angelegt ist. Man thut gut erst den Beckengürtel und die Einwicklung des Beins bis an die Hüfte zu machen, und dann zum Schlusse beide durch die Spica zu verbinden. Das Bein kommt über eine Knierolle, und da der Beckengurt sich leicht nach aufwärts verschiebt, bringen wir noch einen Extensionsgurt mittelst eines Gurts oberhalb des Knies, von dem ein Seil am Ende des Bettes über eine Rolle läuft und ein leichtes Gewicht, 5 bis 10 Pfund trägt, an, während der Beckengürtel seitwärts am Bette befestigt wird. Dieser Verband ist sehr einfach und bequem. Das Planum inclinatum mit Rückenlehne und Extensionsgurt über dem Knie ist, wenn man es haben kann, was in der Privatpraxis gewöhnlich nicht angeht, sehr bequem, und giebt sehr vortheilhafte Resultate.

Für Comminutivbrüche des Schaftes und unteren Endes des Oberschenkels, besonders für complicirte, ist das Planum inclinatum fast unentbehrlich, doch muss bei letzteren der Extensionsgurt unterhalb des Knies über der Wade angebracht werden. Der gefensterte Gypsverband ist hier weniger brauchbar. Die Lage des Beines bleibt bei den Brüchen des obern Endes meistens die flectirte; diese ist auch in der Mehrzahl der übrigen Oberschenkelbrüche des Gleichgewichts der Muskulatur wegen, die zweckmässigste. Die gestreckte Stellung des Oberschenkels ist auf die Dauer unbequem und es ist unrichtig, wenn man dieselbe für die Lage der Ruhe hat erklären wollen. Die wenigsten Menschen schlafen mit straff gestreckten Schenkeln. Mässige Flexion ist die Lage der Ruhe. Der Hauptgrund aber dessentwegen wir der Flexionsstellung, nöthigenfalls mit Extension durch ein Gewicht den Vorzug geben, ist dass die Extension Verkürzungen weit mehr begünstigt, als die Flexion, in welcher schon die blosse Stellung des Unterschenkels (namentlich auf dem Planum inclinatum) zugleich extendirend in der Richtung der Axe des Gliedes wirkt. In den meisten selbst sehr schlimm complicirten Fällen, die in der Klinik auf dem Planum inclinatum, wenigstens während der ersten drei bis vier Wochen behandelt wurden, sahen wir keine oder äusserst geringe Verkürzung. Das Maximum derselben betrug einmal 1½ Zoll. Damit bei unseren Versuchen keine Täuschung obwalten könne, bedienen wir uns nicht der sehr ungenauen und einer nur bis auf Centimeter richtige Resultate gebenden directen Messung; sondern wir lassen die Kranken sich aufrecht stellen, und vergleichen dann die Stellung des Beckens und der Trochanteren gegen die Horizontale; auf diese Weise erhält man viel sicherer bestimmten Aufschluss über etwaige Verkürzung. Bei den bloss in gestreckter Stellung behandelten Fällen sahen wir häufiger Verkürzung eintreten. Allerdings giebt es Fälle, in welchen bald grössere Streckung, bald stärkere Beugung, bald selbst geringe Abduction die Dislocation am vollständigsten beseitigt. Diejenige Stellung auszufinden, in welcher die Bruchenden am besten aneinander passen, ist Aufgabe des Arztes, ehe er zum Verbande schreitet. Für die nicht complicirten Brüche kann der Gypsverband in jeder denkbaren Stellung benutzt werden.

Brüche der Kniescheibe.

Von 13 Brüchen der Kniescheibe, welche in der Klinik vorkamen, waren 9 Querbrüche, 2 Longitudinalbrüche, 1 Diagonal- und 1 Splitterbruch. Der letztere (s. oben No. 383 S. 134) heilte nach Abstossung mehrerer Fragmente nicht ohne Anchylose des Knies. Zwei Querbrüche kamen mit einem Zwischenbande geheilt in die Klinik und fanden keine Verbesserung. 2 andere wurden nicht ohne eine bandartige Zwischensubstanz geheilt, die übrigen 5 Querbrüche heilten ziemlich gut, die beiden Longitudinalbrüche sowie der Schrägbruch heilten ganz ohne Band und ohne Beeinträchtigung der Bewegung. In drei Fällen von Querbrüchen waren dieselben Recidive früherer Brüche. In einem vierten Falle (No. 600) der bei einer epileptischen 29jährigen Kranken in der Klinik ganz gut nach 42 Tagen geheilt war, trat bald nach der Entlassung, als dieselbe in einem Anfalle hinstürzte, ebenfalls eine neue Fractur ein, die nun so schlecht geheilt ist — die Kranke kam nicht in regelrechte ärztliche Behandlung — dass sie kaum zu gehen im Stande ist. Auch in einem fünften Falle No. 456 s. oben S. 161 trat ein Rückfall ein. Die Prognose ist somit in Bezug auf die Herstellung des Ganges äusserst ungünstig, sie ergiebt 5 Recidive auf 9 Querbrüche. Gewöhnlich ereignen sich diese Recidive nach den ersten Gehversuchen, wenn der Kranke noch unsicher ist und beim Gehen in die Kniee sinkt. Die durchgehends beobachtete Lage war in der Klinik die mit gestrecktem Unterschenkel und mit gebeugtem Oberschenkel, und diente zur Erhaltung derselben ein einfaches von Wutzer angegebenes Planum inclinatum; dasselbe besteht aus zwei Brettern, von denen das eine wie ein Pult nach Belieben hoch oder niedrig gestellt werden kann. Ich pflegte in der Armenpraxis einen Apparat in der Art wie ihn Dupuytren angegeben hat zu improvisiren, indem ich unter die Mitte eines Brettes eine Querstange nagele, an welche zwei die beiden Fragmente gegeneinander drängende Taschentücher befestigt werden; das Brett wird entweder gegen die Fusswand des Bettes oder gegen eine Fussbank gelehnt und dient als Planum. Ich habe übrigens bemerkt, dass zuweilen bei gestrecktem Kniee und erhobenem Beine das obere Fragment sich senkt und mehr vom unteren entfernt; die Extension der Hüfte, wenn auch nicht aufs äusserste getrieben, ist dann vortheilhafter. Auch die Alcock'schen Heftpflaster habe ich hier wie beim Olecranon sehr zweckgemäss gefunden. Einen festen Verband sofort anzulegen, ist wegen der stets entstehenden oft sehr beträchtlichen Anschwellung des Kniegelenks nicht vortheilhaft. Hydropathische Einwickelung, selbst Schröpfköpfe hier anzuwenden, ist sehr empfehlenswerth. Erst nachdem die Kniegeschwulst gesunken ist, legt man, indem man die Fragmente mit Heftpflasterstreifen aneinanderdrängt, einen Gypsverband an und bringt dann das Bein in die passende Stellung, mit mehr oder weniger erhöhtem Fusse.

Für schlimme Fälle würde ich keinen Augenblick anstehen, die Malgaigne'sche Klammer zu benutzen, indem dieselbe fast gar keine Reaction erregt; die kleinen Wunden heilen nach Anwendung von Bleiwasser sehr rasch. Die von Wutzer angegebene Form der Klammern halte ich indess für zweckmässiger, indem man die einzelnen Stifte jeden für sich eintreibt (mit einem leichten Hammerschlage allenfalls), sie somit leichter fassen und besser festsitzen als die Malgaigne'schen, über welche in dieser Hinsicht schon Middeldorpf klagt (s. a. O. S. 129). Das Wutzer'sche Instrument, welches 1847 zuerst gebraucht wurde, verdankte seine Entstehung eben dem Umstande, dass die Malgaigne'sche Klammer die Fragmente nicht zu vereinigen vermochte. Ich bilde dasselbe auf Taf. II. Fig. 5. und 6 ab.

Unterschenkelbrüche

kamen im Ganzen 108 in Behandlung. Von denselben betrafen 86 die Schäfte, 22 die Knöchel, letztere gewöhnlich mit Verdrehung des Fusses; von diesen waren nur 3 mit Wunden complicirt. Dagegen waren von den 86 Brüchen des Schaftes gerade die Hälfte, nämlich 43 complicirte. Bei 58 derselben fand ich genauere Bezeichnung der Bruchrichtung, die sich übrigens nicht in allen Fällen ganz genau bestimmen lässt, es waren von den nicht complicirten Brüchen: 4 Quer-, 15 Schief-, 1 Doppel-3 Comminutivbrüche; von den complicirten dagegen: 4 Quer-, 6 Schief- und nicht weniger als 25 Comminutivbrüche. Was das Alter der Patienten und die Gefahr dieser Brüche anbelangt, so verweisen wir auf das schon oben Gesagte. Der Procentsatz der Todesfälle ist ein ungewöhnlich hoher, nämlich 24 Todesfälle auf 108 Fracturen, 2 kamen auf Brüche der Knöchel; 4 auf nicht complicirte; 18 auf complicirte Brüche. 12mal wurde die Amputation nothwendig; nur 4 Patienten kamen mit dem Leben davon; 7mal wurde die Herausnahme von Fragmenten, 6mal die Resection nothwendig. Beide ergeben ungemein günstige Resultate. Ueber die Ursachen der Häufigkeit der Todesfälle nach Amputationen haben wir uns bereits ausgesprochen. Ihnen gegenüber steht die grosse Anzahl geheilter schwerer und mit Wunden complicirter Splitterbrüche; es waren der ohne Amputation geheilten nicht weniger als 25, trotzdem in den meisten dieser Fälle schlimme Dislocationen, Perforationen, Hautbrand, Erysipele, Eiterungen, Nekrosen gesehen wurden.

Dass für die einfachen Fälle die festen Verbände, namentlich die Gypsverbände sehr brauchbar sind, haben wir schon betont. Man wird hier auch viel seltener als an den oberen Extremitäten Muskel- oder Gelenksteifigkeiten denselben folgen sehen. Für die Behandlung complicirter Fracturen sind die Schweben sehr beliebt; man wird bei ihnen die mannichfachsten Schwierigkeiten zu bekämpfen haben, die unangenehmsten Dislocationen eintreten sehen, weil sie dem Patienten zu grosse Beweglichkeit gestatten. Wir haben die Sauter'sche Schwebe, aber freilich in einer verbesserten Form mit ausziehbarem Fussbrette häufig benutzt, und daraus diese Erfahrung entnommen. Dieselbe hatte ein im Charniere bewegliches oberes kurzes Brett zur Unterstützung des Oberschenkels, welches nach Belieben in einen mehr oder weniger stumpfen Winkel gebracht und festgestellt werden kann; ferner ein ausziehbares Fussbrett und am Ende eine Extensionswelle. Wollte man den Apparat noch vollkommener herstellen, so wäre eine Seitwärtsdrehung des Fussbrettes zur Abduction und Adduction des Fusses sehr passend, und kann dasselbe leicht in der Weise wie an der Strohmeyer'schen Klumpfussmaschine angebracht werden. Zur Herstellung des Gleichgewichts wird ein Gewicht am Ende angehängt. Ich bilde eine so modificirte Schwebe für Freunde solcher Apparate ab. S. Tafel II. Fig. 3. und 4. Bei alledem ist es schwer alle Dislocationen zu beseitigen. Die Extension ist meistens nur geeignet stärkere Muskelcontraction hervorzurufen. Seitendislocation wird durch Spreukissen und Longuetten verhindert. Am schwersten zu beseitigen ist die Dislocation des unteren Endes nach vorn durch die Schwere des mit der Ferse nach hinten sinkenden Fusses, namentlich wenn der Bruch schräg von oben und vorn nach unten und hinten verläuft. Zur Beseitigung derselben hat Malgaigne die von Uytterhoven passend modificirte Stachelspitze angegeben. Wir bedienten uns gewöhnlich eines unter der Ferse durchgezogenen und oben an dem Querholze festgebundenen Tuches, welches den Fuss trägt, hebt und das obere Bruchende dadurch nach hinten treibt (s. Tafel II. Fig. 4).

Im Ganzen halte ich für die schlimmsten Fälle die zuerst von Petit (Maladies des os. II. Paris 1723 p. 283) angegebene nach ihm von Heister gerühmte (Institutiones chirurgicae. Amstelod. 1739. I. S. 214. Tab. IX. Fig. 11) Beinlade mit dem Scultet'schen Verbande und Spreukissen für zweckmässiger als die Schweben, da man die Beweglichkeit des Bruches weit besser damit beseitigen kann; sehr empfehlenswerth aber ist ein wiederholt neuerlichst von uns angewandtes Verfahren: einen Gypsverband bei halbflectirtem Knie anzulegen, denselben von unten bis zum Knie aufzuschneiden, und sodann das Glied mit dem aufgeschnittenen Verbande in eine Faust'sche Schwebe zu legen; diese gestattet dann dem Kranken hinlänglich freie Bewegung, ohne dass doch durch Bewegung des Oberschenkels eine Verschiebung des obern Fragments vorkommen kann. Immer wird auch hier die dem Gliede zu gebende Stellung diejenige sein, in welcher die Fragmente am besten aneinanderliegen.

Die Brüche in den Knöcheln sind glücklicher Weise selten complicirte; bei ihnen leistet der Gypsverband vorzügliche Dienste, wenn man vor seiner Anlegung dem Gliede die nöthige Stellung zur Herstellung seiner Form giebt. Die gleichzeitig stattfindende Distorsion des Fusses wird grade durch die Anlegung eines unbeweglichen Verbandes am besten geheilt. Steifheit des Fusses bleibt nur selten zurück und nur einmal hatten wir solche zu beklagen, die indess durch den Gebrauch wieder schwand. Dass übrigens die Stellung des Fusses nicht nur abhängig ist von einer eigentlichen Subluxation, sondern dass dieselbe oft auch bedingt wird durch ein Auseinanderweichen der beiden Knochen, die den Talus mit einigen Fragmenten der Tibia und des innern Knöchels zwischen sich nehmen, namentlich wenn der Kranke auf dem gebrochenen Fusse noch gegangen ist, beweist ein schönes Präparat in der Sammlung der chirurgischen

Klinik (s. Taf. III. Fig. 13), der Fall ist bereits oben erwähnt No. 289 s. S. 138.

Brüche der Tibia und Fibula allein fordern übrigens meistens ebenso lange Zeit zur Herstellung der Gebrauchsfähigkeit des Gliedes wie die Brüche beider Knochen zugleich; nur wenn die Fibula durch directe Gewalt von aussen getroffen, bricht, und keine Distorsion des Fusses statt hat, stellt sich die Gebrauchsfähigkeit des Gliedes in weit kürzerer Zeit (30—35 Tage) wieder her. Einen sehr merkwürdigen Fall von Regeneration der ganzen, durch eine Fractur nekrotisch gewordenen Diaphyse der Tibia haben wir bereits oben angeführt (No. 495 s. oben S. 111).

Brüche der Fusswurzelknochen sind meist die Folge von Zerschmetterung. 2 Fälle von Fracturen des Tarsus (Calcaneus und Astragulus No. 350 s. oben S. 112 und No. 531 s. oben S. 88) waren der eine durch Fall aus der Höhe auf die Ferse, der andere durch Schussverletzung entstanden. Durch Auffallen einer Steinmasse bewirkt waren 2 Fälle von Fracturen der Metatarsalknochen. In einem solchen (nicht mit aufgezählten Falle) sah ich die Knochen von einem scharfkantigen Steinblocke scharf abgeschnitten und musste die Chopart'sche Amputation vornehmen [1]). Durch ähnliche Umstände entstehen auch gewöhnlich die seltenen Fracturen der Zehen, deren eine in der Klinik zur Amputation der ersten Phalanx der grossen Zehe nöthigte. Uebrigens bildet sich bei so schweren Verletzungen in der Regel Nekrose aus, und ist deshalb der Heilungsprocess ein ausserordentlich lange Zeit erfordernder.

[1]) Siehe C. O. Weber über Amputationen des Fusses. Deutsche Klinik 1855. No. 5. S. 46.

III.

Bemerkungen und Versuche über die Luxationen der Gelenke,

nebst einer Uebersicht der in der chirurgischen Klinik zu Bonn vom Jahre 1819—1857 behandelten traumatischen Verrenkungen.

Die nachfolgenden Bemerkungen haben den Zweck einmal das in der Klinik vorgekommene Material zur Lehre von den traumatischen Verrenkungen statistisch zu verwerthen, namentlich auch soweit sich manche Punkte auf diesem Wege erörtern lassen, diese zur Sprache zu bringen; dann aber beabsichtige ich darin auf einige, keineswegs hinlänglich beachtete Momente beim Zustandekommen der Verrenkungen und bei der Wiedereinrenkung näher einzugehen, indem ich finde, dass man viel zu wenig bis jetzt (auch noch in den neuesten Schriften) richtige mechanische Grundsätze auf diese Lehre angewandt hat, vielmehr empirisch sich gewissen Methoden in die Arme warf, die man dann ein für allemal anwandte, ohne Rücksicht darauf ob sie überhaupt nur helfen können oder nicht. Die Erfahrungen, die man an der Leiche mit Leichtigkeit über die Mechanik der Verrenkungen und der Wiedereinrenkungen gewinnen kann, sind mit Ausnahme von Malgaigne's und Roser's Schriften bei Weitem nicht genugsam verwerthet. Wenn auch am Lebenden die Verhältnisse durch die spontane und reflectorische Muskelcontraction complicirt werden, die Mechanik der Verrenkungen bleibt im Wesentlichen dieselbe, und gerade hiernach kann man sich überzeugen, dass bei manchen gebräuchlichen Methoden, wenn sie zum Ziele führen, dies lediglich dem Zufalle verdankt wird, der im Stiche lässt bei schwierigeren Fällen. So giebt es beispielshalber keine einzige Hüftverrenkung bei welcher die Extension mechanisch (ganz abgesehen von der Muskelwirkung) betrachtet, rationell wäre, und doch ist diese fast noch überall die gebräuchlichste Methode.

Wir beginnen auch hier mit einigen Bemerkungen

Zur Aetiologie der Verrenkungen.

In 38 Jahren wurden theils in der ambulatorischen theils in der stationären Klinik zu Bonn im Ganzen 198 traumatische Luxationen behandelt. Da wir in demselben Zeitraume die Zahl der Fracturen sich auf 733 belaufen sehen, so kommen demnach 1 Luxation auf 3,7 Fracturen; Malgaigne fand das Verhältniss im Hotel Dieu wie 1 : 6; im Hospital St. Louis wie Norris im Hospitale zu Pennsylvanien wie 1 : 12, Gurlt wie 1 : 13. Wir haben somit, besonders wenn wir dabei berücksichtigen, dass viele gleich eingerenkte Fälle nicht verzeichnet wurden, die somit ausfielen, eine ungewöhnlich hohe Zahl von Luxationen, was sich indess daraus erklärt, dass unter denselben eine sehr grosse Summe veralteter Verrenkungen vorkamen. Diese beliefen sich nämlich auf 58; während die Anzahl der veralteten Fracturen (incl. Pseudarthrosen) 42 betrug. Somit bleiben 140 frische Verrenkungen auf 691 frische Brüche, was dem wirklichen Verhältniss näher kommen möchte, indem ganz natürlich Leute mit veralteten Verrenkungen aus einem grösseren Umkreise der Klinik zuströmen, als solche mit veralteten Fracturen. Der Einfluss, welchen das Alter in Verbindung mit der Prädisposition der einzelnen Gelenke ausübt, ergiebt sich aus folgender Tabelle:

Lebensalter

Verrenkungen	0-10	11-20	21-30	31-40	41-50	51-60	61-70	71-80	81-90	Summa
Unterkiefer .	—	1	1	—	1	—	—	—	—	3
Wirbelsäule .	—	—	1	—	—	—	—	—	—	1
Stamm Sma.	—	1	2	—	1	—	—	—	—	(4)
Clavicula . .	—	3	2	—	1	—	—	—	—	6
Humerus . .	2	3	20	15	14	10	4	—	1	69
Ellenbogen .	6	5	11	2	5	1	—	—	—	30
Radius . .	1	—	2	—	—	—	—	—	—	3
Ulna . . .	—	1	2	1	—	—	—	—	—	4
Handwurzel .	—	6	6	3	2	1	1	—	—	19
Daumen . .	2	1	5	2	2	1	—	-	—	13
Finger . .	2	—	2	—	1	2	—	—	—	7
Ob. Gliedm. Sa.	13	19	50	23	25	15	5	—	1	(151)
Femur . .	3	2	5	7	2	2	—	—	—	21
Knie . . .	—	—	—	4	1	1	—	—	—	6
Kniescheibe .	1	1	—	—	—	—	—	—	—	2
Fuss . . .	1	—	7	2	1	1	—	1	—	13
Metatarsus .	—	1	—	—	—	—	—	—	—	1
Unt.Gliedm. Sa.	5	4	12	13	4	4	—	1	—	(43)
Gesammtsumm.	18	24	64	36	30	19	5	1	1	198

Wir finden mithin das Maximum im Alter von 21—30 Jahren, was ziemlich mit dem Resultate von Malgaigne stimmt, der (s. die Uebersetzung von Burger II. S. 8) in dieser Periode 93 und vom 30.—50. Lebensjahre 224 Luxationen zählte. Dagegen haben wir eine bedeutend grössere Anzahl in den kindlichen Jahren von der Geburt bis zum 10., in welcher Epoche Malgaigne nur 8 Luxationen auf 643 Fälle bemerkte. Das Verhältniss für das höhere Alter stellt sich für unsere Statistik etwas niedriger heraus als bei Malgaigne, ist aber immer noch grösser als man seit A. Cooper anzunehmen geneigt war, welcher ein rasches Abnehmen der Häufigkeit der Verrenkungen vom 50. Jahre ab behauptete. Vergleicht man die Bevölkerungssumme, so wird man diese Behauptung Cooper's nicht gerechtfertigt finden. Auch wir haben Fälle von Verrenkungen in sehr hohem Alter anzuführen: so eine Luxation des Oberarms bei einer 87jährigen Frau, die glücklich eingerenkt wurde. Vor zwei Jahren habe ich einem 84jährigen, seiner Zeit berühmten Collegen, eine Verrenkung des Oberarms glücklich und ohne alle üblen Folgen eingerenkt.

Für die kindlichen Jahre scheint mir unsere Tabelle wegen der Hinzunahme der poliklinischen Kranken genauer das wahre Verhältniss zu treffen, obwohl auch Gurlt (Monatsblatt für medicinische Statistik 1857. No. 1. S. 8) nur die geringe Anzahl von 6 Luxationen auf 124 für jene Epoche des kindlichen Lebensalters findet.

Was das Geschlecht anbelangt, so finde ich auf 198 Fälle:

Im Alter von	Männer	Weiber
0—10	8	10
11—20	19	5
21—30	53	11
31—40	28	8
41—50	26	4
51—60	10	9
61—70	5	—
71—80	1	0
81—90	0	1
	150	48

Es stimmt das Gesammtresultat wonach $3\frac{1}{8}$ mal mehr Männer als Weiber Luxationen erfahren, mit den von Malgaigne (3mal) und Gurlt ($3\frac{1}{2}$mal) erhaltenen fast genau überein; auch hier finden sich wie bei den Fracturen die Verhältnisse in der Jugend und im Alter bei beiden Geschlechtern mehr ausgeglichen. Der Einfluss des Geschlechts zeigt sich aber in Bezug auf die Luxationen der einzelnen Gelenke ausserordentlich wechselnd.

Wir finden unter

3	Luxat.	des Unterkiefers	1	bei Männern u.	2	bei Weibern
1	-	der Wirbelsäule	1	-	0	-
6	-	der Clavicula	5	-	1	-
69	-	des Oberarms	57	-	12	-
30	-	des Ellenbogens	19	-	11	-
3	-	des Radius	2	-	1	-
4	-	der Ulna	3	-	1	-
19	-	des Carpus	16	-	3	-
13	-	des Daumens	7	-	6	-
7	-	der Finger	3	-	4	-
21	-	des Femur	20	-	1	-

6	Luxat. des Knies	5 bei Männern u.	1 bei Weibern	
2	- der Kniescheibe	1 -	1 -	
14	- des Fusses	10 -	4 -	

Daraus erhellt dass die Luxationen des Oberarms fast 5mal häufiger bei Männern sind, die der Hüfte dagegen bei Weibern sehr selten auftreten; während beim Ellenbogen (namentlich in der Jugend) die Weiber eine grössere als die mittlere Frequenz zeigen und bei den Fingergelenken und dem Daumen der Geschlechtsunterschied unbemerkbar wird. Einen bestimmten Einfluss der Jahreszeit konnten wir so wenig wie Gurlt auffinden, wir haben auf 100 Verrenkungen im Winter 97 im Sommer.

Was die relative Frequenz der einzelnen Luxationen anlangt, so muss hier bemerkt werden, dass wahre Luxationen der Handwurzel offenbar seltener sind, als sich aus obigen Zahlen herausstellt. Von den aufgezählten 19 Luxationen waren nicht weniger als fünf mit Fracturen verbunden, also nicht eigentlich hierher zu zählen; dann wurden 3 Luxationen einzelner Handwurzelknochen gesehen, und somit bleiben nur 11 wahre Verrenkungen der Handwurzel übrig. Aehnliches gilt von den Luxationen im Tibiotarsalgelenke; unter 13 aufgeführten Fällen waren 10 mit Fracturen der Knöchel verbunden, so dass nur 3 übrig bleiben. Ferner waren von 30 Luxationen des Ellenbogens 2 mit Fracturen der Condylen des Oberarms, von 6 Verrenkungen des Knies 1 mit Fractur des innern Condylus femoris verbunden. Zählen wir also nur die reinen nicht mit Fracturen complicirten Verrenkungen auf, so erhalten wir folgende Häufigkeitsscale:

Humerus	69
Cubitus (beide Knochen) . .	28
Femur	21
Daumen	13
Carpus	11
Finger	7
Clavicula	6
Knie	5
Fuss	5
Radius (Cubitus)	3

Mandibula	3
Handwurzelknochen (einzelne)	3
Ulna (Cubitus)	2
Ulna (Carpus)	2
Kniescheibe	2
Wirbelsäule	1
Metatarsalknochen	1

Auch diese stimmt in ihren Hauptpunkten mit den Ergebnissen früherer Forscher überein.

Complicationen sind bei Verrenkungen ungemein viel seltener als bei Fracturen. Ich finde nur 7 mit Wunden complicirte Luxationen; davon waren vier Verrenkungen der Fingergelenke, bei welchen Zerreissung der überliegenden Haut wegen des engen Anliegens derselben natürlich leicht vorkommt, um so leichter als in der grösseren Mehrzahl der Fälle dieselben nach dem Gerathen in die Räder einer Maschine oder dergl. entstehen, wobei die Finger aus ihren Gelenken herausgedreht werden und die Haut leicht direct zerrissen wird. 2mal waren Luxationen des Fusses mit Durchbohrung der Haut verbunden; der eine Fall von Luxation des Fusses mit Fractur der Knöchel, der andere mit Perforation des Astragalus, welcher resecirt werden musste. Endlich wurde noch bei einer Luxation beider Vorderarmknochen eine Complication mit Wunde beobachtet.

In Betreff der Complication mit Fracturen verweise ich auf die bei den letzteren bereits mitgetheilten Angaben.

Theorie der Verrenkungen.

Ueber das Zustandekommen der Verrenkungen und die eigentlichen veranlassenden Ursachen bin ich wegen ungenügender Angaben in den klinischen Büchern ausser Stande eine allgemeine Uebersicht zu geben. Der Modus der einzelnen Verrenkungen variirt in dieser Beziehung ausserordentlich, und sehr oft sind die Angaben der Kranken in dieser Hinsicht sehr ungenau. So vermag ich nicht das Verhältniss der directen zu den indirect entstandenen Luxationen näher zu bezeichnen. Ohne Zweifel aber sind im Allgemeinen die letzteren namentlich bei den grossen und freien Gelenken der Schulter, der Hüfte und des Ellenbogens bei weitem überwiegend, während andere Gelenke fast nur durch directe Gewalt verrenkt werden; das gilt z. B. von der Kniescheibe und von der Handwurzel. Was den Unterschied zwischen sogen. primären und secundären Stellungen des verrenkten Knochens, der namentlich von Dessault zu einer ausgebildeten Theorie erhoben wurde, anbelangt, so ist mir unter einer grossen Anzahl frischer Verrenkungen, die ich zu sehen Gelegenheit hatte, kein einziger Fall vorgekommen, in welchem sich eine secundäre Veränderung in der Stellung des luxirten Gliedes mit irgend welcher Sicherheit hätte nachweisen lassen; zudem kann man den Einfluss der Muskulatur nicht sehr hoch anschlagen, was am besten das Fortbestehen der Schwierigkeit mancher Einrenkungen beweist, wenn man die Kranken chloroformirt und dadurch die Muskeln erschlafft hat. Viel sichreren Aufschluss über den Modus durch welchen die Verrenkungen möglich sind, geben die Versuche an der Leiche, an welcher sich freilich directe Verrenkungen fast gar nicht herstellen lassen. Die indirecten Verrenkungen kommen dagegen fast immer dadurch zu Stande, dass der zu verrenkende Knochen in einen Hebel verwandelt wird, wobei entweder die Gelenkkapsel selbst das Hypomochlion bildet, oder wobei letzteres durch Anstemmen des Knochens gegen einen Vorsprung an der Gelenkpfanne hergestellt wird. Uebertreibt irgend eine Gewalt eine der in einem Gelenke möglichen Bewegungen (übermässige Flexion, Extension, Adduction, Abduction und die zwischen ihnen liegenden Bewegungsmöglichkeiten), so wird der Kopf in entgegengesetzter Richtung gegen die Kapsel angetrieben; die Kapsel wird an der entgegengesetzten Seite gespannt und zerreisst an derselben. Gestattet es die Form des Gelenks, so tritt sofort bei weiterer Uebertreibung der Kopf durch den entstandenen Kapselriss wie durch ein Knopfloch hindurch, und die Verrenkung ist gegeben, sobald die Gewalt nachlässt und das Glied wieder in eine mittlere oder gewöhnliche Stellung übergeht. Der nicht zerrissene Theil der Kapsel bestimmt dabei wesentlich die Stellung, welche das Glied nach der Ausrenkung einnimmt. Von der Grösse des entstandenen Risses hängt es vorzüglich ab, ob die Verrenkung leicht oder schwierig zu beseitigen ist. Der Kapselriss ist das wichtigste Hinderniss bei der

Einrenkung, wie wir in der Folge genauer nachzuweisen denken. Bei den straffen Gelenken ist die Zerreissung gewöhnlich viel ausgedehnter, und hier sind es entweder die sehr starken Seitenbänder, welche unzerrissen bleiben, oder die mit dem Perioste zurückgestreiften Kapselreste, welche dann sowohl auf die Stellung des Gliedes einen Einfluss üben, als auch andererseits nächst gewissen Knochenvorsprüngen die hauptsächlichsten Hindernisse bei der Einrenkung abgeben. Von der Heftigkeit, mit welcher der Kopf zur Kapsel heraustritt, von der Kraft mit der er vorwärts getrieben wird, ist die Ausdehnung der Muskelzerreissungen oder selbst die Durchbrechung der Haut abhängig, die oft sehr unbedeutend, oft wenn sich gespannte Muskeln an dem austretenden Kopfe befinden, sehr beträchtlich sind und an der Leiche eben so wohl vorkommen wie am Lebenden. Hautzerreissungen gelingen an der Leiche nicht.

Man hat die Versuche an Leichen vielfach in einer allerdings wenig fruchtbringenden Weise angestellt, indem man die Gelenkkapsel entblösste und sie dann an irgend einer Stelle einschnitt. Dadurch wird freilich wenig bewiesen, und die Gegner der Leichenexperimente (die meistens nur so lange Gegner sind, als sie selbst solche nicht gemacht haben) sind im Rechte, wenn sie auf solche Versuche nicht viel geben. Auf jenem Wege kann man höchstens den zweckmässigsten Repositionsmodus auffinden. Um das Zustandekommen der Luxationen zu erläutern, ist es nothwendig die Weichtheile ganz unversehrt zu lassen, und durch forcirte Bewegungen die Kapsel gewaltsam zu sprengen, was auch bei den meisten Gelenken gelingt. Das Resultat kann man sich nachher durch Lospräpariren der Weichtheile ansehen. Man wird sich dann überzeugen, dass die Richtung und Stellung des Gliedes nicht durch die Muskeln, sondern durch die angegebenen Momente bedingt werden. Ebenso sind diese die wesentlichen Hindernisse der Einrenkung und nicht die Muskeln; wäre letzteres der Fall, so müsste sich jede Verrenkung unter dem Einflusse der Chloroformnarkose leicht beseitigen lassen; die Tenotomie, die oft genug im Stiche lässt, müsste viel bessere Resultate liefern. Bei den Leichenexperimenten bieten die Muskeln gar keine Hindernisse und doch kann man sich leicht überzeugen, dass die Einrenkung an der Leiche dieselben Schwierigkeiten bieten kann, wie am Lebenden, was ganz unmöglich wäre, hätten die Muskeln den prätendirten Einfluss. Es ist unbegreiflich wie ein so bedächtiger Forscher wie F. Führer (Handbuch der chirurg. Anatomie. Berlin 1857. I. S. 488) behaupten konnte, dass wenn die Muskeln contrahirt seien, ihr Muskelbauch unter allen Theilen den stärksten Widerstand leiste; dieser zerreisse nur bei erschlafftem Zustande, im contrahirten würden dagegen eher die Sehnen sammt dem Knochenstücke ihrer Insertion abgesprengt, als dass sie weichen solften. Nun denn, man kann dieselben Absprengungen an der Leiche sehen, das Muskelgewebe leistet auch im Leben sehr geringen Widerstand, wie fast jede Untersuchung einer frischen Luxation bei der Obduction zeigt. Führt doch Führer selbst Beispiele der Art an; in keinem fast fehlt die Muskelzerreissung. Zum Behufe des Unterrichts lassen sich übrigens die Verrenkungen und ihr Zustandekommen vortrefflich an künstlichen Skeleten, deren Gelenkbänder aus Caoutschuk nachgebildet sind, demonstriren; die mechanischen Verhältnisse, um die es sich hier handelt, beweisen auch daran die Richtigkeit unserer Anschauung.

Man bezeichnet gewöhnlich denjenigen Knochen als luxirt, welcher sich am Weitesten vom Centrum entfernt befindet; es ist dies der Einfachheit wegen auch hier beibehalten; oft jedoch ist die Kapsel mit dem als dislocirt bezeichneten Knochen in Verbindung und der als feststehend betrachtete hat die Kapsel perforirt, wie wir dies bei den Ellenbogenluxationen vom Oberarme, bei den Phalangenluxationen von den ersten Phalangen sehen werden.

Die Diagnose der Verrenkungen ist wegen der wesentlichen Verschiedenheit der einzuschlagenden Verfahrungsweisen, je nachdem der Kopf an dieser oder jener Stelle steht, von äusserster Wichtigkeit. Die vorhandene Deformität lässt bei geübtem Formensinne häufig gar keinen Zweifel. Es kann nicht genug Werth auf die Ausbildung des Scharfblickes, des Augenmasses und des künstlerischen Sinnes mit welchem der Arzt die menschlichen Formen betrachten soll, gelegt werden. Das Studium der Antike ist dem Arzte daher besonders nützlich. Allein in vielen diagnostisch schwierigen Fällen reicht die blosse

Vergleichung der Formen und die Betrachtung der sogenannten Luftfigur nicht aus. Jeder Knochenvorsprung muss in Verbindung mit der Richtung des ganzen Gliedes benutzt werden, um die Lage der interessirten Knochen gegeneinander klar und gleichsam als ob die Haut durchsichtig wäre anzuschauen. Ich finde für solche Fälle äusserst zweckmässig, sich die durch die Geschwulst hindurch glücklicherweise bei fast allen Gelenken (mit Ausnahme der Wirbelgelenke und des Hüftgelenks) fühlbaren Knochenhervorragungen mit Hautkreide oder in Ermangelung derselben mit Dinte auf die Haut aufzuzeichnen, und sich so die Anschauung zu erleichtern. In keinem Falle soll man zu irgend einem Verfahren schreiten, ehe man nicht über den Stand der Knochen ganz im Klaren ist. Oft aber bieten freilich Fracturen in der unmittelbaren Nähe der Gelenke oder innerhalb derselben fast ganz dieselben Formmerkmale dar, wie Verrenkungen; da geben nur passive Bewegungen und selbst Repositionsversuche Aufschluss; besonders ist es die für den Geübten durchaus charakteristische und mit keinem anderen Geräusche und Gefühle zu verwechselnde Knochencrepitation, welche die gleichzeitig vorhandene Fractur erkennen lässt; die Leichtigkeit ferner mit der bei Fracturen das Glied in andere Stellungen gebracht werden kann, dagegen die eigenthümliche oft federnde Spannung, welche sich bei der echten Luxation beim Repositionsversuche der Hand kund giebt, sind weitere treffliche Hülfsmittel, denen sich die Messung und selbst die Untersuchung mit einer feinen Nadel anreiht. Wenn Malgaigne im Gegensatze zu der gewöhnlichen Annahme behauptet, dass die Luxationen leichter zu reponiren seien als die Gelenkfracturen, mithin aus der Leichtigkeit, mit welcher Repositionsversuche gelingen, eher auf eine Luxation als auf eine Fractur geschlossen werden dürfe, so hat er im strengen Sinne des Worts allerdings Recht; dennoch liegt etwas Wahres in der gewöhnlichen Annahme; und diese Wahrheit habe ich schon oben ausgesprochen. Die Gelenkfractur verstattet allemal viel leichter eine Bewegung des Gliedes in verschiedener Richtung, auch lässt sich die Reposition scheinbar ganz leicht bewerkstelligen, obwohl das Glied sofort bei nachlassender Retention die alte Stellung wieder einnimmt. Untersucht man aber diese scheinbar gelungene Reposition genau, so überzeugt man sich, dass es oft ausserordentlich schwer hält, dem Gliede seine normale Gestalt wieder zu geben, indem oft trotz aller Mühe die Muskeln die kurzen Fragmente, Gelenkköpfe u. s. w. aus der normalen Richtung bringen. Bei der Luxation erfordert die vollkommene Reposition meist grösseren Kraftaufwand, aber mit ihr ist auch die Form hergestellt und die Retention gelingt bis auf gewisse Gelenke leicht.

Die Prognose der Verrenkungen ist im Ganzen genommen, was die Gefahr für das Leben anbelangt, weit besser als bei den Fracturen. Wir finden unter 198 Luxationen nur zwei Todesfälle, und diese betrafen noch dazu Luxationen mit gleichzeitigen Fracturen; der eine Fall ist bei den Fracturen (No. 573 s. oben S. 119) ausführlich erwähnt; es war eine Fractur der Fibula mit Luxation des Fusses und stand der Tod in gar keiner Beziehung zu der letzteren. Ebenso wenig war eine Luxation des Oberarms mit Fractur desselben bei einem 66jährigen Bergmanne Ursache des am zweiten Tage durch gleichzeitigen Bluterguss in die Schädelhöhle erfolgten Todes. Auch die Ausgänge in Necrose und Caries gehören zu den Seltenheiten; die erstere wurde bei Luxation des Oberarms mit Abbrechen des Kopfes (s. oben S. 172) und zu frühem Gebrauche des Gliedes gesehen. Die letztere entstand einmal (No. 142) bei einem 27jährigen Bauer, nach glücklich vollzogener Einrenkung des nach hinten luxirten Ellenbogens, ebenfalls durch zu frühen Gebrauch und dadurch hervorgerufene Entzündung des Gelenkes.

Freilich sind dagegen auf der andern Seite die Fälle, in welchen die Gebrauchsfähigkeit des Gliedes nur unvollkommen hergestellt wird, nicht selten. Eine deform geheilte Fractur stört den Gebrauch des Gliedes selten in erheblichem Grade. Nach Verrenkungen wenn sie verkannt oder nicht eingerichtet werden, sind die Störungen meist viel erheblicher, Atrophien der Muskeln u. s. w. nicht selten, und auch die Ausbildung neuer Gelenke bedingt oft nur unvollkommene Function des Gliedes. Von einer richtigen Einsicht in den Mechanismus der Luxationen hängt freilich ausserordentlich viel ab, und eine glückliche Einrenkung hinterlässt nur selten eine erhebliche

Störung. Die Patienten haben sich die letzteren meist selbst zuzuschreiben. Wir haben hier die Neigung zu Recidiven im Sinne, die erweislich nach zu frühzeitigem Gebrauche des Gliedes eintreten. Unter 198 Verrenkungen wurden 6 Fälle mit wiederholten Recidiven beobachtet; 5 betrafen den Oberarm, eine den Ellenbogen.

No. 131. 44jähriger Bauer, 6 Wochen alte Verrenkung des Vorderarms nach hinten, in der Klinik glücklich reponirt, kehrte nach zu frühem Gebrauche wieder und wurde nochmals reponirt.

No. 22. 27jähriger Mann, subcoracoide Luxation des linken Oberarms, Recidiv nach 2 Jahren.

No. 55. Ein 37jähriger Postconducteur verrenkte sich den linken Oberarm unter den Proc. coracoid., als er sich vom Bocke herabschwang und sich dabei mit dem Arme fest hielt. Die Reposition war gut gelungen. Aber schon nach 14 Tagen trat beim Zuklappen des Wagenschlages die Verrenkung wieder ein, und kehrte danach bei jeder starken Elevation des Armes mit Abduction wieder. Der Mann erlangte die Fertigkeit sich zuletzt durch einen kräftigen Ruck den Arm wieder zu reponiren.

No. 107. 17jähriger junger Mann, in derselben Lage.

No. 117. 27jähriger junger Mann.

No. 125. 32jährige Frau.

No. 165. Einem 23jährigen kräftigen Studierenden habe ich nicht weniger als 4mal die Reposition des Oberarms gemacht, nachdem dieselbe bereits zweimal früher ausgeführt worden war, er brauchte nur in die Höhe zu greifen und dabei den Arm etwas nach hinten zu beugen, z. B. um Bücher von einem Repositorium zu nehmen, so trat der Kopf durch den weiten nicht verheilten Kapselriss nach vorn hervor und stellte sich unter den Proc. coracoides.

Ebenso leicht wie die Ausrenkung gelingt in solchen Fällen die Reposition. Der junge Mann No. 107, Sohn eines hiesigen Lehrers, erlangte wie jener Postconducteur die Fähigkeit sich mit einem kräftigen Rucke den Arm jedesmal wieder zu reponiren. Wenn man die Kranken selbst durch Bandagen zu schützen sucht — Herr Gehr. Wutzer pflegte die Kranken einen Brustgurt, der mit einem Armgürtel durch einen kurzen Riemen verbunden wurde, tragen zu lassen — so sind sie doch vor Recidiven nicht sicher, wie ich bei jenem Studenten sehen konnte. Offenbar bleibt in solchen Fällen die Kapsel weit offen. Einige Luxationen sind in dieser Beziehung gar nicht zu überwinden; so ist bei den Luxationen der Clavicula sowohl des Sternal- als des Acromialendes die Reposition zwar leicht, die Retention aber fast unmöglich, weil der Knochen wie ein Strebepfeiler die Schulter stützt; dasselbe gilt von der Handwurzel. Der Gypsverband reicht hier nicht aus und das einzige einigermaassen brauchbare Hülfsmittel sind Apparate mit Stahlfedern, die durch eine Pelotte die Reposition erhalten, wie ich unten einen solchen für die Hand beschreiben werde, und wie sie Melier für das Schlüsselbein angegeben hat.

Von 140 frischen Verrenkungen blieben in der Klinik nur 5 ungeheilt, zwei wurden nur gebessert: letztere waren eine complicirte Luxation des Fusses, mit Zerreissung der Achillessehne (No. 36) die erst nach Resection des ganz entblössten Astragalus reponirt zu werden vermochte; und eine Verrenkung des Vorderarms nach hinten mit Fractur des Condylus externus humeri bei einem 4jährigen Mädchen, bei welcher Pseudarthrose des Condylus und Luxation des Radius blieb. In folgenden 3 Fällen war zwar die Reposition ausgeführt worden, doch gelang die Retention nicht: No. 66. Luxation des Capitulum ulnae auf den Rücken des Radius bei einem 33jähr. Mann. No. 190. Luxation der Handwurzel auf den Rücken der Vorderarmknochen mit Fractur des Radius bei einem 45jährigen Schreiner. No. 192. Luxation des Kopfes der linken Clavicula auf die Vorderseite des Brustbeins; gleichzeitige Fractur des rechten Oberschenkels bei einem 16jähr. Eisenbahnarbeiter. Endlich gelang bei 2 frischen Verrenkungen des Oberschenkels (No. 88 u. 168 beide auf das eiförmige Loch) die Einrenkung trotz wiederholter Versuche nicht.

Unter 58 veralteten Verrenkungen wurden dagegen nicht weniger als 23 noch hergestellt, deren specielle Betrachtung uns bei den einzelnen Verrenkungen beschäftigen wird. Hier geben wir nur die folgende prognostisch wichtige Uebersicht:

Verrenkungen	frische		veraltete		
	geheilt	ungeheilt	geheilt	ungeheilt	Summe
Unterkiefer	2	—	1	—	3
Wirbelsäule . . .	1	—	—	—	1
Clavicula	4	1	—	1	6
Oberarm	46	0	11	12	69 (1 gest.)
Vorderarm im Ellenb.	18	1	5	6	30
Radius im Ellenbogen	2	—	—	1	3
Ulna im Ellenbogen	1	—	—	1	2
Ulna am Carpus . .	—	1	—	1	2
Carpus	12	1	2	1	16

Verrenkungen	frische geheilt	frische ungeheilt	veraltete geheilt	veraltete ungeheilt	Summe
Einzelne Handwurzelkn.	3	—	—	—	3
Daumen	12	—	—	—	12
Finger	8	—	—	—	8
Femur	9	2	4	6	21
Knie	2	—	—	4	6
Patella	1	—	—	1	2
Fuss	11	1	—	1	13 (1 gest.)
Metatarsus	1	—	—	—	1
	133	7	23	35	

Will man danach im Allgemeinen ein prognostisches Resultat aufstellen, so ergeben die Luxationen des Kiefers, des Oberarms, des Daumens und der Finger eine sehr gute, des Ellenbogens eine gute, dagegen die des Oberschenkels, der Clavicula, der Ulna und des Knies eine schlechte Prognose. Unter den frischen Verrenkungen gilt das letztere namentlich von den Oberschenkelluxationen, unter den veralteten namentlich von denen des Knies, doch möchte durch eine Verbesserung der Einrenkungsmethoden vielleicht eine bessere Prognose zu erlangen sein.

Behandlung.

Alle bisherigen Reductionsverfahren hat man meines Erachtens noch viel zu wenig auf rein mechanische Principien zurückgeführt, oder viel zu einseitig generalisirt. Die Einen wenden unter allen Umständen die Extension und Contraextension an, die Andern geben der Extension in flectirter Richtung wegen der Muskelerschlaffung für alle Verrenkungen den Vorzug, oder noch gewöhnlicher wird die eine Methode nach der andern durchprobirt, bis man im glücklichen Falle auf das richtige Verfahren geräth, oder im unglücklichen Falle die Luxation uneingerenkt bleibt. Es würden selbst weit mehr veraltete Verrenkungen eingerichtet werden, wenn weniger planlos nach einer oder der andern zur Mode gewordenen Einrenkungsmethode an den Gliedern herumgezerrt würde. Bei einer jeden Verrenkung hat man sich zunächst klar zu machen, wo sich der Kapselriss befinden muss, und welche Ausdehnung derselbe haben kann. Je ausgedehnter die Kapselzerreissung ist, desto leichter gelingt gewöhnlich die Reposition, weil es dann allerdings um so weniger darauf ankommt, welches Verfahren eingeschlagen wird. Bei vielen straffen Gelenken reichen daher auch schon blosse milde Methoden oft aus: das Andrücken, der Antrieb, die Freimachung, und dann auch die Extension. Ist aber der Kapselriss eng, so ist jede Extension in der Richtung des verrenkten Gliedes durchaus unzweckmässig, ja sie kann aus mechanischen Rücksichten gar nicht zum Ziele führen, weil sie den Kapselriss knopflochartig um den Hals des ausgetretenen Kopfes anspannt; sie ist eine ganz rohe, und nur zufällig bei weitem Kapselrisse zum Ziele führende Methode; zerrt man an einem Knopfe noch so sehr in grader Richtung, so geht er nur zurück wenn man das Knopfloch ausreisst, während eine einfache richtig berechnete Bewegung den Knopf durch dasselbe hindurchleitet. Dasselbe gilt auch von den Verrenkungen; die Extension führt nur zum Ziele, wenn der Kapselriss an und für sich weit genug ist, oder wenn er durch die Extension gewaltsam erweitert wird. Auch die Extension bei gleichzeitiger Flexion des Gliedes, welche man um die Muskeln allseitig zu erschlaffen empfohlen hat, führt keineswegs immer zum Ziele. Die Muskeln bieten allerdings, wenn sie nicht erschlafft sind, ein wesentliches Hinderniss der Einrenkung, welches aber schon durch die jetzt wohl allgemein bei schwierigen Einrenkungen übliche Methode der Erschlaffung durch die Chloroformnarkose beseitigt werden kann. Es giebt aber Verrenkungen genug, z. B. die Verrenkung des Schenkelkopfes auf das Foramen ovale, welche trotz der Flexion und trotz der Muskelerschlaffung bei engem Kapselrisse auf diesem Wege nimmer reponirt werden. Schon Galen schrieb deshalb vor, man solle die Extension in der Richtung ausüben, nach welcher hin die Verschiebung stattgefunden, und daher das Glied so viel als möglich in die Stellung bringen in welcher es sich im Augenblicke der Verrenkung befand. Dieser Grundsatz klingt sehr schön und ist dennoch nicht zutreffend. Die erwähnte Schenkelverrenkung kommt zu Stande, wenn der abducirte Oberschenkel den Schenkelkopf gegen die vordere Seite der Kapsel andrängt, der Hals sich an den hinteren Pfannenrand anstemmt, der Oberschenkel dadurch in einen doppelarmigen Hebel verwandelt, die Kapsel vorn sprengt Tafel V. Fig. 18. Der Schenkel begiebt sich nach der Verrenkung in die extendirte Stellung mit geringer Abduction und Rotation nach aussen Tafel V. Fig. 19. Man abducire nun den Schenkel und er wird nicht in die Kapsel zurückgehen, weil ihm die Kapsel folgt. Flectirt man ihn hingegen und lässt man nun eine forcirte Adduction folgen, so dass das Knie über die Mitte des gesunden Schenkels steht, so geht der Kopf zurück Taf. V. Fig. 20 u. 21. Aehnliches lässt sich für alle anderen Luxationen beweisen. Galen übersah eben, dass der nicht zerrissene Theil der Kapsel (beim Schenkel das starke Lig. ileo femorale) bei der Extension in der Richtung des Gliedes wie bei der Ausrenkung sich anspannt, anstatt erschlafft zu werden. Es kommt darauf an den Kapselriss in den möglichsten Grad der Erschlaffung zu bringen; ausserdem muss man berücksichtigen, dass der nicht zerrissene Theil der Kapsel den Knochen am Halse fixirt und ihn in eineu doppelarmigen Hebel mit einem kurzen und einem langen Hebelarme verwandelt. Zur Erschlaffung des Kapselrisses genügt allerdings häufig schon die blosse Flexion des Gliedes; die Reposition muss aber, wegen jener Hebeleinrichtung noch ein zweites Moment hinzufügen. Der verrenkte Kopf muss denselben Weg, welchen er bei der Ausrenkung verfolgte, bei der Einrichtung in umgekehrter Richtung einschlagen. Der Schaft muss daher in entgegengesetzter Richtung bewegt werden. Ist der Kopf nach vorn gewichen, so muss er nach hinten gehen; damit er dies thue, muss der Schaft nach vorn gebracht werden, denn der Kopf wird von der Kapsel gehalten und macht die umgekehrte Bewegung. Die Verwendung dieser aus mechanischen Rücksichten abgeleiteten und durch zahlreiche Leichenversuche und häufig practisch bewährten Regeln für die einzelnen Verrenkungen werden wir in der Folge, wenn auch nur ganz kurz, andeuten. Bei Befolgung derselben wird man sich überzeugen, dass äusserst selten eine extreme Gewalt nöthig ist, vielmehr die Hände mehrerer Gehülfen fast immer ausreichen, ja man kann in manchen Fällen selbst diese bis auf einen entbehren.

Die Anwendung des Flaschenzuges oder der Extensionskurbel (Schneider-Mennel) wird auf schlimme veraltete Fälle in welchen Adhäsionen zu zerreissen sind, beschränkt werden. Die subcutane Durchschneidung wird für solche Fälle mehr die Adhäsionen als die Sehnen betreffen müssen. Wenn man dagegen in der Extension die Einrichtung machen will, so wird man diese nur auf Kosten der Kapsel vornehmen und dabei dennoch oft scheitern. Ich habe einen berühmten, indess in der Praxis weniger als in der Führung der Feder geschickten Schriftsteller über Luxationen sich vergeblich abmühen sehen, einen frisch unter den Proc. coracoides verrenkten Oberarmkopf mittelst des Flaschenzuges bei extendirtem und horizontal nach aussen abducirtem Oberarme einzurichten. Die Einrenkung gelang nicht. Später machten einige Gehülfen einen neuen Versuch, dem ich beiwohnte. Als man auf meinen Rath den Arm ganz nach vorn über die Brust führte, während ich ihn unter dem Kopfe nach aussen fixirte, ging der Kopf mit Leichtigkeit zurück. Dass die Tenotomie als solche keineswegs immer bei veralteten Luxationen zum Ziele führt, beweisen zwei ungeheilt gebliebene Luxationen des Oberarms (No. 89. 120 Tage alte Verrenkung in die Mohrenheim'sche Grube bei einem 65jährigen Manne. Repositionsversuch nach Mothe, dann mit dem Schneider'schen Apparate, endlich nochmals mit Tenotomie vergeblich. No. 96. Ebenso bei einem 29jährigen Manne nach 2½ Monaten). Auch wird wie gesagt die subcutane Durchschneidung etwaiger Adhäsionen bei veralteten Verrenkungen richtiger sein als die Tenotomie, da das Chloroform die Muskeln hinlänglich erschlafft.

Was die Ausführung des angegebenen Verfahrens anbelangt, so muss darauf aufmerksam gemacht werden, dass gehörige Fixirung des Stammes in allen Fällen äusserst wichtig ist, und am besten durch grosse Leintücher, die durch Ringe an der Wand befestigt werden, geschieht; dass ferner nöthigenfalls die Lage auf einer niedrigen festen Matratze auf dem Boden die freieste Bewegung der Gehülfen gestattet. Die Anstellung der letzteren muss sehr sorgfältig geschehen; nichts hindert den Erfolg mehr, als wenn diese planlos oder unsicher ziehen und zerren; sie müssen sehr genau instruirt sein. Zum gleichmässigen Zusammenwirken ist eine grössere Zahl der Gehülfen ganz unbrauchbar; es ist ein Barbarismus, wenn man 10 und mehr Gehülfen anspannte und leicht begreift man, wie trotz der enormen Kraft, welche sie entwickeln können, die Einrichtung nicht gelang. Zu grösserem Kraftaufwand ist daher eine Maschine tauglicher. Der Operateur selbst leitet das Commando und dirigirt den Kopf selbst. Das Anfassen wird wo die Hände nicht ausreichen am Besten durch Schlingen, die über nasse Compressen um das verrenkte Glied selbst angebracht werden, erleichtert. Freilich darf man nicht verhehlen dass in Praxi die Einrenkung oft trotzdem grosse Schwierigkeiten bieten wird, weil wir nicht im Stande sind, die Lage der Kapsel oder auch zuweilen knopflochartig den Kopf umfassender Muskeln genau zu bestimmen; gelingt es doch zuweilen (z. B. an den Fingerphalangen) nicht selbst perforirende Gelenkenden zu reponiren, wo man doch sowohl das Gelenkende als den Riss vor sich sieht, und recht deutlich die Hindernisse, welche ein zu enges Loch bereitet, überschaut.

Nichts ist wichtiger als eine sorgfältige Fixirung des Gelenks nach gelungener Einrichtung in einer Stellung, welche einen Rückfall unmöglich macht; das Glied muss daher in diejenige Lage gebracht und in derjenigen festgestellt werden, welche der bei der Ausrenkung stattgehabten entgegengesetzt ist; der Kopf muss also von dem Kapselrisse ab und dem ungerissenen Theile der Kapsel entgegengedrängt werden. Ein Gypsverband hält ihn so lange in dieser Lage bis der Kapselriss verheilt sein kann, wozu mindestens drei Wochen bei grösseren Gelenken erforderlich sind. Es wird indess gut sein einen und denselben Verband nicht so lange liegen zu lassen, sondern denselben alle 8 Tage etwa zu erneuern, um Gelenksteifigkeit zu verhüten. Auch muss der Kranke noch mehrere Wochen, wenn nicht Monate, solche Bewegungen meiden, die eine Wiederverrenkung bedingen könnten. Zu früher Gebrauch des Gliedes führt leicht zu Recidiven, die dann oft schwer wieder zu verhüten sind, wie die bereits oben aufgeführten Fälle beweisen. Ebenso haben wir einen Fall, in welchem durch zu frühen Gebrauch des Gelenkes sich eine Entzündung desselben und Caries der Knochen entwickelte, oben angeführt.

Verrenkungen des Unterkiefers.

Dieselben gehören zu den Seltenheiten. Unter 198 Fällen kamen nur 3 zur Beobachtung; 2 derselben waren frisch, eine veraltet (4 Wochen); sie alle wurden glücklich beseitigt. Nur eine war eine vollständige Verrenkung, entstanden durch Gähnen bei einem 30jährigen Manne; sie wurde sofort ohne Schwierigkeit reponirt. Die beiden anderen waren einseitige Verrenkungen und betrafen beide Male den rechten Gelenkfortsatz. Bei einer 16jährigen Magd war die schon 4 Wochen alte Verrenkung durch Aufsperren des Mundes, um einen Apfel anzubeissen entstanden. Das zweite Mal war es wieder eine Frau von 43 Jahren, und die einseitige Verrenkung war durch Gähnen herbeigeführt.

Wie schon Nélaton und Malgaigne zeigten, lassen sich Verrenkungen des Kiefers an der Leiche fast gar nicht herstellen. Gewöhnlich bleibt der Kiefer nicht in seiner Stellung. Nélaton schnitt die Kapsel an ihrer Vorderseite ein, und bewirkte dann die völlige Nachahmung der Luxation, fand aber an einem frischen Präparate von Unterkieferluxation keinen Kapselriss. Dass solche möglich ist, kann man leicht beweisen. Ich pflege die Verrenkung an einem vorher präparirten Unterkiefergelenk zu demonstriren, ohne Einschneiden durch blosse Dehnung der Kapsel; es stemmt sich aber nicht der Processus coronoides, wie dies Nélaton behauptete, gegen die Wurzel des Jochbeins. An den meisten Kiefern ist der erwähnte Fortsatz gar nicht lang genug um hier sich einhaken zu lassen, und es könnte daher die Luxation nur vorkommen an Kiefern, bei denen der erwähnte Fortsatz so lang ist, um sich vor dem Jochbeine einzuhaken. Dennoch steht der Kiefer fest, und zwar wie mein Präparat zeigt durch die Spannung der Seitenbänder des Gelenks, welche jene von J. L. Petit den Masseteren irrthümlich zugeschriebene Wirkung üben, den Kiefer im Winkel geöffnet zu erhalten, indem ihre Insertionspunkte an den Seiten des aufsteigenden Astes liegend nach hinten gezogen werden, sobald der Gelenkkopf über den Gelenkhöcker nach vorn getreten ist. Dabei braucht die Kapsel nicht einzureissen, gewöhnlich reissen aber einige Fasern des Temporalis vom Coronoidfortsatze ab. Wir hätten es also hier eigentlich gar nicht mit einer echten Luxation, sondern mit einer Subluxation zu thun. Die Symptomatik der Verrenkung ist so einfach wie gewöhnlich die Reposition. Bei vollständiger Verrenkung ist das von unserem Collegen Herrn Dr. Leo (Deutsche Klinik 1855. No. 13.) zuerst angegebene Verfahren offenbar sehr empfehlenswerth, zuerst die eine dann die andere Seite zu reponiren, wobei man dem Bisse entgeht. Uebrigens ist es wahrhaft komisch die Mühe zu sehen, welche ehrenwerthe Chirurgen sich gegeben haben um das Gebissenwerden zu meiden. Ein Caoutschukdäumling würde nöthigenfalls ausreichenden Schutz gewähren. Die Spannung der Seitenbänder, welche sehr kräftig der Zerreissung widerstehen, während die Kapsel vorn schlaff genug ist um selbst ohne Zerreissung dem Kopfe zu gestatten sich vor den Gelenkhöcker zu stellen, macht das hebelförmige Manoeuvre, welches besonders durch A. Paré und J. L. Petit Eingang fand, sehr zweckmässig, die Backzähne nieder zu drücken, das Kinn zu erheben, dadurch den Gelenkfortsatz über den Höcker hinweg zu führen mit möglichster Spannung der Bänder und dann eine mässige Bewegung dem Kiefer nach hinten mitzutheilen.

Verrenkungen der Wirbelsäule.

Nur einmal finde ich eine solche mit hinlänglicher Sicherheit constatirte Verrenkung in den Büchern erwähnt; in einigen andern Fällen blieb die Diagnose sehr unsicher. Der Umstand, dass Ph. v. Walther nicht weniger als drei Fälle aus der Klinik zu Bonn publicirte (Journal der Chirurgie und Augenheilkunde Bd. III. S. 197. Berlin 1822), beweist übrigens deutlich die Unvollständigkeit der klinischen Journale, da sich diese drei Fälle, von denen zwei tödtlich abliefen, in den Büchern nicht finden. Jener einzige Fall betraf einen 23jährigen Knecht, welcher, als er einen schweren Sack mit Kartoffeln eine schlüpfrige Treppe hinabtrug, ausglitschte und auf dem Rücken hinabrutschte, während ihm der Sack über den Kopf wegrollte. Er konnte den nach rechts geneigten Kopf nicht strecken und nicht nach links hinüberbiegen. Das Gehen war ihm schwer, und er konnte nur nach rückwärts sich bewegen, indem er einen Fuss vorsichtig hinter den andern setzte. Dr. H. J. Schaeffer, damals (1849) Assistenzarzt der Klinik, constatirte sofort hinzugerufen eine seitliche Verrenkung des 5. Halswirbels nach rechts, indem der linke Querfortsatz dieses Wirbels auffallend nach vorn hervorstand, der rechte hingegen von dem des 6. Wirbels nach hinten abwich. Durch sanfte Extension am Kopfe, während ein Gehülfe die Schultern fixirte gelang die Reposition, nach welcher sofort alle Beschwerden in der Bewegung schwanden.

Verrenkungen des Schlüsselbeins

kamen im Ganzen 6 vor; von diesen betrafen 2 das Sternalende, welches nach vorn auf das Manubrium sterni abgewichen war. Beide Fälle habe ich selbst beobachtet; sie wurden bei Männern gesehen und blieben ungeheilt. Einen dritten merkwürdigen Fall, in welchem beide Schlüsselbeine in dieser Weise nach vorn verrenkt waren, sah ich neuerlichst bei einem 34jährigen Bauer, der durch einen Sturz sich zugleich eine Fractur des unteren Schulterblattwinkels und eine Luxation des Radius auf die Vorderseite des Oberarms zugezogen hatte; keine dieser Verrenkungen war reponirt worden; als ich sie sah war die Verletzung bereits $1\frac{1}{2}$ Jahr her, und es hatte sich die Brauchbarkeit in merkwürdiger Weise hergestellt. Ueberhaupt scheinen diese Verrenkungen, wenn sie wie gewöhnlich nicht beseitigt werden, von keinem erheblichen Einfluss auf den Gebrauch des Gliedes zu sein. Nur eine solche Verrenkung kam uns frisch zu Gesichte.

Es war bei einem 16jährigen Eisenbahnarbeiter, der von einem beladenen Karren umgeworfen und überfahren worden war, aber leider keine näheren Details über den Hergang anzugeben wusste. Der Kopf des Schlüsselbeins bildete auf dem Brustbeine eine sehr charakteristische Hervorragung. Die Geschwulst der Weichtheile war sehr unbedeutend. Oberhalb des Kopfes fühlte man die leere Gelenkgrube. Die Reduction war sehr leicht zu bewerkstelligen, sobald man die Schultern fasste und sie nach hinten zog, während der Kopf vorn in die Grube hineingedrückt wurde. Da indess die Bänder vollständig zerrissen waren, so zog nach bewerkstelligter Reposition der Cleidomastoideus das Sternalende stark in die Höhe, was sich durch Bandagen nicht hindern liess. Der Junge hatte zugleich eine Fractur des Oberschenkels und blieb daher 6 Wochen in der Klinik. Der Kopf der Clavicula stand zwar nicht mehr auf der

Vorderseite des Brustbeines hinten über seiner Grube, war aber nach aufwärts gezogen, jedoch durch derbes Bindegewebe festgehalten. Er bot in dieser Weise den Bewegungen des Armes kein Hinderniss dar.

Die straffe Kapsel muss offenbar um eine vollständige Ver renkung zu gestatten an beiden Seiten zerrissen werden. An der Leiche ist es mir nicht gelungen dieselbe zu bewerkstelligen; offenbar ist aber eine Gewalt, welche die Schulter stark nach hinten treibt, die Ursache, wovon man sich am Skelete mit federnden Gelenkbändern überzeugen kann, wie umgekehrt eine Gewalt, die die Schulter nach vorn treibt, die Verrenkung nach hinten zu Stande bringt. Zur Retention genügen gewöhnliche Verbände nicht; die Vorrichtung von Mélier oder noch einfacher eine Bruchbandfeder wie sie Nélaton anwandte, deren Pelotte auf die Clavicula drückt, wären die passendsten Verbandweisen, wenn der Kranke die Geduld hat den Apparat lange genug zu tragen.

Dasselbe gilt von den Verrenkungen des Acromialendes, deren wir vier aufzählen können. Alle waren Luxationen der Clavicula über das Acromion; eine betraf übrigens ein 22jähriges Weib, eine einen 17jährigen, eine einen 20jährigen und eine einen 25jährigen Mann, welche Thatsachen wir deswegen anführen, weil Malgaigne nur drei Beispiele desselben bei Weibern und keine Beobachtung vor dem 26. Jahre kennt. Alle waren durch einen Fall auf die Schulter entstanden. In einem dieser Fälle, den ich selbst sah, war der Kranke von einem Carousselpferde auf die hintere Seite der Schulter aufgestürzt. Eine starcke Furche, in welche man den Finger hineinlegen konnte, trennte die beiden Knochen. Die Clavicula war fast einen Zoll in die Höhe gezogen, das Schulterblatt mit der Schulter nach vorn und unten gewichen.

Die Reposition gelang in allen diesen Fällen. Zug an der Schulter einerseits, Druck auf das Schlüsselbein andererseits sind die Hauptmittel. Zur Retention diente in zwei Fällen — offenbar sehr unvollkommen — der Dessault'sche Verband, in einem dritten der Brüninghausen'sche Riemen, und im letzten eben eräzhlten Falle ein Gypsverband mit Spica und Dessault's dritter Binde, Compressen auf der Clavicula sollten diese nach abwärts drängen. Die Resultate sind wohl immer mangelhaft, indem eine geringe Abweichung des Schlüsselbeins zu bleiben pflegt. Der Druck einer passend angebrachten Feder möchte auch hier den Zweck am ehesten erreichen.

Verrenkungen des Oberarms.

Die Anzahl derselben bildet in unserer Uebersicht nur etwas mehr als ein Drittel sämmtlicher Luxationen, nämlich 69 : 198, was von den Angaben der meisten Schriftsteller erheblich abweicht. Worin die Ursachen dieser Differenz gelegen sind, lässt sich nicht wohl angeben. Rechnet man die Statistiken Malgaigne's, Norris und Gurlt's (s. Gurlt a. a. O.) zusammen mit der meinigen, so erhalten wir auf 1105 Verrenkungen 605 Verrenkungen des Oberarms, was denn ein erhebliches Uebergewicht der letzteren im Gegensatze zu allen andern Gelenken ergiebt. Die anatomische oft und zum Theil trefflich erörterte Beschaffenheit dieses Gelenkes erklärt das Uebergewicht, welches die Verrenkungen desselben repräsentiren.

Was das Verhältniss der beiden Geschlechter anbelangt, so fanden sich in der Klinik 12 Verrenkungen bei Weibern, 57 dagegen bei Männern, was ziemlich nahe mit Malgaigne's im Hospitale St. Louis erhaltenen Verhältnisse 10 : 49 übereinstimmt. Auch findet sich ein ähnliches Resultat in Bezug auf das Alter, indem wir vom 21.—30. Lebensjahre auf 19 Männer 1 Weib, vom 31—40sten auf 11 Männer 4 Weiber, vom 41—50sten auf 13 Männer 1 Weib, vom 51—60sten auf 5 Männer 5 Weiber fanden, so dass also im Alter bei den Geschlechtern das Verhältniss sich mehr gleichstellt.

In Bezug auf das Vorkommen der einzelnen Arten der Verrenkungen und deren Bezeichnungen herrschen bekanntlich sehr grosse Differenzen. Es ist schwierig in diese Angelegenheit, wollte man sie bloss litterarisch betrachten, Klarheit hineinzubringen, indem fast ein jeder Autor andere Bezeichnungsweisen und andere Angaben über das Häufigkeitsverhältniss giebt. Zum Theil sind daran ohne Zweifel die vagen älteren Bezeichnungsweisen nach den Raumdimensionen — also nach unten, vorn, hinten, oben Schuld; zum Theil mangelhafte Erfahrung der Autoren [1]). In der Natur gestaltet sich die Sache

[1]) Vgl. über die älteren Arbeiten ausser Malgaigne auch die fleissige Monographie von C. F. Franck: Untersuchungen über die Luxationen des Oberarms. Tübingen 1842.

viel einfacher. Am detaillirtesten ist die Eintheilung von Malgaigne, die eben deswegen auch am ehesten geeignet ist, Klarheit in die Angelegenheit zu bringen, obwohl sich am Lebenden seine Unterscheidungen von subcoracoiden und intracoracoiden, subacromialen und infraspinalen und besonders von vollständigen und unvollständigen Luxationen nicht scharf durchführen lassen. Ganz verfehlt ist die Eintheilung Pithas (Prager Vierteljahrschrift 1850. Bd. XXVI. und dagegen Roser im Archiv für physiol. Heilkunde 1842. und dessen Handbuch der anatomischen Chirurgie. 2. Ausg. Tübingen 1854. S. 528), welche besonders dadurch dass er seine subglenoide oder axilläre Luxation für die häufigste erklärte, den verschiedenen Luxationen eine schiefe und nicht naturgemässe Stellung anwies, welche am besten durch die Vergleichung zahlreicher anatomischer Präparate, wie sie z. B. im Musée Dupuytren bewahrt werden, widerlegt wird. Für die Praxis sehr brauchbar und durch ihre Einfachheit empfehlenswerth ist die Classification Vidal's (Traité de pathologie externe etc. 3ème édit. Paris 1851. T. II. p. 522), der wie Roser zwei Hauptarten trennt: 1) Luxation nach vorn: a) subcoracoide, b) subclaviculare, c) subglenoidale. 2) Luxation nach hinten. An der Leiche lassen sich alle diese Luxationen mit Leichtigkeit hervorbringen, man wird sich dabei aber zugleich überzeugen, dass eine echte Luxation nach abwärts, wobei der Kopf die Sehne des Triceps verdrängte gar nicht vorkommt; immer geht der Kopf etwas nach einwärts und stellt sich vor diese Sehne (subglenoide Stellung); wendet man nach Sprengung der Kapsel etwas stärkere Gewalt an, und führt man den Arm aus der elevirten Stellung in eine rückwärts abducirte über, so geht diese Luxation sofort in die subcoracoide über, drängt den M. subscapularis vor sich her (vgl. ein schönes Präparat des Musée Dupuytren No. 731. 6.), und es gehört nicht viel dazu die Kapsel noch weiter zu sprengen; die drei an das Tuberculum majus sich ansetzenden Muskeln müssen dann entweder abreissen oder sich rollmuskelartig um den Processus coracoides herumlegen, und bei grossem Kapselrisse tritt der Kopf bis unter das Schlüsselbein. Der Mechanismus in den directen Luxationen ist einfach der, dass sich bei Elevation des Armes das Tuberculum majus an das Acromialgewölbe anstemmt, wodurch sofort der

Humerus in einen zweiarmigen Hebel verwandelt, die Kapsel an der entgegengesetzten Seite über den Kopf hinübergespannt wird, und nun eine geringe Gewalt die gespannte Kapsel sprengt. Ist der Arm gerade nach aufwärts erhoben, so reisst die Kapsel unten und innen. Bringt man ihn mehr nach hinten, so reisst sie mehr vorn, und der Kopf tritt sofort unter den Rabenschnabelfortsatz. Diese letztere Bewegung ist diejenige, welche am leichtesten im Leben vorkommt. Ausserdem sind es Drehbewegungen am Oberarme, wenn man denselben stark auswärts rotirt, wodurch Zerreissung der Kapsel an ihrer Vorderseite erfolgt; und endlich am Lebenden directe Gewalten. Die Bewegungen dagegen, welche nothwendig sind, damit die Luxation nach hinten zu Stande kommt, sind im Leben selten. Wie Malgaigne nachwies sind es am häufigsten directe Gewalten, welche den Kopf nach hinten treiben; ausserdem starke Einwärtsdrehung des Armes — d. h. entsprechende Spannung der hintern Kapselwand, die auch an der Leiche nachgeahmt werden kann, am seltensten wohl Elevation des Arms nach vorn (Ein Beispiel bei Malgaigne). Bringt man an der Leiche den elevirten Arm nach vorn bis sich das Tuberculum minus auf den vordern Pfannenrand anstemmt, so kann man diesen Typus der Luxation nach hinten ebenso wie durch die erwähnte Drehung nachahmen.

Die anatomische Untersuchung ergiebt bei den Leichenexperimenten die nämlichen Resultate, wie die Befunde frischer und alter Luxationen in den pathologischen Sammlungen nachweisen, mit dem Unterschiede, dass man bei den ersteren es in seiner Gewalt hat, diese oder jene Luxation zu erzeugen, während in den letzteren weit überwiegend die Luxationen unter den Processus coracoides gesehen werden. Man findet die Kapsel um so weiter vom Kopfe abgerissen, je weiter derselbe hervorgetreten war, bei der Luxation unter das Schlüsselbein ist dies meist sehr deutlich. Gewöhnlich findet man, namentlich bei der subcoracoiden Luxation den Subscapularis vor dem Kopfe her in Falten gedrängt und mehr oder weniger von der Scapula abgelöst, nicht selten eingerissen; letzteres sieht man auch zuweilen am Teres major, wie ein Präparat im Musée Dupuytren zeigt. Die Sehne des langen Kopfs des Biceps schlingt sich bei den nach vorn gehenden Luxationen, indem sie ihre Rinne verlässt, mehr oder weniger um den hintern Theil des Kopfes, wo sie sich zwischen ihn und den grossen Rollhügel lagert. Nicht selten findet sich bei alten nicht eingerichteten Luxationen eine tiefe neue Furche an dieser Stelle, wie ein schönes Präparat der Sammlung der chirurgischen Klinik zeigt. Zuweilen kommt es vor, dass sie nach vorn sich vor den Kopf legt und dann ein nur durch die starke Elevation des Arms zu beseitigendes Hinderniss für die Reposition bildet. Die Muskeln des grossen Rollhügels reissen sehr häufig mit einem Stücke desselben ab; fast alle alten nicht eingerichteten Luxationen unter den Proc. coracoides und über ihn hinaus zeigen diese Abreissung. Der Rand der Pfanne legt sich in die dadurch entstehende Grube. Das bereits erwähnte und Tafel IV. Fig. 2. abgebildete Präparat zeigt dies besonders deutlich. Für den Kopf hat sich auf der Innenseite eine sehr grosse neue Gelenkgrube gebildet; der Proc. coracoides, obwohl er gerade über dem Kopfe steht, zeigt keine abgeschliffene Stelle an seiner Spitze, wie man dies öfter bei den subcoracoiden Luxationen findet.

Unter unsern 69 Luxationen des Oberarms finden sich 29 mit der ungenauen Bezeichnung nach vorn (also entweder subclaviculare oder wohl grösstentheils subcoracoide Luxationen). Bei den übrigen 40, von welchen ich selbst 18 untersuchen konnte, fanden wir genauere Bezeichnungen: unter ihnen war nur eine Luxation nach hinten No. 30. 7jähriger Knabe, Fall auf die Schulter nach vorn; der Ellenbogen stand nach vorn und etwas nach aussen; der Kopf unter der Wurzel des Acromion; die Einrenkung geschah durch Herrn von Walther durch Zug nach vorn und innen. Leider ist der Fall nur in dieser Kürze notirt.

Ferner 4 nach unten (subglenoidale): No. 31. bei einem 23jährigen Weibe durch Fall in einem epileptischen Anfalle. No. 52. bei einem 29jährigen Manne, Fall mit abducirtem und stark erhobenem Arme; 21 Tage alt. Glücklich eingerichtet mittelst Brüninghausens Reductor. No. 93. 24jähr. Schiffer, der sich an einem Seile in die Höhe schwingen wollte; frisch eingerenkt. No. 153. 15jähriger Knabe. Mit Fractur des Oberarms (s. oben S. 172).

Verrenkungen unter den **Processus coracoideus** fanden sich 24, unter die **Clavicula** 11. Danach bestätigt sich also vollkommen die schon von **Malgaigne** und **Roser** behauptete Seltenheit der Luxationen nach abwärts, im Gegensatze zu denen nach vorn. Die Luxationen unter und neben den Proc. coracoideus sind bei weitem die häufigsten und können als die normale Grundform angesehen werden. Bis unter das Schlüsselbein wird der Kopf schon seltner in die Höhe getrieben, dass aber diese Luxationen der Einrenkung grössere Hindernisse in den Weg legen, als die ersteren, geht schon daraus hervor, dass in der Klinik unter 24 subcoracoiden Verrenkungen nur 6 veraltete, unter 11 subclavicularen dagegen 7 veraltete behandelt wurden.

Von diesen Verrenkungen nach vorn waren 16 durch einen Sturz, Fall von der Treppe u. s. w. entstanden, und grösstentheils indirect bewirkt worden, in drei Fällen war das Heben einer Last beschuldigt. In vier Fällen waren die Kranken umgerissen worden; und nur ein Fall liess sich auf eine Muskelwirkung beziehen, war aber ein Recidiv.

No. 178. Ein 48jähriger Ackerer hatte durch einen Sturz 1½ Jahr vor seiner Aufnahme in die Klinik eine Verrenkung nach vorn davongetragen, die seiner Angabe nach gut geheilt war. Als er sich jedoch im Frühjahre 1857 mit beiden Armen an einem Aste auf einen Baum schwingen wollte, trat die Verrenkung wieder ein, in dem Augenblicke, wo er mit der Brust die Höhe des Astes erreicht hatte. Der Kopf stand bei der Aufnahme in der **Mohrenheim**'schen Grube unter dem Schlüsselbeine. Die Einrenkung geschah in der Chloroformnarkose durch Extension nach aussen.

Die starke vorzugsweise durch den Latissimus bewirkte Retraction des Armes, welche bei dieser Gelegenheit nothwendig war, drängte den Kopf zum Kapselrisse nach vorn hinaus. Aehnliches gilt von der Entstehung der Verrenkungen bei Leuten, die zum Beispiel in einen Keller, oder von einer Leiter herabfallen und sich mit einem Arme an einem Geländer oder einer Sprosse festhalten. Während bei Verrenkungen die durch Fall entstehen der Mechanismus nicht immer klar wird, war es bei einigen Fällen, in welchen die Kranken sich genauer beobachteten, möglich, den Mechanismus näher zu ermitteln. So sahen wir mehrfach die Luxationen nach vorn entstehen indem die Kranken von einem Thiere, welches sie am Seile führten, umgerissen wurden (s. unten No. 175 und den Fall von Thomas oben S. 172).

Diesen indirect entstandenen Luxationen nach vorn gegenüber haben wir nur 8 gefunden in denen ein directer Schlag von hinten her gegen den Oberarm denselben aus der Kapsel trieb.

In diagnostischer Beziehung entscheidet sehr häufig der blosse Anblick, doch muss eine sorgfältige und genaue Vergleichung der Schultercontouren benutzt werden; die Grube unter dem Acromion ist wie die Spannung des Deltoides zuweilen bei starker Geschwulst weniger deutlich, als die abnorme Hervorragung des Kopfes. Ebenso wichtig ist die abweichende Axenrichtung des Gliedes. Wollte man sie allein benutzen, so könnte man zu Irrthümern veranlasst werden, wie der folgende Fall beweist.

No. 175. Ein 53jähriger Tagelöhner, Fr. Mohr, wurde am 29. Nov. 1856 von einer Kuh, die er mit der rechten Hand am Seile führte von hinten her überrannt; er wurde hingerissen und fiel nach vorn platt auf die Erde, während die Kuh am Arme festgehalten denselben aus starker Abduction in starke Antroflexion überführte. Am 30sten kam der Kranke in die Klinik und dem äussern Anblicke nach glaubten wir die seltene Verrenkung nach hinten vor uns zu haben, denn die Axe des Armes ging von vorn und unten nach oben und hinten. Eine genauere Untersuchung lehrte, dass der Kopf unter dem Proc. coracoides stand, während durch die Senkung der Schulter nach vorn die Axenrichtung des Arms bedingt war. Die Einrenkung geschah von Herrn Prof. Busch unter meiner Assistenz durch Elevation und Antroflexion des Arms in der Chloroformnarkose.

Genaue Auskunft giebt eben immer die Stellung des Kopfes, den man selbst bei sehr starker Geschwulst, wenn man von der Achselhöhle heraufgreift und zugleich die andere Hand unter der Clavicula eindrückt, durchfühlt, wenn man nur einen stetigen sanften Druck ausübt, um das leicht täuschende Blutextravasat wegzudrücken und ausserdem dem Arme durch einen Gehülfen Rotationsbewegungen mittheilt. Bei der Anwesenheit von Fracturen wird die Crepitation Auskunft geben.

Complicationen der Oberarmverrenkungen sind sehr selten. Wir fanden nur dreimal dieselben mit Fractur des Arms verbunden; einer dieser Fälle endete tödtlich durch anderweitige Verletzungen (No. 106. 66jähriger Bergmann, Fractur des Collum chirurgicum nach Luxation unter die Clavicula durch Sturz.

Bluterguss in die Pleurahöhle. Tod am 2. Tage). Die beiden anderen Fälle endeten mit Nekrose und sind bereits oben bei den Fracturen erzählt worden. Wie alle complicirten Luxationen gehören auch diese zu den schwersten Verletzungen, da nur eine grosse Gewalt im Stande ist den Kopf zuerst aus der Pfanne zu treiben und dann fortwirkend eine Fractur zu bewirken. Nur einer dieser Fälle war zugleich mit Perforation der Weichtheile verbunden gewesen. S. oben S. 172.

Was die Prognose anbelangt, so ist dieselbe im Allgemeinen bei allen frischen Oberarmverrenkungen günstig, wenn nur das richtige Verfahren in der Behandlung eingeschlagen wird. Trotzdem kamen nicht weniger als 23 veraltete Luxationen des Humerus in klinische Behandlung, von welchen jedoch 11 geheilt wurden. Von den 46 frisch oder wenigstens in den ersten Tagen nach der Verrenkung in die Klinik gekommenen Fällen starb nur einer (No. 106); alle übrigen wurden glücklich geheilt. Auf die Häufigkeit der Recidive bei eingerenkten Oberarmluxationen (6 Fälle) wurde schon oben aufmerksam gemacht.

Was die Zeit anbelangt, nach welcher die glückliche Einrenkung veralteter Luxationen noch gelang, so war das Maximum 8 Monate also circa 240 Tage; und zwar handelte es sich hierbei um eine Luxation unter und neben den Processus coracoides; die älteste glücklich eingerenkte Luxation unter das Schlüsselbein hatte 3 Monate bestanden; einer 3 Wochen alten glücklich eingerenkten Luxation nach abwärts haben wir bereits Erwähnung gethan. Freilich scheiterten auch bei weniger alten Luxationen die Einrenkungsversuche; namentlich mehrere, die nicht länger als 7 Wochen bestanden hatten, mussten ungeheilt entlassen werden. Bei einigen veralteten Luxationen wurde der Versuch gar nicht angestellt, weil sich bereits eine hinlängliche Beweglichkeit und Brauchbarkeit des Gliedes wieder eingestellt hatte; solcher Fälle waren vier:

No. 37. 9 Wochen alte Luxation unter den Proc. coracoid. bei einem 37jährigen Schneider, der seinen Arm selbst zum Nähen gebrauchen konnte. No. 83. 6 Monate alte Luxation nach vorn (?) bei einem 43jährigen Manne. No. 61. Ein Jahr alte Luxation unter den Proc. coracoid. bei einem 31jährigen Manne. No. 171. Subclaviculare Luxation bei einem 45 jährigen Manne, 1½ Jahr alt.

Die übrigen ungeheilt gebliebenen Luxationen waren die

bereits erwähnten Fälle mit Bruch des Oberarms; dann zwei Verrenkungen unter den Proc. coracoid. deren Zeitdauer nicht näher angegeben ist und in deren einem Falle (No. 96) die subcutane Tenotomie erfolglos blieb; und die folgenden 3 Fälle von subcoracoiden Luxationen:

No. 70. 7 Wochen alte Verrenkung bei einem 43jährigen Tagelöhner; zuerst Versuch nach Mothe mit Petit-Heister's Hebeltuch; dann zweimal mit Extensionskurbel und Schneider's Contraextensionsgurt in horizontaler Richtung. No. 39. Ebenfalls 7 Wochen alt bei einem 49jährigen Tagelohner, vergeblicher Versuch mit Brünninghausen's Reductor. No. 45. 6 Monate alte Luxation bei einem 25jahr. Manne, Versuch auf dieselbe Weise.

Ebenso blieben ungeheilt folgende beide subclaviculare Luxationen:

No. 82. 3 Monate alte Verrenkung bei einem 25jahrigen Maurer; Versuch nach Mothe vergeblich; mit dem Schneider'schen Gurte und einer Extensionswinde gelang es zwar den Kopf über den Rand der Cavitas glenoidea hinüberzuführen, doch blieb er nicht stehen, indem sich entweder die Kapsel schon geschlossen hatte, oder sich Theile derselben vorlagerten. No. 89. 4 Monate alte Verrenkung bei einem 65jahrigen Manne, vergeblich nach Mothe, dann mit Schneider's Apparat und endlich mit subcutaner Tenotomie einzurenken versucht.

Unter den gelungenen Einrenkungen veralteter Luxationen waren 3 unter die Clavicula:

No. 172. M. Klein 53jahriger Ackerer, war im Herbste 1855 in den Keller gefallen und hatte sich dabei mit der rechten Hand zu halten versucht. Man hatte mehrere vergebliche Einrenkungsversuche ausserhalb angestellt. 3 Monate nach dem Unfalle kam der Kranke in die Klinik. Der Arm war durch den Druck des Kopfes auf die Gefässe ödematös angeschwollen, und der Kranke durch den Druck auf die Nerven litt an Formicationen. Das Glied war ganz unbrauchbar und wenig beweglich, besonders verursachte die Bewegung des Ellenbogens nach vorn lebhafte Schmerzen. Der Kopf stand dicht unter der Clavicula neben dem Proc. coracoid. Am 3. Jan. 1856 machte Herr Prof. Busch unter meiner Assistenz die Reposition in der Chloroformnarkose; Contraextension mit Eckold's Riemen. Extension mit der Extensionswinde bei horizontal erhobenem abducirten Arme; derselbe wurde mit plötzlichem Nachlassen der Extension über die in die Achsel gelegte Faust antroflectirt. Gypsverband. Nach 13 Tagen wurde der Kranke hergestellt entlassen.

No. 59. Friedr. Hoffstadt aus Niedersommershausen, Maurermeister, verrenkte sich 39 Jahr alt, durch einen 2 Stockwerk hohen Sturz die rechte Schulter, die sogleich reponirt wurde, so dass er nach 6 Wochen den Arm wieder gebrauchen konnte. 5 Jahre später fiel er aus 3 Fuss Höhe mit derselben Schulter auf eine Mauer. Der Kreiswundarzt machte 7 vergebliche Einrenkungsversuche, bis sich der Kranke sieben Wochen nach dem Unfalle am 5 Aug. 1832 in die Klinik verfügte. Der rechte Arm verkürzt, der Kopf vom Pectoralis maj. bedeckt dicht unter dem Schlüsselbeine. Bewegung bloss nach vorn möglich, so dass der Kranke die Hand bis an den Mund bringen konnte. Warmes Bad; Tart. stib.; Schröpfköpfe. Die Reposition von Herrn Gehr. Wutzer auf dieselbe Weise ausgeführt, gelang glücklich.

No. 134. 63 Tage alte Luxation unter die Clavicula durch Sturz auf gefrornem Boden bei einem 19jährigen Manne. Reposition mit Schneider's Apparat.

No. 149. Ein vierter Fall wurde von mir während der Herbstferien 1852 in der Klinik bei einem 12jahrigen Knaben Joh. Querrenbach glücklich eingerenkt. Die Luxation war 2 Monat alt, durch Sturz auf die Schulter entstanden; der Kopf stand unter der Clavicula; der Arm war ganz unbrauchbar wegen schmerzhaften Druckes auf den Plexus brachialis. Die Reposition gelang ohne instrumentale Hülfe durch Elevation des Armes bis zur Horizontale, Extension und rapide Antroflexion und Rotation nach innen vollkommen.

4 andere Fälle waren veraltete Luxationen unter den Proc. coracoides; bei zweien wurde die subcutane Tenotomie von Herrn Gehr. Wutzer zu Hülfe gezogen:

No. 90. Jacob Schaefer, 44 Jahre alt aus Linz, Maurer, fiel von einem Baugerüste auf einen untenliegenden Balken. Wiederholte Einrenkungsversuche waren vergeblich gewesen. 8 Monate nach dem Unfalle (am 25. Jan. 1841) wurde der Kranke in die Klinik aufgenommen. Der Kopf stand unterhalb des Proc. coracoides; der Deltoides gespannt, ebenso die Sehne des langen Kopfes des Biceps, die deutlich fühlbar war. Der Arm unbrauchbar, wenig nach hinten und aussen, etwas leichter nach vorn zu bewegen. Steifheit und Gefühllosigkeit der Finger. Den Einrenkungsversuchen wurde ein Bad und Tart. stibiat. in rep. dosi vorangeschickt. Der erste Versuch mit Schneider's Apparat misslang. Bei einem zweiten am folgenden Tage wurde die Sehne des Coracobrachialis und ein Theil des Pectoralis major subcutan durchschnitten, der Kopf liess sich bis auf den Rand der Pfanne zurückbiegen. 8 Tage später wurde nochmals besonders die Sehne des Pector. maj. gründlich subcutan durchschnitten. Die Reposition gelang wieder nicht. 14 Tage später wurden 3 subcutane Incisionen aller sich spannenden Theile gemacht, eine dicht an der Innenseite des Acromion, eine zweite 1 Zoll tiefer neben dem Proc. coracoideus, eine dritte am Anfange der Achselhöhle, wahrend gleichzeitig der Arm durch den Schneider'schen Apparat stark nach aussen extendirt wurde. Dabei gelang die Reposition. Kleisterverband. Der Kopf stand bei der Entlassung vollständig gut. Leider betrank sich der Kranke zwei Monate später, gerieth in eine Rauferei und verrenkte sich von Neuem den Arm.

In derselben Weise ebenfalls mit Tenotomie des Pector. major und coracobrachialis wurde 1847 eine veraltete Luxation bei einem 49jährigen Manne eingerichtet. Zwei andere Luxationen jede von 7 Wochen bei zwei weiblichen Individuen von 37 und 36 Jahren, eine dritte 8 Tage alte bei einem 27jährigen Manne gelang bloss mittelst der horizontalen Extension und Schneider's Riemen. Eine vierte 4 Wochen alte, war lehrreich wegen der angewandten Methode:

No. 151. Peter Klein, 23 Jahre alt, Ackerer, wurde am 16. Februar 1853 von einem wildgewordenen Ochsen auf das Steinpflaster geworfen, und von dem Thiere mit dem Hinterfusse gegen die rechte Schulter geschlagen. Ein hinzugerufener Wundarzt hielt den Arm fur gebrochen und stützte ihn nur mit einer Mitella, worauf die Schmerzen etwas nachliessen und der Kranke sich beruhigte. Da indess die Beweg.

lichkeit nach vier Wochen nicht wiederkehrte und der Wundarzt selbst jetzt die Luxation erkannte, so wandte sich der Mann hieher. Ein Callus war nirgends fühlbar. Der Oberarm ein wenig beweglich; besonders Rotationen ausfuhrbar. Der Kopf unter dem Proc. coracoides etwas nach einwärts (luxatio intracoracoidea). Der Kranke wurde chloroformirt. Ein erster Versuch nach der Mothe'schen Methode misslang; ebenso liess die blosse horizontale Extension mittelst des Schneider'schen Contraextensionsriemens und einer Extensionswinde uns im Stiche, jedoch wurde dadurch der Kopf beweglicher, schnappte aber erst bei einem dritten Versuche in die Kapsel zurück, während ich oberhalb des halbflectirten Ellenbogens den Arm extendirend und bis zur Höhe des Kopfes ihn elevirend ihn nach vorn antroflectirte, während Hr. Gehr. Wutzer mittelst eines um seinen Nacken geschlungenen Handtuches das Petit-Heister'sche Manoeuvre ausführte. Die Reaction war sehr unbedeutend. Bei der Entlassung hatte die Schulter die normale Gestalt.

Wir haben hier eine Reihe von Fällen aufgeführt, welche wie schon andere (Sanson, Sédillot, Roux, Malgaigne bis zu einem Jahre) zur Genüge beweisen, dass der Rath von Astley Cooper, bei allen über 8 Wochen alten Schulterverrenkungen die Reposition zu unterlassen, weil der Erfolg nicht mit dem mechanischen Kraftaufwande im Verhältniss stehe, ungerechtfertigt ist. Man wird freilich die schlimmen Erfolge, welche Gibson u. A. (s. Froriep L. F. v. veraltete Luxationen. Weimar 1834) erlebten, im Auge behalten müssen und namentlich daran zu denken haben, dass zuweilen die Vene oder die Arterie in solchem Zusammenhange mit dem verrenkten Kopfe stehen, dass Zerreissungen derselben möglich werden; auch wird man daran zu denken haben, dass Gewebe im Zustande heftiger Entzündung weit mürber und zerreisslicher werden. Ueber die Zweckmässigkeit eines Repositionsversuches wird ferner ausser der Länge der verflossenen Zeit allemal der Grad der Brauchbarkeit des Gliedes entscheiden müssen; allerdings stellt sich oft früh, namentlich bei den subcoracoiden Luxationen eine ziemlich hohe Beweglichkeit des Armes wieder ein, durch frühe Bildung eines Gelenkes; indess bei den Verrenkungen unter das Schlüsselbein sind oft, trotz einer gewissen Beweglichkeit des Gliedes, die übrigen Beschwerden — Oedem, Gefühllosigkeit, Muskelsteifheit, Atrophie — so erheblich, dass ein Versuch immer der Mühe lohnt. Die subcutane Durchschneidung der Sehnen und Adhäsionen möchte hier, namentlich was die letzteren anbelangt, den Vorzug vor der gewaltsamen Sprengung haben, weil man Zerreissungen der Arterie und Vene eher vermeidet, sonst würde, wie wir in der Narkose durch B. Langenbeck's Vorgang starke Adhäsionen, selbst knöcherne Verbindungen bei Anchylosen zu sprengen gelernt haben, auch durch geeignete Manoeuvres, wenn die Chloroformnarkose die Spannung der Muskulatur beseitigt hat, bei alten Luxationen die Reposition mit gewaltsamer Sprengung der Adhäsionen versucht werden können. Steht der Kopf einmal auf seiner normalen Stelle, so kommt es nur darauf an ihn hier zu erhalten, und dazu dient der Gypsverband wieder in trefflicher Weise. Obliteration des Kapselrisses und Umschlingung des Kopfes durch die Sehne des Biceps (Roser Arch. f. phys. Heilk. Bd. IV. 1845) werden freilich zuweilen unüberwindliche Schwierigkeiten bieten.

Was die Einrenkung anbelangt, so bestätigen die oben mitgetheilten Fälle schon die alte Erfahrung, dass hier viele Wege zum Ziele führen können, eine Erfahrung, die noch mehr durch die zahlreichen Einrenkungsmethoden bestätigt wird. Immer wird es darauf ankommen zu berücksichtigen, dass der Kopf durch den Kapselriss zurückzutreten hat auf dem umgekehrten Wege, welchen er beim Austritte verfolgte. Hindernisse werden hauptsächlich die Spannung der ungerissenen Theile der Kapsel und Vorlagerung derselben, seltner die Sehne des Biceps, noch seltner andere Muskeln durch Zwischenlagerung abgeben, und die Hauptschwierigkeit wird sein, den Kapselriss selbst so weit zu öffnen, dass der Kopf nun auf umgekehrtem Wege eintreten kann. Da mit einziger Ausnahme der höchst seltenen Luxation nach oben (supracoracoide Verrenkung) der Kapselriss sich an den untern Dreivierteln der Peripherie der Kapsel befinden muss, so ist zunächst die Extension gerade nach abwärts, wie sie Astley Cooper in verschiedener Weise übte, die wenigst rationelle Methode, weil dadurch der Riss knopflochartig gespannt wird. Sie führt indess zum Ziele wenn der Kopf durch einen sehr weiten Riss ausgetreten ist, und höher oder in gleicher Höhe mit der Gelenkhöhle steht, oder aber wenn man sich gleichzeitig eines Hebelmanoeuvres bedient, wie dies Cooper that, indem er den Fuss in die Achselhöhle setzte.

Weit rationeller sind indess die Methoden mit Elevation des Armes, indem durch die Elevation der Kapselriss erschlafft wird. Indess werden auch sie, allein angewendet, nur dann die Reposition bewerkstelligen, wenn der Riss weit genug war. In den meisten Fällen muss der blossen Elevation ein zweiter Act, die eigentliche Rückführung folgen, und dieser muss verschieden sein je nach der Stellung des Kopfes.

Steht der Kopf unter der Gelenkgrube oder unter dem Processus coracoides, so gleitet er nach vorgängiger Elevation, die nicht wie Mothe verfuhr bis zur senkrechten Erhebung getrieben zu werden braucht, durch eine Hebeleinrichtung leicht in seine Höhle, wenn man ihn sofort aus der Elevation und Abduction nach aussen mit gebeugtem Ellenbogen rasch nach vorn und einwärts führt, und ihn dann noch etwas nach einwärts rotirt. Der ungerissene Theil der Kapsel hält den Kopf am Halse, er gleitet daher nach aussen in die offene Spalte hinein. Dasselbe Hebelmanoeuvre haben viele Chirurgen durch Einsetzen des Knies, des Fusses, die in die Achsel gelegte Faust, oder wie Petit und Heister durch die um den Nacken des an der Aussenseite des Armes stehenden Operateurs geschlungene Binde bewirkt.

Steht der Kopf unter dem Schlüsselbeine, so verlässt er am leichtesten diese Stelle (wie auch das Experiment an der Leiche zeigt), wenn man ihn zuvor mit dem gebeugten Ellenbogen erhebt, aber so dass der Ellenbogen nach vorn in gleicher Höhe mit dem Kopfe des Kranken steht; dadurch geht der Kopf am Proc. coracoides herunter, erst dann folgt die Schwengelbewegung nach vorn und abwärts (Antroflexion), nöthigenfalls wieder über die Faust oder dergl., endlich Rotation nach einwärts. Auf diese Weise habe ich drei frische Luxationon unter die Clavicula (eine bei einem 87jährigen würdigen Collegen) leicht und nur mit einem Gehülfen, der den Stamm des Kranken, welcher auf niedrigem Stuhle sass, fixirte, sofort reducirt.

Wäre der Kopf nach hinten gewichen und stände er unter dem Winkel des Acromion oder unter der Spina, so scheint mir folgende Methode nach Leichenexperimenten die rationellste: Der Arm wird elevirt, der Ellenbogen aber dann nach hinten geführt, und nun von hinten und oben nach abwärts gebracht und endlich der Arm nach aussen rotirt; so gleitet der Kopf erst nach vorn gegen den klaffenden Kapselriss, durch die Bewegung nach abwärts und hinten geht der Kopf umgekehrt nach vorn und innen, und durch die Rotation nach aussen wird die

Reposition beendigt. Wenn wir zwar die angegebenen Verfahrungsweisen nach unsern Leichenexperimenten für die rationellsten erklären müssen, so wird es doch rathsam sein, sich mit allen bisher gerühmten Methoden vertraut zu machen, indem sie zuweilen unerwartete Hindernisse beseitigen.

Bei veralteten Luxationen wird die Anwendung grösserer Kraft nur selten entbehrt werden können, selbst wenn man die älteren Schwächungsmethoden durch die Chloroformnarkose ersetzt. Hier sind die Maschinen kaum zu vermeiden. Am Flaschenzuge und der Extensionswinde finde ich den Umstand auszusetzen, dass die Extension unterbrochen werden muss, wenn der Arm aus der horizontalen Elevation-Abduction in Flexionsstellungen und Rotationsbewegungen übergehen soll. Die Extension als solche reicht fast nie aus. Die Reductionsmaschinen, wie die von Brünninghausen oder der sehr rationell und sinnreich construirte Apparat von Jarvis, mit denen man unter fortgesetzter Extension den Arm in jede andere Stellung bringen kann, sind hier offenbar brauchbarer wenn auch kostspieliger und nicht überall zu haben. Vor allem muss übrigens bei Application dieser Apparate auf gehörige Verwahrung der Arterie und Vene gesehen werden, damit diese nicht zerrissen werden können.

Nach gelungener Reposition wird namentlich bei veralteten Luxationen eine sorgfältige Beibehaltung einer Stellung, welche der Wiedereinrenkung entgegengesetzt ist, für mehrere Wochen nöthig sein, da Recidive zu leicht sich einstellen können.

Luxationen des Ellenbogengelenks.

Verrenkungen beider Vorderarmknochen gegen den Oberarm nehmen in unserer kleinen Statistik einen etwas höheren Rang ein, als die Zusammenstellungen von Malgaigne, Norris und Gurlt ihnen anweisen, welche mehr Hüftgelenkluxationen aufzählen. Malgaigne bemerkt jedoch, dass er selbst sie nächst denen des Humerus am häufigsten angetroffen (II. S. 532). In Betreff des Geschlechtes fanden wir unter 30 Ellenbogenverrenkungen 19 bei Männern und 11 bei Weibern, was ein ungewöhnlich hohes Verhältniss für die letzteren nachweist. Sehr merkwürdig ist die Differenz, welche sich im Vergleiche mit dem Schultergelenke in Betreff des Alters ergiebt; hier stimmen meine Resultate mit denen Malgaigne's überein, indem auch ich jenseits des 50. Lebensjahres nur eine Ellenbogenverrenkung gegen 15 des Oberarms zähle. Besonders auffallend ist die Thatsache, dass wir bis zum 10. Lebensjahre doppelt so viel Fälle bei Mädchen, nämlich 4, als bei Knaben (nur 2) fanden, ja noch bemerkenswerther, dass wir, während Malgaigne kein Beispiel vor dem 6. Lebensjahre kennt, deren nicht weniger als vier aufführen können:

No. 91. Vier Monate alte Verrenkung des Ellenbogens nach vorn bei einem 5jährigen Knaben, blieb ungeheilt. No. 122. Frische Verrenkung nach hinten bei einem 3½jährigen Knaben; geheilt. No. 114. Ebenso bei einem 2jährigen Mädchen. No. 129. Verrenkung des Ellenbogens nach hinten und Fractur des untern Endes des Oberarms bei einem 3jährigen Mädchen Ottilie Graf.

Von diesen Fällen waren nur 2 mit Fracturen, die übrigens zu der Luxation nicht in ursächlicher Beziehung standen, complicirt. In einem in der medicinischen Klinik vorgekommenen Falle von vollständiger Verrenkung nach innen, war eine Perforation der Haut durch den Oberarm und eine Fractur des Radiusköpfchens beobachtet (s. unten).

Von allen Luxationen des Ellenbogens sind die nach hinten bei weitem die häufigsten, die rein seitlichen äusserst selten; häufiger die nach hinten mit seitlicher Abweichung, und wieder seltener die nach vorn.

Die 30 in der Klinik aufgezeichneten Fälle, zu denen ich einen 31sten hinzufüge, vertheilen sich folgendermaassen:

Luxationen	nach hinten	21
-	nach hinten und aussen .	3
-	nach hinten und innen .	1
-	unvollständig nach innen .	1
-	ganz nach aussen . . .	1
-	ganz nach innen	1
-	nach vorn	3

Was zunächst die Luxationen nach hinten anbelangt, von denen man passend zwei Grade (Fischer) annehmen kann, je nachdem die beiden Vorderarmknochen mehr oder weniger weit nach hinten in die Höhe gehen, so hat zuerst Roser (1844. Archiv für phys. Heilkunde 2. Heft) die Theorie aufgestellt, dass dieselben durch übermässige Extension mit nachfolgender Flexion zu Stande kommen. Man hat zwar (E. Fisch über den Mechanismus der Vorderarmluxationen nach hinten. Zürich 1853) gegen Roser eingewandt, dass weder die Ueberstreckung noch die nachfolgende Flexion den Arm verrenken könne, sondern dass wesentlich noch eine rückstossende Bewegung hinzukommen müsse, was allerdings in gewissem Sinne richtig ist, dadurch wird indess das Roser'sche Experiment nicht umgestossen, welches vielmehr von Andern (Ross, Hyrtl) bestätigt worden ist. Auch kann man sich leicht an der Leiche überzeugen, wie durch diesen Mechanismus die Luxation erfolgt. Bei der Streckung bis zur äussersten Grenze der Norm, steht die Spitze des Olecranon in der Fossa supratrochlearis, von der Trochlea ist fast die vordere Hälfte frei; der Processus coronoides steht nur wenig über den Frontaldurchmesser der Trochlea hervor. Bringt man den Vorderarm bis zu einem Winkel von 45 Grad über die Extension hinaus, so steht der Proc. coronoides jenseits der Trochlea, was natürlich nur auf Kosten der Kapsel, die an der vordern Seite des Gelenks einreisst und mit Zerreissung der lateralen Verstärkungsbänder der Kapsel, und zwar dadurch dass das Olecranon als Stützpunkt des Hebels dient, geschehen kann. Der Humerus ragt mit seiner Gelenkfläche schon zum Kapselrisse heraus. Folgt nun die Flexion so stellt sich der Proc. coronoides mit seiner Spitze hinter die Trochlea und der Vorderarm geht nach hinten mit dem ungerissenen, über den Oberarm zurückgestreiften Theile der Kapsel in die Höhe. Man kann sich an der Leiche davon überzeugen, dass hier eigentlich der Oberarm die Kapsel perforirt, man also auch sagen könnte, der Oberarm sei auf die Vorderseite der Vorderarmknochen verrenkt. Je weiter der Kapselriss ist, je mehr die Seitenbänder nachgegeben, von denen nur das Lig. annulare radii nicht zerreisst, desto weiter tritt der Oberarm heraus, desto höher gehen die Vorderarmknochen hinter ihm in die Höhe. Diesen Zustand der Kapsel zeigte auch die einzige anatomische, freilich etwas unvollständige Untersuchung, welche wir über diese Luxation besitzen (A. Cooper).

Indess ist dies offenbar nicht der einzige Mechanismus durch welchen die Luxation nach hinten zu Stande kommt. A. Cooper hatte angegeben, dass die Luxation durch Aufschlagen der Hohlhand bei leicht flectirtem Vorderarm zu Stande komme, eine Angabe die offenbar unrichtig ist, wie denn Ross (Handbuch der chir. Anatomie. Leipz. 1848. S. 108) durch Experimente nachwies, dass in dieser Lage die Luxation nur mit Bruch des Proc. coronoides möglich ist. Dagegen hatte Malgaigne durch Leichenexperimente (chir. Anatomie) dargethan, wie allerdings bei leichter Beugung des Vorderarms die Luxation zu Stande gebracht werden kann, wenn man eine Drehbewegung hinzufügt, indem man den Arm nach aussen neigend das Lig. laterale intern. absprengt, den Kronenfortsatz unter und hinter die Trochlea führt, was nach meinen Versuchen die häufige Luxation nach hinten und etwas nach innen bewirkt. Endlich kann man auch durch directe Gewalt die Bänder sprengen und den Arm luxiren. Dies beweist schon der von Weber (Archiv f. phys. Heilkunde 1848. p. 279) publicirte von ihm aber verkehrt gedeutete Fall, in welchem durch einen Schlag auf den in steifer Extension gehaltenen, und dann plötzlich gebeugten Arm die Luxation zu Stande kam. Dasselbe kann man an der Leiche in doppelter Weise zu Stande bringen; entweder indem man den extendirten Arm an den Rand eines Tisches legt, so dass nur der Vorderarm über denselben hervorragt und nun während die Hand festgehalten wird mit einem breiten hölzernen Hammer Schläge auf die Vorderseite des Vorderarms ausführt, oder indem man umgekehrt den Vorderarm über den Tisch legt, während der Oberarm frei liegt, und nun von hinten her mit grosser Gewalt nach vorn getrieben wird. Daraus erklärt sich, wie in der That auch sorgfältig beobachtende Kranke keineswegs immer denselben Modus des Vorgangs bei der Verrenkung angeben. Ich habe von mehreren auf das bestimmteste versichern hören, sie seien auf den flectirten Ellenbogen aufgefallen, und Spuren der äussern Gewalt wie Excoriationen an der Aussenseite des Oberarms bestätigten ihre Aussagen.

In Betreff der Diagnose ist zu bemerken, dass keine Luxation so leicht verkannt wird, als die des Ellenbogens nach hinten. Auf 21 Fälle kamen in die Klinik nicht weniger als 7 veraltete, in welchen eine irrthümliche Diagnose die Unbrauchbarkeit des Arms herbeigeführt hatte, die in solchen Fällen immer sehr bedeutend ist. Die Ursachen des häufigen Verkennens liegen darin, dass der Arm in der Regel nahezu gestreckt gehalten wird. Es ist dies auffallend, weil doch sowohl die Sehnen des Biceps als die des Brachialis internus stark gespannt werden, und man eher die rechtwinklig gebeugte Stellung als die Regel annehmen sollte. Allein man sieht hier wieder den Einfluss der stark gespannten unversehrten Theile der Kapsel, der sich weit mehr geltend macht, als der Zug gespannter Muskeln. Ich habe nur zweimal den Arm in fast rechtwinklig gebeugter Lage gesehen; in beiden Fällen gelang mir die Einrenkung sehr leicht, was darauf hindeutet, dass nur ein weiter Kapselriss diese Haltung möglich macht. Gewöhnlich ist der Arm wie gesagt fast gestreckt; kann aber etwas gebeugt werden, meist nur bis zum Winkel von 145 Grad, darüber hinaus wird die Beugung schmerzhaft. Auch Pro- und Supination ist oft in beschränkten Graden ausführbar. Diese Umstände erklären die Irrthümer, welche man vermeidet, sobald man auf das Verhältniss der Stellung des Olecranon zu den Condylen achtet und sobald man den Arm bis zum rechten Winkel beugt, und die Länge der Vorderarme vergleicht. Die Contouren der Knochen sind unter allen Umständen deutlich fühlbar, bei veralteten Luxationen s. Tafel IV. Fig. 6—12 gewöhnlich auch sehr deutlich sichtbar.

Die Prognose ist in frischen Fällen immer gut, da man durch richtiges Verfahren verhältnissmässig leicht die Reposition bewirkt. Auch bei veralteten Luxationen ist dies oft noch nach Monaten möglich; dagegen ist, wenn sie in solchen Fällen nicht gelingt, die Brauchbarkeit des Gliedes sehr beschränkt. Sämmtliche frische Verrenkungen (14) wurden in der Klinik glücklich beseitigt. Von 7 veralteten gelang es 3 zu heilen:

No. 128. 10 Wochen alte Verrenkung nach hinten, durch Fall auf den Ellenbogen entstanden bei einem 26jährigen Weibe; unter Chloroformnarkose eingerenkt durch Beugung im rechten Winkel, Abziehen der Vorderarmknochen vom Oberarme und nachfolgende Flexion.

No. 131. 6 Wochen alte Verrenkung des rechten Ellenbogens bei einem 44jährigen Bauer, durch dasselbe Verfahren reponirt.

No. 145. Sibylle Roesen, ein 9jähriges Bauerkind, hatte durch einen Fall auf die gestreckte Hand — 3 Monate vor ihrer Aufnahme — eine Verrenkung des rechten Ellenbogens nach hinten und etwas nach innen davongetragen. Unter dem Condylus externus war deutlich eine Grube fühlbar. Der Kopf des Radius stand hinter dem Capitulum des Oberarms. Das Olecranon einen halben Zoll höher als normal;

der Vorderarm fast gestreckt. Beugung bis zum Winkel von 145 Grad möglich. Pro- und Supination in beschrankter Weise ausführbar. Ich vollzog die Reposition (im Herbste 1852) unter Chloroform indem ich den Oberarm fixiren liess, den Vorderarm bis zum rechten Winkel beugte, ihn von einem Gehülfen in dieser Lage anziehen liess, und ihn mittelst eines um den oberen Theil des Vorderarms angelegten um meinen Nacken geschlungenen Handtuches vom Oberarm entfernte und ihn endlich in spitzem Winkel flectirte.

Vier andere Fälle veralteter Luxationen blieben uneingerenkt, indem sie entweder zu sehr veraltet waren (No. 80. Seit 8 Jahren bestehend bei einem 48jährigen Manne; No. 164. Seit 2 Jahren bestehend bei einem 25jährigen Bauern) oder sich die Patienten dem Verfahren nicht unterwerfen wollten. Der folgende hieher gehörige Fall war besonders merkwürdig.

No. 187. Daniel Heltorf ein 30jahriger Goldarbeiter aus Düsseldorf, fiel aus 8 Fuss Hohe auf den linken gebogenen Ellenbogen, spürte ein Krachen und es wurde ihm wider Willen der Vorderarm gestreckt; ein nachstürzendes Brett fiel ihm mit der Kante auf den Arm oberhalb des Handgelenkes, und sofort perforirte hier der gebrochene Radius die Haut. Der Arzt erklärte den Vorderarm für gebrochen: den Radius 4 Zoll uber dem Handgelenke, die Ulna im obern Drittel, den Ellenbogen für verrenkt, jedoch gelang es ihm nicht den letzteren zu reponiren. Ein Stück des Radius wurde später nekrotisch ausgezogen. Da die Beweglichkeit nicht wiederkehrte, suchte der Kranke 1851, ein Jahr nach dem Unfalle in der Klinik Hülfe. Die Wunden am Arme waren geheilt; am obern Drittel der Ulna, ebenso am untern Ende des Radius ein Callus fühlbar. Der Arm fast gestreckt, um $2\frac{1}{2}$ Cm. verkürzt; der Ellenbogen um $1\frac{1}{2}$ Cm. im sagittalen Durchmesser dicker. Das Olecranon $2\frac{1}{2}$ Cm. höher als am gesunden Arm. Der Kopf des Radius hinter dem Condyl. extern. oberhalb des Capitulum humeri. Arm sehr wenig beweglich; Pro- und Supination sehr beschränkt, Hand in Radialstellung. Der Kranke wollte sich der nothwendig erscheinenden subcutanen Trennung der Adhäsionen nicht unterwerfen, und wurde deshalb ungeheilt entlassen.

Die Verrenkungen nach hinten und mehr oder weniger zur Seite, sind ziemlich häufig, häufiger als wir notirt finden; in drei Fällen stand die Ulna an der Stelle des Radius, der letztere hinter dem Condylus externus. Eine derselben war drei Monate alt und wurde glücklich eingerenkt (No. 121. bei einem 22jährigen Bauern). In einem anderen Falle stand die Ulna hinter dem Epicondylus internus, der Radius hinter der Trochlea; die Verrenkung war 14 Wochen alt (No. 139. bei einem 14jährigen Bergknappen) und da der erste Repositionsversuch misslang, so ging der Kranke ungeduldig nach Hause.

Der Modus dieser Verrenkungen ist kein anderer als der der Verrenkung gerade nach hinten, von welcher diese nur Abarten bilden, die nur durch mehr seitlich einwirkende Gewalten (Rotationen, directer Stoss) hervorgebracht werden.

Alle Luxationen des Ellenbogens nach hinten können auf dieselbe Weise eingerenkt werden. Ein Hebelmechanismus scheint mir das vortheilhafteste Verfahren, wobei es gleichgültig ist auf welche Weise derselbe hervorgebracht wird; man kann zu dem Zwecke das Knie gebrauchen, oder einen Bettpfosten, eine Säule, oder einfacher ein am oberen Theile des Vorderarms umgeschlungenes Handtuch, womit man die Vorderarmknochen vom Oberarme abhebt. Auch die Dorsalflexion oder übertriebene Streckung nach hinten führt zum Ziele. Das Olecranon stemmt sich dann gegen den Oberarm, die Kapsel muss nachgeben oder weiter einreissen, und es braucht nur der Zug hinzugefügt zu werden. Die Flexion des Armes ist allemal der letzte nothwendige Act der Einrenkung. Die flectirte Stellung ist zugleich diejenige, welche zur Verhinderung der Wiederkehr die beste ist.

Echte seitliche Verrenkungen des Vorderarms gehören zu den grossen Seltenheiten. Ein glücklicher Zufall macht es mir möglich zwei hieher gehörige Beobachtungen, von denen eine mit vollständiger Verrenkung nach innen bis jetzt einzig dasteht, mitzutheilen.

Von Verrenkungen nach aussen, welche Dupuytren und Delpech zuerst sahen, hat Malgaigne nur 10 Beobachtungen zusammenbringen können. Wir lassen hier zunächst den in der Klinik zu Bonn vorgekommenen und von Herrn Prof. Busch unter meiner Assistenz eingerichteten Fall folgen:

No. 173. Joh. Lange ein 27jähriger Maurer, war am 21. Sept. 1856 betrunken von einem Baugerüste gefallen, so dass sich der Hergang leider nicht constatiren liess. Der Vorderarm stand im rechten Winkel gebeugt, und mit der Hand stark verdreht in äusserster Pronation. Am Ellenbogen fiel zunächst die beträchtliche Breitenzunahme auf. Nach innen und hinten ragte der Oberarm mit seinem unteren Ende unter der stark gespannten Haut hervor; am meisten nach innen stand der Condylus internus so hervor, dass man eine Perforation der Haut fürchten konnte, nach aussen von demselben waren die Contouren der Trochlea und Eminentia capitata ebenso wie der äussere Condylus sehr deutlich sichtbar und fühlbar. Die hintere Fläche des Humerus unten ganz frei, die Fossa olecrani leer. Ueber dem äussern Knöchel sah man unter der stark in die Höhe geschobenen verdrehten Muskulatur, namentlich unter dem Supinator longus die Ulna eine genau contourirte Geschwulst bilden. Die Spitze des Olecranon stand 1½ Zoll oberhalb des Knöchels, der Triceps entsprechend nach aussen gewichen, der halbmondförmige Ausschnitt nach innen gewandt, umfasste die äussere

Kante des Oberarmbeins. Der Radius durch die an die Innenseite des Arms gedrängte Muskulatur schwer fühlbar stand mit seinem Köpfchen oberhalb der Trochlea und wendete seine Gelenkgrube gegen die vordere Grube des Oberarms. Bewegungen konnte der Kranke fast gar nicht ausführen, nur ein gelinder Grad von Streckung und Beugung war noch möglich.

Wir hatten es also mit einem der höchsten Grade dieser Luxation zu thun, wie sie bis jetzt nur von Piogey, Dubreuil und J. Cloquet gesehen wurden. Besonders auffallend ist die starke Beugung des Arms, während die meisten bisherigen Beobachtungen Streckung desselben zeigten. Die Leichtigkeit mit welcher verhältnissmässig die Einrichtung gelang, beweist in wie hohem Grade die Bänder zerrissen sein müssen, um eine solche Verrenkung zu gestatten; sie machte es zugleich nicht ganz unwahrscheinlich, dass zunächst durch Hyperextension eine Verrenkung nach hinten entstanden war, indem der Kranke rückwärts fallend sich auf den Arm stützte, die sodann in die Verrenkung nach aussen überging, als er über die rechte Seite umfiel. Die Einrenkung gelang wie gesagt leicht, der Kranke wurde chloroformirt; der Oberarm gehörig fixirt. Zug unmittelbar unter dem Ellenbogen nach abwärts um den Vorderarm vom Oberarme abzuziehen, und gleichzeitig forcirte Supination. So ging der Arm zunächst in die Luxation nach hinten über, und wurde dann durch blosses Abziehen vom Oberarme und nachfolgende Beugung vollständig reponirt. Eine Fractur war nicht vorhanden. Kalte Umschläge. Mitella. Die Brauchbarkeit des Armes wurde vollkommen hergestellt; wir hatten Gelegenheit, den Kranken noch öfter zu sehen.

Die bisherigen Beobachtungen von Verrenkungen nach innen betrafen sämmtlich — nur fünf Fälle führt Malgaigne auf — unvollständige seitliche Verrenkungen. Der folgende Fall steht daher einzig in der Litteratur da; er ist um so werthvoller, als wir in den Besitz des Präparates gelangten, welches der Sammlung der chirurgischen Klinik einverleibt ist.

Vollständige Verrenkung nach innen mit Perforation der Haut und Fractur des Radiusköpfchens.

Ein Studierender der Theologie sprang in furibundem Delirium zum Fenster der Beletage der medicinischen Klinik hinaus, wollte sich unterwegs in den Fensterrahmen der Parterrezimmer halten, überschlug sich aber, verrenkte sich einige Finger und fiel schliesslich auf seinen linken Ellenbogen. Der Unglückliche starb drei Tage darauf an einer Gehirnkrankheit, so dass die Einrenkung nicht versucht wurde. Der Arm liegt mir zur Untersuchung vor. Der Vorderarm ist gestreckt, die Hand in halber Supination, — in den bisher gesehenen Fällen unvollständiger Verrenkung nach innen, wird Pronation angegeben. Bewegungen waren der Spannung des Kapselrisses wegen offenbar im Leben so wenig wie am Präparate möglich, bis auf einen geringen Grad von Streckung. Betrachtet man den beträchtlich verkürzten Arm von vorn her (siehe Tafel IV. Fig. 9), so fällt sofort an der Innenseite des Ellenbogens eine starke seitliche Hervorragung auf; die Axe des Vorderarms fällt weit nach innen vom Oberarme vorbei. Die Ellenbogenfalte ist verzogen und verstreicht nach aufwärts in eine Grube zwischen der Innenseite des Oberarms und die neben ihm stehende hinaufgerückte Ulna. Das untere Ende des Oberarms ist von vorn her nicht zu fühlen wegen der Spannung der Muskeln. Bei der Ansicht von hinten Tafel IV. Fig. 10 fällt zunächst die beträchtliche Spannung der Haut in die Augen, welche so weit geht, dass dieselbe an mehreren Stellen oberhalb des äussern Knöchels eingerissen ist, während dieser letztere selbst die Haut durchbohrt hat, und als starke seitliche Hervorragung an der Aussenseite des Arms einen Zoll unterhalb des Ellenbogenbugs auffällt, unterhalb der Trochlea liegt deutlich als rundliche Masse erkennbar das abgebrochene Köpfchen des Radius, über ihm ist die Haut etwas excoriirt. Die Ulna ist ganz an die Innenseite des Oberarms getreten, steht mit der Spitze des Olecranon 2 Zoll höher als der innere Condylus, den man so wenig wie das obere Ende des Radius fühlt. Die anatomische Untersuchung des Gelenkes zeigt das hintere Ende des Oberarms ganz von allen Bändern entblösst, zu einem weiten aber stark gespannten Kapselrisse hervorragend (Tafel IV. Fig. 11), das äussere Seitenband ist vollständig zerrissen, die vordere Seite der Kapsel dagegen ist ganz, aber mit dem gerissenen inneren Seitenbande und dem Perioste nach aufwärts gestreift. Das Radiusköpfchen liegt ganz lose unter der Trochlea unmittelbar unter der Haut, ist ausserhalb der Kapsel im Halse abgebrochen, und hängt nur noch durch einen Zipfel des Periosts mit der Diaphyse des Radius zusammen, welche der Ulna gefolgt ist, und mit der Bruchfläche unter dem inneren Condylus steht, während die Ulna dem Oberarme ganz seitlich anliegt mit nach vorn unter der zerrissenen Muskulatur stehender Gelenkfläche. S o w i e m a n d e n A r m s t r e c k t s o e r s c h l a f f t d e r g e s p a n n t e K a p s e l r i s s, b e u g t m a n d e n A r m, s o s p a n n t s i c h d e r s e l b e n o c h m e h r. Der Triceps ist ganz und zur Seite gewandt. Der Pronator teres ist abgerissen, in seinem Fleische steckt die Gelenkfläche der Ulna; der Supinator longus wie die übrigen vom Condylus externus entspringenden Muskeln sind losgerissen und hängen mit der in die Höhe gestreiften Kapsel zusammen. Der Biceps und Brachialis internus sind erschlafft. Hinter der Sehne des ersteren liegen kleine Splitter vom vordern Umfange des Radiusköpfchens.

Ueber die drei Verrenkungen nach vorn, welche in der Klinik aufgezeichnet wurden, bin ich leider ausser Stande genaueres mitzutheilen; die Verrenkung kann man an der Leiche durch verschiedene Weisen hervorbringen. Dass dieselbe auch ohne Fractur des Olecranon möglich ist, beweisen die vorliegenden Fälle ebenso wie das Experiment. Zerreisst man durch starke Drehung die Seitenbänder, so kann man den Vorderarm um den Oberarm herumführen, so dass zuletzt die Vorderarmknochen dem Oberarme den Rücken zuwenden — wie bei Fracturen Dislocatio ad peripheriam, was Colson schon bewies. Man kann aber auch bei vollkommener Beugung die Dislocation erzeugen. Der Vorderarm lässt sich wegen des Anstemmens des Proc. coronoides in der vordern Grube nur bis zu einem Winkel von 23 Grad beugen; übertreibt man diesen Winkel gewaltsam, so zerreisst die Kapsel am hinteren Theile des Gelenks; durch nachfolgende Streckung kann man nun die Luxation erzeugen, wenn man gleichzeitig den Vorderarm nach vorn zieht, dann stellt sich die Spitze des Olecranon vor die Trochlea und die Streckung bewirkt die Luxation, oder endlich ein Stoss auf das Olecranon bei stark gebeugtem Vorderarme treibt die Ulna nach vorn und diese zwingt den Radius ihr zu folgen. Letzteres scheint der gewöhnliche Hergang zu sein. In einem unserer Fälle findet sich ausdrücklich die Angabe, dass die Kranke, ein 7jähriges Mädchen, mit dem Ellenbogen auf einen spitzen Stein gefallen sei.

Merkwürdig ist das jugendliche Alter der Patienten, nämlich ein 5jähriger Knabe, ein 7jähriges und ein 12jähriges Mädchen boten diese Verrenkung dar; der erste und letzte Fall waren 4 und 9 Monate alt und blieben ungeheilt, indess war die Brauchbarkeit des Armes leidlich; der frische Fall wurde glücklich reponirt.

Dass die isolirten Verrenkungen des Radius im Ellenbogen häufiger sind als die der Ulna ist bekannt; letztere wurde zweimal in der Klinik gesehen, beide Male nach hinten bei einem 30jährigen Manne (veraltet, blieb ungeheilt), und frisch bei einem 26jährigen Weibe (geheilt). Von drei Verrenkungen des Radiusköpfchens war eine veraltete mit (ungeheilter) Fractur der Ulna verbunden (bei einem 29jährigen Manne 1855, der sich der ihm vorgeschlagenen Operation der Pseudarthrose nicht unterziehen wollte). Der Kopf des Radius articulirte auf der Vorderseite des Oberarms, Pro- und Supination war sehr vollständig vorhanden; der Arm ziemlich brauchbar. Dieser Fall ist ziemlich häufig (im Musée Dupuytren findet sich ein schönes Präparat davon), und erklärt sich leicht, weil, wenn die Fractur der Ulna mit Dislocation heilt, die Entfernung zwischen dem Hand- und Ellenbogengelenke verkürzt wird. In unserm Falle hatte man die Verrenkung ganz übersehen, den Ulnarbruch verbunden, und als nach 4 Wochen der letztere für geheilt erklärt wurde, entstand durch zu frühen Gebrauch die Pseudarthrose (Vergl. auch Roser's Handb. der Chir. p. 552). Zwei andere Verrenkungen des Radiuskopfes nach vorn bei einem 4jährigen Mädchen und einem 25jährigen Manne sind als geheilt verzeichnet. In der That gelingt die Reposition leicht; dieselbe wird offenbar am besten durch die flectirte Stellung erhalten.

Die Verrenkung des untern Endes der Ulna sah ich selbst einmal; ein anderer Fall von einem 33jährigen Manne findet sich aus dem Jahre 1835 in den klinischen Büchern aufgeführt. In beiden Fällen stand die Ulna auf dem Rücken des Radius. Im ersteren war ein 13jähriger Knabe auf die Hand gefallen, kam jedoch erst nach 2 Monaten in die Anstalt; das Köpfchen der Ulna bildete eine starke Hervorragung und stand in einer Linie mit dem Mittelfinger (wie in Rognetta's Falle); die Hand war mässig pronirt und konnte nur unvollständig supinirt werden. Wir chloroformirten den Knaben, suchten durch Druck bei gleichzeitiger forcirter Supination die Ulna zu reponiren, indess gelang die Einrichtung nicht. Der zweite oben erwähnte Fall wurde geheilt. Dass Abweichungen der Ulna die Fracturen des unteren Endes des Radius begleiten, ist sehr häufig; meist sieht man jedoch die Ulna nur stärker hervorragen, was die Diagnose der Fractur sehr erleichtert, indem sie gewissermaassen typisch ist, wenn man nicht sehr oberflächlich untersuchend eine Luxation der Hand damit verwechseln will.

Verrenkungen des Handgelenks.

In den klinischen Büchern fand ich nicht weniger als 16 Fälle verzeichnet. Von diesen waren aber 5 als mit Fracturen des unteren Endes des Radius verbunden angegeben, so dass wir diese füglich ausscheiden können. Auch von den übrig bleibenden 11 Fällen mag, obwohl sich nichts Näheres darüber findet, wohl noch eine erhebliche Zahl den Fracturen zuzurechnen sein, da fast alle aus den poliklinischen Büchern stammen, also nicht immer der Diagnose des klinischen Directors unterworfen worden waren. Ich selbst habe zwei unzweifelhafte echte Verrenkungen der Handwurzel auf die Volarfläche der Vorderarmknochen gesehen; beide waren veraltet, in beiden war die Genesis nicht vollständig klar.

Ein 53jähriges Weib, Maria Latz aus Flersheim, fiel von dem Boden einer Scheune auf die Tenne herab auf die Hände, welche beide auf die Vorderseite der Vorderarmknochen auswichen, und zog sich zugleich eine Fractur des Schulterblatthalses zu. Diese Verletzungen wurden nicht erkannt und drei Jahre nach dem Unfalle consultirte mich die Frau. Der rechte Arm war um einen Zoll länger als der linke, der Schulterkopf war mit der abgebrochenen Gelenkfläche nach abwärts gesunken, und die letztere durch ein falsches Gelenk mit der Scapula verbunden; der Arm konnte nicht mehr auf den Scheitel gebracht werden; die Difformität der Schulter war unbedeutend (S. oben S. 168). Für beide Hände hatte sich auf der vorderen Seite des Radius ein neues Gelenk gebildet; der Abstand zwischen den Griffelfortsätzen und den ersten Fingergelenken war auf dem Rücken der Hand um ½ Zoll verringert; dagegen bildeten die Handwurzeln innen eine starke runde Hervorragung, während die ganz normalen Gelenkenden des Radius und der Ulna auf dem Rücken deutlich zu sehen und zu fühlen waren. Die Hände konnten nur wenig rückwärts gebeugt werden, waren aber sonst vollkommen brauchbar; an eine Reposition war nicht zu denken.

Ein zweiter Fall ist mir neuerlichst vorgekommen:

Ein junges 16jähriges Mädchen aus Oberpleiss kam einer, wie sie und der mitgekommene Vater behaupteten, ganz allmählich entstandenen schmerzhaft verkrümmten Stellung der Hand wegen am 13. März 1859 zu mir. Die rechte Hand stand auf der Vorderseite der Vorderarmknochen, die Handwurzel unter dem Radius von ihm und dem Köpfchen der Ulna überragt, die Bewegungen der Hand waren schmerzhaft, jedoch war weder Geschwulst noch Röthe, oder sonst Spuren einer Entzündung bemerkbar; die Rückbeugung der Hand nur sehr wenig ausführbar. Lähmung der Extensoren war jedoch nicht vorhanden, obwohl die Finger etwas flectirt gehalten wurden. Ich chloroformirte die in das evangelische Krankenhaus aufgenommene Kranke unter freundlicher Assistenz meines Collegen Herrn Dr. Leo und machte die Reposition, indem ich den pronirten Vorderarm von hintenher mit beiden Händen umfasste, die Daumen auf die Vorderarmknochen, die übrigen Finger gegen die Handwurzel aufsetzend, und nun die letztere nach vorn und aufwärts die erstere nach abwärts drängte, während ich zugleich die Hand stark flectiren liess. Dadurch gelang es in der That die Handwurzel vollständig zu reponiren, sobald ich aber mit dem Drucke nachliess, ging die Hand sofort in die alte Stellung zurück. Ich versuchte, indem ich die Reposition mit der Hand unterhielt, einen Gypsverband anlegen zu lassen, indess war die Widerstandsfähigkeit desselben nicht gross genug, und so liess ich denn von dem hiesigen Instrumentenmacher Eschbaum einen in Fig. 3 u. 4 Tafel V. abgebildeten Apparat machen, der mittelst zweier Federn die Wirkung meiner Hände ersetzte, und vollständig die beabsichtigte Wirkung erreichte. Der Vorderarm lag in einer Art Stulphandschuh mit zwei starken seitlichen Schienen; von dem Rücken derselben gingen zwei Federn an der Seite herunter die eine gepolsterte convexe Blechschiene gegen die Handwurzel andrängten, und sie verhinderten rückwärts zu weichen, während auf dem Rücken die Seitenschienen eine Rückschiene hielten. Die Hand wurde ausserdem mit einem Handschuh versehen, der die Mittelhand flectirt erhielt. So wurde die Retention vollkommen gut bewerkstelligt.

Dieser letztere Fall war offenbar durch Muskelcontraction bewirkt, da das Mädchen durchaus sich keiner traumatischen Einwirkung erinnerte; eine nähere Ursache der erstern war aber nicht zu ermitteln.

Verrenkungen einzelner Handwurzelknochen

gehören bekanntlich zu den äussersten Seltenheiten; dennoch finde ich deren nicht weniger als drei (leider sehr fragmentarisch) verzeichnet:

No. 102. Ein 25jahriger Mensch wollte mit dem Ballen seiner Hand eine Wallnuss aufschlagen; sofort entstand eine starke Geschwulst auf dem Handrücken, die sich knochenhart anfühlte. Der Lage nach musste es das Os naviculare sein.

No. 28. Ein 40jähriger Mann Abraham Schuster hatte eine Verrenkung des Os multangulum minus seiner rechten Hand davongetragen durch Anstrengung. Die Geschwulst war hart, schmerzhaft, haselnussgross Die Bewegung des Daumens war gehemmt. Die Reposition gelang durch Druck und Flexion des Os metacarpi pollicis. Bleiwasser.

No. 58. Ein 24jähriges Weib Veronica Cleve hatte einen Schlag mit einer schweren eisernen Brunnenkurbel gegen die Maus bekommen. Das Os multangulum minus trat auf der Rückseite der Hand hervor, und wurde durch dasselbe Manoeuvre reponirt.

Dass die Handwurzelknochen in der Regel das Gewölbe des Carpus nach aufwärts verlassen, indem sie auf den Rücken der Hand hervortreten, ist bekannt. Die Reposition wird die Aufgabe haben, das Gewölbe durch Flexion der Finger zu spannen, dadurch wird die Lücke auf dem Handrücken weiter und der directe Druck macht den Knochen wieder einspringen.

Die Luxationen des Daumens

sind von denen der Finger die häufigsten, und zwar ist es die erste Phalanx, welche am leichtesten verrenkt wird. Wir finden unter 13 Fällen 7 Verrenkungen der ersten Phalanx, 4 des Metacarpus und 2 der zweiten Phalanx. Darunter kamen nicht weniger als 5 bei Weibern vor, eine im Vergleiche zu den von Malgaigne erhaltenen Zahlen sehr hohe Zahl. Einer dieser Fälle (bei einem 43jährigen Weibe) war mit Zerreissung der Weichtheile verbunden. Alle wurden mit grösserer oder geringerer Schwierigkeit reponirt; mehrere mit dem sehr brauchbaren

Luer'schen Instrumente. Zwei Luxationen des Daumens, die eine der ersten Phalanx auf die Volarfläche, die andere derselben auf die Dorsalfläche habe ich mit Leichtigkeit durch Fingerdruck und Zug die erste mit Flexion, die letztere mit Hyperextension mit Antrieb reponirt. Merkwürdig ist es, dass die meisten dieser Verrenkungen durch Fall entstehen; offenbar ist der Mechanismus dabei der, dass wenn der Daumen in der Abduction und Streckung verharrt, die Bänder an der Volarfläche zerreissen und die Verrenkung auf den Rücken zu Stande kommt, indem der Metacarpus nach vorn austritt; während umgekehrt wenn durch den Fall der Daumen geknickt wird und so die Gewalt ihn in Flexion und Adduction bringt, die Bänder auf dem Rücken zerreissen und der Metacarpalknochen auf dem letztern austritt, während sich die Phalanx auf seine Volarseite stellt. Die berüchtigte Schwierigkeit in der Reposition kann übrigens ebensowohl in der Zwischenlagerung der Kapsel wie in der Einklemmung zwischen dem Muskelschlitze des Flexor brevis ihre Ursache haben. Die Verrenkung der ersten Phalanx auf die Rückseite ist es übrigens fast allein, welche diese Schwierigkeit bereitet. Malgaigne's Leichenexperimente habe ich oft wiederholt und mich dabei überzeugt, dass einmal sowohl die von Dupuytren angeschuldigte Spannung der Bänder (obwohl die Seitenbänder mit einreissen und das Periost eigentlich gespannt wird) wie das Muskelknopfloch die Einklemmung bewirkt. Dass die Form des Kopfes des Mittelhandknochens mit ihrer grössern Breite an der hintern Seite (welche Hey als Ursache der Schwierigkeit ansah) das Ihrige dazu thut, beweist übrigens die weit grössere Leichtigkeit der Einrenkung bei der Verrenkung in die Vola, wobei also der Metacarpus auf dem Rücken hervorsteht. Ich habe Gelegenheit gehabt eine merkwürdige Verrenkung der ersten Art wiederzusehen, nachdem 8 Jahre vorher die Einrenkung vergeblich gemacht worden.

No. 108. Ein damals 44jähriger Tagelöhner aus Rheindorf, fiel 1845 auf den ausgestreckten Daumen. Die 1. Phalanx stellte sich auf den Rücken des Os metacarpi. Die Reposition wurde fünfmal gemacht, jedesmal sprang der Knochen zurück. Der letzte Versuch schien gelungen. Man befestigte den Daumen in Flexionsstellung; aber der Mann machte einige Tage danach den Verband los und im Traume ging der Knochen in die verrenkte Stellung zurück. Einem nochmaligen Versuche wollte Patient sich nicht unterwerfen. Ich sah den Mann 1853 wieder, der Kopf des Metacarpus stand auf der Vola weit hervor; die Basis der 1. Phalanx stand fast auf der Rückseite des Mittelhandknochens und hatte sich hier ein falsches Gelenk gebildet, hinter ihr fühlte und sah man die straffgespannte Sehne des Adductor pollicis longus. Die erste Phalanx war gebeugt und konnte nicht gestreckt werden. Der Daumen war trotzdem leidlich zu gebrauchen. S. Tafel IV. Fig. 4.

Eine ähnliche Verrenkung sahen wir durch Narbencontractur entstanden bei einem jungen Menschen. Durch Exstirpation der Narbe und consequente und allmählige Dehnung der Granulationen wurde das sehr entstellte Glied zur Norm zurückgeführt (S. W. Busch, Ueber Dehnung der Granulationen).

Die Luxationen einzelner Fingerglieder der übrigen Finger sind sehr häufig complicirt, häufiger als man dies in der Litteratur angegeben findet; unter 7 in der Klinik beobachteten Fällen, denen ich zwei von einem Präparate in Spiritus zuzähle, also unter 9 Fällen, waren nicht weniger als 7 complicirt; auch bei ihnen kommen offenbar wegen zu grosser Spannung der zerrissenen Kapsel, zuweilen auch der perforirten Haut nicht selten erhebliche Schwierigkeiten vor. Unter jenen 9 Fällen betrafen 4 die 1. Phalanx, (des fünften Fingers 2 nach rückwärts, des Mittelfingers 2 nach vorwärts), 4 die zweite Phalanx, 2 nach rückwärts (1 des Zeigefingers, 1 des 5. Fingers), 2 nach vorwärts (1 des Zeigefingers, 1 des 3. Fingers), endlich nur eine betraf die 3. Phalanx des Zeigefingers die nach vorn verrenkt war. Nur die beiden Verrenkungen der 1. Phalanx des fünften Fingers waren nicht, alle übrigen mit Zerreissung der Haut complicirt. Die letzteren waren meistens durch Maschinen bewirkt worden, besonders oft dadurch dass der Patient mit der Hand zwischen Kammräder gerathen war; jene zwei nicht complicirten durch Fall. Es waren 3 männliche und 4 weibliche Kranke, was ebenfalls von Malgaigne's Angaben abweicht. Wie fatal diese Zerreissungen werden können, beweisen die folgenden beiden Fälle:

No. 177. Ein 28jähriger Müller gerieth am 24. Februar 1857 zwischen zwei Kammräder seiner Mühle. Die 1. Phalanx des Mittelfingers wurde gegen den Handrücken hin luxirt; ausserdem wurde der Mittelhandknochen desselben Gliedes in der Mitte gebrochen; ebenso die 1 Phalanx des Zeigefingers fracturirt, der 4. Finger vollständig abgerissen zwischen der 1. und 2. Phalanx, so dass er nur noch an einer schmalen Hautbrucke und den Sehnen hing; von der Basis des fünften Fingers aus ging ein breiter Riss herüber, sowohl über die Volar- als die Dorsalfläche der Hand. Die Wunden wurden vereinigt, die Hand über eine Rolle gelegt und in das warme

Wasserbad gelagert. Der 4. Finger ging bis an das erste Glied verloren, die Wunden heilten sehr gut, die Luxation war beseitigt, doch stellte sich Nekrose des vorderen Endes des Mittelhandknochens ein, welches ausgezogen werden musste und sich unvollkommen ersetzte. Dennoch war schon 7 Wochen nach der Verletzung alles geheilt und die Hand leidlich brauchbar und beweglich.

In dem folgenden Falle liess sich dagegen die Reposition nicht bewerkstelligen, indem die Haut wie ein Knopfloch den Kopf umfasste; wie hier die geschmeidige Haut den Kopf umfasst, so dass man das enge Knopfloch vor Augen hat, ebenso ist es bei allen Verrenkungen mit dem Kapselrisse. Hier fehlt jede Muskulatur die ein erhebliches Hinderniss bereiten könnte, und dennoch sehen wir solche in hohem Maasse; ein deutlicher Beweis, dass die vorzüglichsten Schwierigkeiten der Einrenkung der Luxationen überall durch den Schlitz entstehen, durch welchen der Kopf hinaustritt, mag dieser der Kapsel, oder wie am Daumen bei der Verrenkung der ersten Phalanx nach hinten einer Lücke zwischen zwei Muskelbäuchen, oder endlich der Haut angehören.

No. 174. Ein 10jähriger Knabe Joh. Voss war ebenfalls mit seiner rechten Hand zwischen zwei Kammräder gerathen und hatte dadurch eine einfache Fractur des ersten Gliedes des Zeigefingers und eine Verrenkung des Mittelfingers mit Zerreissung der Haut davon getragen. Die 1. Phalanx dieses Fingers hatte nämlich die Haut auf der Volarseite durchbohrt und stand mit ihrem Köpfchen auf der Mittelhandfläche hervor. Der Finger war verkürzt, die erste Phalanx stand in übermässiger Streckung, die folgenden Glieder dagegen waren mässig gebeugt, und konnten einige Bewegungen mit denselben gemacht werden. Merkwürdig war es, dass das perforirende Köpfchen auf den ersten Anblick dem Metacarpalknochen anzugehören schien, und erst eine nähere Untersuchung diese Verwechslung unmöglich machte. Alle Versuche die Phalanx zu reponiren misslangen, der Hautschlitz war zu eng. Am meisten erreichte man noch durch Ueberstreckung und directen Antrieb auf den hervorragenden Kopf; aber er ging nicht zurück. Es blieben nur zwei Wege: entweder den Hautschlitz zu erweitern, oder den Kopf abzuschneiden. Herr Prof. Busch wählte das letztere, da man wegen der völligen Entblössung des Köpfchens doch Nekrose zu fürchten hatte. Derselbe wurde daher mit einer scharfen Knochenzange abgekniffen und dann der Rest des Knochens reponirt, die beiden Finger auf kleinen Schienen befestigt und die Hand in das warme Wasserbad gelagert. Später trockner Verband. Die Heilung erfolgte sehr gut, doch mit geringer Verkürzung des Gliedes.

Diesen beiden Fällen will ich, zumal merkwürdiger Weise die complicirten Verrenkungen von Fingergliedern in der Litteratur seltener erscheinen als die einfachen, und ausserdem anatomische Untersuchungen solcher Gelenke fast gar nicht bekannt geworden sind, was die geringe Gefahr dieser Verletzungen begreiflich macht, die Untersuchung zweier frischer Verrenkungen beifügen, die sich an der Hand desselben Unglücklichen befanden, dessen complicirte seltene Ellenbogenverrenkung ich oben mitgetheilt habe. Beide sind dadurch merkwürdig, dass nicht der luxirte Kopf, sondern die an der Stelle gebliebene erste Phalanx die Kapsel durchbohrt hat, diese also eigentlich ebensowohl als das verrenkte Glied betrachtet werden könnte.

Diese Verrenkungen die beide die zweite Phalanx und zwar des 4. und 5. Fingers betrafen, waren beide mit Wunden complicirt und sollten entstanden sein, als der aus der Höhe herabfallende Patient sich an einem Fensterkreuze, indem er eine Scheibe zerschlug, halten wollte.

Die zweite Phalanx des 5. Fingers war auf die Dorsalfläche des Mittelhandknochens getreten, und bildete hier eine Hervorragung, so dass das erste Glied auf der Rückseite verkürzt erschien; sie stand dabei wie auch die dritte Phalanx nach vorn mässig gebeugt, was von den meisten bisher beschriebenen Fällen abweicht. Auf der Volarfläche des Fingers war eine Längswunde von $^3/_4$ Zoll Länge, durch welche der Kopf der 1. Phalanx jedoch nicht hervorstand. Die anatomische Untersuchung zeigte die Rückseite der Kapsel vollkommen unversehrt; auch die Seitenbänder waren nur eingerissen, nicht völlig getrennt; dagegen war die Kapsel vorn ganz eingerissen und mit dem zweiten Gliede über das erste zurückgestreift. Die Sehne des Extensor lag an die Innenseite gedrängt. Dieser Befund macht es mir wahrscheinlich, dass die Angabe Lecadre's (S. Malgaigne Uebers. II. S. 700) die zweite Phalanx habe auf der Palmarseite die Haut durchbohrt, entweder auf einer Verwechselung mit der Luxation nach vorn beruht, oder dass der vorstehende Knochen die erste Phalanx war. Ersteres ist wahrscheinlicher, weil die Einrenkung nicht in der Extension gelang, sondern erst durch eine Schlinge die an den ausgetretenen Knochen angelegt wurde, möglich ward. An unserem Präparate gelingt die Einrenkung nicht durch einfachen Zug in der Richtung des Gliedes; dadurch spannt sich das seitlich die Knochen noch in Verbindung haltende über die erste Phalanx zurückgestreifte mit der Kapsel verbundene Periost nur stärker an. Dagegen gelingt sie leicht durch eine Dorsalflexion, wobei die Basis der zweiten Phalanx nach vorn gleitet, während eine nachfolgende Flexion die Einrichtung vollendet. Ebenso sieht man dass die Verrenkung nur durch übermässige Dorsalflexion zu Stande kommen konnte. S. Taf. V. Fig. 1.

Die zweite Phalanx des 4. Fingers hat die umgekehrte (seltenere) Stellung nach vorn auf die Volarfläche der ersten Phalanx; sie ist hier von der unverletzten Kapsel überkleidet und liegt auf dem Grunde einer Zoll langen Wunde. Das erste Glied ist gestreckt und bildet auf der Rückseite einen starken Vorsprung; das zweite und dritte befindet sich in halber Beugung. Die anatomische Untersuchung zeigt hier den Kapselriss auf der Rückseite, auch hier ist die erste Phalanx mit ihrem Köpfchen durch den Riss wie durch ein Knopfloch hindurchgetreten, und steht bloss unter der Haut. Die Extensorensehne ist an die Innenseite des Fingers zurückgedrängt, während die zweite Phalanx durch die an der Vorderseite nicht eingerissene Kapsel gehalten wird. Die Flexion des Fingers verbunden mit einer hebelnden Bewegung bewirkt mit Leichtigkeit die Reposition, welche durch Extension nicht gelingt.

In Bezug auf die Diagnose der Fingerverrenkungen haben wir zu warnen vor dem durch das Ansehen der Finger leicht möglichen Irrthume über den eigentlich verrenkten Theil; es gehört erst eine genauere Untersuchung dazu, um über die Lage der Knochen ganz ins Reine zu kommen. Was die Prognose anlangt, so wollen wir auf die Thatsache aufmerksam machen, dass die Fälle von Tetanus bei den Fingerverletzungen überall weit seltener sind, als in den meisten Lehrbüchern befürchtet wird. Wir haben weder unter den 20 Fracturen der Phalangen, von denen mehr als die Hälfte complicirt waren, noch unter 7 frischen Luxationen der Fingerglieder einen einzigen Fall von Tetanus gefunden, obwohl bei den ersteren mehrmals die Amputation, bei letzteren die Resection einmal nothwendig wurde. Es scheint, dass also der Tetanus sich vorzugsweise bei complicirten Verrenkungen einstellt, wenn gewaltsame Repositionsverfahren an bereits entzündeten und mehrere Tage vernachlässigten Luxationen ausgeführt werden. Das bestätigen wenigstens fast alle bekannt gewordenen Fälle.

In Betreff der Reposition giebt unsere anatomische Untersuchung den Beleg für die Richtigkeit unserer im Allgemeinen oben entwickelten Ansichten. Die einfache Extension wirkt nur, wenn der Kapselriss ganz weit ist, sonst klemmt die Kapsel den ausgetretenen Kopf nur noch mehr ein; bei engem Kapselrisse hat man sich jenes Hebelmechanismus zu erinnern und demgemäss durch Dorsalflexion den nach hinten verrenkten Knochen nach vorn zu schieben, und durch einfache Flexion den nach vorn getretenen Knochen zurückzuführen, wie ein Blick auf unsere beigegebene Abbildung Tafel V. Fig. 1 und 2 zeigt.

Verrenkungen des Oberschenkels.

Der Zahl nach bilden die Oberschenkelverrenkungen, welche bei 21 Individuen gesehen wurden, von denen nur eines dem weiblichen Geschlechte angehörte und merkwürdiger Weise zwei alte Verrenkungen beider Oberschenkel auf die Rückenfläche des Hüftbeins hatte, so dass wir also eigentlich 22 Verrenkungen aufzählen können, das dritte Glied in unserer Aufzählung. In Betreff des Alters stimmen unsere Resultate ebenfalls mit den von Malgaigne erhaltenen überein, indem das Maximum zwischen das 31. und 40. Lebensjahr fällt; der jüngste Patient war $7\frac{1}{2}$ Jahre, der älteste 59 Jahre alt.

In Betreff des Vorkommens der einzelnen Arten zählten wir 14 Verrenkungen nach hinten und oben auf den oberen Rand der Incisura ischiadica, 1 nach hinten und unten auf das Sitzbein (eine zweite sahen wir nach einem Versuche eine Verrenkung auf das eiförmige Loch einzurichten, eintreten), 4 auf den horizontalen Ast des Schambeins, 3 auf das eiförmige Loch. Keine dieser Verrenkungen war unvollständig. Ueberhaupt möge hier die Bemerkung Platz finden, dass wir weder nach unsern Beobachtungen an Kranken, noch bei unsern Versuchen an der Leiche den unvollständigen Verrenkungen eine so ausgedehnte Bedeutung zuschreiben können, wie dies von Malgaigne geschehen ist. Es ist wahr man findet den Kopf, und besonders den Hals sehr häufig noch an einer peripherischen Stelle mit dem Rande der Pfanne in Berührung; er verlässt ihn um so mehr je weiter die Kapsel über den austretenden Kopf sich zurückstreicht, allein diese blos seitliche Berührung kann füglich keinen Grund abgeben, den Kopf, der aus seiner Pfanne so herausgetreten ist, dass er nicht von selbst zurückkann, als unvollkommen verrenkt zu bezeichnen. Dasselbe gilt von den Oberarmluxationen und ist schon von Roser gegen Malgaigne geltend gemacht worden.

Was zunächst die an Häufigkeit bei weitem überwiegenden Luxationen unter die Rückseite des Darmbeins, die Cooper nicht ganz genau als solche auf das Dorsum ilei bezeichnete, also die Verrenkung nach hinten und oben anbelangt, so können wir leider nur bei dreien den Vorgang bei der Verrenkung genau angeben, indem wir selbst dieselben zu sehen Gelegenheit hatten, bei den meisten ist ein Fall als Ursache angegeben. Zwei derselben waren direct:

Ein 9jähriger Knabe (No. 148) fiel am 22. November 1852 mit einem schweren eisenbeschlagenen Wagenrade, welches an eine Wand gelehnt stand, um auf den Rücken, das Rad fiel ihm schräg über den linken Oberschenkel; der Knabe konnte nur mühsam gehen, kam aber erst 20 Tage später, ohne dass ein Repositionsversuch gemacht war, indem man das Uebel für eine Quetschung hielt, in die Klinik. Die linke Beckenhälfte in die Höhe gezogen, so dass das Bein dadurch noch mehr (um 7 Cm.) verkürzt erschien; die wirkliche Verkürzung betrug indess nur 3 Cm. Das Knie war leicht flectirt. Die Fussspitze nach innen gerichtet auf dem Rücken des gesunden Fusses. Die Glutaalfalte höher als auf der gesunden Seite. Wenn der Kranke ging, so konnte er eben die Fussspitze auf den Boden bringen; das Bein konnte sowohl activ als passiv mit Leichtigkeit in jede Richtung gebracht werden, ohne dass erheblicher Schmerz eintrat; nur konnte das Bein nicht ohne Schmerz abducirt und nach hinten gestreckt werden, indem sich dann der Kopf gegen das Becken stemmte. Derselbe war bei Rotationen als harte Geschwulst oberhalb der Incisura ischiadica unter den Glutaeen fühlbar. Der Trochanter lehnte sich an die Aussenseite der Spina anter. infer. Beim Gehen wurden die mangelhaften Bewegungen des Beines durch die Drehung der Wirbelsäule und des Beckens ausgeglichen. Die Reposition wurde unter Chloroformnarkose von Herrn Gehr. Wutzer und mir vollzogen. Der Kranke lag auf einer auf den Boden ausgebreiteten Matratze. Das Becken wurde durch ein um die kranke Seite über die Inguinalfalte geschlungenes Leintuch, und von zwei knieenden die Darmbeine fixirenden Gehülfen gehalten. Der Operateur lenkte an der Aussenseite knieend den Kopf mit beiden Händen und unterstützte die Abduction durch ein um seinen Nacken und den Oberschenkel des Kranken geschlungenes Tuch. Die Extension und Rotation nach aussen führte nicht zum Ziele. Erst als ich den Oberschenkel ihn oberhalb des Kniees fassend in die Höhe hob, ihn gegen den Unterleib bis fast zum spitzen Winkel flectirte und schliesslich ihn nach aussen rotirte, ging der Kopf in die Pfanne hinein. Die Retention wurde durch einen Knie- und Beckengurt noch einige Tage bewirkt und dann der Kranke mit einem Kleisterverbande entlassen. Er ist, wie wir uns später überzeugt haben, vollkommen geheilt.

No. 186. Michael Viernich ein 23jähriger Bergmann aus Commern, wurde in einer Grube verschüttet während er in buckender Stellung mit gespreizten Beinen beschäftigt war. Die herabstürzende Steinmasse traf den Rücken. Als der Mann wieder ausgegraben war, fand sich ein Bruch des Oberarms und eine Luxation des Oberschenkels auf den Rücken des Hüftbeins. Man hatte schon wiederholt vergebliche Repositionsversuche gemacht, unter andern auch den Flaschenzug angewandt, dabei aber stets in der Richtung des Gliedes gerade ausgezogen. Als der Kranke in der Klinik ankam (Sept. 1850) war das Bein um 2 Zoll verkürzt; die Abduction unausführbar, dagegen Bewegungen in anderer Richtung möglich. Dr. Schaeffer, damals erster Assistenzarzt der Klinik, vollzog 17 Tage nach dem Unfalle die Einrenkung mit Glück unter Chloroform, indem das Bein bis zum spitzen Winkel gebogen und dann nach aussen rotirt wurde. (Ich habe diesen Fall ausführlich beschrieben, Deutsche Klinik 1851. No. 15. S. 157 ff.)

In diesen beiden Fällen war es offenbar eine directe Gewalt, welche im ersteren den Schenkelkopf nach hinten, im letzteren das Becken nach vorn trieb. In einem dritten Falle einer seit einem halben Jahre bestehenden Verrenkung nach hinten und oben (No. 100. 13jähr. Knabe, wurde auf einem Streckbette gelagert, ehe man die Einrenkung versuchen wollte, ging aber ungeduldig vor der Zeit fort) war ein Fall auf ebner Erde beim Gehen die Ursache gewesen, wobei das Bein stark nach einwärts getrieben wurde.

An der Leiche lässt sich diese Verrenkung (je nach der Stärke der Bänder mit sehr verschiedener Leichtigkeit) auf mehrfache Weise hervorbringen. Einmal gelingt sie, wenn das mässig flectirte Bein übermässig adducirt wird, bis das Knie über der entgegengesetzten Leiste steht und man dann eine Rotation des Kopfes nach aussen, also des Fusses nach innen folgen lässt. Ferner gelingt sie bei starker Beugung und nachfolgender Rotation des Fusses nach innen; dann kommt aber gewöhnlich eher eine Luxation auf das Sitzbein, also nach hinten und unten zu Stande. Indem sich der Schenkelhals an den Pfannenrand anlegt wird der Oberschenkel ein zweiarmiger Hebel, die Kapsel spannt sich an der hinteren Seite über den Kopf und reisst, wenn man die Adduction übertreibt. Streckt man dann das Bein, so stellt sich der Kopf in grössere oder geringere Höhe auf das Hüftbein; bei dieser Streckung reisst gewöhnlich die Kapsel noch etwas weiter ein. Offenbar kommt am Lebenden etwas ähnliches vor, indem der Kranke Versuche macht sein Bein zu strecken, so dass dasselbe wohl niemals ganz in seiner ursprünglich durch die Verrenkung erhaltenen Stellung verharrt. Die blosse forcirte Einwärtsdrehung lässt an der Leiche im Stiche, obwohl sie als Ursache der Verrenkung von Cooper, Mercier und Malgaigne gesehen worden ist.

Die Untersuchung solcher künstlich hervorgebrachten Verrenkungen zeigt übrigens ganz deutlich wie die characteristische Stellung des Fusses nach innen sowie die leichte Adduction wesentlich durch das Lig. ileofemorale bedingt wird. Es ist meistens der untere und hintere Theil der Kapsel welcher einreisst, und wie hier so mögen am Lebenden manche Luxationes iliacae aus den ischiadicis hervorgehen. Der Kopf steht meistens auf der Vereinigung des Sitzbeins mit dem Hüftbeine, und rückt von hieraus weiter vor auf dem Hüftbeine längs des oberen Randes der grossen Incisur, so dass wie Malgaigne erwiesen hat, die Bezeichnung dieser Luxationen als solcher auf das Dorsum ilei (A. Cooper) nicht ganz richtig ist. Der Kopf steht gewöhnlich auf dem Glutaeus medius oder er schiebt denselben vor sich in die Höhe. Die Obturatoren und den Pyramidalis habe ich selbst an der Leiche eingerissen gesehen.

In Beziehung auf die Diagnose ist die genaue Ermittelung der Stellung des Kopfes jedenfalls der wichtigste Punkt. Nichts ist täuschender als die scheinbar oft sehr beträchtliche aber durch Beckenverschiebung hervorgebrachte Verkürzung. Bewegungen des Beckens und der Wirbelsäule machen eine Menge Stellungen möglich, welche der verrenkte Schenkel als solcher nicht gestattet. Die Unmöglichkeit der vollständigen Extension nach hinten und der Abduction, die selbst bei hohen Graden der Beweglichkeit nur sehr unvollkommen ausgeführt werden können, sind hier sehr wichtige diagnostische Hülfsmittel.

In Betreff der Prognose ist zu bemerken, dass frische Luxationen richtigen Einrenkungsmethoden keinen erheblichen Widerstand leisten werden. Das Unglück ist nur, dass die meisten Aerzte die Reposition durch Extension zu erreichen streben, die jedoch wie man sich an der Leiche überzeugen kann, nur bei weitem Kapselrisse zum Ziele führt. Daher ist die Zahl veralteter Luxationen dieser Art sehr bedeutend. 4 frische Verrenkungen wurden in der Klinik glücklich reponirt; drei derselben durch die beschriebene Flexionsmethode mit Rotation nach aussen; eine durch Extension und Rotation nach aussen. Von 9 veralteten Verrenkungen gelang es dagegen nur 4 zu reponiren; 5 blieben ungeheilt.

No. 43. Bei einem 19jahr. Manne, ein halbes Jahr alt, Extension (v. Walther).

No. 63. Bei einem 7½jährigen Knaben; seit 3 Monaten. Der Kopf fest verwachsen. Extension (v. Walther) vergeblich.

No. 100. ½ Jahr alt.

No. 141. 9 Monate alte Verrenkung bei einem 22jähr. Manne; Bein um 3½ Cm. verkürzt, leidlich brauchbar, indem das Becken auf der leidenden Seite gesenkt war. Ein Versuch wurde nicht gemacht.

No. 166. 29jähr. Weib, linker Oberschenkel seit 16 Jahren, rechter seit 11 Jahren verrenkt; ersterer ziemlich brauchbar, letzterer anchylosirt. Ein Versuch wurde nicht gemacht.

Von den gelungenen Repositionen veralteter Verrenkungen haben wir bereits zwei Fälle von 17 Tagen (No. 186) und 3 Wochen (No. 148) oben mitgetheilt. Ein dritter Fall war 5 Wochen alt; er betraf einen 48jährigen Mann (No. 53). Die Einrenkung geschah mit dem Flaschenzuge.

Ich bin der Ueberzeugung dass auch noch ältere Verrenkungen der Reposition nicht widerstehen würden, wenn man sich stets zweckmässiger Methoden bei der Einrenkung bediente. Ein vielfach angewandtes Verfahren ist die Extension, deren Nutzlosigkeit bei engem Kapselrisse schon wiederholt von uns hervorgehoben worden. Es ist daher kein Wunder, wenn die schon von Hippokrates erwähnte Flexion sich in neuerer Zeit mehr und mehr Freunde verschafft. Es ist weit weniger die Erschlaffung der Muskulatur, als die Erschlaffung des knopflochartigen Kapselrisses (wenn die Kapsel ganz abgerissen ist, was man einige Male gesehen hat, wird sie natürlich kein Hinderniss darbieten), welche bei der Flexion die Einrenkung erleichtert, ohne sie jedoch schon zu vollbringen; zuweilen genügt freilich ein Zug an dem flectirten Beine, gewöhnlich muss indess als weit wichtiger eine Abduction und Rotation nach aussen hinzukommen, um die Einrenkung zu vollziehen. Uebertreibt man die Flexion mehr als bis zum rechten Winkel, so bewirkt sie ein Herabsteigen des Kopfes auf das Sitzbein. Der Kopf geht dabei den umgekehrten Weg wie bei der Ausrenkung; durch die Abduction wird der Kopf nach vorn dem Kapselrisse zugeführt, indem der ungerissene Theil der Kapsel ihn in einen zweiarmigen Hebel verwandelt. Durch die Rotation des Beines nach aussen schlüpft der dem Becken seitwärts anliegende Kopf nach innen in seine Kapsel hinein. Freilich wird der Zustand der Muskulatur und der Kapsel am Lebenden zuweilen Modification nöthig machen, am wenigsten werden aber dann Extensionen in der Richtung des Gliedes, wie die obigen Fälle beweisen, zum Ziele führen.

Ich habe neulich Gelegenheit gehabt dieses Verfahren mit glücklichem Erfolge auch bei einer alten consecutiven Verrenkung nach Hüftgelenkentzündung in Anwendung zu bringen.

Der Fall betraf einen 11jährigen Knaben, der sich in der orthopädischen Anstalt des Herrn Dr. Parow hieselbst befand, welcher letztere mich freundlichst zur Ausführung des Repositionsversuches einlud. Die Verrenkung bestand erst seit einem Vierteljahre. Der Trochanter stand einen Zoll höher als der gesunde und lag dem vordern Hüftbeinstachel seitlich an; der Kopf lag über der grossen Incisur. Eine erhebliche Beckenverschiebung machte den Gang noch hinkender, als er durch die blosse Stellung des Beins gewesen wäre. Man hatte vergeblich die langsame Extension mehrere Monate lang versucht. Der Knabe wurde chloroformirt, auf ein niedriges Bett an den Rand gelagert. Das Becken durch ein nach derselben Seite hin durch die Inguinalfalte geführtes Leintuch und ausserdem durch Druck auf die beiden Hüftbeinstacheln fixirt. Die zuerst von Herrn Dr. Parow versuchte Extension liess uns im Stiche. Ich machte darauf, indem ich das im Knie gebeugte Bein oberhalb des Knies fasste, zuerst Flexion, dann Abduction in schräger Richtung nach aussen und oben, und liess Rotation des Knies nach aussen folgen. Die Reposition gelang vollkommen, doch war anfangs noch eine scheinbare Verkürzung des Beins vorhanden, durch die nicht sofort beseitigte Beckenverschiebung. Der Knabe wurde auf dem Streckbette mit Beckengurt und Kniegurt versehen, erlangte bald die gleiche Länge beider Beine und kann das verrenkt gewesene Bein jetzt sehr gut gebrauchen, selbst Abductionsbewegungen mit demselben ausführen.

Die Verrenkung nach hinten und unten auf den absteigenden Ast des Sitzbeins ist nur einmal primär in der Klinik gesehen worden; ein in sofern merkwürdiger Umstand, als dieselbe gewöhnlich die zweite Stelle in der Häufigkeitsscala einnimmt. Ein zweites Mal sahen wir dieselbe bei einer Einrenkung einer Luxation auf das eiförmige Loch zu Stande kommen, dieselbe ging aber secundär in die Luxation nach hinten und oben über. Beide Beobachtungen waren in sofern merkwürdig, als in beiden der Schenkel nicht in flectirter und adducirter Stellung sich befand, sondern nur nach einwärts rotirt erschien.

No. 181. Ein 36jähriger Bauer Paul Wolbert, fiel am 21. April 1836 von einem 25 Fuss hohen Gerüst herab und ging danach noch 30 Schritt weit. Er hatte ausser der Verrenkung des linken Oberschenkels, die nicht erkannt wurde, einen Bruch der zehnten Rippe und eine complicirte Fractur des Vorderarms davongetragen. Es war anfangs eine sehr bedeutende Geschwulst vorhanden gewesen, welche man für eine Quetschung hielt, weil das Bein die gehörige Richtung und Länge hatte. Erst fünf Wochen nach dem Unfalle wurde dieselbe erkannt und von Herrn Gehr. Wutzer glücklich eingerenkt. Es hatte sich allmählich eine Beckensenkung eingestellt und dadurch erschien das Bein um 1½ Zoll verlängert. Der Schenkelkopf war jetzt deutlich nach unten und hinten von der Pfanne oberhalb des Tuber ischii und in gleicher Höhe mit der Spina ischiadica zu fühlen. Die wirkliche Verlängerung des Beines betrug kaum einen halben Zoll. Der Fuss stand wenig nach vorwärts, das Bein konnte vollkommen gestreckt, vom Kranken sowohl nach aussen als nach innen gedreht werden, auch war die Flexion möglich. Die Einrenkung geschah mit verhältnissmässiger Leichtigkeit.

Die gleiche auffallend geringe Entstellung sahen wir in jenem zweiten Falle. Wenn Malgaigne die wirkliche Verlängerung in Frage stellt, so erhellt aus einer Ansicht des Skeletes sofort, dass wenn der Kopf sich so stellt, dass die Spina ischiadica seiner Mittellinie entspricht, schon eine geringe Verlängerung vorhanden sein muss, und je mehr sich der Kopf dem Tuber ischii nähert, desto bedeutender muss die letztere sein. Dasselbe zeigen die Leichenexperimente, bei welchen ich, wie es auch die anatomischen Untersuchungen dieser Verrenkung zeigten, ausser dem Kapselrisse, der die hintere untere Seite der Kapsel einnahm, den Quadratus femoris gewöhnlich eingerissen fand. Bei diesen Experimenten findet man, was schon Hippokrates sah, wie der Schenkel ursprünglich eine flectirte Stellung behauptet, die aber in die extendirte zurückgeht; übertreibt man die Extension, so steigt der Kopf an der Hinterseite der Pfanne in die Höhe und stellt sich über die Incisur, so dass dann also die Luxatio iliaca secundär aus der ischiadischen hervorgeht. Der Mechanismus ist derselbe, nur dass zur Hervorbringung der letzteren, wie schon oben erwähnt, eine starke Antroflexion mit Adduction und Rotation nach aussen nöthig ist, und dem entsprechend ist die rationelle Einrichtungsmethode den Schenkel stark zu flectiren, dann ihn zu abduciren und nach einwärts zu rotiren. Aus dem erwähnten Grunde des Hervorgehens der Verrenkung auf das Hüftbein aus der Verrenkung auf das Sitzbein führt diese Methode nicht selten auch bei der ersteren zum Ziele. Steht der Kopf tiefer als die Pfanne, so ist die Extension so irrationell wie nur möglich, weil sie den Kopf noch weiter von der Pfanne entfernt. Aber auch für die Fälle wo der Kopf höher steht, ist die Extension unbrauchbar, und in der That scheiterte Scott trotzdem er nicht weniger als sechs Gehülfen ziehen liess, während St. André eine 26 Tage alte Verrenkung dieser Art durch blosse

Circumductionsbewegungen einrichtete. Trotzdem hat sie grosse Autoritäten wie A. Cooper für sich, wobei er freilich gesteht dass die Einrenkung ausserordentlich schwierig sei (Surgical essays. 3. edit. Lond. 1818. Part I. p. 42 und pl. IV). Wenn sie auf diesem Wege gelingt, so ist dies nur möglich durch eine Hebelwirkung, wie denn auch Cooper empfiehlt ein Handtuch um den oberen Theil des Schenkels herumzuführen, während der Extension in der Richtung des Gliedes den Schenkel nach aussen zu ziehen und ihn so über den Rand der Pfanne zu hebeln. Dies Verfahren führte auch in dem oben angegebenen Falle zum Ziele.

Auf ein wichtiges Moment bei den Verrenkungen nach hinten hat Benno Schmidt aufmerksam gemacht, welches die Beugung des Unterschenkels im Knie als eine wichtige Hülfe für die Reposition kennen lehrt. Schmidt wies nach (Archiv für phys. Heilk. N. F. I. 1857. S. 147), dass die Beugung des Oberschenkels bei gestrecktem Knie nur bis zu etwa 52 Grad möglich ist, indem die vom Tuber ischii entspringenden Muskeln des Biceps, Semitendinosus und Semimembranosus wegen der Entfernung ihrer Ansatzpunkte vom Ursprunge eine weitere Beugung verhindern; diese wird erst bei Beugung des Unterschenkels bis zu fast 100 Grad möglich. Schmidt meint nun zwar, dass die Ueberspannung dieser Muskeln, wenn der Oberschenkel über den rechten Winkel gebogen sei und der Unterschenkel gewaltsam extendirt werde, eine Luxation bewirken könnte, wie man sich beim Einschneiden der Kapsel durch das Experiment an der Leiche überzeugen könne. Das ist freilich richtig, aber eine spontane Ruptur der Kapsel kann man auf diese Weise nicht zu Stande bringen, so dass die Streckung des Unterschenkels bei flectirtem Oberschenkel keine Luxation am Lebenden bewirken wird. Es reissen eher die erwähnten Muskeln ab. Wohl aber ist diese Bemerkung für die Einrichtung von Wichtigkeit, denn in der That kann man zuweilen bei einer gewaltsam auf die oben geschilderte Weise hervorgebrachten Luxation, wenn der Oberschenkelkopf schon durch Abduction und Rotation nach aussen in gebeugter Stellung gegen den Kapselriss heruntergerückt ist, durch blosse Streckung des Unterschenkels und Anspannung der erwähnten Muskeln die Reposition bewirken. Jedenfalls unterstützt die Beugung des Knies, wie die der Hüfte die Reposition sehr wesentlich.

Verrenkungen des Oberschenkels auf den horizontalen Ast des Schambeins wurden in der Klinik viermal beobachtet; zwei derselben war ich so glücklich selbst zu sehen und mit einzurenken. Sie betrafen vier Männer zwischen dem 37. und 66. Lebensjahre.

No. 88. Paul Weinreiss ein 40jähriger Ackerer wurde am 2. Juni 1841 betrunken auf dem Bauche liegend überfahren, indem ihm das Rad einer schwer beladenen Karre über den hinteren oberen Theil des rechten Schenkels hinging. Er konnte sofort nicht gehen und hatte heftige Schmerzen in der rechten Leiste. Der hinzugerufene Arzt versuchte nach Anwendung eines Aderlasses fünfmal vergeblich die Einrenkung. Am 8ten Tage wurde der Kranke in die Klinik aufgenommen. Das Bein war in der Hüfte und im Knie gebogen, abducirt und nach aussen rotirt, um 1 Zoll verkürzt. Die Hinterbacke war abgeflacht. Der Kopf stand vollständig auf dem horizontalen Aste des Schambeins und von ihm emporgehoben lag auf seinem inneren Abhange die Schenkelarterie. Jede Bewegung war in hohem Grade schmerzhaft. Der Kranke erhielt Tart. stib. in refr. dos. und wurde in ein warmes Bad gesetzt. Sodann in der Seitenlage fixirt und zunächst mittelst eines Flaschenzugs die Extension in gerader Richtung nach abwärts ausgeführt. Vergeblich. Ein zweiter Versuch den Schenkel in flectirter und abducirter Stellung einzurenken misslang ebenfalls. Einige Tage später wurde mittelst des Schneider-Mennel'schen Apparates die Einrenkung nochmals versucht, und zwar indem man das Bein in einen stumpfen Winkel nach auswärts brachte. Auch dieser Versuch misslang wie ein vierter in gleicher Richtung und der Kranke verliess ungeheilt die Anstalt. Adduction und Rotation nach innen war nicht versucht worden.

Joh. Jacobi ein 66jähriger Bauer aus Commern, fiel am 24. Novbr. 1846 von der Höhe eines Wagens auf eine Garbe mit gespreizten Beinen; er vernahm deutlich ein Geräusch als ob ihm etwas im Hüftgelenke gerissen wäre und hatte heftige Schmerzen in der Leiste. 18 Mal hatte man vergebliche Einrenkungsversuche gemacht. 3 Tage nach dem Unfalle kam er in die Klinik. Der Schenkel war etwas abducirt und nach aussen gerollt, 1 Zoll verkürzt; der Kopf stand auf dem horizontalen Aste des Schambeins, neben ihm an der Innenseite lag die Arterie. Die Einrichtung gelang mittelst des Schneider'schen Apparates durch Zug in der Richtung des Gliedes.

No. 159. Hermann Müller ein 37jähriger Oekonom wurde auf der Höhe eines beladenen Wagens sitzend, als der letztere einen steilen Abhang hinunter in einen Waldbach fuhr, schwindlig und stürzte noch ehe der Wagen den Bach erreicht hatte, seitwärts mit dem Kopfe voran zwischen das vordere Rad und den Wagen. Dabei gerieth der linke Fuss zwischen die Speichen, und als der Kranke mit Geistesgegenwart die Axe umfasste, kam er unter dem Wagen hängend über den Bach ohne nass zu werden. Als ihn der Knecht aus dieser Lage brachte, bemerkte er die eingetretene Verrenkung seines Beines, die wie er selbst meinte, dadurch bewirkt worden war, dass der Fuss zwischen den Speichen steckend das Bein abducirte und nach aussen rotirte. Ein herbeigerufener Wundarzt erklärte den Schenkel der nach auswärts gedreht war, während der Kopf in der Mitte zwischen Hüfte und Genitalien eine starke Hervorragung bildete, für verrenkt und machte erst allein, dann unter Zuziehung zweier anderer Aerzte verschiedene vergebliche Einrenkungsversuche, zuletzt auch unter Anwendung von Chloroform. Es wurde stets in der Abductionsrichtung gezogen. Bei dem letzten Versuche wurde der Kranke zwischen zwei Flaschenzugen ausgespannt, an denen nicht weniger als 10 Mann zogen. Dabei soll, als man den Schenkel rechtwinklig nach aussen zog, der Kopf angeblich auf das Foramen ovale heruntergerückt worden sein, doch gelang es nicht ihn weiter zu bringen. Als der Kranke 3 Tage nach dem Unfalle, am 23. Mai 1854 hier ankam, fanden wir den Kopf unzweifelhaft auf dem horizontalen Aste des Schambeins zwischen der Spina anter. infer. und den etwas nach einwarts verschobenen Gefässen eine starke Hervorragung bildend, das Bein um 1 Zoll verkurzt, den Fuss nach auswarts gewandt, das Knie kaum flectirt und etwas abducirt. Die ganze Leistengegend war enorm geschwollen und entzündet. Der Kranke wurde horizontal gelagert und chloroformirt. Das Becken durch zwei unter dem Damme her gegen die Leisten durchgeführte Leintücher nach rückwarts, durch ein anderes gegen seitlichen Zug zurückgehalten und ausserdem von einem kräftigen Gehülfen durch Druck auf beiden Hüftbeinen fixirt. Während ich durch manualen oberhalb des Knies angebrachten Zug das Bein erst gerade nach abwarts zog, es dann bei flectirtem Unterschenkel nach der gesunden Seite hinuber abducirte und durch diese Hebelbewegung den Kopf in entgegengesetzter Richtung gegen die Pfanne hinzuleiten bestrebt war, wurde dies Bestreben von Herrn Gehr. Wutzer mittelst eines um das obere Drittel des Schenkels und seinen eigenen Nacken geschlungenen Leintuches und durch Zug nach auswarts unterstutzt, während er zugleich direct auf den Kopf drückte. Als der Schenkel noch nicht weichen wollte, wurde der Zug nach auswarts mittelst des Leintuchs aufgegeben, und ich zog allein bei gehörig fixirtem Becken den im Knie und in der Hüfte gebogenen Schenkel an, führte ihn kraftig zur gesunden Seite hinüber, so dass das Knie über der Mitte des gesunden Oberschenkels sich befand, und legte mich nun mit Kraft von aussen gegen das Bein, um es so stark wie möglich zu adduciren und zugleich nach einwärts zu rotiren. Sofort schlupfte der Kopf unter starkem Geräusche in die Pfanne zurück. Die Reaction war sehr gering. Der Kranke musste noch fast einen Monat das Bett huten, und verliess dann mit einer geringen Beckenverschiebung die Anstalt, indem er nicht wagte sein Bein recht zu gebrauchen. Die Länge des Beines selbst war normal, die Beweglichkeit ganz ungestort.

No. 176. Ein 37jahriger Bauer Fr. Liessem fiel am 6. Febr. 1857 als er einen stecken gebliebenen Karren, das Rad an der Speiche aufhebend, vorwarts bringen wollte, rücklings zu Boden, das Pferd zog an, glitt aus, der Karren rutschte zurück und das Rad traf von innen her die Innenseite des abducirten linken Knies. Der Kranke wurde sofort in die Klinik geschafft. Der linke Oberschenkel stand nach aussen gerollt; das Knie leicht gebogen. Keine Verkurzung. Die Ferse berührt die der gesunden Seite. Der Kopf stand vor dem horizontalen Aste des Schambeins ohne uber denselben nach dem Becken zu hinaufzuragen. Unmittelbar an seiner Innenseite fuhlte man die Arterie pulsiren, die etwas nach vorwarts geschoben, aber nicht emporgehoben war. Jede Bewegung des Beines war ausserordentlich schmerzhaft und verursachte dem Manne lancinirende Stiche bis ins Knie. Ein Abends sofort angestellter Einrenkungsversuch mit Extension in der Richtung der Abweichung war misslungen. Am folgenden Morgen wurde derselbe von Herrn Prof. Busch, Gehr. Wutzer und mir erneuert. Der Kranke lag auf der Erde, die Fixation des Beckens geschah wie im vorigen Falle. Herr Prof. Busch dirigirte den Kopf indem er von rechts herubergreifend denselben gegen die Pfanne nach links druckte. Herr Gehr. Wutzer ubernahm den Oberschenkel, ich den flectirten Unterschenkel ihn unmittelbar unter dem

Knie fassend. Wir führten, indem wir zunächst in der Richtung des Gliedes anzogen, dasselbe mehr und mehr in die Höhe, bis es rechtwinklig zum Leibe stand, jetzt wurde es in die Adduction gebracht, und als das Knie noch nicht ganz über dem gesunden stand, fügte ich die Rotation nach einwärts hinzu, wobei sofort der Kopf in die Gelenkhöhle zurücktrat. Es wurde sofort ein Gypsverband angelegt. Der Kranke verliess einen Monat später vollkommen im freien Gebrauche seines Beines die Anstalt.

Von diesen vier Fällen war also der erste durch directe Gewalt auf die hintere Seite des Oberschenkels, die drei übrigen dagegen indirect durch denselben Hebelmechanismus zu Stande gekommen, mittelst dessen es auch an der Leiche mit ziemlicher Leichtigkeit gelingt diese Luxation hervorzubringen. Wenn man das Bein mit extendirtem Knie in extendirter Richtung abducirt und nun die Abduction noch weiter zu treiben sucht, während der Schenkel nach hinten gestreckt wird, so spannt der Kopf die vordere Seite der Kapsel; rotirt man nun nach aussen so wird sie gesprengt und der Kopf tritt heraus um sich zunächst auf den oberen vordern Pfannenrand an das Schambein anzustemmen; übertreibt man die Extension nach hinten noch mehr, so geht er noch weiter in die Höhe und stellt sich neben die Schenkelgefässe. Abducirt man dagegen den Schenkel, indem man ihn bis über den rechten Winkel gegen die Seite des Stammes anzudrängen sucht, so tritt er nicht nach oben sondern auf das Foramen ovale, sobald man ihn im rechten Winkel lateral nach hinten bringt und nach aussen rotirt. Hat man ihn erst auf das Foramen ovale luxirt und treibt man ihn dann durch Extension nach hinten mehr in die Höhe, so kann man es auch an der Leiche dahin bringen, dass die Schenkelgefässe über dem Kopfe liegen. In letzterem Falle hat der Kopf immer die Pfanne ganz vollständig verlassen, in welcher die hintere Seite des Trochanter major hineinsieht, und es ist mir daher unbegreiflich, wie Malgaigne behaupten kann, dass er an der Leiche immer nur unvollständige Luxationen hervorgebracht habe, obwohl ich nicht in Abrede stellen will, dass manche unvollständige Luxationen, wie man eben auch an der Leiche sehen kann, wenn man wiederholt Extensionsbewegungen nach hinten mit dem Gliede macht, erst durch den Versuch das Glied zu gebrauchen, zu vollständigen werden. Allerdings ist das Aufsteigen bis über das Poupart'sche Band, welches Malgaigne von der vollständigen Luxation fordert, selten, allein der Kopf ist schon über den Pfannenrand hinaus, wenn er auch noch einen halben Zoll unter diesem Bande steht. Die Extension des Knies erleichtert das Zustandekommen auch dieser Luxation sehr, aus dem bereits oben angegebenen Grunde.

Der Kapselriss betrifft, wie gesagt, die vordere Seite der Kapsel, aber nicht das Lig. ileofemorale, dieses wird über den Hals herübergestreift und bedingt zum Theil die federnde Stellung des Gliedes und die leichte Abduction die man zuweilen bemerkt. Selten ist diese beträchtlicher wie in unserem ersten Falle. Das Ligamentum ileofemorale einerseits, das Schambein andererseits bilden hier ein verhängnissvolles Knopfloch. Nächst der Luxation auf das eiförmige Loch, ist es diese, welche dem Kranken am wenigsten den Gebrauch des Gliedes gestattet und welche gewöhnlich mit grossen Schmerzen verbunden ist. Bei keiner rächen sich unvollkommene mechanische Anschauungen mehr, als bei dieser.

Die Einrenkung des Gliedes hat man sehr verkehrter Weise häufig in der Richtung desselben durch Extension auszuführen gesucht. Grosse Chirurgen, wie selbst A. Cooper, (l. c. I. p. 47) sind diesem Irrthum verfallen. A. Cooper lässt das Glied in einer Linie hinter der Körperaxe nach rückwärts ziehen, und den Kopf dann mittelst eines Handtuches vom Oberschenkel über das Acetabulum zurückführen. Nun denn: man untersuche an der Leiche was dabei geschieht; der stark gespannte Kapselriss spannt sich nur noch stärker an, und es muss die Kapsel weiter einreissen, wenn das Verfahren zum Ziele führen soll. Kein Wunder, wenn er oft trotz Flaschenzug und trotz der Anspannung von 10 und mehr Gehülfen nicht zurückgeht; unser erster Fall, und ebenso der dritte geben Beweise mehr zu den Mittheilungen von Sedillot, Lisfranc, Cooper, Zeis [1]) und anderen, nach welchen man die Einrenkung vergeblich auf solche Weise zu bewirken suchte. Es kommt hinzu, dass ausser dem Kapselrisse der über den Kopf hinweggespannte Ileo-psoas durch die Extension nur noch mehr gespannt wird und die Einklemmung vermehrt. An der Leiche kann man sich überzeugen, wie die einzig rationelle Methode die von uns zweimal am Lebenden mit glücklichem Erfolge angewandte ist. Man

[1]) Beobachtungen und Erfahrungen. 2 Hefte. Dresden 1853. S. 67.

flectire Unterschenkel und Oberschenkel, letzteren kaum bis zum rechten Winkel, adducire ihn dann, und rotire nach einwärts, so wird der Kapselriss sofort schlaff und die Adduction nähert den Kopf der Pfanne, die Rotation lässt ihn durch den Riss hineinschlüpfen. In der That sind mit Ausnahme einiger Fälle, in welchen offenbar ein weiter Kapselriss den Erfolg der Extensionsmethode möglich machte, die glücklichen Resultate mit Methoden erreicht worden, welche wenigstens ein oder das andere Element dieser Methode enthalten. Larrey, L'homme, Devilliers, Dumreicher (Prager Vierteljahrsschrift 1851. Oct.) gelangten auf diese Weise wie wir glücklich zum Ziele.

Die Luxationen des Oberschenkels auf das eiförmige Loch oder nach vorn und unten sind etwas seltener als die vorigen, haben aber in ihrem Mechanismus wie in der nothwendigen Einrenkungsmethode grosse Aehnlichkeit mit denselben; nur muss der Kopf mehr nach unten gehen, der abducirte Schenkel daher mehr gegen den Stamm seitlich erhoben werden, um die Sprengung der Kapsel vorn und unten zu Stande zu bringen. An der Leiche gelingt diese Verrenkung sehr leicht; indem sich der Hals an den hinteren Pfannenrand anlehnt, wird der Oberschenkel zum doppelarmigen Hebel und die Luxation kommt ohne grosse Mühe zu Stande. Auch hier können wir Malgaigne nicht beistimmen, wenn er diese Luxationen unvollständige zu nennen beliebt. Die Präparate des Musée Dupuytren die er zum Theil abbildet, widerlegen seine Behauptungen selbst; dass bei der Länge des Schenkelhalses sich der Trochanter major in die Pfanne hineinlegt, ist wahr, aber ebenso gewiss ist es, dass der überknorpelte Kopf in weitaus der Mehrzahl der Fälle jenseits des Pfannenrandes steht.

Diese Verrenkung wurde dreimal in der Klinik gesehen. Ueber die zwei ersten Fälle fehlen mir leider genauere Daten; den dritten habe ich selbst mit zu beobachten Gelegenheit gehabt.

No. 84. 40jähriger Mann (1839), frische Verrenkung. Geheilt.

No. 118. 57jähriger Mann. Die Verrenkung bestand seit 19 Wochen; die Reposition wurde vergeblich in extendirter Richtung versucht.

No. 168. Ein 34jähriger Bergmann Rappenhörner, wurde am 15. Juni 1855 in einer Grube verschüttet und hatte ausser der Verrenkung des linken Oberschenkels, welche von dem Arzte ganz übersehen wurde, eine Fractur des linken Unterschenkels erlitten. Erst am 17. August bemerkte man bei genauer Untersuchung die Luxation und machte einen vergeblichen Einrenkungsversuch, indem man in der Richtung des Gliedes zog. Am 5. September kam der Kranke in die Klinik. Die Deformität war sehr auffallend; das Becken stark verschoben und nach der linken Seite hinubergeneigt, wodurch eine scheinbar sehr beträchtliche Verlangerung des linken Beines bedingt war, welches in der That nur um ½—1 Cm. verlangert war, wenn man die Maasse von den Hüftbeinstacheln zu den Condylen verglich. Der Oberschenkel war nach aussen rotirt und etwas abducirt, das Knie leicht gebogen, die grosse Zehe nach aussen gerichtet. Der Trochanter major nach unten und hinten gewichen lehnt sich an die Pfanne, der Kopf schwer zu fuhlen, steht auf dem ovalen Loche. Die Hüfte hat unterhalb des Kammes alle Rundung verloren und zeigt an der ursprunglichen Stelle des Trochanter eine auffallende Concavitat. Der Kranke erhielt einige Tage hintereinander warme Kleienbader. Am 7. September, genau 12 Wochen nach der Verrenkung, wurde in der Narkose die Einrenkung versucht. Die Fixation geschah wie in den vorigen Fallen. Herr Gehr. Wutzer leitete den Kopf, indem er zugleich mittelst eines um den oberen Theil des Oberschenkels und seinen Nacken geschlungenen Handtuches denselben nach auswarts zog. Ich ubernahm mit noch einem Assistenten den Oberschenkel, zog ihn zunachst in der Richtung seiner Stellung an, leitete ihn aus der Abduction in die Adduction und halbe Flexion über das gesunde Knie hinaus. Der Schenkel wich, glitt aber uber das offenbar ausgefullte Acetabulum hinüber und stellte sich auf das Sitzbein. Von hier wurde durch eine geringe Abduction und Flexion der Kopf in die richtige Stellung gebracht. Gypsverband mit Spica coxae ascendens; Befestigung mit einem Beckengurt. Der Kopf stand anfangs ganz richtig, schien aber in der Pfanne keinen hinlanglichen Halt zu finden, und wich wahrscheinlich durch den Zug der Glutaeen immer mehr nach hinten und stellte sich auf den Rand der obern Incisur. Ein spater wiederholter Repositionsversuch hatte kein besseres Resultat, und da der Kranke nicht den Muth hatte, sich einem nochmaligen Versuche zu unterwerfen, so ging er mit der allerdings beträchtlich brauchbareren Luxation auf das Hüftbein nach Hause.

Aus diesen Beobachtungen ersieht man wieder, wie auch für diese Luxation die Extension in der Richtung des Gliedes nicht die geeigneteste Methode ist; dasselbe lehrt der Versuch an der Leiche. Die Extension spannt die Kapsel nur an, während sie erschlafft werden muss. Das erreicht man durch die Flexion, Adduction und, fügen wir hinzu, Rotation. Die Flexion muss weiter getrieben werden als bei der vorigen Art. Die Rotation hat deshalb schon Cooper seinem Extensionsverfahren folgen lassen. Zuweilen genügt sie allein, wie man sich an der Leiche überzeugen kann. Die Extension allein treibt zuweilen wenn sie in der Richtung der anatomischen Extension nach hinten geschieht, den Kopf gegen das Schambein in die Höhe. Der Zug am oberen Theile des Oberschenkels in querer Richtung nach aussen scheint mir verwerflich zu sein. Vielleicht war er in unserem Falle ähnlich wie in einem von Cooper mitgetheilten die Ursache dass der Kopf in die Incisura ischiadica hinüberging. Den Schenkel in abducirter Richtung zu erheben und an demselben einen Zug auszuüben, was Malgaigne als das geeignetste Verfahren angiebt, möchte nur bei solchen Fällen zum Ziele führen in welchen die Kapsel hinlänglich weit eingerissen ist.

Der oben von uns angeführte Fall giebt übrigens ein seltenes Beispiel dieser Verrenkung, bei welcher der Schenkel nur sehr wenig nach aussen abducirt war. Die scheinbar sehr bedeutende Verlängerung war ebenso auffallend, wie die theilweise Ausgleichung der Abduction, welche ebenso wie jene durch eine bedeutende Verschiebung des Beckens zu Stande kam. Diese Beckenverschiebungen sind diagnostisch von erheblicher Bedeutung und werden von der grossen Masse der praktischen Aerzte noch gar zu sehr, namentlich bei der Hüftgelenkentzündung übersehen und geben oft genug zu Irrthümern Veranlassung. Man stelle sich mit einem Beine auf eine niedrige Fussbank, so kann man bei einiger Uebung durch blosse Beckenverschiebung und Krümmung der Wirbelsäule ohne die Kniee zu beugen die andere Fusssohle auf die Erde setzen, ein klarer Beweis des erheblichen Einflusses, welchen die Beckenstellung auf die Form und Länge des Beines ausübt.

Ueber die Verrenkungen des Knies und der Kniescheibe habe ich nur wenige Mittheilungen zu machen. Letztere wurden zweimal beobachtet, beide Male nach aussen. Bei einem 16jährigen Manne war eine ungewöhnliche Laxität nach einer Luxation der Kniescheibe zurückgeblieben, welche bei jeder unbedachten Bewegung des Knies ein Recidiv herbeiführte und das Tragen einer Kniekappe nöthig machte. Bei einem 10jährigen Mädchen wurde die Luxation, die wie im vorigen Falle durch directen Stoss von innen her entstanden war, mit Leichtigkeit reponirt und mit einem Kleisterverbande geheilt.

Von 6 Luxationen des Knies kamen zwei bei Weibern vor, eine ungewöhnlich hohe Zahl. Fünf waren mehr oder weniger vollständige Luxationen der Tibia nach hinten und nur zwei kamen sofort in klinische Behandlung und wurden mit Brauchbarkeit des Beines geheilt. Die übrigen waren veraltet und hatten mehr oder minder üble Folgen. Eines Falles von (unechter) Luxation bei Pseudarthrose des Condylus femoris haben wir bereits erwähnt, s. oben S. 87 und Tafel III. Fig. 10. In einem anderen war vollständige Anchylose gefolgt, es war eine Luxation nach hinten mit Verkürzung des Unterschenkels um $^3/_4$ Zoll und bestand durch einen Fall herbeigeführt, seit 16 Jahren bei einem 22jährigen Mädchen. Eine sehr merkwürdige Ursache gab eine 40jährige Frau bei Verrenkung nach aussen an, die ich zu untersuchen Gelegenheit hatte. Sie behauptete nämlich, dass der Arzt bei der während einer Entbindung nothwendig gewordenen Wendung sich mit seinem Körper so gegen ihren linken Unterschenkel gelehnt habe, während ihr Fuss auf einem Stuhle stand, dass das Knie, welches vor der Wendung des Kindes vollkommen schmerzlos und beweglich war, nach derselben steif und schmerzhaft gewesen und die von mir 6 Monate nach dem Unfalle untersuchte Deformität dargeboten habe. Die Tibia war nach aussen und hinten gewichen, stand mit dem Condylus internus in der Fossa intercondyloidea des Oberschenkels, so dass der innere Condylus des letzteren ganz frei hervorragte, während der äussere Schenkelcondyl auf der inneren Grube der Tibia stand, die Patella lag gespannt auf dem Condylus externus, der Fuss war auswärts gewandt, die Crista tibiae nach innen gerichtet; der Unterschenkel in rechtem Winkel gegen den Stamm. Bewegung war kaum möglich. Die Frau wurde zum Repositionsversuche wieder bestellt, kam aber nicht.

Dieser seltene Fall von Verrenkung nach aussen blieb also wie zwei andere veraltete Luxationen des Knies nach hinten ungeheilt. Das Bein zeigte aber eine weit grössere Entstellung und viel geringere Brauchbarkeit, als sie den Verrenkungen der Tibia nach hinten zukommt.

Nach den Leichenexperimenten setzt die Verrenkung eine Zerreissung der Seitenbänder voraus, welche man durch Ueberstreckung des Unterschenkels nach vorn leicht zu Stande bringt, Drehungen des Fusses können dabei seitliche Verrenkungen nachahmen lassen. Am Lebenden scheint viel häufiger directe Gewalt entweder auf den unteren Theil des Oberschenkels oder den oberen des Unterschenkels Ursache der Tibialluxationen zu sein. Uebrigens möchte bei der grossen Entstellung die Diagnose so wenig wie bei der grossen Zerreissung des Bandapparates die Einrenkung mit grossen Schwierigkeiten verbunden sein, wenn man früh genug hinzukommt. Zu verwundern ist, dass bei der grossen Neigung des Kniegelenks zu Entzündungen, die Folgen der Verrenkungen verhältnissmässig günstig zu nennen sind.

Echte Luxationen des Fusses ohne Bruch der Knöchel gehören zu den seltenen Ausnahmen. Von 14 Verrenkungen im Tibiotarsalgelenke waren indess vier ohne solche Fractur. Von den übrigen 10 waren 5 mit Fracturen beider Knöchel, 1 mit Fractur des inneren, 4 mit Fractur des äussern Knöchels verbunden. Dass übrigens scheinbare Luxationen ohne wirkliche Seitenabweichung des Fusses vorkommen können, wurde schon oben bemerkt. Ebenso haben wir Fälle von Fracturen beider oder nur eines Knöchels ohne alle Seitenabweichung gesehen. Selten sind scheinbare Luxationen des Fusses nach vorn mit Bruch beider Knöchel, wenn nämlich eine von hinten her treffende Gewalt den Fuss mit den abgebrochenen Knöcheln nach vorn treibt. Diese Form ist für die Behandlungsweise mit Schweben sehr gefährlich, weil dabei leicht entweder der Fuss vermöge seiner Schwere heruntersinkt und so ein nach vorn vorspringender Winkel mit einheilt, oder umgekehrt das Bestreben des Arztes dem Uebelstande abzuhelfen, das untere Fragment zu stark nach aufwärts zieht und so ein nach hinten vorspringender Winkel geheilt wird. Ein merkwürdiges Präparat von einem vor langen Jahren in der Klinik behandelten Manne mit letzterer Deformität kam durch glücklichen Zufall in meine Hände, als derselbe im evangelischen Krankenhause an Pneumonie starb. Der Fall ist oben S. 117 No. 387 angeführt. Das Präparat befindet sich in meinen Händen und zeigt das untere Fragment in einem Winkel von nahezu 40 Grad gegen das obere nach vorn geneigt, so dass die Protuberanz des Calcaneus ganz in die Verlängerung des oberen Theils der Tibia fällt. Der Mann konnte übrigens sehr gut gehen, wie die meisten dieser Kranken schliesslich, wenn auch die Deformität nicht beseitigt worden ist, verhältnissmässig gut sich ihrer Glieder wieder bedienen können. Der Gypsverband bietet für diese Fälle grosse Vortheile, nur muss man die Stellung des Fusses schon nach der dritten Woche spätestens einmal wechseln, damit nicht Gelenksteifigkeit zurückbleibe.

Ueber die Luxationen ohne Bruch fehlen mir leider genauere Angaben. Einer dieser Fälle war eine vollständige Luxation des Fusses nach aussen mit Perforation der Haut durch den Astragalus und Zerreissung der Achillessehne. Der Astragalus wurde von Herrn v. Walther exarticulirt und der Fall ist als geheilt in den Büchern bezeichnet. Ebenso fehlen mir genauere Daten über eine in der v. Walther'schen Klinik vorgekommene Luxation des Metatarsus des grossen Zehen des linken Fusses nach innen auf den Fussrücken bei einer 15jährigen Magd (No. 50. 1828), welche glücklich reponirt und in 18 Tagen geheilt wurde.

IV.

Zur Pathologie und Therapie der Gewächse,

mit Zugrundelegung klinischer und eigener Beobachtungen.

Indem ich mir vorbehalte, die Erfahrungen, welche ich in einer Reihe von Jahren durch die unausgesetzte Untersuchung aller mir zu Gesichte gekommenen Geschwülste, deren Anzahl sich auf mehr als 400 beläuft, über die Entwicklung und Histologie derselben gewonnen habe, an einem andern Orte darzulegen, denke ich, im Folgenden vorzugsweise einige wichtigere praktische Gesichtspunkte zu besprechen, welche in Bezug auf die Gewächse schon oft und von den verschiedensten Standpunkten aus zur Sprache gebracht und dennoch keineswegs in einer für alle Theile gleich befriedigenden Weise erledigt worden sind. Ich lege auch hier wieder eine grössere Anzahl von Beobachtungen dem Raisonnement zu Grunde, indem ich von den sämmtlichen während des Directoriums des Herrn Geh. Ob.-Med.-R. Wutzer von 1831 bis 1855 in der Hospitalklinik behandelten Gewächsen (incl. Tuberkel) 662, deren anatomische Diagnose unzweifelhaft war, zusammengestellt und ihnen noch 78 aus eigner Erfahrung hinzugefügt habe, so dass das gesammte Material 740 Fälle umfasst. Die poliklinischen Beobachtungen würden diese Summe freilich mehr als verdoppeln: indess fehlte hier grösstentheils die Bestätigung der Diagnose, so dass ich es vorzog sie ebenso wie eine erhebliche Anzahl älterer Beobachtungen, deren anatomische Deutung unsicher war, auszuschliessen. Immer noch hört man die Praktiker klagen über die ihrer Ansicht nach mangelhafte Auskunft, welche die pathologische Anatomie auf ihre Fragen gegeben hat, während andererseits die pathologischen Anatomen entweder mit Gewalt den Knoten durchhieben, und gewisse specifische Merkmale aufstellten, die von nachkommenden Untersuchern nicht anerkannt werden konnten, oder indem sie den einzig richtigen Weg der Erforschung der Entwicklung einschlugen, zu Resultaten gelangten, welche scheinbar mit den Anschauungen der Praxis im Widerspruche waren. Es kommt dies lediglich daher, weil für den Praktiker die wichtigste Frage immer die nach der Dignität einer Geschwulst, nach ihrer Gutartigkeit oder Bösartigkeit bleiben wird, und weil man gewohnt war, eine jede sich als bösartig erweisende Neubildung mit dem Namen eines Krebses zu belegen. Die pathologische Anatomie, so lange sie sich unbedingt den Anforderungen der Praxis unterordnete, musste deshalb nothwendiger Weise mit sich selbst in Widerspruch gerathen, denn die von den Praktikern so bezeichneten Gewächse zeigten sehr verschiedene Structur; es wollte nicht gelingen die gesuchte, ja selbst voreilig schon gefundene Krebszelle überall wieder zu finden, und so konnte es geschehen, dass man der pathologischen Anatomie jede Berechtigung, in dieser Frage mitzusprechen, streitig machte, und der alten Empirie wieder in die verrätherischen Arme fiel. Erst mit der Emancipation der Wissenschaft von den Banden der Nützlichkeit gewann eine klarere Auffassung mehr und mehr Boden. Schon Joh. Müller (Ueber den feinen Bau der Geschwülste. Berl. 1838) hatte es ausgesprochen, dass in Hinsicht ihrer physiologischen Natur und Heilbarkeit sehr verschiedene Geschwülste gleiche feinste Structur besitzen können, und dass eine Sonderung der pathologischen Gewebe in homologe und heterologe nicht aufgestellt werden könne. Der letztere Begriff der Heterologie zuerst von pathologischen Anatomen aufgestellt, musste in der Folge als eine umfassendere Durchforschung der pathologischen Gewebe, und das Studium der Entwicklung derselben ihre Uebereinstimmung mit manchen embryonalen erwies, einer anderen Auffassung weichen. Besonders Virchow ist es gewesen, welcher mit aller Bestimmtheit darauf hinwies, dass es überall keine Heterologie in dem ursprünglichen Sinne gebe, dass kein pathologisches Gewebe in der Art abweicht, dass es überall nun keine Analogie mehr in dem thierischen Körper hätte, sondern dass vielmehr alle pathologischen Gewebe ihre physiologischen Prototypen haben, und sich wie diese sammt und sonders auf die Zelle und deren Gestaltungsgesetze zurückführen lassen. Es bleibt also nur noch eine Heterologie in Bezug auf den Mutterboden und die Zeit übrig; und wir werden mit Virchow allerdings solche Gewebe als heterologe bezeichnen, welche auf einem Boden entstehen, dem sie sonst fremd sind, und von dessen physiologischem Typus sie abweichen. Aber auch dieser Begriff der Heterologie wie ihn heutzutage die pathologische Anatomie auffasst, fällt keineswegs vollkommen zusammen mit dem praktischen Begriffe der Malignität; es ist richtig, dass je mehr das aus dem alten Gewebe durch Degeneration entstehende neue von dem physiologischen Grundtypus abweicht, desto schlimmer im Allgemeinen die Prognose ist, und dennoch gestatten auch die abweichenden Bildungen vollkommene Heilung; der Tuberkel, das Cancroid, der Faserkrebs, ja selbst der Markschwamm, so sehr sie degenerative Neubildungen sind, sind doch nicht absolut bösartig; sie sind es nur in der grossen Mehrzahl der Fälle.

Um also hier zur Einigung der streitenden Parteien zu gelangen, ist es zunächst für den Anatomen nothwendig, den früheren Begriff der Heterologie ganz fallen zu lassen und die Frage nur so zu fassen: Wie weit weicht das neugebildete Gewebe von dem ursprünglichen aus dem es hervorgegangen ist, ab? ebenso wie er von fruchtlosen Versuchen specifische Zellen und Zellenmerkmale zu finden ganz absehen muss. Seine Aufgabe dreht sich besonders um die Erforschung der Structur und der Entwicklung. Der Kliniker dagegen muss sich bescheiden, dass Neubildungen von sehr verschiedener Structur bösartig auftreten können, er muss das Recht der Erfahrung anerkennen, dass ebensowohl die Sarkome, die Enchondrome, ja selbst die Fibroide und die Abscesse sich als maligne Bildungen erweisen können, wie es andererseits vorkommt, dass die echten Skirrhen, Epithelialkrebse, ja selbst Markschwämme unter seltenen Umständen mit glücklichem Erfolge ausgerottet werden. Will er nun den Ausdruck Krebs für alles, was sich als bösartig erweist, beibehalten, so bleibt ihm dies freilich unbenommen, obwohl wir eben in der Beibehaltung dieses Ausdrucks in seiner alten Dehnbarkeit, welche ihn ja auch für andere bösartige Gebilde (Cancer aquaticus, Cancer syphiliticus) ursprünglich gelten liess, ein wesentliches Hinderniss des Fortschrittes erblicken; er darf dann aber auch für die exquisiten wahren Krebse (Markschwämme, Skirrhen, Epithelialkrebse) in den seltenen Fällen, wenn sie einmal nicht recidiviren, seinen Ausdruck nicht verwenden, und wird so in eine schwer entwirrbare Confusion gerathen. Oder aber, und dies ist unser Standpunkt — er beschränkt den Ausdruck Krebs auf eine gewisse Categorie von allerdings in der Mehrzahl der Fälle bösartigen Neubildungen von bestimmter Structur und giebt zu, dass selbst diese Degenerationen nicht absolut bösartig sind, und dass andererseits eine jede andere Neubildung, besonders wo sie als heterologe Bildung aus einem Mutterboden, dem ähnliches Gewebe sonst fremd ist hervorwächst, einen bösartigen (krebsähnlichen) Character annehmen kann.

Immerhin wird die nächste und wichtigste Frage für die Praxis die diagnostische sein, da von ihrer Beantwortung die Entscheidung über den einzuschlagenden Weg der Heilung wesentlich abhängt. Denn haben wir es mit einem Skirrhus zu thun, so werden wir früher und umfangreicher eine Exstirpation, z. B. der Brust vornehmen, als da wo eine blosse Fettgeschwulst vollständig durch blosse Ausschälung entfernt werden kann; ja wir werden im Falle eines Markschwammes selbst vor der frühzeitigen Exarticulation eines Fingers nicht zurückschrecken, um nur den kranken Mutterboden so vollkommen wie möglich zu beseitigen, während bei einem Enchondrome die blosse Ausgrabung genügt. Wenngleich man vielfach die Mittel der Diagnostik zu vervollkommnen bestrebt war, lässt sich doch nicht in Abrede stellen, dass von manchen selbst berühmten Chirurgen ziemlich oberflächlich über die Diagnose hinweggegangen wird, weil man ja nach der Exstirpation noch früh genug erfahren könne, um was es sich gehandelt. Die Hauptsache bleibt ihnen die Entfernung, während die Operation doch im Grunde überall bloss Mittel zum Zweck — zur Herstellung des Kranken bleiben sollte. Diesen Umstand vergessen die allzu operationslustigen Operateure nur zu leicht. Da die Bösartigkeit ein wesentlich praktischer nicht eigentlich streng wissenschaftlicher Begriff ist, so wird es für die Entscheidung ob eine Geschwulst bösartig oder gutartig sei, auch am ehesten leidlich zutreffende empirische Anhaltspunkte geben, man muss sich nur hüten dieselben für eine stricte Diagnose zu rasch zu verwerthen.

Am sichersten beweisen die relative Malignität: 1) rasches Wachsthum. Wo es sich um die Gestaltung eines solideren Gewebes handelt, ist in der grossen Mehrzahl der Fälle das Wachsthum ein langsameres, Lipome, Fibroide, Enchondrome, Knochengeschwülste, wachsen in der Mehrzahl der Fälle langsam, sie sind in der Regel auch gutartige Gewächse, die nur wenn sie durch Zufall in Verschwärung versetzt werden, also durch secundäre Degeneration einen deletären Character gewinnen können. Je ausgedehnter die Intercellularsubstanz in einer Geschwulst ist, desto gutartiger pflegt sie zu sein; je mehr sie bloss aus Zellen oder gar nur aus mangelhaft sich entwickelnden Kernen besteht, je weniger entwickelt die Intercellularsubstanz ist, desto rascher erfolgt hingegen das Wachsthum der Geschwulst und desto maligner pflegt ihr Character zu sein. Die Zellenproduction erfolgt fort und fort, und steigt daher in geometrischer Production; mit der Vermehrung der körperlichen Elemente geht das Wachsthum Hand in Hand. Die am raschesten wachsenden Markschwämme bestehen fast immer bloss aus Zellen oder Kernen ohne alles Gerüste, oder mit sehr sparsamem Gerüste und mit einer flüssigen Intercellularsubstanz. In dieser Beziehung stehen ihnen gewisse Epithelialkrebse, Cholesteatome, Sarcome, aber auch Tuberkel und Eitergeschwülste am nächsten. Daher kommt es zuweilen vor, dass auch jene zuerst genannten gewöhnlich gutartigen Gewächse, besonders aber die Enchondrome ausnahmsweise eine grössere Malignität durch rasches Wachsthum bekunden; dann ist aber die Intercellularsubstanz wenig entwickelt, die Zellen um so zahlreicher und selbst wo es hie und da in sehr rasch wachsenden Geschwülsten zur Verknöcherung, also zur Entwicklung eines weniger vergänglichen Gewebes kommt, wird man doch finden, dass diese Verknöcherung, wie in den sogen. Osteoiden (die wir jedoch beiläufig als besondere Art von den Sarcomen nicht trennen können) nur eine sehr unvollkommene ist, und meistens in blosser Imprägnation von Kalksalzen — Verkalkung — besteht. Die Aehnlichkeit solcher Geschwülste mit den echten Krebsen ist dann auch histologisch nicht unbeträchtlich, wenn auch die wuchernde Zellform den ursprünglichen Character zu wahren pflegt.

2) Mit der raschen Wucherung Hand in Hand geht gewöhnlich die Schrankenlosigkeit der Degeneration. Man hat es von jeher als characteristisch für den Krebs angesehen, dass er ohne Schonung auf die benachbarten Gewebe übergehe, sie in sein Bereich hineinziehe, und so fest wachse oder verwachsen erscheine; es ist dieses Verwachsen mit der Umgebung nichts Anderes als die Folge der Ausbreitung der Degeneration auch auf benachbarte Zellengebiete und erklärt sich leicht aus der Entwicklungsgeschichte, welche die allverbreitete und vielfache Uebergänge zeigende Bindegewebszelle als die indifferente Keimstätte mannigfachster Entartung offenbart. Es verfolgen aber nicht allein die Krebse diesen Weg der Verbreitung, es gilt dies auch von den Sarcomen und Enchondromen, ja von den Fibroiden und Lipomen, besonders wenn sie abweichend von den gewöhnlichen einfach hyperplastischen Formen als degenerative und bösartige Neubildung auftreten. Gewöhnlich freilich ist dies nicht der Fall; gewöhnlich erscheinen sie begrenzt, drängen die Nachbargebilde einfach auseinander und vor sich her und bewahren den Character einfacher Hyperplasien, was namentlich von den letztgenannten Gewächsen zu gelten pflegt. Allemal aber wenn sie sich strahlig auf die Nachbarschaft verbreiten, verwachsen und auch die überliegende Haut mit festlöthen, hat man Ursache ihren Character für verdächtig zu halten. Die sogen. infiltrirten Gewächse, namentlich solche die gleichzeitig sich über verschiedene Gewebe ausbreiten, sind allemal weit mehr zu fürchten, als die rundlich begränzten und leicht verschiebbaren. Die Exstirpation wird hier nur zu oft eine unvollkommene sein; Reste, vielleicht bloss mikroskopische bleiben zurück — und das Recidiv bleibt dann nicht aus.

Dies sind die beiden vorzüglichsten Anhaltspunkte für die Beurtheilung des Characters eines Gewächses, alle anderen sind, so lange man nicht aus dem Erfolge und aus der histologischen Structur weitere Hülfsmittel für die Beurtheilung gewonnen hat, unsicher.

Dahin gehört zunächst die Schmerzhaftigkeit. Es ist ganz unrichtig, wenn man das Vorkommen von Schmerzen in einem Gewächse als Hauptsymptom der Krebse aufgezählt hat, oder gar wenn man aus dem nach der Individualität wechselnden Character der Schmerzen (wie z. B. dem lancinirenden) Folgerungen über seine Bösartigkeit gezogen hat. Wir haben vielfach vollkommen indolente echte Krebse, ja selbst Markschwämme von grosser Ausdehnung und besonderer Bösartigkeit ohne alle lebhafteren Schmerzen sich entwickeln sehen. Andererseits geben ganz gutartige Geschwülste wenn sie sich in der Nähe sensibler Nervenstämme oder auch nur kleiner Verzweigungen entwickeln, oft zu den lebhaftesten Neuralgien Veranlassung, wovon den besten Beweis die kleinen unter dem Namen der Tubercula dolorosa bekannten Neurome liefern. Die Schmerzhaftigkeit ist ferner nicht selten durch entzündliche Degeneration in Geschwülsten veranlasst; die vermehrte Spannung, das raschere Wachsthum bedingt wohl vorzugsweise in solchen Fällen den Schmerz, oder derselbe wird hervorgerufen durch Spannung, Entzündung, Verschwärung der überliegenden Haut und kommt dann selbst den gutartigsten Hyperplasieen (Lipomen, Exostosen) zu. In sofern freilich die Schmerzhaftigkeit Folge raschen Wachsthums ist, wodurch die Theile auseinander gedrängt werden, kann sie die Diagnose des malignen Characters zuweilen bekräftigen. Als Beispiele vollkommen schmerzloser Entwicklung sehr bösartiger Gewächse führe ich folgende Fälle an:

No. 233 [1]). Peter Luhnemann 45jahr. Schneider, Branntweinsäufer; bekam 3 Jahr vor seiner Aufnahme eine Geschwulst des linken Oberkiefers, die nie schmerzhaft den Alveolarfortsatz durchbrach, und in der Dicke eines Taubeneis in die Mundhöhle hineinragte. Wange stark vorgetrieben. Resection des Körpers des Oberkiefers 8. Nov. 1853. Echter weicher grauröthlicher Markschwamm fast ohne Gerust.

No. 239. Frau Agnes Klases, 30 Jahr. Vollkommen schmerzloser vor drei Monaten entstandener Markschwamm des rechten Oberkiefers. Resection 27. April 1852 nach Spaltung der Wange. Nach 2 Monaten kehrte die Frau mit einem kolossalen Recidive zurück. Wange zolldick infiltrirt. Am Gaumen und gegen die Nase zu Alles ein wuchernder Markschwamm. Am Halse harte Drusen. Schmerzen sehr unbedeutend. Heiterkeit und Muth auffallend. Zweite möglichst gründliche Exstirpation. Schon nach 8 Tagen war die Masse in der Narbe der Wange von Neuem entwickelt; ganz schmerzlos. Nochmalige Räumung. Tod 4 Wochen später in der Heimath an Markschwamm der Lungen.

No. 257. Joh. Eilberg, 30 Jahr; Markschwamm des rechten Oberkiefers im Laufe eines halben Jahres bei dem scheinbar völlig gesunden Manne ohne bekannte

[1]) Die Nummern sind die fortlaufenden eines von mir zur besseren Uebersicht angefertigten, hier aber des Raumes wegen nicht mitgetheilten, Verzeichnisses der sammtlichen statistisch verarbeiteten Beobachtungen, welche in zwei Categorien nach dem Geschlechte und nach dem Character der Neubildungen geordnet sind.

Ursache entstanden; stets schmerzlos, von solchem Umfange dass ein namhafter Operateur die Operation verweigerte. 14. Aug. 1855 wurde von mir der ganze Oberkiefer nach Spaltung der Wange neben der Nase mit der Stichsäge resecirt. Heilung der Wunde per primam intent. Echter weissgrauer gerüstearmer Markschwamm.

Diese Beispiele könnte ich leicht vermehren. Ich führe dagegen einige Fälle gutartiger hingegen schmerzhafter Afterproducte an:

No. 479. Dumont 38jähr. Schiffer. Seit 21 Jahren in Folge wiederholter Stösse gegen das Schienbein auf der vorderen Seite desselben bestehende gefässreiche Geschwulst, die seit einem halben Jahre sehr schmerzhaft geworden, sich nach der Amputation 28. Oct. 1853 als einfaches bloss im Perioste wurzelndes Sarkom erwies und bis jetzt, 4 Jahre später, nicht recidivirte.

No. 582. Louise Leeke 15 Jahr. Enchondrom zwischen den Muskeln der Zunge, wallnussgross, seit 8 Jahren bestehend; schmerzhafte Stiche veranlassend. Exstirpirt, 11. Oct. 1854 ohne Recidiv seit 5 Jahren.

No. 402. Anton Knippschild 23 Jahr, seit drei Jahren zu der Grösse eines Kinderkopfes unter Schmerzen angewachsene weiche Bindegewebsgeschwulst des Unterkiefers mit Kalkablagerung. Resection der Mandibula 27. Febr. 1853. Ohne Recidiv 4 Jahre später.

Dasselbe gilt von der Erweichung, welche die Alten als characteristisch den bösartigen Gewächsen — Krebsen im weiteren Sinne — vindicirten. Dieselbe ist entweder nur die Folge rascherer Zellenproduction und der Entwicklung einer bloss flüssigen Intercellularsubstanz, oder die Zellenproduction nimmt abermals einen degenerativen Character an und aus den neugebildeten Zellen entstehen durch erneute Zeugung Eiterkörper (Vereiterung, entzündliche Erweichung); oder endlich es erstreckt sich über ein grösseres Gebiet der neugebildeten Gewebsmasse eine rasch um sich greifende fettige Degeneration — (Verjauchung); die Verschrumpfung (Tuberculisirung) ist gewöhnlich nicht mit Erweichung verbunden. Je grösser eine Geschwulst geworden ist, desto unregelmässiger wird die Ernährung in ihr Statt finden, desto eher wird man solche Vorgänge in ihr entstehen sehen. Und so zeigen denn in der That grosse Uterinfibroide, grosse Enchondrome, grosse Sarkome so gut wie echte Krebse solche Erweichung. Diese kommt aber auch manchmal in kleineren solchen Gewächsen zu Stande, ja führt zuweilen zur spontanen Heilung (s. u.) und ist daher kein absolutes Criterium der Bösartigkeit. Somit bleibt uns endlich als Anhaltspunkt für die Diagnose: die Bestimmung der anatomischen Structur und der Verlauf; beide vorzugsweise erst nach der Operation zu erweisen. In richtiger Erkenntniss der Wichtigkeit der histologischen Bedeutung eines Gewächses hat man sich Mühe gegeben, dieselbe vor der Operation zu bestimmen, und da der einzige ganz sichere Weg die mikroskopische Untersuchung ist, hat man in neuerer Zeit in einem grösseren Maasse die Explorativpunction geübt.

Wir können nicht nachdrücklich genug vor dem Missbrauche der Explorativpunction warnen; dieselbe ist nur dann gestattet, wenn man unmittelbar nach ihr zur Operation schreiten will. In solchem Falle leistet aber ein explorativer Einschnitt, den man sogleich mit dem Operationsplane in Verbindung bringen kann, mehr und besseres, als die blosse Punction. Es ist gründlich verkehrt, eine Geschwulst zur Befriedigung der Neugier anzustechen. Die Verwundung bildet eines der kräftigsten Mittel, um die rasche Wucherung anzufachen, und wenn man den Kranken nach einer solchen Punction nach Hause schickt, wird man in der Regel Unheil daraus entstehen sehen. Die neuere Litteratur [1]), namentlich die englische bietet bereits zahlreiche Beispiele von rasch nach solchen Punctionen angewachsenen Geschwülsten; indess möchte es nicht überflüssig sein, hier dieselben durch einige aus unserer Erfahrung zu vermehren, um dem Unfuge, der mit der Punction getrieben wird, auch unsererseits steuern zu helfen.

No. 256. Ein 48jähriger Bäcker Jülicher aus Bonn, hatte seit 7 Jahren eine bis zur Grösse eines Kindskopfes angewachsene freibewegliche Geschwulst unter der Haut im oberen Drittel des linken Oberschenkels. Im Anfange des Jahres 1855 entstand langsam und unter anfangs unbedeutenden ziehenden Schmerzen eine Geschwulst unmittelbar unterhalb des rechten Knies, die der herbeigerufene Arzt für eine Periostitis hielt und mit Monate lang fortgesetzten Cataplasmen tractirte; danach erst stellten sich heftige schlafraubende Schmerzen ein. Die Geschwulst wuchs, erreichte die Hälfte, endlich das obere Drittel des Oberschenkels und mehr als den doppelten Umfang desselben; sie umgab den Knochen ganz gleichmässig, war höckerig, stellenweise fluctuirend; die Haut geröthet, die subcutanen Venen sehr entwickelt. Da dem Manne nicht weniger als vier Aerzte erklärt hatten, die Geschwulst enthalte Eiter, so konnte er sich zu der ihm als einzig möglichen Weg zur Rettung von Herrn Gehr. Wutzer vorgeschlagenen Amputation nicht entschliessen. Er suchte in einer benachbarten Stadt Hülfe. Man machte dort eine Explorativpunction, erklärte rund heraus die Krankheit sei sehr bösartig, das Abnehmen könne nichts nützen und schickte den Unglücklichen nach Hause. Der Schenkel schwoll aber sofort danach um sein dreifaches Volum an, die Geschwulst erreichte die Leistenfalte, brach auf und kaum drei Wochen nach der Punction war der Mann eine Leiche. Die vollständige Section wurde uns nicht gestattet; doch konnten wir die Geschwulste etwas näher unter-

[1]) Vgl. Henrich in Rust's Magazin Bd. LIII. 2, sowie auch Schuh, Pathol. und Therapie der Pseudoplasmen. Wien 1854. S. 387.

suchen: die des linken Oberschenkels war ein faserreiches Lipom und lag im subcutanen Zellgewebe. Die des rechten Oberschenkels ging vom Perioste aus; der Knochen darunter war zwar rauh, aber hart und solide, nirgends durchbrochen. Aechter theilweise kasig metamorphosirter, stellenweise blutreicher, eine colossale Erweichungshöhle umschliessender Markschwamm.

No. 266. Carl Schauer 36 Jahr, Nagelschmied, erhielt in seinem 13. Jahre einen Schlag gegen den linken Hoden, der jedoch ohne Folgen blieb. Als er vor 1853 ein Anwachsen des Hodens bemerkte wandte er sich an einen Arzt, der die Punction machte, jedoch nur wenig Blut entleerte, wonach der Hode rasch wuchs bis zu der Grosse eines Schwaneneies. Hart, ganz gleichförmig, oberflächlich fluctuirend, Venen ausgedehnt. Inguinaldrusen beider Seiten angeschwollen. Exstirpation des Hodens. Heilung. Die Untersuchung ergab theilweise kasig metamorphosirten Markschwamm mit derbem faserreichen Gerüste. 1859 starb Patient an Recidiv, welches sich bald im andern Hoden und in den Drüsen besonders auch hinter dem Peritonaeum entwickelt hatte.

Am 25. Januar 1859 exstirpirte ich im hiesigen evangelischen Krankenhause den linken Hoden eines 11monatlichen Knaben. Derselbe hatte von Geburt an die doppelte Grösse gezeigt, war sehr langsam bis zur Grosse eines Taubeneies angewachsen, und veranlasste die Eltern einen renommirten Chirurgen zu consultiren. Derselbe stach die Geschwulst an, ohne etwas anderes als einige Tropfen schleimige Flussigkeit zu entleeren. Danach wurde der Hode roth, schmerzhaft, erreichte in wenigen Wochen die Grosse eines Ganseeies, so dass die besorgten Eltern sich an mich wandten. Ich rieth zur sofortigen Exstirpation nach welcher vollkommene Heilung eintrat. Die Untersuchung ergab theilweise verknöchertes pigmentreiches Enchondrom des Hodens, welches innerhalb der ausgedehnten Albuginea theilweise eitrig degenerirt war, so dass eine Abscesshohle, die ein Wasserglas voll Eiter enthielt, die noch nicht zerfallene Partie umschloss. Vgl. Tafel VI. Fig. 10.

Die angeführten Beispiele mögen genügen, um die häufig sehr schädliche Wirkung der Explorativpunction zu erläutern; ich könnte sie leicht vermehren. Die Untersuchung solcher Afterproducte zeigt dann, dass meistens eine Eiterung entsteht, welche die Ursache der Volumszunahme bildet, und höchstens bei gutartigen Geschwülsten als ein günstiges Ereigniss angesehen werden kann, während sie bei zellenreichen Markschwämmen wahrlich die Kräfte des Kranken in bedenklicher Art mitnimmt und zudem wie jede Vermehrung der flüssigen Elemente secundäre Bildungen begünstigt. Will man die Punction zur Sicherung der Diagnose benutzen, so muss man mindestens schon zur Operation entschlossen sein und sofort zu ihr schreiten. Ein Explorationsschnitt der dem Plane der Operation angepasst ist, würde nicht selten vorzuziehen sein. Denn die Explorativpunction giebt auch zuweilen Resultate, welche zu unrichtigen Schlüssen veranlassen.

Eine einfache Insectennadel so gut wie eine Sonde à panaris, oder eine gefurchte Explorating needle oder ein schmales Bistouri, ja selbst feine Troikarts wie auch der beste, der Wintrich'sche, entleeren zuweilen Flüssigkeiten nicht, indem sich Fett vorlegt und der Flüssigkeit den Weg versperrt. Ich habe gesehen, dass man eine Geschwulst am Halse, von der es zweifelhaft erschien ob sie ein Lipom oder ein Abscess sei, anstach, ohne Eiter zu entleeren. Es sollte daher die Exstirpation des vermeintlichen Lipoms gemacht werden; allein über Nacht hatte die Geschwulst das doppelte Volum bekommen und wenige Tage danach brach sie auf und entleerte eine enorme Quantität Eiter; die Geschwulst war nichts als ein Abscess gewesen.

Abscesse sind es namentlich, die sehr leicht zu Irrthümern führen; besonders wenn sie tief im Gewebe liegen, und sogen. abgekapselte Abscesse sind. Ich mache hier namentlich auf eigenthümliche intermusculäre Abscesse der Zunge aufmerksam, deren mir nicht weniger als vier vorgekommen sind.

Der erste Fall betraf einen practischen Arzt, der durch eine seit einigen Wochen entstandene harte haselnussgrosse Geschwulst im Zungengrunde sehr beunruhigt war, weil er lancinirende Stiche in ihr verspürte. Man hatte sich angeschickt den vermeintlichen Skirrh zu exstirpiren und war nicht wenig überrascht, als beim Einstiche Eiter ausfloss. Ein zweiter Fall betraf einen 24jährigen Schuhmacher und führte mich ebenfalls irre, indem ich die harte, tiefliegende und nicht fluctuirende ganz runde Geschwulst fur ein Atherom hielt, und zu exstirpiren mich anschickte. In zwei anderen Fallen (bei einem Studenten und bei einem 30jahrigen Schreiner) konnte ich durch die Erfahrung belehrt die Patienten uber den Gegenstand ihrer Besorgniss beruhigen, indem ich dieselben einfach spaltete, wonach sie rasch heilten.

So lange man eine Geschwulst nicht zur anatomischen Untersuchung vor sich hat, werden die Hauptanhaltspuncte zur Beurtheilung ihrer Beschaffenheit die Untersuchung durch Gesicht und Gefühl geben; dass die Anamnese aber keineswegs von untergeordneter Bedeutung ist, geht aus unseren obigen Bemerkungen über das Wachsthum der Geschwülste hervor.

Die Untersuchung durch das Gesicht giebt natürlich nur Aufschluss bei denjenigen Geschwülsten, welche in der Haut selbst wurzeln; bei solchen die in der Tiefe entstanden, allmählich gegen die Haut hervorwachsen, kann das Ansehen wenig entscheiden. Man hat grosses Gewicht gelegt auf die Anschwellung der eine Geschwulst umgebenden Venen und sie für ein characteristisches Zeichen bösartiger Geschwülste namentlich der Skirrhen und Markschwämme gehalten. Die subcutanen Venen schwellen aber sofort an, wenn durch Druck auf die tiefer gelegenen Stauungen entstehen, oder wenn eine Geschwulst irgend welcher Art von der Tiefe aus gegen die Oberfläche gewachsen, die subcutanen Venen direct comprimirt. Es hat also diese Erscheinung mit der Benignität oder Malignität als solcher gar nichts zu schaffen; ich habe sehr ausgedehnte Venenanschwellungen bei Enchondromen, bei Lipomen, bei Fibroiden gesehen, die Jahre lang bestanden und in keiner Weise als bösartig sich manifestirten. Im Gegentheil, je länger eine Geschwulst besteht, desto ausgebildeter sind in der Regel vicariirende Gefässanastomosen (Vgl. auch Stanley, diseases of the bones. Lond. 1849. p. 197).

Die sichtbaren Gefässverzweigungen sind neben den physiologischen Eigenschaften cavernöser Gefässschwämme, welche unter allen Einflüssen, die den Blutdruck erhöhen, anschwellen, die ihn mindern, abnehmen, vorzügliche Mittel zur Erkenntniss cutaner Teleangiectasien. Bei den subcutanen muss das Gefühl über die Ausdehnung der Geschwulst weitere Auskunft geben. Ebenso sind die papillären Wucherungen characteristisch für Warzen, Condylome, Epithelialkrebse; die Unterscheidung ist oft vor der mikroskopischen Untersuchung schwierig, aber bis zu einem gewissen Grade möglich. Die Condylome, diese sich baumartig verzweigenden papillären Formen, hält wohl heutzutage kein pathologisch anatomisch gebildeter Chirurg mehr für ein ausschliessliches Ornat der Syphilis; es war ein müssiger Streit der Syphilidologen, ob man spitze Condylome bloss bei Syphilis oder auch bei Gonorrhoe finde; die platte oder flache Form, die Plaques muqueuses sind allerdings der Syphilis ausschliesslich eigene feuchte Warzen. Die wuchernden spitzen kommen aber bei sehr verschiedenen Arten von Hautirritation vor: wir sahen sie ausser bei Gonorrhoe und Syphilis bei heilenden scrophulösen Geschwüren, bei Lupus, bei Elephantiasis oft sehr ausgebreitet; die Frage nach der Constitution nützt also hier wenig. Der Sitz ist einigermaassen leitend, aber kann zwischen dem Papillome und dem Epithelialkrebse nicht allemal entscheiden. Und dennoch halten wir die Diagnose — selbst abgesehen vom Verlaufe, der Dauer, der Ausdehnung des Leidens — für möglich, und Irrthümer, wie sie oft vorgekommen, nur an zwei Stellen, der Glans penis nämlich und dem Os uteri für verzeihlich. Das Wesen des Epithelialkrebses besteht bekanntlich nicht in den papillären Wucherungen; sie sind oft sehr ausgedehnt, oft sehr untergeordnet bei ihm, fehlen selbst bei der fressenden flachen Form, die übrigens höchstens mit exulcerirtem Skirrh verwechselt werden könnte. Das Cancroid unterscheidet sich besonders durch die Neubildung von (meist kuglig sich anordnenden) Epithelialzellen im Mitten der unter der Haut gelegenen gesunden Gewebe, denen sonst das Epithel fern steht, durch Wucherung der Bindegewebszellen, aus welchen die Epithelialzellen hervorgehen. Diese unter den wuchernden Papillen wuchernde Zellenneubildung veranlasst eine leicht fühlbare Härte des Grundes und der Umgebung des Cancroids, welche dem einfachen Papillom und dem wuchernden Condylom ganz abgeht und nur der einen aber gleichfalls bösartigen Form des nach innen wuchernden Papilloms noch zukommt. Nun ist es allerdings bei der eigenthümlichen knorpelartigen Härte der Eichel und des Muttermundes möglich, diese Induration des Bodens eines mit wuchernden Papillen bedeckten Epithelialkrebses deutlich wahrzunehmen, aber es ist bei wuchernden Condylomen oft schwer sich zu überzeugen dass sie fehlt. In zweifelhaften Fällen wäre übrigens mit der blossen Excision der Papillen beim Epithelialkrebse weniger geschadet, als mit der Amputation einer bloss von Condylomen bedeckten Eichel. Ein zweites sehr sicheres und nur den bösen Papillomen und den Cancroiden zukommendes Merkmal ist die Spaltung der papillären Excrescenzen bis tief unter das Niveau der Haut, was immer auf eine Zerstörung des Mutterbodens schliessen lässt.

Durch das Gesicht zu erkennen sind oft auch die Atherome, die Haut über ihnen ist oft sehr dünn; dann scheint das Atherom als weisse kuglige runde sehr glatte Geschwulst durch, die wie ein aus Wachs bestehender Knoten sich ansieht; flüssigen Inhalt zeigende Balggeschwülste haben nie diese helle Farbe.

Markschwämme die in der Haut liegen sind neben ihrer gewöhnlich hügeligen ungleichen Oberfläche oft von ähnlichem Ansehen und zeigen häufig sehr feine zarte Gefässramificationen in der sehr verdünnten und bis auf das überliegende Epithel vollständig in der Zellenwucherung aufgegangenen Haut.

Liegen die Geschwülste unter der Haut, so muss die Untersuchung durch das Gefühl vorzugsweise die anamnestischen Momente behufs der Diagnose in das rechte Licht stellen. Die erste Frage wird sein, ist das Gewächs beweglich oder sitzt es fest? Ist letzteres der Fall und geht dasselbe von einem Knochen aus, so wird doch die Beweglichkeit der Weichtheile über ihm geprüft werden können und dann spricht eine Verwachsung mit den Nachbartheilen, mangelhafte Umschriebenheit und Verschiebbarkeit der Geschwulst für die Bösartigkeit. Daher sind denn auch meistens Balggeschwülste, Lipome, Fibroide verschiebbar, Markschwämme, Skirrhen, Epithelialkrebse mit der Umgebung verlöthet. Sicheres Zeichen ist dies nicht; erst das Messer giebt genaueren Aufschluss über das Verhalten zur Umgebung, sowohl bei der Operation als der anatomischen Untersuchung.

Härte kommt allen derberen Gewächsen zu. Ist die Geschwulst knochenhart, so besteht sie aus Knochen oder einer Cyste mit Knochenwänden wenn sich die Härte überall auf der Oberfläche findet; sind weiche Partieen zwischen den harten, so kann ein Enchondrom (porcellanartiges Aussehen), ein Fibroid, ein Sarkom (Osteoid, Myeloid), ein Markschwamm mit knöchernem Gerüste versehen sein. Alle diese Geschwülste haben, wenn sie unter dem Perioste, sei es zwischen ihm und dem Knochen oder aus dem letzteren entsprungen sind, nicht selten eine dünne Knochenschale, die sich oft unter krepitirendem Geräusche eindrücken lässt: sie ist weder dem Enchondrome noch den Knochencysten (Dupuytren) eigenthümlich, wenn sie auch namentlich bei jenem sehr oft vorkommt.

Elastische Härte kommt den Enchondromen, den Fibroiden, den Skirrhen, den Markschwämmen zu; sie allein entscheidet wenig, zumal sowohl die ersten wie die letzten nicht selten harte und weichere Stellen neben einander zeigen. Sarkome sind nur dann hart, wenn sie verknöchern und theilweise osteoides Gewebe zeigen.

Elastische Weichheit ist eigen den Markschwämmen, Sarkomen und Lipomen; bei den ersteren ist sie ungleichmässig; die Sarkome sind meist höckerig aber gleichmässig; die Lipome dabei glatt, gewöhnlich mit runden Formen und gleiten gewissermaassen unter den Fingern. Eigentlich compressibel, so dass sich die ganze Geschwulst verkleinern lässt, sind nur Gefässgeschwülste.

Weichheit bis zur Fluctuation findet sich bei Lipomen, Markschwämmen, Abscessen und Cysten; in der genannten Reihenfolge gewinnt die Fluctuation an Bedeutsamkeit. Bei den Lipomen, besonders bei denen die in dem laxen Bindegewebe des Halses wurzeln, ist sie oft trügerisch, wie der schon oben erzählte Fall unter andern beweist; die Verschiebbarkeit dieser Lipome und ihre Glätte sind nur in der Diagnose hülfreich, wo das Lipom sich nicht traubig verzweigt, sondern umschrieben ist. Markschwämme, besonders des Hodens, zeigen nicht selten so deutliche Fluctuation, dass von einer bloss täuschenden Aehnlichkeit mit Fluctuation nicht mehr die Rede sein kann. Da sie zuweilen ebenso schnell entstehen wie Abscesse, so wird nur die Ungleichheit der Oberfläche für Markschwamm entscheiden, wenn andere Zeichen fehlen. Wo der Fungus nicht von einer so derben Membran wie die Albuginea ist, umschlossen wird, ist er gewöhnlich höckerig und von ungleicher Consistenz. Cysten sind gewöhnlich von langsamem Verlaufe, grössester Umschriebenheit und daher am ehesten zu diagnosticiren.

Weiche Geschwülste zeigen nicht selten Pulsation und Gefässgeräusche. Aus der Anwesenheit derselben darf nie allein auf Aneurisma geschlossen werden; schon Stanley hat aus seiner reichen Erfahrung gezeigt, dass sowohl die Nachbarschaft einer grossen Arterie als die Anwesenheit grosser und ausgedehnter Gefässäste in der Geschwulst beide herbeiführen können; ja dass solche Geschwülste alle characteristischen Eigenthümlichkeiten von Aneurismen zeigten: Compression des arteriellen Stammes oberhalb bedingt Aufhören der Pulsation, Minderung des Umfangs; Compression unterhalb bewirkt auch bei solchen Geschwülsten das Gegentheil; die Geschwülste lassen sich selbst comprimiren und gewähren beim Nachlasse der Compression dem aufgelegten Finger das Gefühl des Einströmens des Blutes. Auch die Geräusche sind die nämlichen wie in Aneurismen. Ich halte die Diagnose in solchen Fällen für vollkommen unmöglich; in der That sind den grössten Chirurgen Irrthümer dieser Art begegnet.

No. 243 Ein merkwürdiger hierher gehöriger Fall wurde schon oben von mir (S. 31) angeführt Der Kranke (37 Jahr alt) hatte vor einigen Wochen an Bluthusten und allgemeiner Wassersucht gelitten, die jedoch auf den Gebrauch von Digitalis bald wieder verschwand; seit einem halben Jahre hatte er eine fast schmerzlose Anschwellung der rechten Hinterbacke bemerkt. Bei seiner Aufnahme hatte dieselbe das Doppelte des normalen Umfanges, zeigte ausgedehnte varicose Hautvenen, fühlte sich elastisch und stark pulsirend an, liess sich durch Druck etwas verkleinern, und eine Temperaturerhöhung um 3 Grad wahrnehmen. Ueberall hörte man in ihr ein deutliches starkes pulsirendes, einer entfernten Sägemühle vergleichbares Geräusch, welches mit dem Arterienpulse isochron war und auch vom Unterleibe aus noch wahrgenommen werden konnte. Die Untersuchung per anum liess nur die starke Art. pudenda und ein grosses Gefäss - - den Stamm der Art. ischiadica, keine Geschwulst im Becken erreichen. Allgemein diagnosticirte man ein Aneurisma der Glutaea. Am 26. Mai 1834 wurde deshalb die Hypogastrica unterbunden. Leider starb der Kranke einige Stunden nach der Operation. Die Untersuchung der Geschwulst ergab aber eine beträchtliche Ausdehnung der Arterien und besonders der Venen vom Stamme der ischiadischen Gefässe aus. Das mittlere Bündel des Musc. glutaeus maximus war der Sitz einer cavernösen Teleangiectasie, an welcher sich in gleicher Weise die Arterien und Venen betheiligten und in deren Interstitien ein weicher, bloss aus runden Zellen bestehender Markschwamm sich gebildet hatte (s. Taf. VI. Fig. 1); Markschwammmasse, Zellen, Zellenkerne und fettiger Detritus erfüllte (s. Taf. VII. Fig 2) auch reich mit Blut gemischt zahlreiche hohlenartige mit den varicösen Gefässen in Verbindung stehende Räume. Die Venenwandungen waren zum Theil ganz fungös degenerirt, und bildeten nach innen gegen das Lumen hin hügelige Hervorragungen, die mit ganz lockerer, weicher Oberfläche in die Venen hineinsahen. Das Blut dieser Venen war eine röthliche breiige Masse, die ausser Blutkörperchen zahlreiche grosse runde Markschwammzellen enthielt. Aehnliche Zellen zeigte das Blut der Vena cava. Die mesenterialen nnd die retroperitonaalen Drüsen waren in grosse Markschwammknoten verwandelt. Die Lungen mit erbsen- bis haselnussgrossen Markschwammknoten übersät. Im Gehirn ein grosser apoplectischer Heerd umgeben von vielen kleineren. Mehrere Markschwammknoten im Gehirn.

Als Zeichen der Malignität hat man ferner Gewicht gelegt auf die Anschwellung benachbarter Drüsen. Es ist wahr, dass solche besonders wenn die Drüsen sich hart anfühlen, ein Gewächs verdächtigen. Man wird sich aber erinnern müssen, dass so gut wie auch Reize aller Art solche Anschwellungen bedingen können (z. B. chronische Fussgeschwüre), diese zuweilen bei ganz gutartigen Afterproducten vorkommen, und ferner besonders bei gleichzeitig scrophulösen Individuen nicht selten in gar keinem Zusammenhange mit einer Geschwulst zu stehen brauchen.

Endlich hat man ein grosses Gewicht gelegt auf die Constitution der Patienten und namentlich Krebskranken ein kachectisches Ansehen vindicirt. Das Aussehen der Kranken hat allein einen gewissen diagnostischen Werth bei der Tuberculose, besonders wenn man den ganzen Habitus des Kranken und die Function seiner Lungen berücksichtigt. Man beachte dabei jedoch, dass es Fälle sehr ausgebildeter Knochentuberculose giebt, in denen jede Spur von Lungenleiden fehlt, wie wir denn noch neuerlichst eine solche Section bei einem jungen in der chirurgischen Klinik verstorbenen Manne zu machen hatten. Wenn ferner zuweilen Krebskranke ein kachectisches Ansehen zeigen, so scheint auch dies mehr auf Rechnung gleichzeitiger Lungen- oder Magenaffection zu kommen, denn auf die Anwesenheit des Gewächses selbst. Wir haben Kranke von herkulischem Baue und blühendster Gesichtsfarbe bei beiden Geschlechtern an den bösartigsten Krebsformen zu Grunde gehen sehen.

Hat man die herausgeschnittene Geschwulst vor sich, so kann ein geübtes Auge aus dem Ansehen derselben auf der Schnittfläche eine richtige Bestimmung der Natur des Gewächses aus dem Ansehen seines Gewebes, selbst vor der mikroskopischen Analyse treffen; Durchschnitte sind dabei am instructivsten, weil man dabei zugleich gewöhnlich die Ausgangspunkte der Erkrankung trifft. Langjährige Uebung hat mich zu folgenden Ergebnissen geführt:

Die Schnittfläche von Lipomen zeigt die gross- oder kleinlappige Anordnung, welche auch die Oberfläche erkennen lässt. Das Fett wird getragen von einem blassen weisslichen Fasergerüste in dem auch die Gefässe verlaufen, und welches sich vielfach in grösseren oder kleineren Maschenräumen verschlingt. Grösserer Reichthum an Fasergewebe ist seltener (Steatom mancher neueren Autoren nicht gleich dem Steatom der älteren). Dann liegt gewöhnlich das Fett in traubenartigen Massen zwischen dem weissen sehnigen Fasergerüste. Das Fett selbst ist gewöhnlich gelb-röthlich, seltner fast orangefarben (wie im Panniculus alter Leute) in den faserreichen derben Lipomen. In recht grosslappigen ist es oft ganz gelb. Dabei glänzt es deutlich und lässt nicht selten für das blosse Auge in Form ganz kleiner glänzender Pünktchen die einzelnen (mikroskopischen) Fettzellen wahrnehmen. Mit dem Messer lässt sich das Fett abstreichen und das Gerüste darstellen.

Schleimgeschwülste (Myxome) und Zellgewebsgeschwülste zeigen eine graue feste Gallerte oder Sulze letztere auch speckähnliche Schnittfläche, in der sich einzelne sich mannichfach kreuzende Faserzüge erkennen lassen. Die schleimige Zwischensubstanz lässt sich mit dem Messer abkratzen, und stellt dann eine synoviaähnliche Flüssigkeit dar. Legt man ein Myxom in Spiritus so verliert es, wie auch die lockere Bindegewebsgeschwulst schon in wenigen Tagen sehr an Umfang durch Wasserentziehung, ebenso wie es auf ein Minimum durch blosses Eintrocknen reducirt wird. Lange in Spiritus aufbewahrte Myxome gleichen vollkommen den Fibroiden, weil die gallertige Grundsubstanz zwischen der sie durchziehenden derberen ganz verschwindet.

Fibroide erscheinen auf der Schnittfläche bald sehnig glänzend und weiss, bald sind sie derb, hellem Fleische ähnlich; nur zeigen sie deutlich Faserzüge, die bei vielen (namentlich den Uterinfibroiden) kuglich angeordnete Faserzüge umschliessen. Bei dem faserigen Gerüste, welches manche Sarkome und Markschwämme sowie Skirrhen durchzieht, muss man sich in Acht nehmen, nicht ein solides Fasergewebe mit entwickelter faseriger Intercellularsubstanz mit blossem aus spindelförmigen nebeneinander gereihten Zellen bestehendem Faserzellengewebe zu verwechseln. Hier entscheidet nur die mikroskopische Untersuchung.

Enchondrome zeigen in der Regel opal- oder porcellanähnlichen milchweissen Knorpel, vollkommen vom Ansehen des Gelenkknorpels, der nach dem mineralogischen Terminus nierenförmig angeordnet, gewöhnlich von einem Gefässe tragenden Bindegewebe nicht selten von spongiösem Knochen oder bloss verkalkten Partien durchzogen ist. Wo man bläulich milchfarbige festere elastische Massen in Geschwülsten sieht, darf man Knorpel voraussetzen. Aber Knorpelgewebe sieht zuweilen auch vollkommen glasigem Schleime ähnlich, oder ist selbst hirnmarkähnlich, weisslich, röthlich wie Aprikosenfleisch; doch kommen solche Abweichungen gewöhnlich nur in den Formen vor, bei welchen die Grundsubstanz zwischen den Zellen wenig entwickelt ist, die sich also den Sarkomen und Markschwämmen nähern.

Knöcherne Geschwülste sind entweder elfenbeinartig

oder fester Knochenrinde gleich, dann meist auch nierenförmig oder pilzähnlich gebaut, oder sie bestehen aus spongiösem Knochen, der sich in seinem Ansehen in keiner Weise von dem Ansehen des Durchschnittes eines spongiösen Knochens, z. B. eines Fusswurzelknochens unterscheidet. In dieser Art kommt Knochengewebe auch in andern Geschwülsten vor. Bloss verkreidete, d. h. mit Kalk imprägnirte Stellen von Geschwülsten kann man bei einiger Uebung mit verknöcherten nicht verwechseln. Die ersteren zeigen eine krümelige zuweilen freilich auch festere aber dann schollige Masse, oft mehr weisslich kreideartig, oft gelblich, unter dem Messer knirschend und zerschneidbar, während die festerer Knochen die Anwendung der Säge fordert. In einzelnen Fällen sieht man solche versteinerte Massen Necrose des zwischenliegenden Gewebes erregen, durch Eiterung sich isoliren und so zum Aufbruche Anlass geben. Solche Sequester sehen dann selbst ganz schwarz aus.

Gefässgeschwülste, Teleangiektasieen sind auf dem Schnitte leicht zu erkennen, da sie vollkommen das Ansehen eines durchschnittenen Corpus cavernosum darbieten.

Schwierig ist die Unterscheidung von Sarkomen und Markschwämmen, doch sind erstere gewöhnlich fester, mehr aprikosenfleischähnlich, letztere mehr grauer oder weisser Hirnsubstanz vergleichbar; bei ersteren erhält man gewöhnlich einen klareren Saft, bei letzteren einen dickeren trüben Brei beim Auskratzen der Schnittfläche mit dem Messer. Doch giebt es Formen die nur das Mikroskop unterscheidet, besonders die sehr rasch anwachsenden Sarkome drüsiger Organe, die von gleicher pathologischer Dignität oder Malignität mit den bösesten Markschwämmen sind, gleichen den letzteren oft bis auf die Form der sie zusammensetzenden Zellengebilde, welche bei den Sarkomen spindelförmig bei den Markschwämmen rund sind. Bei beiden ist dann das tragende Gerüst sehr wenig entwickelt. Leichter erkennt man die Skirrhen an der grauröthlichen von alveolär angeordneten scheinbaren oder wahren Faserzügen, die in ersterem Falle bloss aus Spindelzellen bestehen, durchzogenen weicheren Masse, welche die Alveolen einnimmt und oft hie und da in Form gelblicher Würstchen (reticulirter fettig degenerirter Skirrh — keine besondere Art) sich ausdrücken lässt.

Das gallertige Sarkom sieht auf der Schnittfläche etwa aus wie Stachelbeerengelée und zeigt traubige alveoläre Anordnung.

Nicht schwierig ist die Erkenntniss myeloider Sarkome, die meistens als Epulis aber auch in andern Knochen als den Kiefern, zuweilen selbst in Muskeln (Billroth) vorkommen. Die Schnittfläche ist bräunlich und zeigt das Ansehen fötalen Knochenmarkes oder fötaler Leber, oft ist sie gelblich gefleckt, durch fettreichere Partien.

Gutartige Papillome zeigen die zapfenartigen weisslichen in der Mitte ein feines rothes Gefäss bergenden oder verästelten Excrescenzen der Papillen bloss über die Oberfläche eines gesunden Haut- oder Schleimhautstücks (z. B. der Blase) hervorragend; bei bösartigen geht die Zapfenbildung und Spaltung unter das Niveau hinab. So findet man es auch bei den Epithelialkrebsen; bei ihnen steht aber die Zapfenbildung, die selbst bei den flachen fressenden Epithelialkrebsen ganz fehlt, auf einem für das Cancroid characteristischen am Schnitte weisslichen oder selbst ganz weissen (dann talgähnlichen) Grunde; dieser zeigt rundliche Nester mit weissen Körnchen bis zu Linsengrösse; und solche rundliche oft kaum punktförmige weissliche Knötchen sind gewöhnlich auch in dem umgebenden Gewebe eingestreut — die Nester wuchernder Neubildung, oft weithin über die sichtbaren Gränzen mit dem Mikroskope erweisbar. Manche Epithelialkrebse sind von grossen wuchernden Zapfen überwachsen; manche von kleinen derben und darüber von hornähnlicher Kruste bedeckt, manchen endlich fehlen die Zapfen ganz. Erstere sind gewöhnlich gefässreich daher mehr röthlich (rascher zerstörend), die anderen saftleer oft trocken (weniger bösartig). Eine käsige schollige Masse lässt sich mit dem Messer abschaben.

Die Schnittfläche des Atheroms und Cholesteatoms gleicht ganz jener trockener Cancroide, aber das Atherom ist von einer oft ganz hornartigen, zuweilen auch nur dünnen Haut kugelförmig abgeschlossen; das Cholesteatom ist ausstrahlend mit Fortsätzen versehen. Jenes sieht manchmal aus wie ein Hühnerauge auf dem Durchschnitt; oder die Epithelialzellen welche dasselbe constituiren sind mit Cholestearinkrystallen untermengt: perlmutterähnliches Ansehen; oder endlich sie schwimmen in schollige Massen geballt in einer fettigen emulsiven Flüssigkeit — Grützgeschwulst.

Diese weissem Käse ähnliche atheromatöse Masse darf nicht mit der gelblich-käsigen Masse, die aus tuberculisirtem verschrumpften Gewebe abstammt, verwechselt werden. Die Tuberculisirung einzelner Gewebspartien ist nicht bloss dem Tuberkel eigen, sie findet sich auch besonders in rasch gewachsenen unregelmässig ernährten Gewächsen (Markschwämmen, Sarkomen, Enchondromen, Fibroiden, selbst in Cysten). Cysten sind bald einfach, bald zusammengesetzt; ihr Inhalt ist flüssighell serös, dunkel syrupartig (Meliceris) durch Beimengung von Blutpigment; eitrig, blutig oder endlich nach Resorption der flüssigen Antheile des Bluts und körnigem Zerfall des zurückbleibenden Faserstoffs grumös gelbkäsig. Die Cystenwand zeigt eine derbe oder lockere oft sehr zarte Bindegewebshaut; bei zusammengesetzten Cysten oft knorpelige Scheidewände. Zusammengesetzte Cystengeschwülste kommen in der mannigfachsten Art vor; sie sind am Häufigsten zufällige Einschiebsel in complicirten Gewächsen.

Die eigentliche diagnostische Feststellung der Structur eines Gewächses kann nun schliesslich nur die mikroskopische Untersuchung liefern, auf die ich hier nicht näher eingehe, weil mich diese lediglich pathologisch anatomische Frage zu weit abführen würde von dem hier festzuhaltenden practischen Standpunkte. Auch muss man sich schliesslich wohl hüten aus diesem Befunde ein sicheres prognostisches Urtheil abzuleiten. Die Benignität oder Malignität ergiebt sich erst aus dem Erfolge. Mag dieser sein welcher er will, so darf er doch nicht dazu führen, die einzig maassgebende anatomische Diagnose zu modificiren. Ein Gewächs hört darum nicht auf ein Krebs oder ein Cancroid zu sein, weil es ausnahmsweise nicht recidivirt; ebensowenig wird ein Fibroid u. s. w. wenn es rückkehrt, nun als Krebs zu bezeichnen sein. Ob eine Geschwulst in der That den aus den gewöhnlichen Vorkommnissen abstrahirten Erfahrungssätzen entsprechen wird oder nicht, lässt sich nur annähernd vorausbestimmen, da wir bis jetzt nicht in den Stand gesetzt sind eines Theils die ursächlichen Momente einer Neubildung anzugeben und zu beseitigen, andererseits nicht ermessen können, wie weit das einmal entwickelte parasitische Gebilde auf die Nachbargebiete und von hier aus auf den ganzen Organismus zurückgewirkt habe.

Die Aetiologie der Gewächse

ist bis jetzt noch immer in grosses Dunkel gehüllt. Man hat von humoralpathologischen Ideen geleitet bald böse Säfte wie böse Dämonen heraufbeschworen, um sie als die Urheber des Uebels anzuklagen, man hat das Afterproduct gewissermaassen als einen Ableitungskanal dieser bösen Säfte betrachtet und bei seiner Entfernung durch Anlegung von Fontanellen neue Abzugskanäle zu öffnen gehofft — bald hat man sich an die lokalen Reize als ursächliche Erreger der erhöhten Bildungsthätigkeit gehalten. Von diesen beiden Ansichten hat die erstere die grössten Mängel. Denn sie führt dazu für ein jedes Gewächs eine eigene Dyskrasie anzuklagen — die man freilich nur mit scheinbaren Gründen bei den Krebsen nachzuweisen glaubte, und somit etwa zu einer krebsigen Dyskrasie — die aber nicht die doch wesentlich verschiedene Natur der Epithelialkrebse, der Markschwämme, der Skirrhen, der Sarkome erklärt, eine lipomatöse, fibroforme, knorpelbildende, cystoforme und wie man sie weiter benennen wollte, anzunehmen, was bei näherem Ansehen auf eine Absurdität hinausläuft, da ja die verschiedenen Gewebe zu einem einzigen Gewächse combinirt vorkommen. Die zweite Ansicht stimmt freilich weit mehr zu unserer Erfahrung und es giebt eine grosse Anzahl von Gewächsen bei denen in der That wiederholte örtliche Irritamente den Anstoss zu der Wucherung gegeben haben — aber freilich erklärt auch sie nicht, warum nun in dem einen Falle das Product der Wucherung eine Eiterbildung, im andern eine wuchernde Epithelialzellenmasse, eine Bindegewebshypertrophie oder ein Sarkom, ein Lipom oder eine Teleangicktasie oder endlich eine indifferente Zellenmasse wie im Markschwamm ist.

Wir wollen nicht weiter auf die Möglichkeiten eingehen, die sich hier der Speculation darbieten, verweisen vielmehr auf die scharfsinnige Darstellung der hier zu beachtenden Momente, welche Virchow in seinem Handbuche (Bd. I. S. 336 ff.) gegeben hat und bescheiden uns lediglich einige ätiologische Beiträge zu liefern.

Die Zusammenstellung einer grösseren Reihe von Gewächsen ergiebt in der That, dass die Anzahl derjenigen Fälle in welchen örtliche Veranlassungen angeklagt wurden nicht gering ist, und man hat ganz mit Unrecht die Angaben vieler Patienten, welche ihr Uebel einer mechanischen Einwirkung zuschrieben, als unmaassgeblich verworfen, insbesondere darauf hingewiesen dass ungemein häufig solche Reizungen ohne alle Folgen vorübergehen. Allerdings lässt dies auf die Nothwendigkeit einer gewissen Prädisposition theils von Seiten der Individuen theils von Seiten der befallenen Organe schliessen, und es mag deshalb nicht überflüssig erscheinen, zunächst diese Prädisposition der Kritik der Beobachtung zu unterwerfen.

Zur Erörterung der Fragen in Bezug auf das Alter und das Geschlecht der Patienten, sowie in Bezug auf das Vorkommen der einzelnen Arten der Gewächse habe ich in folgender Tabelle die 740 mir zu Gebote stehenden Beobachtungen vereinigt, wobei ich bemerke dass die meisten, soweit sie operirt wurden, anatomisch von mir selbst bestimmt worden sind, da ausser den von mir selbst gesehenen Fällen die von Herrn Gehr. Wutzer sorgfältig begünstigte Aufbewahrung der herausgeschnittenen Gewächse eine nachträgliche anatomische Bestätigung der in den Büchern verzeichneten Diagnosen möglich machte.

Uebersicht von 740 Fällen von Gewächsen nach Vorkommen, Alter und Geschlecht.

Alter	Epithel. Krebse	Skirrhen	Markschwämme	Sarkome	Enchondrome	Myxome und Schleimpolypen	Fibroide	Neurome	Exostosen	Lipome	Papillome	Teleangiektas.	Atherome und Cholesteatome	Cysten	Combinirte Gewächse	Fragliche Gewächse	Tuberkel	Gutartig	Bösartig	Summe
0—10	—	—	4	6	1	1	1	—	—	2	—	15	—	4	1	—	8	25	16	41
11—20	1	—	5	14	1	8	14	1	5	3	1	9	2	4	1	1	25	50	35	85
21—30	4	1	16	18	2	10	5	1	2	6	5	3	3	6	3	1	30	47	66	113
31—40	19	16	26	20	—	4	7	—	2	3	2	—	4	9	5	—	15	36	104	140
41—50	40	23	31	9	2	4	6	—	—	4	—	—	1	3	4	—	10	24	111	135
51—60	72	11	23	11	—	2	1	—	—	4	—	—	3	1	—	—	2	11	117	128
61—70	38	2	10	3	—	1	—	—	—	1	—	—	2	1	—	—	1	5	53	58
71—80	19	—	1	1	—	—	—	—	—	—	—	—	—	—	—	—	—	0	21	21
81—90	7	—	—	—	—	—	—	—	—	—	—	—	—	—	—	—	—	0	7	7
Summa	200	53	116	82	6	30	34	2	9	23	8	27	15	28	14	2	91	198	542	740
Männer	174	10	92	52	4	18	19	1	6	10	5	7	6	13	7	0	55	96	383	479
Weiber	26	43	24	30	2	12	15	1	3	13	3	20	9	15	7	2	36	102	159	261

In dieser Tabelle sind die wenigen Fälle von melanotischem Markschwamme dem gewöhnlichen Markschwamme zugezählt. Die aufgeführten combinirten Gewächse waren meistens mehrfach combinirte Cystengeschwülste. Die Categorie der Cysten umfasst auch die zusammengesetzten. Die fraglichen Gewächse zwei im Unterleibe vorgekommene, deren nähere Bestimmung mangelt. In Bezug auf die Zahl der aufgeführten Tuberkelvorkommnisse bemerke ich, dass sie sich sämmtlich mit Ausnahme von 5 Fällen von Hodentuberkeln und 2 Fällen von echter Hauttuberkulose und 2 Fällen von Tuberkulose der Prostata, Blase und Nieren auf tuberkulöse Knochen- und Gelenkleiden beziehen. Die Anzahl möchte dabei eher erheblich zu gering als zu gross ausgefallen sein, da ich mich scheute sogen. scrophulöse Gelenkentzündungen und Nekrosen mitzurechnen. Ferner bemerke ich, dass die Anzahl der Papillome dadurch offenbar zu klein ausfällt, als gewöhnliche Warzen aber auch Condylome nicht mitgezählt sind. Auch die Anzahl der Balggeschwülste ist zu klein, indem sehr viele derselben poliklinisch behandelt wurden. Danach erscheint die Anzahl der im gewöhnlichen Sinne gutartigen Gewächse offenbar verhältnissmässig zu niedrig, um so mehr als eine Menge von Leuten mit gutartigen Gewächsen so lange behaftet bleiben, bis sie ihnen irgend welche Beschwerde veranlassen; manche gutartige Geschwulst kommt somit nie in ärztliche Behandlung; dennoch möchte ich ein Ueberwiegen der bösartigen, zu welchen ich die Epithelialkrebse, Skirrhen, Markschwämme, Sarkome und Tuberkel zähle, behaupten. Streng genommen gehörte in eine solche Uebersicht auch das Vorkommen von Eitergeschwülsten, die wir aber aus begreiflichen Gründen, ebenso wie die Fälle von Lupus hier ausgeschlossen haben. Die letzteren würden eine ungemein reich vertretene Categorie ausmachen, da der Lupus in den Rheinlanden zu den häufigsten Formen krankhafter Zellenwucherung gehört.

Bei einer näheren Ansicht dieser Tabelle ergiebt sich nun, besonders wenn man die Anzahl der Bevölkerung berücksichtigt, dass die bösartigen Gewächse namentlich unter ihnen die Cancroide eine grössere Prädisposition in höheren Lebensaltern finden, und dass allein die aus indifferenten sich nicht zu Geweben gestaltenden wuchernden Zellenmassen bestehenden Markschwämme und Sarkome auch einigermaassen in den jugendlichen Jahren vorkommen. Diesen letzteren dagegen sind besonders die Tuberkel unter den bösartigen und die gutartigen Gewächse eigen, unter ihnen besonders die Teleangiektasien, wegen der Häufigkeit ihres congenitalen Erscheinens. Die Berücksichtigung der Maxima lehrt, dass die meisten gutartigen Gewächse vor dem 30sten Lebensjahre in Behandlung kommen, während die bösartigen erst jenseits des 40sten besonders häufig werden.

Was das Geschlecht anlangt so erscheinen nach unserer Tabelle die Männer im Ganzen in unangenehmer Weise bevorzugt, doch gilt diese Bevorzugung besonders für gewisse Formen der Wucherungen. In der Gesammtzahl stellt sich unter 100 Individuen das Verhältniss zwischen Männern und Weibern wie 64 : 36; dies bleibt sich ziemlich gleich bei den Sarkomen (63 : 37), Enchondromen (66 : 34), Myxomen (60 : 40), Exostosen (66 : 34). Ein erhebliches Uebergewicht auf Seiten der Männer zeigen die Cancroide, namentlich durch die ungemeine Häufigkeit des Epithelialkrebses der Unterlippe (87 : 13); dann die Markschwämme (79 : 21); überwiegend ist die Häufigkeit des Markschwamms namentlich in dem Skelete der Männer in der Orbita und besonders auch durch den Markschwamm der Hoden. Dagegen kommen die Skirrhen durch die grosse Anzahl der Skirrhen der Brustdrüse viel häufiger bei den Weibern vor (18 : 82). Auch die Teleangiektasien (26 : 74), die Atherome (40 : 60), die Lipome (43 : 57), endlich die Cysten (durch die Häufigkeit der Cystoide der Ovarien 46 : 64) [1]), zeigen eine vorwiegende Prädisposition des weiblichen Geschlechts, soweit sich aus der geringen Anzahl unserer Fälle ein Schluss ziehen lässt. Auffallend bleibt immerhin die grössere Häufigkeit gutartiger Gewächse beim weiblichen, bösartiger beim männlichen Geschlechte. Die auf 100 reducirten Zahlen ergeben für erstere 48 : 52, für letztere 70 : 30 bei Männern und Weibern.

Was das Vorkommen der einzelnen Formen anbelangt, so giebt die folgende Uebersicht sowohl über die primären, als secundären Vorkommnisse Aufschluss:

[1]) Die sämmtlichen Verhältnisszahlen sind hier der leichteren Vergleichung wegen auf 100 berechnet.

Primärer Sitz	Cancroid	Skirrh	Markschwamm	Sarkom	Enchondrom	Myxome und Polypen	Fibroid und Neurom	Exostosen	Lipome	Papillome	Teleangiektasien	Atherom u. Cholesteatom	Cysten	Combinirte Geschwülste	Tuberkel	Summa
Schädelknochen	—	—	4	—	—	—	—	1	—	—	—	—	—	—	4	9
Kieferknochen	1	—	33	27	—	1	—	2	—	—	—	—	3	—	—	67
Knochen des Rumpfs . .	—	—	1	—	—	—	—	—	—	—	—	—	—	—	11	12
Knochen der obern Extrem.	—	—	4	2	2	—	—	1	—	—	—	—	—	1	16	26
Knochen der untern Extrem.	—	—	14	4	2	—	—	5	—	—	—	—	—	1	51	77
Summe der Knochen . .	1	—	56	34	4	1	—	9	—	—	—	—	3	2	82	182
Haut des Schädels . . .	3	—	—	—	—	3	—	—	—	—	—	6	—	—	—	12
Haut des Gesichts . . .	18	—	3	1	—	—	—	—	—	—	10	5	3	1	—	41
Haut des Rumpfes . . .	2	—	3	—	—	1	—	—	—	3	5	—	6	5	—	25
Haut der Extremitäten . .	3	1	1	—	—	—	—	—	—	3	—	—	—	—	2	10
Haut der Lider	14	—	—	1	—	—	—	—	—	—	5	2	4	—	—	26
Haut der Nase	13	3	—	—	—	—	—	—	—	—	1	—	—	—	—	17
Lippen	88	2	1	2	—	—	—	—	—	1	6	1	—	—	—	101
Zunge	31	1	—	—	1	—	—	—	—	1	—	—	1	—	—	35
Darmtractus	—	2	—	.	—	—	—	—	—	…	—	—	—	—	—	2
After	4	1	1	3	—	—	—	—	—	—	—	—	—	—	—	9
Urethra	—	—	—	5	—	—	—	—	—	—	—	—	—	—	—	5
Männliche Genitalien . . .	15	2	—	—	—	—	—	—	—	—	—	—	—	—	—	17
Weibliche Genitalien . . .	6	4	1	—	—	1	—	—	—	—	—	—	—	—	—	12
Subcutan u. intermuscular.	—	—	—	—	—	—	9	—	23	—	—	1	—	4	—	37
Submucös	—	1	—	1	—	24	13	—	—	—	—	—	—	—	—	39
Muskeln	—	—	1	—	—	—	11	—	—	—	—	—	—	—	—	12
Orbita	—	—	14	—	—	—	—	—	—	—	—	—	—	1	—	15
Nerven	—	—	—	—	—	—	2	—	—	—	—	—	—	—	—	2
Lymphdrüsen	—	1	13	21	—	—	—	—	—	—	—	—	—	—	—	35
Tonsillen	2	—	5	—	—	—	—	—	—	—	—	—	—	—	—	7
Schilddrüse	—	—	—	8	—	—	—	—	—	—	—	—	—	—	—	8
Niere, Milz	—	—	1	—	—	—	—	—	—	—	—	—	1	—	2	4
Hoden	—	—	14	5	1	—	1	—	—	—	—	—	1	—	5	27
Ovarien	—	—	—	—	—	—	—	—	—	—	—	—	9	—	—	9
Mamma	—	35	2	1	—	—	—	—	—	—	—	—	—	2	—	40
Summe der primären . .	200	53	116	82	6	30	36	9	23	8	27	15	28	14	91	788
Secundärer Sitz																
Knochen	12	1	6	6	—	—	—	—	—	—	—	—	—	—	12	37
Haut	—	5	—	—	—	—	—	—	—	—	—	—	—	—	—	5
Lymphdrüsen	44	18	26	4	—	—	—	—	—	—	—	—	—	—	23	115
Tonsillen	7	—	—	—	—	—	—	—	—	—	—	—	—	—	—	7
Geschlechtsdrüsen . . .	—	6	2	2	—	—	—	—	—	—	—	—	—	—	—	10
Leber	—	2	12	—	—	—	—	—	—	—	—	—	—	—	—	14
Lunge	5	9	15	1	—	—	—	—	—	—	—	—	—	—	34	64
Harnorgane	—	4	2	—	—	—	—	—	—	—	—	—	—	—	—	6
Aeussere Genitalien . . .	—	1	1	—	—	—	—	—	—	—	—	—	—	—	—	2
Cardia	—	2	—	—	—	—	—	—	—	—	—	—	—	—	—	2
Hirn	—	—	3	—	—	—	—	—	—	—	—	—	—	—	—	3
Summe der secundaren . .	68	48	67	13	—	—	—	—	—	—	—	—	—	—	66	262
Gesammtsumme	268	101	183	95	6	30	36	9	23	8	27	15	28	14	160	1003

Zum Verständnisse der vorstehenden Uebersicht muss bemerkt werden, dass die Fälle secundärer Affection, namentlich in Betreff der inneren Organe, nur soweit mitgezählt sind, als sie uns bekannt oder durch Autopsie bestätigt wurden; offenbar ist die Zahl hier geringer, als dies der Fall sein würde, wenn wir den Ausgang aller vorgekommenen Beobachtungen wüssten.

Rechnet man nun die primären und secundären Affectionen zusammen, so zeigt sich folgende Reihenfolge der Localitäten:

217 Organe des Mundes inclus. Kiefer,
174 Drüsen,
161 Knochen (ohne die Kiefer),
93 Haut (mit Ausnahme der Ostien),
86 Geschlechtsdrüsen,
64 Lungen,
56 Nase (incl. oberer Theil des Rachens und Kieferhöhle),
51 Subcutanes und intermusculäres Bindegewebe, Muskeln, Nerven,
41 Auge und Umgebung,
31 Genitalien (incl. Uterus),
13 Darm und After,
13 Harnorgane,
3 Hirn.

Dass freilich diese kleine Zahl von Beobachtungen keine allgemeinen Folgerungen zulässt, leuchtet von selbst ein, wenn wir daran erinnern, dass sie wesentlich und lediglich solche Fälle umfasst, welche mehr oder weniger chirurgischer Hülfe zugänglich waren. Die grosse Anzahl der Krebse des Magens, die nicht mindere der des Uterus z. B. sind hier nur sehr gering vertreten, weil sie, auch wenn sie in chirurgischen Kliniken Hülfe begehren, doch nur selten in dieselben wegen der Hoffnungslosigkeit des Zustandes Aufnahme finden. Es war auch nicht meine Absicht aus dieser Uebersicht allgemein gültige Resultate zu ziehen, da ich hier lediglich den praktisch chirurgischen Standpunkt festhalte.

Von diesem aus zeigt sich die grosse Prävalenz der Affectionen an den grossen Ostien des Körpers und demnächst der den Transit vermittelnden Drüsen hier ungemein deutlich. Beide sind am häufigsten Reizungen ausgesetzt; bei beiden offenbart sich das Product der Reizung, die Wucherung am häufigsten; und hier nun wieder ist dies Verhältniss am evidentesten bei dem Cancroide. Als Beleg für den nicht zu leugnenden Einfluss localer Reizung heben wir hier die Thatsache hervor, dass von 88 Lippencancroiden nur 8 an der Oberlippe vorkamen und nur 9 im Ganzen bei Weibern beobachtet wurden. 79 wurden bei Männern gesehen, nämlich 72 an der Unterlippe, 7 an der Oberlippe und in einer grossen Anzahl von Fällen liess sich an den abgeschliffenen Vorderzähnen der langjährige Druck der Pfeife nachweisen; dass der reizende Tabackssaft verbunden mit diesem Drucke die Entstehung von Epithelialkrebsen begünstigt, scheint mir ganz unleugbar, wie ebenso in sehr vielen Fällen von Zungenkrebsen die Kranken die Entstehung ihres Leidens auf scharfe Spitzen cariöser Zähne reducirten.

Welchen Einfluss locale Reizungen üben, zeigt ferner das öftere Vorkommen wuchernder, wenn auch nicht bösartiger Papillome nach Verletzungen an der Leiche; ein früherer Wärter der medicinischen Klinik hatte die ganze Hand mit solchen Papillomen übersät, und sowie er sich verletzte kam ein neues zum Vorschein, zugleich ein deutlicher Beweis der Nothwendigkeit einer Prädisposition, da bei einem meiner Freunde nie solche Papillome, wohl aber unangenehme Geschwüre zu entstehen pflegen. Der Einfluss localer Reize wird ferner bewiesen durch eine Reihe von Fällen, in welchen Jahre lang gutartige Warzen, oder mit verhorntem Epithel bedeckte Schorfe, Rüffchen (wie sie die Rheinländer zu nennen pflegen), durch wiederholtes Abkratzen gereizt zu wuchern anfangen und in bösartigen Epithelialkrebs übergehen. Zu solchen Reizungen sind auch unvollständig wirkende Aetzmittel zu zählen. Es ist eine durchaus verwerfliche Praxis irgend verdächtige Warzen und Schörfe namentlich im höhern Alter, wo die Disposition zur Wucherung steigt, mit schwachen Aetzmitteln wie z. B. mit Argentum nitricum zu bestreichen oder mit dem Glüheisen zu tractiren. Das Mittel beseitigt das gewucherte Gebilde nicht, regt aber eine bedenkliche Thätigkeit in den benachbarten Zellengebieten an, und wir können eine ganze Anzahl von Beobachtungen namhaft machen, in welchen durch solche scheinbar unschuldige Mittel bösartige Wucherungen erregt wurden.

Zu den localen Reizen zählen ferner wiederholte Contusionen (schon oben führten wir einen Fall von Sarkom an) oder unerhebliche Verletzungen, Insectenstiche u. s. w., die ein reiches Contingent liefern. Manche Krebse und Sarkome des Oberkiefers (besonders die sogen. Epulis) wuchern aus den Alveolen ausgezogener Zähne hervor; oft freilich schreiben auch die Kranken ihre Schmerzen irrthümlich einem Zahne zu, während sie einem schon vorhandenen Afterproducte (z. B. der Kieferhöhle) entstammen. Man kann dahin auch die von uns oft bestätigte Beobachtung rechnen, dass alte Branntweintrinker, unter ihnen auch solche der vornehmeren Klassen die Rum trinken, zu Krebsen der Zunge und der Kiefer, besonders auch des Oesophagus, der Cardia und des Pylorus disponirt sind.

Ebenso wenig lässt sich der Einfluss psychischer Reize, namentlich deprimirender Gemüthsaffecte verkennen, besonders deutlich ist derselbe bei den Skirrhen der Brustdrüse und des Uterus. Unter 35 Fällen können wir nicht weniger als 13 namhaft machen, in denen die Frauen (meistens junge Wittwen) durch Kummer, Sorgen, Noth aller Art niedergedrückt wurden.

Dies Alles reicht freilich immer noch nicht aus, um die Entstehung von Gewächsen zu erklären, insbesondere können wir für manche gutartige Wucherungen, z. B. für Lipome ähnliche Momente nicht aufführen wie sie uns bei den Epithelialkrebsen besonders entgegentreten. Individuelle Prädisposition muss offenbar, wie schon mehrfach angedeutet, hinzukommen. Constitutionelle Anomalien sind im Ganzen weit seltener nachzuweisen, als gewöhnlich angenommen wird; erbliche Anlage ist freilich oft unverkennbar; ja es giebt Beispiele wo ganze Familien zu Geschwülsten disponirt sind. Mir ist ein Fall bekannt, in welchem eine Grossmutter und deren Schwester, sowie die Tochter der ersteren an Brustkrebs starben, während unter den Kindern ein Mädchen eine Balggeschwulst an der Hüfte, ein Sohn einen Nasenpolypen, eine dritte Tochter ein Fibroid am Oberarme hatte, welches letztere ich exstirpirte. Aehnliches habe ich von den Exostosen und Enchondromen nachgewiesen, und die Beispiele, in welchen in derselben Familie mehrere Glieder an Krebsen litten, gehören nicht zu den Seltenheiten. Bei der Tuberkulose und Scrophulose ist solche erbliche Disposition am ausgesprochensten; vom Lupus gilt ähnliches. Bei den gutartigen Gewächsen ist sie freilich am seltensten zu finden; immerhin deutet dies, wenn auch nicht auf eine Dyskrasie im humoralpathologischen Sinne, so doch auf die Möglichkeit der Fortpflanzung einer Hinneigung zu krankhafter Wucherung als einer immanenten Eigenschaft der Zellen durch die Eizelle und die Samenkörper; der directere Einfluss der Mutter bei der Production der Eizelle macht sich oft geltend und es ist bekannt, dass diese Tendenz leichter von der Mutter als vom Vater auf die Kinder übergeht. Sorgfältigere Nachforschungen über diesen Punkt wären in der That zu wünschen; pathologische Geschlechtsregister aufzustellen könnte offenbar die Aetiologie der Gewächse ebenso gut aufklären wie die congenitale Syphilis, die Scrophulose und Tuberkulose und ihre Beziehungen untereinander. Es ist dies eine Aufgabe, die freilich der beschäftigte Familienarzt eher erfüllen kann, als der Kliniker und Hospitalarzt, der nur zu oft sich mit unvollständigen Angaben begnügen muss.

Auf constitutionelle Anomalien deutet übrigens wenigstens in Bezug auf die Krebse namentlich auch das oft zu beobachtende Vorkommen von langjährigem Gliederreissen und den rheumatischen ähnlichen Schmerzen hin, welche dem Ausbruche der lokalen Wucherung vorangehen. Freilich kommt ähnliches ja auch bei atheromatöser Arterienentartung, wie bei Herzkrankheiten vor, und müsste auch hier wo möglich immer die vollständige Autopsie den Krankheitsverlauf zu einer exacten Beobachtung stempeln. Erst dadurch erheben wir uns ja über den Standpunkt blosser Routine und Empirie zur exacten wissenschaftlichen Methode, dass wir auf der Basis der pathologischen Anatomie und besonders der Histologie das Werden, die Entwicklung der Krankheitsprozesse zu erforschen bestrebt sind, und nicht lediglich uns mit den Symptomen begnügen. Wenn wir daher auf diese letzteren hinweisen, so verleugnen wir damit unseren Standpunkt keineswegs. Allen Krankheiten liegen offenbar zumeist Localerkrankungen zu Grunde, und somit möchten auch jene Symptome in Beziehung zu localen Erkrankungen stehen, deren Erforschung die Aufgabe gemeinsamen Wirkens der klinischen Beobachtung und der pathologischen Anatomie ist.

Ueberall erblicken wir in den Gewächsen, trotzdem wir auf jene prädisponirenden Anomalien hinwiesen, ursprünglich durchaus locale Affectionen; wir können uns in keiner Weise davon überzeugen, dass selbst bösartige Krebsformen nur den Ausbruch einer Dyskrasie im alten Sinne bezeichnen sollen. Dagegen spricht das Vorkommen von wirklichen Heilungen, dagegen die oft zuvor und noch während längeren Bestehens vollkommen ungetrübte ja blühende und kräftige Gesundheit der Kranken, dagegen namentlich auch die fast in allen Fällen höchst auffallende Plasticität. Während z. B. bei Lipomen nach deren Excision als Regel Eiterungen gesehen werden, erinnern wir uns unter einer grossen Anzahl von Krebsen aller Art (nicht bloss von Cancroiden) nur höchst selten (natürlich mit Ausnahme der Fälle in denen eine Vereinigung der Hautwunden wegen Hautdefects nichts vorgenommen werden konnte) eine Heilung mit Eiterung gesehen zu haben. Fast alle Hautwunden nach Excision von Krebsen selbst bei erheblicher Transplantation heilen durch erste Vereinigung. Wie wäre dies erklärbar bei der Anwesenheit einer Dyskrasie, die doch bei einer so gewaltsamen Reizung, wie eine grosse Wunde sie mit sich bringt, gerade hier zum Ausbruche kommen sollte? Dasselbe gilt von Fontanellen die viele Krebskranke sich aufpersuadiren lassen. Unter mehr als 200 Fällen, in welchen die Kranken Fontanellen trugen, oder in welchen sie den Kranken gesetzt wurden, ist mir nur ein einziger bekannt geworden, in welchem ein Recidiv in der Fontanelle statt fand; wie wäre es möglich, dass ein solches Vorkommen so vereinzelt dastände, läge der Entstehung der Krebse eine Dyskrasie zu Grunde? Und dieses Vorkommen selbst lässt sich so gut wie das Entstehen localer oder secundärer metastatischer Recidive erklären, ohne dass wir eine dem ersten Entstehen der Wucherung vorangehende Dyskrasie zu statuiren brauchten.

No. 30. Georg Schneider, 48 Jahre alt, hatte seit seinem 28. Jahre viel an rheumatischen Gliederschmerzen gelitten und in den letzten Jahren wiederholt Zellgewebsabscesse bekommen; im Februar 1833 zog er sich eine Verletzung der zweiten Phalanx des linken Daumens zu, die nicht heilte. Es entstand eine sehr schmerzhafte häufig blutende Geschwulst, die ihn am 25. August 1834 in die Klinik führte; flüchtige reissende Stiche, Fieber, nächtliche Schweisse. Die Diagnose auf Fungus medullaris bestätigt die Untersuchung des am 27. August mittelst des Ovulärschnitts exarticulirten Daumens der im klin. Museum aufbewahrt ist. Die Knochensubstanz ist grösstentheils verschwunden und durch eine weiche breiige Markschwammmasse ersetzt. Die Heilung erfolgte sehr rasch, so dass der Kranke schon am 12. Sept. ganz geheilt entlassen wurde. Man hatte ihm eine Fontanelle gesetzt und liess ihn Fowler'sche Arseniksolution nehmen. In der Fontanelle entstand ein neuer Markschwamm der die Grösse eines Hühnereies erreichte; der Kranke starb schon im Juni 1835 an Markschwamm der Lungen.

Wie gesagt lässt sich die Entstehung des Markschwammes in der Fontanelle hier mit vollem Rechte als eine secundäre Infection auffassen, ja es ist nicht unwahrscheinlich, dass ähnliche metastatische Bildungen schon bei der Aufnahme in der Lunge bestanden, wenigstens lässt die Anwesenheit hektischen Fiebers darauf schliessen.

Dass derartige metastatische secundäre Ablagerungen so wenig wie locale Recidive ein Beleg für die Annahme einer den Neubildungen, insbesondere den bösartigen, vorangehenden dyskratischen Erkrankung sind, sondern eine andere Auffassung zulassen, hat gleichfalls Virchow (a. a. O.) lichtvoll dargethan. Der Transport wirklicher zelliger Elemente der Neubildung durch das Blut scheint uns dabei ein keineswegs so seltener Vorgang zu sein, wie man dies in der Regel annimmt. Das berühmte und mehrfach angezweifelte Experiment Bernhard Langenbeck's habe ich mehrfach wiederholt, freilich nur einmal mit vollkommenem Erfolge. Ich hatte wiederholt Kaninchen Krebssaft in die Vena cruralis eingespritzt, indess starben die Thiere meistens schon an demselben oder an den folgenden Tagen. Ich nahm deshalb einen ausgewachsenen Rattenfänger zum Versuche.

Am 21. Juni 1854 spritzte ich diesem Hunde in Gegenwart der Herren DD. Beyel und Fränkel in die vorher sorgfältig blossgelegte und wie bei der Infusion vorgerichtete Schenkelvene der linken Seite eine Spritze rahmigen grosse runde wuchernde Zellen enthaltenden Krebssaftes aus einem sehr bösartigen frisch exstirpirten Markschwamme des Oberkiefers von einem 44jährigen Mann (No. 239) ein. Der Krebssaft wurde ausserdem in reichlicher Masse unter die Haut gebracht und die Wunde schliesslich mit der Naht vereinigt. Das Thier befand sich die ersten Tage sehr schlecht, fieberte heftig, heulte bestandig und nahm ausser Wasser nichts zu sich. Die Wunde in der Leiste heilte nicht, sonderte vielmehr eine profuse Jauche ab und schon am sechsten Tage zeigten sich schmutzige schwammige Granulationen, die sehr leicht bluteten aber in 10 weiteren Tagen zu einer faustgrossen Masse anwuchsen;

dieselbe war von der Consistenz der Gehirnmasse, höckerig, und sah vollkommen aus wie ein aufgebrochener Markschwamm. Ich schnitt ein grosses Stück derselben mit der Hohlscheere ab und fand dasselbe auf dem Schnitte von weissem markigem Ansehen. Die ganze Wucherung bestand aus der namlichen Zellenmasse die auch jenen Markschwamm — der übrigens im Laufe eines halben Jahres den Tod des Menschen herbeiführte — zusammensetzte (s. Taf. VIII. Fig. 1 B.). Das Thier war noch immer sehr kläglich, frass jedoch wieder und leckte beständig an seinem grossen Geschwür, welches einige Zeit danach anfing sich zu verkleinern, indem ganze Fetzen nekrotisch abfielen. Das Thier lief jetzt frei im klinischen Hofe umher und wurde mir leider gestohlen, so dass ich die beabsichtigte Section nicht machen konnte. Alle Nachforschungen waren vergeblich.

Bei zahlreichen Versuchen, die ich mit Herrn Dr. Eduard Stabel über die Injection von Eiter und Eiterjauche in Venen bei Thieren angestellt und die derselbe in seiner Dissertation [1]) beschrieben hat, haben wir niemals ähnliche Wucherungen entstehen sehen; es muss also angenommen werden, dass die zahlreichen unter die Haut gelangten Krebszellen, die ja auch in dem ursprünglichen Markschwamme, dem sie entnommen waren, auf den intracellularen Transport als die Quelle ihrer Ernährung hingewiesen waren, ihr parasitisches Leben fortsetzten und in der Wucherung nach wie vor fortfuhren, und somit der Neubildung den Ursprung verliehen, wenn man nicht eine katalytische Wirkung derselben auf das mit ihnen in Berührung gekommene Bindegewebe annehmen will. Freilich wollen wir nicht in Abrede stellen, dass die Fälle in welchen ein directes Hineinwuchern in die Gefässlumina stattfindet und somit ein Transport losgespülter Zellen vorkommen kann, selten sind. Dass weder eine Aspiration von Zellen durch offenstehende Lumina von Gefässen stattfinden, noch Krebszellen Gefässmembranen direct durchdringen können, hat schon Virchow in seiner berühmten Arbeit über den Krebs (S. 177 im I. Bde. seines Archivs 1847) dargethan. Dass aber ersteres vorkommt beweist der bereits mehrfach von mir angeführte Fall (No. 243 s. ob. S. 272), in welchem von den wuchernden krebsig degenerirten Wandungen der Venen Krebszellen in grosser Zahl in das Blut gelangt waren. Dass solche in die feinen Capillarverzweigungen der Lungenarterie verschleppt, hier Thrombosen erzeugen, dass diese Thrombosen durch Fortentwicklung der Krebszellen zu den metastatischen Eruptionen Veranlassung geben können, darin muss

[1]) De indole ac natura pyaemiae. Bonn 1856.

ich durchaus den schon von B. Langenbeck [1]) aufgestellten Ansichten beitreten, trotzdem ausser dem Versuche von Follin und Lebert (maladies cancereuses S. 136) keine positiven Versuche vorliegen. Nächstdem wird die katalytische Einwirkung des Saftes als Hauptursache secundärer Entstehung anzuklagen sein (Virchow Handb. der spec. Pathologie Bd. I. S. 339).

Locale Recidive kommen bei allen Geschwülsten besonders aber bei denjenigen leicht vor, welche sich ohne bestimmte Umgränzung in die Nachbargewebe hinein erstrecken. Sie erklären sich mit Leichtigkeit aus dem Umstande, dass man in den allermeisten Fällen viel zu sparsam bei der Exstirpation verfährt. Ich werde bei einer andern Gelegenheit näher nachweisen, dass sich die Keime der Neubildung namentlich bei den Epithelialkrebsen, Skirrhen, Markschwämmen und Sarkomen weit über die schon mit blossem Auge sichtbar afficirten Zellenterritorien hinaus erstrecken. Die Bindegewebskörper sind namentlich in succulenten lockeren Geweben wie im Zungenfleische z. B. (Ursache der besonderen Bösartigkeit der Zungenkrebse) oft mehrere Linien über die Gränze der sichtbaren Wucherung hinaus schon in der Vermehrung begriffen. Eine Exstirpation in der unmittelbaren Gränze des sichtbaren Gewächses ist daher meistens eine unvollkommene und ist dann bald von Recidiven gefolgt, während bei umschriebenen Gewächsen (Lipomen, Atheromen) die Exstirpation viel eher vollständig ausfällt; locale Recidive gehören deshalb hier zu den Seltenheiten, kommen indess auch bei den gutartigsten Gewächsen, wenn ihre Gränzen weniger scharf sind wie bei Teleangiektasien, Papillomen, Schleimpolypen oft genug vor, und werden jedem beschäftigten Chirurgen begegnet sein.

Es leitet uns dies zu einigen Bemerkungen über den

Verlauf der Gewächse.

Eine lange bestehende durchaus gutartige Neubildung kann durch wiederholte Reizungen zur Wucherung veranlasst werden, und somit ihren Character ändern. Wir kommen hier zurück auf eine alte viel bestrittene

[1]) Ueber die Entstehung des Venenkrebses etc. Schmidt's Jahrbücher Bd. XXV. S. 107 f.

Beobachtung, dass ein jedes Gewächs krebshaft werden könne, die wir durch eine Reihe von Fällen belegen können und die zugleich einen wichtigen Beweis für unsere Ansicht liefert, dass eine strenge oder gar principielle Scheidung zwischen gutartigen und bösartigen Geschwülsten unthunlich ist, und vielmehr der Hauptcharacter der letzteren sich an die schrankenlose Wucherung anknüpft, die ein jedes zellige Gebilde treffen kann; ebenso wie andererseits von Neuem sich der ursprünglich locale Character der sogen. Krebse auch hierdurch bestätigt. Die Reizung kann durch verschiedene Reize hervorgerufen sein; vorzugsweise sind es wiederholte mechanische Insulte wie Stösse, Quetschungen, Kratzen u. s. w., aber auch unvollständige Operationen, wobei ein mehr oder minder grosser Theil der Aftermasse zurückgeblieben, oder wie wir oben zeigten Explorativpunctionen, nächstdem chemische Reize wie z. B. unvollständige Anätzungen, welche zu der Wucherung Veranlassung geben können. Nicht selten kommen hinzugetretene Entzündungen, Erysipele und der mit ihnen verbundene Zufluss von Säften als Erreger plötzlicher Wucherungen vor.

Die Geschichte fast einer jeden Neubildung zeigt den Einfluss ähnlicher Momente auf die plötzliche Steigerung des Wachsthums; so gut wie dieselbe sich in den Schranken des bis dahin eingeschlagenen Typus halten kann, kann sie sich auch mit einer Degeneration verbinden, so dass es nicht mehr zur Constituirung eines Gewebes kommt, sondern eine blosse Zellenproduction stattfindet.

Am häufigsten lässt sich dies nachweisen bei der Entstehung der Epithelialkrebse, wie wir schon oben daran erinnert haben, dass sich eine ganze Anzahl von Fällen nachweisen lassen, in welchen dieselben aus lange bestehenden gutartigen Warzen durch ähnliche Veranlassungen ihren Ursprung nehmen.

Ich hebe zur Erläuterung einige ungewöhnlich ausgezeichnete Fälle hervor:

No. 213. Lambert Bestgen ein 55jähriger Bauer, hatte seit langen Jahren eine Warze auf dem linken unteren Augenlide, die ihm keinerlei Beschwerden verursachte, bis ihn im Jahre 1852 eine Mücke auf die Warze stach. Danach wurde dieselbe entzündet, schmerzhaft und bedeckte sich mit einer Borke, die Patient zuweilen abkratzte. Von Zeit zu Zeit wurde jetzt die Stelle roth und schmerzhaft, weshalb sich der Mann ein Pechpflaster auflegte, was die Sache wesentlich verschlimmerte. Das Geschwur fing an um sich zu fressen, und erreichte allmählich den Umfang eines Zweithalerstücks. Es sass gerade auf dem Wangenbeine, hatte harte feste Ränder und zeigte einen körnigen mit Borken bedeckten Grund. Am 3. Mai 1854 exstirpirte ich in der Klinik die degenerirte Partie, wobei sich ergab dass das Afterproduct sich nicht allein in die Orbita sondern auch in die Substanz des Wangenbeins hineinerstreckte, weshalb der Knochen sorgfältig mit dem Schabeisen abgekratzt wurde. Epithelialkrebs mit papillärer Wucherung. Der bedeutende Defect wurde nach der Dieffenbach'schen Methode durch einen von der Wangenseite und Schläfengegend entnommenen grossen viereckigen Lappen gedeckt. Derselbe heilte auch vortrefflich an, obwohl unter ihm mehrere Stellen längere Zeit eiterten und wiederholte Gesichtsrose sich entwickelte. Indess vernarbte alles ohne weiteres Hinderniss im Laufe von 6 Wochen. Schon 4 Monate später kam der Kranke mit einem offenbar vom Knochen aus unter dem Lappen entstandenen Recidive, welches aber den letzteren selbst schon ergriffen hatte, wieder, wollte sich indess keiner Operation unterziehen und erhielt zum Troste ein Haarseil in den Nacken.

No. 40. J. H. Ossendorf ein 47jähriger Leineweber hatte seit der Geburt an der hinteren Grenze der Achselhöhle dem Rande des Schulterblatts entsprechend ein durchaus schmerzloses warzenartiges Muttermal von der Grösse eines Zehngroschenstücks, woran er sich in seinem 45. Jahre so heftig stiess, dass dasselbe blutete; von der Zeit an wurde das Gewächs schmerzhaft und fing an zu wuchern, so dass der Kranke, besonders nachdem auch die Achseldrüsen angeschwollen, am 17. Juli 1838 in der Klinik Hülfe suchte. Die (aufbewahrte) Geschwulst hatte nunmehr alle Charactere des Epithelialkrebses mit bedeutender papillärer Wucherung, erstreckte sich in den Rand des Latissimus dorsi hinein und wurde von Herrn Gehr. Wutzer excidirt. Die Drüsen liess man unangetastet. Die Wunde war in 11 Tagen vollständig geheilt. Ob ein Recidiv eingetreten haben wir nicht erfahren.

No. 105. Joh. Godert ein 17jähriger Knabe aus Brohl wurde am 24. Mai 1839 wegen eines wuchernden Papilloms der Stirn operirt, welches aus einer ganz gutartigen seit 12 Jahren bestehenden Warze entstanden war, nachdem dieselbe durch reizende Salben sich wiederholt entzündet hatte, schmerzhaft geworden und beträchtlich bis zu der Grösse eines Zehngroschenstücks gewachsen war. Die Heilung erfolgte in 20 Tagen durch Granulationen.

Seltner als ähnliche Vorkommnisse sind ohne Zweifel diejenigen Fälle, wo sich das Cancroid aus einem langjährigen Lupus entwickelt, wenigstens ist mir aus der Literatur dieses hartnäckigen Leidens kein Fall bekannt geworden, weshalb die folgenden von denen ich zwei selbst mikroskopisch untersucht habe, um so mehr der Erwähnung verdienen. Devergie (traité pratique des maladies de la peau. 2ème édit. Paris 1857 S. 644) bemerkt, dass er zwei rasch zum Tode führende Krebse nach seit längerer Zeit geheiltem Lupus habe entstehen sehen, auch sind anderweitig (Bardeleben Lehrbuch der Chirurgie etc. 2. Aufl. Berlin 1858. 3. Lieferung. S. 44) Fälle von sehr bösartigem Character mitgetheilt worden; ein eigentlicher Uebergang in Epithelialkrebs scheint bis jetzt nicht beobachtet, obwohl man voraussetzen dürfte, dass er öfter vorkommt. Die von mir untersuchten Fälle zeigen an der Gränze die gewöhnlichen den Lupus characterisirenden Nester von Epithelialkernen, die sich in den Zellen des jungen Epithels, aber nicht minder in den Bindegewebszellen des subcutanen Bindegewebes, der Muskeln u. s. w. ähnlich wie die Kerne bei der Eiterung entwickeln. Wo der Lupus den krebshaften Character annahm, fanden sich die bekannten Alveolen von vollkommen entwickelten Epithelialzellen und weiterhin war das ganze Gewebe in jene weisse alveolar angeordnete markige Masse verwandelt, welche nur ein sehr sparsames Gerüst und dagegen ungeheuere Massen in allen Formen der Wucherung begriffener Epithelialzellen, die im Allgemeinen in rundlichen Nestern zusammenliegen, zeigt und dem Markschwamme nahe steht. Papilläre Wucherungen an der Oberfläche fehlten auch hier nicht, das Geschwür war mit dicken Borken bedeckt und zeigte einen bröckligen Grund, aus dem sich einzelne Partien losbröckeln liessen.

No. 296. Anna Maria Peters aus Höllenthal im Kreise Schleiden, 47 Jahr alt, Bäurin, hat seit 31 Jahren an Lupus gelitten, der vielfach behandelt und beschränkt, dann wieder von Neuem ausgebrochen war, und die Nasenspitze fast weggefressen hatte. Die Wangen waren weithin mit Narbenkrusten und warzenartigen Excrescenzen bedeckt, die ganze Oberlippe enorm geschwollen, hart, mit warzenartigen leicht blutenden Wucherungen bedeckt; dabei hatte die Kranke heftige lancinirende Stiche. Man hatte bereits in der Heimath einen Theil der Geschwulst abgebunden, einen andern excidirt, geätzt und gebrannt, immer war die Masse von Neuem und rasch wieder angewachsen. Man diagnosticirte Fungus medullaris der Oberlippe und am 30. Oct. 1845 wurde die ganze kranke und degenerirte Lippe abgetragen. Es erfolgte zwar eine Vernarbung, so dass die Kranke am 30. Nov. entlassen werden konnte. Sie soll aber bald danach in der Heimath an einem enormen Recidive gestorben sein. Das in der klinischen Sammlung unter jenem Namen aufbewahrte Präparat ist von mir untersucht worden und zeigt die oben beschriebenen Charactere.

No. 237. Eberhard Kuth, ein 45jähriger Oekonom aus Niederkassel, hatte seit seinem 20. Jahre an Lupus exfoliativus des Gesichts gelitten, der von der Nase ausgegangen die Spitze derselben und den linken Nasenflügel zerstört, beide Wangen bis an die Augenlidränder sowie die Oberlippe ergriffen hatte. Auch hier hatte man durch Aetzmittel das Uebel soviel wie möglich beschränkt. Einen Monat vor seiner Aufnahme hatte sich von der linken Seite der Oberlippe ein rasch um sich fressendes Geschwür unter heftigen lancinirenden Schmerzen entwickelt, welches bald auch den Stumpf des linken Nasenflügels und die linke Wange ergriff. Die Lippe war um das dreifache ihres Volums an dieser Stelle angeschwollen und fühlte sich hart an. Die Operation wurde von Herrn Gehr. Wutzer mir freundlichst übertragen und am 25. März 1854 in folgender Weise ausgeführt: das ganze Geschwür wurde in der ganzen Dicke der Wange excidirt, mit dem Rande des Nasenflügels und der linken Hälfte der Oberlippe entfernt; der dadurch entstandene enorme Defect musste durch

Transplantation gedeckt werden. Ich entnahm desshalb einen trapezförmigen breiten Lappen aus dem angränzenden narbenbedeckten Theile der Wange, so dass die ernährende Basis der Seite des linken Mundwinkels entsprach. Die rechte Seite der Oberlippe wurde durch einen Querschnitt unter der Nase beweglich gemacht, dann die Schleimhaut an der Innenseite der linken Unterlippe und Wange in Form eines grossen Lappens losgetrennt und nun die Vereinigung so vorgenommen, dass der grosse Hautlappen am freien Rande mit Schleimhaut besäumt den Defect deckte. Die Heilung ging sehr rasch von Statten, so dass der Kranke schon am 6. April entlassen werden konnte. Sein Aussehen war leidlich, im linken Mundwinkel war eine Schleimhautfalte durch das Umsäumen entstanden, von der man hoffen durfte dass sie sich ausgleichen würde. Indess schon im Juli kehrte der Kranke mit einem enormen Recidive zurück, welches nicht allein die rechte Seite der Oberlippe und die Nase, sondern auch den ganzen transplantirten Lappen eingenommen hatte; sein Ansehen war wahrhaft entsetzlich indem die erwähnten Theile eine gewaltige fungöse gewucherte Masse darstellten. An eine Operation war nicht zu denken. Es wurde Holzessig zu Umschlägen verordnet und der Kranke erhielt zum Troste Lig. hydrarg. et arsenic. jod. Indess schon im October wurde er in der Heimath von seinem Leiden erlöst, nachdem das ganze Gesicht bis an die Augen und die Unterlippe in die Wucherung hineingezogen waren. Niemand hatte ihn des entsetzlichen Ansehens und scheusslichen Gestankes wegen verpflegen wollen, und kaum war er im Stande gewesen noch Nahrung zu sich zu nehmen. In diesem Falle hatte der Epithelialkrebs noch mehr das Ansehen von Markschwamm, zeigte jedoch bei näherer Untersuchung die oben beschriebenen Eigenschaften.

Vielleicht gehört auch der folgende Fall hieher, von dem leider kein Präparat aufbewahrt ist:

No. 33. Matthias Koen, Leinweber aus Hausberg, hatte in seinem 7. Lebensjahre einen herpetischen (?) Ausschlag auf der rechten Hand, bei welchem zuerst auf dem kleinen Finger später auch auf der Hand und dem Vorderarme warzenartige Knötchen entstanden, die in geschwürige Flachen übergingen, aber allmählig bis zum 20. Jahre von selbst geheilt waren. Danach entstanden scrophulöse Geschwüre am Halse, auf dem Brustbeine, am Schenkel. Bis zum 34. Jahre war der Kranke dann leidlich wohl; danach aber brach auf dem Rücken der Hand und der Finger ein sehr schmerzhaftes Geschwür auf, welches in wenigen Jahren sich über die ganze Hand und den Arm verbreitete. Bei der Aufnahme in die Klinik am 4. Mai 1835 fand man ein offenes „Krebsgeschwür" von den Nageln sich bis über das Handgelenk erstrecken, mit knolligem fungösen Grunde, in welchem die zerstörten Knochen der Finger und der Handwurzel lagen; auch auf der Handfläche war ein thalergrosses Geschwür. Heftige lancinirende Schmerzen durch den ganzen Arm. Angeschwollene Achseldrüsen, dabei hectisches Fieber; Durchfall. Am 12. Mai nahm Herr Gehr. Wutzer die Amputation des Oberarms vor. Am 21. Juni starb der Kranke an Pleuritis und Miliartuberkeln der Lunge, nachdem zuvor die Achseldrüsen aufgebrochen und vereitert waren. Der Fall bietet viel eigenthümliches, und unterscheidet sich mindestens durch die grosse Schmerzhaftigkeit von den zerstörenden Formen des Lupus.

Mehrmals haben wir ein ähnliches Hervorgehen bösartiger Wucherungen aus ursprünglich ganz gutartigen Gewächsen gesehen, besonders scheint dies bei Fasergeschwülsten zuweilen vorzukommen; von zwei älteren Fällen konnte ich nur die im klinischen Museum aufbewahrten Präparate untersuchen:

No. 58. Peter Haasen aus Loevenich, ein 47jähriger Bauer, hatte sich zuerst im Jahre 1838 eine Geschwulst aus dem subcutanen Bindegewebe unter der Haut des Rückens ausschneiden lassen und kam im Mai 1842 mit einem Recidive in die Klinik, welches die Grösse einer Mannsfaust hatte und nachdem der Kranke das Zittmann'sche Decoct genossen am 25. Mai ausgeschält wurde; es stellte eine derbe feste faserige umschriebene Geschwulst dar, die man als Steatom bezeichnete. Die mikroskopische Untersuchung zeigt einfaches festes Fasergewebe mit sparsamen Bindegewebszellen. Am 11. Juni wurde der Kranke geheilt entlassen. Am 6. Nov. 1844 kehrte er wieder mit einer kindskopfgrossen allerdings noch derben höckerigen aber doch schon weichern Geschwulst, die ihm gleichfalls exstirpirt wurde. Ein drittes Recidiv führte ihn im folgenden Sommer hieher, welches noch einmal so gross und weich als Markschwamm diagnosticirt und nochmals ausgeschnitten wurde. Auch diesmal gelang die Heilung. Ob er in der Heimath, wie wahrscheinlich, einem Recidive erlegen, haben wir nicht in Erfahrung gebracht. Die erste Geschwulst war reines Fibroid, die letzte reines Sarkom aus wuchernden spindelförmigen Zellen bestehend. Dieselbe Steigerung der Wucherung zeigte der folgende Fall:

No. 133. Joh. Durch 43 Jahr, Kufer aus Lechenich, kam am 4. Mai 1842 mit einer fibrösen Geschwulst in die Klinik, welche sich unter der Haut der Herzgrube entwickelt hatte, an einer Stelle an welcher vor längeren Jahren eine spanische Fliege gelegt worden, und die durch den häufigen Druck der Bottige gereizt wurde. Die Geschwulst wurde excidirt, die Wunde heilte durch Eiterung, jedoch ohne Hinderniss. Am 10. Juli 1843 kehrte der Kranke zurück mit einem Recidiv, welches eine ebenfalls rein faserige Narbenhypertrophie darstellte und nochmals exstirpirt wurde. Fünf Monate später fing die ganz glatte Narbe wieder an zu wachsen, und während sie bis dahin schmerzlos gewesen, stellten sich allmählich Stiche ein, die später nach Aufbruch der Geschwulst lancinirend wurden und den Kranken im April 1846 nochmals in die Klinik führten, wo man mit Erstaunen an der Stelle der Narbe ein „echt krebshaftes Geschwür" bemerkte. Es war das Fibroid in sarkomatöse Wucherung übergegangen.

Den folgenden sehr characteristischen Fall habe ich selbst mit beobachtet und zum Theil selbst operirt.

No. 246. Ein 40jähriger Oekonom Ginkes war bereits im Jahre 1836, 18 Jahre vor seiner Wiederaufnahme durch Herrn Gehr. Wutzer durch die Ligatur von einem fibrösen Rachenpolypen glücklich befreit worden. Im Jahre 1852 bemerkte er zuerst Wiederkehr des Uebels, indem das linke Nasenloch verstopft erschien. Als er am 1. December 1854 aufgenommen wurde, füllte der Polyp in Form eines kleinen Apfels besonders die rechte Seite des Rachens, war mit dem obern Theile des Gaumensegels verwachsen, hatte den horizontalen Theil des Gaumensegels durch Usur verdrängt und ragte hier hinter dem letzten Backenzahne stark in die Mundhöhle hinein. Auch die linke Wange erschien etwas vorgetrieben, die linke Nase ausgefüllt. Schmerzhaft war die Geschwulst nicht. Am 11. Dec. nahm Herr Gehr. Wutzer die Operation unter meiner Assistenz in folgender Weise vor: Nach Lostrennung der Nase am linken Flügel (in dessen Rande und am Septum) sowie nach Entfernung des Vomer mittelst einer Knochenscheere wurde das Afterproduct, welches bis in die Keilbeinhöhle hineinreichte und an der ganzen dem Rachen und der hintern Nase zugewandten Grundfläche des

Schädels wurzelte, mit den beiden Proc. pterygoideis und dem weichen Gaumen verwachsen war, theils mit einem sichelförmigen, theils mit einem geraden starken Messer abgetragen; es reichte aber in die Fossa sphenomaxillaris soweit hinein, dass eine totale Entfernung ohne Gefährdung der Carotis interna gar nicht möglich erschien, und so musste, zumal der Mann durch die nicht ohne reichliche Blutung ausgeführte Operation schon sehr erschöpft war, ein Theil in dieser Niche zurückgelassen werden. Die Nase wurde erst nach Verlauf einiger Stunden wieder angenäht und heilte prima intentione. Der Kranke erholte sich rasch und verliess sehr zufrieden am 27. Dec. die Anstalt. Das Afterproduct war ein echtes derbes festes Fibroid, indem die Bindegewebszellen schwer zu entdecken waren. Schon nach vier Monaten kehrte er zurück. Die zurückgelassene Masse war von Neuem beträchtlich angewachsen, offenbar war dieselbe von allen Punkten von Neuem hervorgewuchert, und drängte sich mit dem Volum von hinten her so in die Mundhöhle hinein, dass das Schlucken, Athemholen und Sprechen sehr erschwert waren. Die Operation wurde mir übertragen; ich entfernte vom Munde aus, nachdem ich vorher das Gaumensegel gespalten hatte, eine über 4 Loth wiegende ziemlich weiche Masse und räumte die Rachenhöhle soweit es thunlich war mit Messer und Scheere. Die Blutung im Augenblicke ganz enorm, stand nach Einspritzen von kaltem Wasser und Ueberpinseln von Lig. ferr. sesquichlor. Der Kranke starb noch im Jahre 1855 an einem den Schädel durchbohrenden Recidive. Schon vor der von mir vorgenommenen Operation waren lancinirende Stiche in der Geschwulst aufgetreten. Das von mir herausgenommene fast faustgrosse Stück bestand nicht mehr aus blossem derben festen Bindegewebe, sondern war echtes wucherndes Sarkom mit zahlreichen grösstentheils auch Theilungsformen zeigenden Spindelzellen.

Die hier erzählten Fälle beweisen mithin zur Genüge, dass in der That ursprünglich ganz gutartige Neubildungen wenn sie wiederholte Reizungen erfahren — und operative Eingriffe müssen doch wesentlich mit solchen Reizungen verbunden sein — schliesslich in wuchernde, d. h. bösartige Formen übergehen können; aus der einfachen Hyperplasie geht schliesslich zuweilen eine echte Heteroplasie hervor und die alte Behauptung der Möglichkeit des Krebshaftwerdens (wenn wir den klinischen oder weiteren Begriff des Krebses gleichbedeutend mit der Malignität des Characters hier anwenden wollen) wäre somit nicht ganz in das Reich der Fabeln zu verbannen.

Ueber das Vorkommen gutartiger Geschwülste an mehreren Stellen des Körpers zu gleicher Zeit oder über die Vielfachheit der Eruptionsstellen besteht ebenso wenig ein Zweifel. Besonders kommt dies öfter bei den Enchondromen, den Papillarhypertrophien und den Lipomen vor. Bei allen diesen Gewächsen kann dabei der gutartige Character gewahrt bleiben. Ein sehr schöner Fall von ungemein zahlreichen subcutanen Myxomen — sogen. Molluscum contagiosum — die fast 100 an der Zahl den ganzen Stamm eines jungen Mädchens bedeckten, und von denen mehrere grössere durch Exstirpation von Herrn Gehr. Wutzer entfernt wurden, kam vor langen Jahren in der Klinik vor und ist von Herrn Prof. Busch nach einer meisterhaften Abbildung in seinem Lehrbuche der allgemeinen Chirurgie (Berlin 1857. S. 157 Fig. 53) in Holzschnitt wiedergegeben worden. Zuweilen nimmt diese Vielfachheit der Eruptionsstellen vollkommen den Character der Recidive an.

No. 350 [1]. Ein 18jähriges Mädchen vom Lande zeigte bei ihrer Geburt drei braune warzige Erhabenheiten auf der Haut des Rückens. Dieselben wuchsen mit der Kranken allmählich heran. Erst im Herbste 1850, nachdem dieselbe bereits regelmässig menstruirt war, fing das grösste Muttermal, welches sich in der Mitte des Rückens in der Gegend des 7—9. Rückenwirbels schräg hinüber erstreckte, an in der Mitte sich zu erheben und eine nach faulem Käse riechende Jauche zu secerniren. Deshalb vorzugsweise suchte die Kranke Hülfe und wurde am 7. Juli 1851 aufgenommen. Ausser dieser aus lauter warzigen condylomatösen Wucherungen zusammengesetzten pigmentreichen Geschwulst die eine Länge von 7 Zoll, eine Breite von 3 Zoll hatte, befanden sich noch mehrere auf dem Nacken gegen die rechte Schulter hin und einige kleinere auf der Brust, die sich freilich nicht so über die Höhe erhoben. Die grösste, welche bis zu $1\frac{1}{2}$ Zoll Höhe über die Haut emporgewuchert war, wurde von Herrn Gehr. Wutzer mit einem mehrere Linien breiten Rande ganz gesunder Haut exstirpirt. Es war eine einfache aber sehr massenhaft entwickelte Hypertrophie der Hautpapillen, die über der Hautoberfläche Sprossen trieben und dadurch ein blumenkohlähnliches Ansehen bekommen hatten (s. Taf. VI. Fig. 6—8). Zwischen ihnen lagen hypertrophische Talg- und Schweissdrüsen, welche das Material zu dem stinkenden die Kranke belastigenden Secrete lieferten. Die Wunde, die so weit es anging, vereinigt wurde, musste durch Granulationen vernarben. Im April 1852 kehrte die Kranke in die Klinik zurück. Es waren auf der ganz normalen Haut in der Umgegend der Narbe neue papillare Excrescenzen entstanden. Die Kranke wünschte ausserdem noch von den grösseren nun auch offenbar mehr herangewachsenen Muttermälern des Nackens und der Schulter befreit zu werden, was auch geschah. Ich habe sie später wieder gesehen und mich davon überzeugt, dass in der Umgebung der sämmtlichen Narben neue Papillome heranwuchsen, deren Beseitigung die Kranke indess nicht wünschte.

Zuweilen zeigen sich solche Recidive indess bei gutartigen Gewächsen vollkommen nach Art der bösartigen, so dass von einer Vielfachheit der Eruptionsstellen dann wohl nicht mehr die Rede sein kann, sondern eine Verbreitung der Affection von dem primären Orte des Wachsthums aus auf den Bahnen des Blutes oder der Lymphe angenommen werden muss, wie wir dies sonst gewöhnlich nur bei den zellen- und saftreichen heteroplastischen Geschwülsten sehen.

[1] Dieser Fall findet sich mit einer sehr guten Abbildung erläutert in der Dissertation von E. Jung: De pseudoplasmatis quibusdam in nymphis etc. nec non de naevi verrucosi specie rariore diss. inaug. Bonn 1851. 4.

No. 575. **Der folgende Fall**, der zu einer interessanten plastischen Operation der Ueberpflanzung eines Hautlappens aus der rechten Wade auf den linken Fussrücken Veranlassung gab, findet sich ausführlich mitgetheilt in der Dissertation von Otto Lange [1]).

Sophia Feuser aus Arloff hatte in ihrem 16. Jahre eine harte derbe Geschwulst ohne sichtliche Veranlassung auf dem Rücken des linken Fusses bekommen, welche allmählich wuchs und endlich bei ihrer Aufnahme in die chirurgische Klinik am 3. Nov. 1852 in der Länge von 6 Zoll, in der Breite von 4 Zoll die innere Seite des Fusses von der Sohle und dem Knorren des Metatarsus der grossen Zehe bis über den innern Knöchel hinauf einnahm. Ueber ihr war die Haut grösstentheils durch Exulceration geschwunden; an ihrer Stelle ein mit derben festen Granulationen bedecktes Geschwür. Wo die Haut noch bestand, wie in der Peripherie der Geschwulst, war sie von zahlreichen ausgedehnten grösseren und kleineren Gefässen, von denen die Venen varicöse Ausbuchtungen zeigten, durchzogen. Es war unvermeidlich dass nach Excision der Masse nicht eine grosse offene Wunde, in der die Sehnen des Tibialis antic. und Extensor hallucis entblösst waren, zurückblieb. Ein zur theilweisen Deckung von der Haut über dem innern Knöchel herbeigezogener Lappen wurde theilweise brandig, theils zog er sich durch Schrumpfung zurück. Die grosse Wunde musste durch Granulationen heilen, was auch bis zum Februar geschehen war. Bei der Entlassung erhielt die Kranke einen gepolsterten Lederstrumpf zum Schutz der Narbe. Indess als sie ihren gewohnten Arbeiten auf dem Felde wieder nachging, brach die Narbe auf, es entstand ein Geschwür, zu dessen Deckung der erwähnte bis jetzt einzig in der plastischen Chirurgie dastehende Versuch gemacht wurde, einen Lappen aus dem andern Beine zu transplantiren. Offenbar war nur die Unruhe der Patientin sowie die Mangelhaftigkeit unseres Apparats zur Befestigung der beiden Beine an einander die Ursache, dass die Heilung misslang. Der Lappen zog sich zurück (ohne brandig geworden zu sein) und heilte wieder in seiner früheren Lage fest. Der Defect am linken Fusse musste nochmals der Vernarbung durch Granulationen überlassen bleiben. Auch diesmal erfolgte dieselbe ganz glatt, ohne dass eine Spur eines Recidivs bemerkbar gewesen wäre. Allein der nothwendige Gebrauch des Fusses veranlasste allmählich eine neue Wucherung in der Narbe, welche bald oberflächlich exulcerirte, und da ein Theil der neugebildeten Masse selbst brandig abstarb, die Kranke von neuem nach dem Verlaufe von 1½ Jahren in die Klinik führte. Wir fanden am 21. März 1855 ein sehr grosses Geschwür an der Stelle des früheren Fibroids, umgeben von den Resten der neuentstandenen Masse, die sich über den Fussrücken hinüberzog. Diese hat ganz das Ansehen und die Härte der früheren Geschwulst und war ebenfalls durch ihren Reichthum an Gefässen von einer bläulich-rothen Farbe. Dazu waren an der Innenseite der Wade mehrere harte wallnussgrosse Knoten entstanden, die der Kranken zuweilen ziehende Schmerzen veranlassten; wir hielten dieselben für angeschwollene Drüsen.

Um das mit brandigen Massen verunreinigte Geschwür zuvor zu reinigen wurden Umschläge mit Chlorkalklösung fortgesetzt angewendet. Dabei heilte das Geschwür vortrefflich. Auch schienen die Knoten in der Wade unter einem Emplastrum ammoniaci und bei fortwährender Bepinselung mit Jodtinctur sich zu verkleinern. Sie ver-

[1]) Ad chirurgiam plasticam symbolae diss. inaug. Bonn 1856. 4. pag. 18.

schwanden indess so wenig als die neugebildeten Massen in der Umgebung des Fussgeschwüres. Es wurden deshalb am 21. Juli 4 kleine Knoten, die unmittelbar unter der Haut auf der Fascie des Unterschenkels lagen, so wie zwei grossere Massen vom Fussrücken excidirt. Auch diesmal erfolgte die Heilung durch Eiterung. Wir haben von weiteren Recidiven nichs vernommen. Die Untersuchung der kleinen Geschwülste aus der Wade ergab, dass sie nicht hypertrophische Lymphdrüsen, sondern derbe fibröse im Bindegewebe wurzelnde Knoten waren. Die derben vom Fusse exstirpirten Massen bestanden diesmal wie auch das erstemal aus einem sehr dichten verfilzten Gewirre feiner elastischer Fasern, zwischen welchen sehr zahlreich entwickelte Capillaren verliefen, deren Wandung an vielen Stellen mit vielfachen spindelförmigen Kernen, in grösserer Anzahl, als sie sonst den Capillaren zukommen, besetzt erschien. Ausserdem bemerkte man an der Oberfläche zahlreiche bluterfüllte cystoide Räume, die aber von keiner eigenen Membran ausgekleidet waren. Sie schienen, wie ich dies auch in andern Geschwülsten, welche der Contusion wiederholt ausgesetzt waren, z. B. in einem grossen Osteosarkom der Fibula, welches von Herrn Gehr. Wutzer resecirt wurde, gesehen habe, durch Blutextravasation entstanden zu sein. Endlich waren in das Fasergewebe an vielen Stellen ausser den sehr zarten Bindegewebszellen Nester von kleinen runden Zellen mit granulirtem Inhalte, doppelt so gross als Blutkörperchen, eingestreut. An einzelnen Stellen liess sich deren Entstehung aus Bindegewebszellen durch Theilung verfolgen.

Dass solche Recidive bei den Enchondromen ganz genau so wie bei den bösartigsten Gewächsen vorkommen, habe ich schon in meiner Monographie derselben nachgewiesen. Ein neuerlichst in der Klinik des Herrn Prof. Busch vorgekommener Fall der Art, der sich durch die rasche Ossification den von Joh. Müller zuerst characterisirten aber als besondere histologische Gruppe nicht festzuhaltenden Osteoiden anreiht, ist ausführlich mitgetheilt in der Dissertation von Dr. Wilhelm Baum [1]).

Das Afterprodukt war bei der 37jahrigen Frau in ihrem 31. Jahre am äussern Knöchel des linken Fusses entstanden und allmählich bis zu einer sehr beträchtlichen Grösse angewachsen, wobei sich zugleich anfangs reissende, spater wahrhaft lancinirende Schmerzen einstellten. Es reichte bis gegen die Mitte des Unterschenkels hinauf und überschritt andererseits das Tibiotarsalgelenk, hatte Mannskopfgrösse, war an mehreren Stellen deutlich fluctuirend, an andern knochenhart. Am 15. Febr. 1857 wurde von Herrn Prof. Busch die Amputation des Unterschenkels im obern Drittel mit Bildung eines hintern Lappens vorgenommen. Die Heilung erfolgte theils durch erste theils durch zweite Vereinigung. Beim Abgange der Kranken am 27 Juli war eine kleine Erhabenheit am Mittelfussknochen des fünften Zehen des rechten Fusses fuhlbar, die bis zum 5. August, an welchem die Kranke wieder aufgenommen wurde, die Grösse eines Gänseeies erreichte. Am 8 August wurde deshalb die Exarticulation des betreffenden Mittelfussknochens vorgenommen, die lineare Wunde durch Knopfnähte vereinigt. Am 3. Tage nach der Operation entstand bedeutende phlegmonöse Entzündung, und trotz des warmen Wasserbades Erscheinungen der Pyamie, besonders

[1]) De carcinomate osteoide etc. diss. inaug. Bonn 1858. 4. c. tabula.

Schüttelfröste. Tod am 21. August 1857. Bei der Section fanden sich in beiden Lungen mehrere bis haselnussgrosse Knorpelknoten. Thrombose und eitriger Detritus in den Venen des rechten Beines, deren Häute aufgelockert und eitrig degenerirt erschienen. Das ursprüngliche Afterprodukt war von der Fibula wahrscheinlich vom Bindegewebe der spongiösen Substanz und dem Perioste ausgegangen; die Corticalsubstanz der Innenseite war noch erhalten. Die ganze Masse war in der Mitte strahlig verknöchert, an der Peripherie dagegen von einer Lage weichen Knorpels umgeben, der an einzelnen Stellen unmittelbar unter der Haut lag und Fluctuation zeigte. Knorpelgewebe mit zerfaserter Grundsubstanz und theilweise fettig degenerirten Zellen; an einzelnen Stellen vollkommen hyaliner Knorpel; die dem Verknöcherungsrande nahe liegenden Theile zeigten osteoide Umbildung. Die Geschwulst des Mittelfussknochens zeigte dieselbe Textur, sie schien vorzugsweise vom Perioste durch Wucherung der Bindegewebszellen aber auch der Knochenkörper entstanden. Die Enchondrome in den Lungen grösstentheils fettig degenerirt, zum Theil mit Pigmenteinlagerung zeigten fast nur deutlich aus Kernwucherung des interstitiellen Bindegewebes entstandene Zellen vom Charakter der Knorpelzellen; die Grundsubstanz hier wenig entwickelt und nur an einzelnen Stellen hyalin, durch Kalkimprägnation versteinert nicht verknöchert.

Haben wir somit auf der einen Seite eine Reihe von mehr oder minder gutartigen Gewächsen zu deletären Wucherungen Anlass geben sehen, so unterliegt es auf der andern Seite keinem Zweifel, dass auch notorisch heteroplastische Gebilde von malignem (oder wenn man will krebshaftem) Character unter Umständen diesen Character verleugnen können, indem sie einer dauernden Heilung freilich ebenso selten, wie das umgekehrte bei den benignen Tumoren vorkommt, fähig sind. Es sind dies vorzugsweise die trockenen saftleeren Gebilde, wie man sie zuweilen namentlich beim Cancroid sieht; zuweilen aber auch zellenreiche Formen, wie selbst Markschwämme. Wir haben einige Male Gelegenheit gehabt Fälle zu beobachten, in welchen sich solche Gewächse selbst durch wiederholte Recidive als bösartig bewährt hatten, und die dennoch durch eine gründliche Exstirpation schliesslich vollständig geheilt wurden. Diese Beobachtungen beziehen sich auf sehr verschiedene Localitäten, und sollen hier nach dem Character der Afterproducte kurz angeführt werden. Freilich sind nicht alle durch die mikroskopische Untersuchung bestätigt worden, allein so sehr wir auf die hohe Bedeutung derselben Gewicht legen, ohne Anhänger der Specificitätslehre zu sein und ohne die Existenz specifischer Zellen anzuerkennen, so halten wir mit Velpeau [1]) es für einen

[1]) Traité des maladies du sein. 2ème edit. Paris 1858. S. 556 und an mehreren andern Stellen dieses vorzüglichen Werkes, z. B. S. 559.

geübten Chirurgen verhältnissmässig leicht, einen Krebs sei es vor oder nach einer Operation in seinen verschiedenen Formen zu diagnosticiren. Die einzige Schwierigkeit bieten die mögliche Verwechslung des zellenreichen Sarkoms mit dem Markschwamme, die indess in diesem Falle um so weniger auf sich hat, als gerade diese Formen des Sarkoms an Bösartigkeit den Markschwämmen in keiner Weise nachstehen, und die colloiden seltenen Formen. Ich kann daher nur hinzufügen, dass in denjenigen Fällen, welche ich nicht selbst beobachtete und in welchen die Diagnose nicht durch das Mikroskop nachträglich bestätigt wurde, der Name meines verehrten und vielerfahrenen Lehrers Wutzer für die Richtigkeit dieser Diagnose bürgt. Derselbe könnte in dieser Beziehung von mir ähnliches sagen, was Velpeau von Lebert und Follin behauptet, dass ich in unzähligen Fällen sein diagnostisches Urtheil durch die mikroskopische Untersuchung nur zu bestätigen Gelegenheit hatte. Lange Jahre ihm zur Seite gestanden, erinnere ich mich kaum eines Falles, in welchem die Diagnose nicht zugetroffen wäre. Viele ältere Fälle habe ich, da die Präparate im klinischen Museum aufbewahrt wurden, noch nachträglich bestätigt.

Von Markschwämmen mache ich folgende Fälle namhaft:

No. 92. Dr. M—e aus Meurs, praktischer Arzt, der an hartnackigen rheumatischen Affectionen laborirt hatte und 43 Jahr alt war, wandte sich am 11. Mai 1836 zur Aufnahme in die Klinik wegen eines über dem rechten Auge in der Orbita in kurzer Zeit, jedoch schmerzlos entstandenen Afterprodukts beträchtlicher Grösse, welches alle Charaktere eines Markschwammes darbot und mit Schonung des Auges von Herrn Gehr. Wutzer sorgfältig vom Bulbus unter dem Augenlide nach Lostrennung desselben abpräparirt wurde. Das Augenlid wurde sodann wieder angenäht und heilte durch erste Vereinigung. Der Bulbus blieb gesund. Ueber die Natur des Gewächses war keinem der anwesenden Aerzte ein Zweifel. Der Kranke litt nach jener Zeit noch vielfach an neuralgischen Schmerzen besonders im rechten Bein, derentwegen er Jodkali und Jodeisen nahm, und bekam im Jahre 1848 mehrere kleine Geschwülste unter der Haut der Extremitäten die von selbst aufbrachen, vereiterten und dann wieder heilten. Er gebrauchte deshalb wiederholt Karlsbad und befindet sich jetzt laut eigner freundlicher Mittheilung vom 13. Juni 1859 vollkommen gesund und thätig in seinem Berufe.

No. 178. Dr. L. 61 Jahr, Kreisphysikus zu Hennef, wurde am 23. Dec. 1848 in die Klinik aufgenommen wegen eines Markschwammes, welcher ursprünglich zwischen den Integumenten des Augendeckels und dem Knorpel gesessen, vor 4 Monaten zuerst als kleine haselnussdicke Geschwulst, die sich noch hin und her schieben liess, bemerkt worden war, von hier aus aber den Knorpel mit in die Entartung hineingezogen, die Conjunctiva angelöthet und um den Bulbus herumgewuchert war. In der Geschwulst selbst empfand der Kranke lancinirende Stiche. Er hatte früher vielfach an Rheumatismen gelitten, wusste aber sonst keine Veranlassung seines Uebels. Bei der von Herrn Gehr. Wutzer unter Assistenz von Dr. H. J. Schaeffer nach Spaltung des obern Augenlides vorgenommenen Exstirpation fand sich, dass einzelne fungöse Wucherungen sich von der obern Seite des Bulbus nach hinten und zu beiden Seiten erstreckten, so dass sie mit grösster Vorsicht vom Augapfel wahrhaft abpräparirt werden mussten. Die Blutung war ziemlich erheblich, doch überzeugte man sich davon dass alles Kranke entfernt war und heftete das Lid wieder zusammen. Trockene Kälte; heftige Chemose, Blutegel, Aderlass. Am 29. Dec. bemerkte man ein Geschwür der Hornhaut welches am 5. Jan. durchbrach, die Linse fiel vor, das Auge verschrumpfte. Im Jahre 1852 am 23. Dec. dem 4. Jahrestage nach der Operation präsentirte sich der völlig rüstige Kranke in der Klinik ohne eine Spur eines Recidivs, auch ist er ohne ein solches im Jahre 1857 gestorben. Das Afterprodukt war unzweifelhaft Markschwamm gewesen.

No. 96. Einem 42jährigen Kaufmann Herrn Wey—n aus Elberfeld, ward am 6. Mai 1838 ein in wenigen Wochen entstandener Markschwamm des Oberkiefers durch Resection eines den linken ersten Backenzahn umfassenden Keiles entfernt, den ich mikroskopisch zu untersuchen Gelegenheit hatte und der noch im Jahre 1856 gesund war.

Ebenso unzweifelhaft war der Befund in folgendem Falle:

Ein 51jähriger Kutscher Neukirch aus Bonn (dessen Frau an sehr ausgebreitetem Sarkome des Uterus, des Eierstocks, der Retroperitonealdrüsen des Magens und sämmtlicher Lymphdrüsen des Mesenteriums im Dec. 1853 starb), wandte sich am 15. Dec. desselben Jahres an mich um sich eine Geschwulst, die in der Alveole des rechten Eckzahns entstanden war und in der dieser Zahn lose steckte, exstirpiren zu lassen; die Geschwulst war ganz weich und bestand erst seit einem Monate, hatte aber rasch an Umfang gewonnen und zeigte die Grösse einer starken Haselnuss. Von Zeit zu Zeit empfand der Kranke in ihr heftige lancinirende Stiche; ich entfernte den Zahn, sowie den nebenstehenden Schneidezahn und resecirte dann mit der Stichsäge einen Keil der bis in den Körper des Oberkiefers hineinreichte. Indess schon in wenigen Wochen wuchs eine neue Masse hervor, die sich der Kranke nochmals vergeblich entfernen liess, indem er sich zu einer ausgedehnteren Resection nicht entschliessen konnte. Im Mai 1854 verstand er sich dazu, und Dr. H. J. Schaeffer resecirte ihm nach Entfernung des ersten Backzahns ein grösseres Stück des Kiefers ganz im gesunden Knochen. Die sämmtlichen resecirten Stücke wurden von mir untersucht; sie bestanden aus echtem weichem hirnähnlichem Markschwamm, der grosskernige Zellen enthielt unter denen zahlreiche Mutterzellen sich befanden, die grosse ausgebildete Tochterzellen zeigten (s. Taf. VII. Fig. 4). Die Prognose schien demnach sehr übel. Indess das Gewächs kam nicht wieder und der Kranke ist seit jener Zeit vollkommen gesund, und hat sich in diesen Tagen (Juni 1859) von mir untersuchen lassen. Die Lücke im Kiefer ist ganz glatt vernarbt.

Eines vierten Falles von Markschwamm des Oberkiefers der 1847 von Herrn Gehr. Wutzer bei einem 11jährigen Knaben resecirt wurde (No. 163. Meyers), welcher noch heute gesund ist, will ich hier nur Erwähnung thun.

Zu den Seltenheiten gehören die Fälle, in welchen Skirrhen nicht recidiviren, um so erwähnenswerther sind die folgenden beiden von Herrn Gehr. Wutzer mir gütigst mitgetheilten Fälle:

Frau v. H., Frau eines Landraths in Neuwied, Mutter zweier Söhne, wurde im September 1832 von Herrn Gehr. Wutzer wegen Brustkrebs operirt, welcher bereits eine Infiltration der Achseldrüsen veranlasst hatte, so dass dieselben mit entfernt werden mussten. Die Dame gebrauchte dann alljährlich die Bäder von Carlsbad oder Marienbad, da sie vor dem Ausbruche des Krebses an Gelbsucht gelitten und man ein Leberleiden bei ihr als in ursächlichen Beziehungen zu dem Krebse vermuthete. Im Jahre 1840 zeigten sich zwei kleine haselnussgrosse Knoten in der Narbe, die im December entfernt wurden. Seit jener Zeit befand sich die Frau ganz gesund. Sie starb im Jahre 1853, also 21 Jahre nach der Operation, ohne dass ein neues Recidiv sich eingestellt hätte.

Fräulein U—ch aus Bacharach, eine 46jährige unverheirathete Dame, welche vielfachen Gemüthsbewegungen ausgesetzt gewesen, wurde im Jahre 1847 von einem Brustkrebse befreit, mit welchem ebenfalls indurirte Achseldrüsen entfernt werden mussten. Sie blieb nach der Operation vollkommen gesund und hat sich im Jahre 1857 hier wieder vorgestellt in dankbarer Erinnerung an die gewahrte Hülfe.

Fälle in denen wir mehrjährige Heilungen beobachteten, ohne dass sich bis jetzt wenigstens Spuren von Recidiven eingestellt hätten, können wir in grösserer Anzahl aufführen (s. unt). In dem folgenden Falle musste ein Recidiv entfernt werden; dennoch ist die Kranke seit der Zeit vollkommen gesund; die Narbe ist ganz glatt, ja eine nach der zweiten Operation angeschwollene kleine Drüse hat sich vollständig zurückgebildet.

Frau G. aus Bonn, eine hagere ungemein lebhafte Brünette, die stets regelmässig menstruirt war und sich übrigens einer ungetrübten Gesundheit erfreut hatte, Mutter mehrerer gesunder Kinder, schrieb ihr Leiden dem steten Aerger und häuslichen Kummer zu, welchem sie seit Jahren ausgesetzt gewesen. In ihrem 56. Jahre 1856 bemerkte sie in der bereits sehr geschwundenen linken Brust eine schmerzhafte Anschwellung unterhalb der Warze, die zu einem hühnereigrossen Knoten in wenigen Monaten anwuchs und im Sept. von Herrn Prof. Busch exstirpirt wurde. Bereits einen Monat danach fing die Warze an unter lebhaften Stichen zu wachsen und brach auf. Im December musste das Recidiv, welches die Mitte hielt zwischen weichem Markschwamm und hartem Faserkrebs nebst zwei angeschwollenen Achseldrüsen die alle Charaktere des Markschwamms darboten, entfernt werden. Ich leitete die Nachbehandlung; die Wunde heilte durch Granulationen und war im Februar geschlossen. Eine angeschwollene Achseldrüse verschwand unter fortgesetztem Gebrauch von Sublimatpillen, welche (Morgens und Abends $\frac{1}{10}$ Gr) die Frau ein halbes Jahr lang ohne Beschwerden nahm. Die Narbe anfangs noch derb, ist jetzt ganz weich, weiss, glatt, verschiebbar, und die Frau erfreut sich der besten Gesundheit.

Auch selbst von melanotischem Markschwamm kann ich ein Beispiel vollkommener Heilung aufführen.

No. 224. Adam Pleiss ein 44jähriger Bauer aus Liebuhr bei Wahn, bemerkte seit einem halben Jahre, während er bis dahin sich der besten Gesundheit zu erfreuen hatte, eine schmerzlos wachsende schwarze Geschwulst über den Schneidezähnen des

Oberkiefers. Bei der Aufnahme am 26. Januar 1853 fand sich hinter und über denselben eine schwarzbraune, unregelmässig höckerige Geschwulst, die nur etwa einen Zoll in der Breite des harten Gaumens einnahm, hinter ihr erstreckte sich in Form eines Keils eine melanotische Infiltration der Schleimhaut über den Gaumen. Am 28. Januar wurde von mir die Resection vorgenommen: zunächst Entfernung der vier obern Schneidezähne, darauf keilförmige Umschreibung der erkrankten Schleimhaut durch zwei Schnitte, Lösung derselben vom gesunden Knochen und Resection des vordern Theils des Alveolarfortsatzes mittelst der Velpeau'schen Knochenzange. Am Tage nach der Operation ging der Kranke schon umher, die Wunde vernarbte und bis jetzt ist keine Spur eines Recidivs vorhanden, trotzdem der melanotische resecirte Theil aus grossen grosskernigen wuchernden pigmenterfüllten Zellen mit zwischenliegendem freiem Pigmente ohne ein weiteres Stroma bestand.

Geheilte Fälle von Epithelialkrebsen, in welchen die Heilung längere Jahre später wäre bestätigt worden, können wir keine aufführen; obwohl die Fälle, welche als geheilt entlassen wurden, sehr zahlreich sind. In mehreren hatten wir allerdings sehr späte Recidive, wie eine sogleich zu gebende Uebersicht der Ausgänge zeigen wird. Ueberhaupt erscheint das Cancroid bei weitem nicht so gutartig, wie man uns hat glauben machen wollen. Es beweist ein sehr voreiliges Vertrauen, wenn manche Schriftsteller das „Epithelioma" zu den gutartigen Krebsformen stellen.

Zahlreich hingegen sind die Heilungen nach Sarkomen, besonders solchen, die wie die Sarkome der Knochen sich durch Resection des erkrankten Theils gründlich entfernen lassen. Ich behalte mir vor in dem zweiten Theile meiner grossen Arbeit über die Knochengeschwülste diese geheilten Fälle ausführlich mitzutheilen, wo ich auch die Gutartigkeit der myeoloiden Sarkome (Epulis) durch zahlreiche Beispiele belegen werde. Andererseits giebt es kleinzellige nur aus spindelförmigen Zellen und Spindelkernen zusammengesetzte Sarkome, besonders solche die von den Drüsen ausgehen, welche an Bösartigkeit den schlimmsten Markschwämmen in keiner Weise nachstehen. Einige derselben wie z. B. die unter dem Namen des Polypus malignus urethrae femineae beschriebenen zeichnen sich durch eine besondere locale Recidivfähigkeit aus, wenn sie gleich selten oder nie zu allgemeinen Recidiven Anlass geben.

Kommen wir von diesen immerhin seltenen Fällen recidivirender gutartiger Geschwülste und nicht zurückkehrender Krebse auf die gewöhnlichen Hergänge zurück, so möge zunächst eine Uebersicht der Resultate in der Behandlung von uns zusammengestellter Fälle folgen, aus der sich eine nähere Einsicht über den gewöhnlichen Verlauf gewinnen lässt.

	Nicht operirt			operirt									
	Spontan geheilt	Ungeheilt oder gebessert entlassen	Gestorben	Als geheilt entlassen	Heilung constatirt	In Folge der Operation gestorben	Ungeheilte Recidive	An localen u. allgemeinen Recidiven gestorben	An inneren Recidiven gest.	Geheilte operirte Recidive	Nach wiederholten Recidiven gestorben	An anderen Krankheiten später gestorben	Summa
Markschwamm u. Melanose	—	17	13	21	7	9	11	26	6	2	3	1	116
Skirrhus	—	10	5	14	5	1	1	5	2	7	3	—	53
Cancroid	—	25	5	119	8	3	11	8	—	19	1	1	200
Sarcom	—	19	4	25	7	4	5	7	1	6	1	3	82
Tuberkel	10	51	14	5	—	6	2	3	—	—	—	—	91
Enchondrom	—	—	—	4	1	1	—	—	—	—	—	—	6
Myxom und Schleimpolyp	—	—	—	21	2	1	—	—	—	6	—	—	30
Fibroid und Neurom	1	1	—	19	4	2	1	—	—	7	1	—	36
Exostose	—	4	—	3	2	—	—	—	—	—	—	—	9
Lipome	—	3	—	19	1	—	—	—	—	—	—	—	23
Papillome	—	—	—	—	7	—	—	—	—	1	—	—	8
Teleangiektasien	—	2	—	22	2	—	—	—	—	1	—	—	27
Atherome	—	—	—	10	4	—	—	1	—	—	—	—	15
Cysten	1	8	—	15	—	1	—	—	—	1	—	2	28
Combinirte Gewächse	—	2	—	10	—	1	—	—	—	1	—	—	14
Summe	12	142	41	307	50	29	31	50	9	51	9	7	738

150 Recidive

Demgemäss beträgt die Zahl der nicht operirten Kranken 195, die der operirten 543, wovon 393 einmal, 150 mehrere Male operirt wurden. In 207 Fällen wurde der weitere Verlauf constatirt, in 531 Fällen blieb der Ausgang unbekannt, indem 142 ungeheilt oder durch innere Behandlung gebessert (?) die Anstalt verliessen, 307 als geheilt verzeichnet sind, ohne dass man Gelegenheit hatte die Heilung zu constatiren, 31 mit Recidiven wiederkehrten oder Nachricht gaben, ohne dass eine nochmalige Operation vorgenommen wurde, und 51 als von Recidiven durch Operation geheilt die Anstalt verliessen. Man könnte demgemäss 408 Kranke als geheilt betrachten, wenn man zu den Fällen, in welchen die Heilung längere oder kürzere Zeit nach der Operation constatirt wurde (50) diejenigen hinzurechnete, welche als geheilt verzeichnet wurden. Die wirkliche Heilung lässt sich allerdings mit einiger Sicherheit voraussetzen für die gewöhnlich gutartigen Gewächse, auf welche (mit Ausschluss des Sarkoms 196) nur 20 von den 150 bekannt gewordenen Recidiven kamen, wobei kein inneres Recidiv von denselben constatirt wurde. Bei den bösartigen Gewächsen wird man den als geheilt verzeichneten Fällen gegenüber immer einiges Misstrauen hegen müssen, wiewohl allerdings gerade in klinischen Anstalten der Fall häufiger als in der Privatpraxis vorkommt, dass sich die von einer Rückkehr ihres Uebels heimgesuchten Kranken wieder an dieselbe Hülfsquelle wenden. Während aber nur von $^1/_8$ der gutartigen Gewächse Recidive gesehen wurden, beläuft sich die Anzahl der bei bösartigen bekannt gewordenen auf mehr als $^1/_4$ (nämlich auf 530 Fälle 145 Recidive), oder 27,3 Procent.

Rechnen wir indess die angeblichen Heilungen mit ein, so ergeben sich unter

	Heilungen gegen	mit üblem Ausgange	letztere = Procent
116 Markschwämmen	28	88	75,8
53 Skirrhen . . .	19	34	64,1
200 Cancroiden . .	127	73	36,5
82 Sarkomen . .	35	47	57,3
91 Tuberkeln . .	15	76	81,7
6 Enchondromen	5	1	16,6
36 Fibroiden und Neuromen . .	24	12	33,3
30 Myxomen und Schleimpolypen	23	7	23,3
9 Exostosen . .	5	4	44,4
23 Lipomen . .	20	3	13,4
8 Papillomen . .	7	1	12,5
27 Teleangiektasien	24	3	11,1
15 Atheromen etc.	14	1	6,6
28 Cysten . . .	16	12	42,8
14 comb. Gewächsen	10	4	10.

In die Categorie mit üblem Ausgange haben wir dabei diejenigen Fälle einzurechnen, welche nicht operirt, sondern ungeheilt entlassen wurden. Bei den bösartigen Gewächsen rangiren dieselben unfehlbar hierher. Bei den gutartigen erheben sie die Procentzahlen freilich, indess muss beachtet werden, dass in diesen Fällen die Kranken sich in der Regel nicht zu der Operation eines Gewächses, welches ihnen wenig Beschwerden machte, entschliessen konnten, oder die Lage desselben die Operation zu gefährlich im Verhältnisse zu diesen Beschwerden erscheinen liess. Abstrahirt man von diesen Fällen, so ergeben die obigen Tabellen einen annähernden Maassstab für die Bösartigkeit der einzelnen Gebilde, nur ist zu bemerken, dass das Cancroid offenbar zu günstig, die Exostosen und Cysten dagegen zu ungünstig beurtheilt werden würden, weil von den ersteren die Heilungen nicht genügend controlirt und von den letzteren mehrere ungeheilt entlassen wurden.

Spontane Heilungen gehören unter allen Umständen bei den Neugebilden zu den sehr seltenen Ausnahmen. Allerdings kommen sie durch einen nekrotischen Process einzelner Theile des Gewächses, wie durch Absterben junger Massen wuchernder Zotten beim Epithelialkrebse, oder durch eingeleitete fettige Degeneration und Resorption beim Markschwamme und Skirrhus sowie bei den Tuberkeln nicht selten an einzelnen Theilen desselben vor, gewöhnlich geht dann aber neben der Vernarbung und Verschrumpfung solcher Partien die Neubildung in der Umgebung oft selbst in rascherer Progression vor sich, so dass das Gewächs im Ganzen dadurch wenig oder gar nicht in seinem verderblichen Gange gestört wird. Es kann auch bei bösartigen Gewächsen durch erneute Wucherung der Kerne zur Vereiterung kommen, die Eiterbildung kann dann selbst ihrerseits wieder einzelne Partien schmelzen. Dass indess solche Vereiterungen bei bösartigen Gewächsen selten eine gute Bedeutung haben ist bekannt, da mit dem Aufbruche und dem dadurch vermittelten reizenden Einflusse der atmosphärischen Luft gewöhnlich die Wucherung der nicht vereiterten Massen nur befördert wird. Die Eiterbildung wirkt hier selten in dem Grade contagiös dass das ganze Afterproduct vereiterte, auch ist mit der durch dieselbe veranlassten Verflüssigung die Infection innerer Organe wie bei allen weicheren Gewächsen um so eher zu fürchten.

Eine vollkommene Vereiterung eines Markschwamms hatten wir Gelegenheit bei einer Dame zu constatiren, deren wir schon bei den Fracturen (S. 84) Erwähnung gethan haben:

No. 341. Fräulein Maria v. M., 45 Jahre alt, von scheinbar sehr kräftiger gesunder Constitution, hatte eine 93jährige Tante an Brustkrebs verloren und bemerkte vor 11 Wochen unter fortwährenden Stichen eine stets anwachsende Geschwulst der linken Brust, die endlich an mehreren Stellen aufbrach und eine enorme Menge stinkenden Eiters absonderte. Mit hektischem Fieber jedoch ohne Spuren secundärer Erscheinungen kam sie am 28. Oct. 1853 nach Bonn. Die Brust hatte die Grösse eines Mannskopfes und war an 5 Stellen in Form sehr charakteristischer rundlicher tiefer fungöser Geschwüre aufgebrochen. Am 1. Nov. wurde von Hrn. Gehr. Wutzer die Brust amputirt; der Pectoralis wie die Haut waren entartet und mussten in ziemlichem Umfange entfernt werden. Die Heilung erfolgte langsam durch Granulationen. Die Narbe brach bei beträchtlicher Spannung indess wieder auf, weshalb man sie am 15. Februar excidirte und einen Lappen zur Deckung des Defectes transplantirte. Derselbe zog sich theilweise zurück und während der Heilungsprocess noch nicht beendigt war bildete sich ein Recidiv in den linken Achseldrüsen, welches rasch wachsend bald den Umfang einer Mannesfaust erreichte, so dass am 22. März zur Exstirpation geschritten werden musste. Die Kranke gebrauchte dann längere Zeit die Solut. arsen. Fowleri. Im April bildeten sich an verschiedenen Körperstellen zahlreiche Blutschwären; im Mai kam es zu einem beträchtlichen Zellgewebsabscess der linken Wange, der indess ohne Hinderniss heilte. Die Narbe auf der Brust war inzwischen vollendet und die Kranke verliess heiter und wohl ohne Spur eines Recidivs am 26. Mai 1854 die Anstalt. Indess schon im August kehrte sie mit einem Rückfalle zurück, indem die Narbe in der Achsel in ein fistulöses Geschwür mit infiltrirten Rändern verwandelt war. Zu Hause hatten sich trotz des Gebrauchs von Molken und später Friedrichshaller Bitterwasser viele Furunkeln wieder eingestellt. Auch hatte sie zuerst Gesichtsrose, später ein Erysipel am linken Arme überstanden. Am 14. August wurde die Fistel gespalten und die Ränder abgetragen. Die Wunde heilte nicht, vielmehr wucherten fungöse Granulationen hervor, die in ihrem Wachsthum durch Auflegen von Opiumpaste nicht beschränkt wurden. Von nun an wurden noch 6 Mal in Pausen von 4 zu 4 Wochen enorme fungöse Massen, deren Wucherung weder durch örtliche Mittel (Bleioxyd, Zinkoxyd, Tannin u. s. w.) noch durch innere (Zittmann'sches Decoct, Arsenik, Jodquecksilberarsenik) beschränkt werden konnte, theils von Hrn. Gehr. Wutzer theils von mir entfernt; unter andern räumte ich am 5. April 1855 1½ Pfund aus der Umgebung der grossen Achselgefässe aus. Es hatte sich wiederholt Rose, hartnäckiges Erbrechen, Husten eingestellt und war immer wieder verschwunden. Seit dem Gebrauche des Zittmann'schen Decocts war ein nicht zu stillender Durchfall zurückgeblieben — trotzdem wuchs die Masse in der Achselhöhle in rascher Progression. Am 19. Juni klagte die Kranke über heftige Schmerzen im Unterleibe und es fand sich in der rechten Weiche eine harte bewegliche kindskopfgrosse rundliche Geschwulst, die allmählich wuchs, während der Markschwamm in der Achselhöhle von neuem hervorwucherte. Am 16. Juli entstand beim Aufheben des linken Armes eine Fractur desselben. Die Erscheinungen liessen soweit nach dass die Kranke selbst einige Tage wieder aufstand; die Geschwulst im Leibe hatte den Umfang eines Manneskopfs erreicht und fühlte sich weicher an. Am 7. August Abends traten plötzlich bedeutende Beengung und Athemnoth, kalter Schweiss, vollständiger Collapsus ein, der Puls war sehr beschleunigt und klein, und nach zweistündigem Kampfe erfolgte der Tod bei klarem Bewusstsein offenbar in Folge einer Ruptur, denn die Geschwulst im Unterleibe war wie verschwunden.

Bei der Section zeigte sich der Pect. maj. und min., der Serratus antic. und das obere Ende des Coracobrachialis und Biceps in weiche hirnähnliche Masse verwandelt, welche auch die ganze Achselhöhle bis an die Clavicula ausfüllte und andererseits bis unter die Scapula reichte. Die 1—5. Rippe waren vom Afterproduct erodirt, die 3. und 4. im vordern Drittel ganz durchbrochen, die Pleura dahinter stark verdickt und wie die Intercostalmuskeln in scirrhöse Massen verwandelt. Die Lunge links ganz adhärent, zeigte in beiden Flügeln einige kleine Markschwammknoten. In der rechten Lungenspitze oben eine Tuberkelnarbe. In beiden Pleurahöhlen purulente Flüssigkeit. Die Unterleibshöhle mit einer flockigen purulenten theilweise blutgemischten Flüssigkeit (3 Pfund) erfüllt, deren Quelle das ganz in einen grossen noch theilweise dieselbe Flüssigkeit (2 Pfund) enthaltenden Beutel verwandelte rechte Ovarium war. An der Oberflache dieses Beutels sah man ein kleines rundes Geschwür mit entzündeter Umgebung. Die Wande waren nur 1 Linie dick und bestanden aus fettig degenerirtem und eiterndem Markschwamme. Fettig entartete Markschwammzellen in allen möglichen Formen bildeten mit Eiterkörpern auch die Elemente der Flüssigkeit im Unterleibe. In der Leber waren zwei Markschwammknoten; ausgebildete Fettdegeneration, Magen, Milz und Nieren gesund. Im Oberarme an der Bruchstelle ein Markschwammknoten.

Wie in diesem Falle das ganze in Markschwamm verwandelte rechte Ovarium schliesslich vollkommen verjauchte, und freilich durch seinen Aufbruch den Tod herbeiführte, so lässt sich wenigstens auf demselben Wege selbst für bösartige Gewächse eine Heilung denken, wie unter Umständen ähnlicher Art vollkommene Heilungen gutartiger Gebilde vorkommen. Zwei derartige Fälle, in denen man dieses Resultat dem Gebrauche von kohlensaurem Natron zuschrieb, ohne dass sich nachweisen lässt, dass dasselbe in der That dieses Resultat bedingte, wurden in der Klinik des Herrn Gehr. Wutzer beobachtet. Die eine Geschwulst hielt man für ein Fibroid, die andere für eine Ovarialgeschwulst. Eine anatomische Diagnose lag freilich bei beiden Fällen nicht vor.

No. 455. Jacob Hirschleber ein 46jahriger Bauer aus Adendorf, war bis zwei Jahre vor seiner Aufnahme (22. October 1847) stets gesund, zu der angegebenen Zeit bemerkte er zuerst eine druckende unangenehme Empfindung in der rechten Weichengegend; erst im Mai 1847 machte sich indess hier über dem Hüftbeinkamme eine schmerzlose langsam wachsende Geschwulst bemerkbar, die bei der Aufnahme eine über handgrosse runde Flache der untersuchenden Hand darbot. Sie war genau umschrieben, glatt und am oberen Theile deutlich elastisch. Die Haut mit den Bauchdecken daruber verschiebbar und normal. An ihrer Aussenseite hing die Geschwulst mit dem Huftbeine zusammen, welches hier einen Zoll breit hart und aufgetrieben erschien. Das Allgemeinbefinden war ungestört. Der Kranke hatte Jodkali bereits beinahe zwei Monate ohne jeden sichtbaren Erfolg gebraucht. Er erhielt Pillen aus Kali tartaricum, später aus Natr. carbon mit Extr. graminis und Extr. taraxaci. Durch die Haut uber der Geschwulst wurde ein Haarseil durchgezogen. Nach einiger Zeit entstanden Stiche in der Geschwulst Bei dem fortgesetzten Gebrauche von Natron kam es im Laufe von 5 Monaten zur Erweichung der vorher mit den Bauchdecken verwachsenen Masse. Man unterstützte dieselbe durch fortgesetzte Anwendung von Leinsamencataplasmen. Endlich brach die Geschwulst auf und entleerte eine ganz enorme Menge von flockigem Eiter, dem ganze Brocken fibrösen Gewebes beigemengt waren. Im Laufe von weiteren drei Monaten war die Geschwulst ganz verschwunden und ein halbes Jahr später war die Abscesshöhle vernarbt, ohne dass eine Spur der früheren Geschwulst zurückgeblieben wäre. Ein Recidiv hat sich nicht eingestellt.

No. 558. Eine 25jährige Jungfer, Wilh. Omfermann aus Schlebusch kam am 25. November 1847 in die Klinik wegen einer Geschwulst in der rechten Unterbauchgegend. Sie war bis zum März desselben Jahres gesund gewesen, in welchem Monat sie ihr erstes Kind gebar. Bald nach der Geburt erkältete sie sich und bekam Schmerzen in der rechten Seite; die Lochien normal; erst im August bemerkte sie in der rechten Leistengegend eine gänseeigrosse Geschwulst, die von Zeit zu Zeit Schmerzen veranlasste. Bei der Aufnahme fand sich zwischen Nabel und Hüftbein rechts eine harte etwas höckerige glatte Geschwulst, die sich ein wenig hin und herschieben liess und die man für eine Ovarialgeschwulst hielt. Man liess die Kranke Natr. carbon. zu 5—10 Gr. dreimal täglich in Pillen nehmen. Im Januar ging die Kranke nach Hause. Die Geschwulst war grösser geworden, zeigte aber eine fluctuirende Stelle. Am 28. Februar kam die Geschwulst 2 Zoll unter dem Nabel zum Aufbruch, und unter dem Fortgebrauch der Pillen erweichte dieselbe so vollständig, dass im Juni nur noch ein Rest in der Tiefe des Beckens, der sich mit einer Sonde erreichen liess und steinhart erschien, übrig war. Die Fistel war $3\frac{1}{2}$ Zoll tief und drang gegen das kleine Becken vor. Später schloss sich dieselbe und die Frau ist jetzt vollkommen geheilt, soll indess noch eine ganz kleine festsitzende harte Masse im Becken tragen.

Dies sind die einzigen Fälle in denen eine spontane Heilung beobachtet wurde. Dass dieselbe also möglich ist, steht nicht zu bezweifeln, gewöhnlich werden aber diejenigen Prozesse, welche eine Rückbildung einleiten können, wie die Vereiterung, die Fettmetamorphose, die Tuberkulisirung, die Versteinerung, endlich der nekrotische Zerfall nur partiell bleiben, und mit gleichzeitiger Wucherung anderer Theile des Gewächses verbunden sein. Jedenfalls kann man auf dieselben bei der Behandlung nicht rechnen, da vollständige Verödung der wuchernden Massen auf diesem Wege zu den grössten Ausnahmen gehören. Ehe wir auf die in den von uns zusammengestellten Fällen erhaltenen Erfolge näher eingehen, lassen wir einige therapeutische Bemerkungen folgen.

Die Behandlung

der Gewächse hat man vielfach, namentlich so lange man von der Ansicht ausging, dass dieselben nur der locale Ausbruch einer allgemeinen Bluterkrankung seien, durch pharmaceutische Mittel eingeleitet. Allein ebenso wie der Beweis für diese vorausgesetzte Allgemeinerkrankung vollständig fehlt und sich die sämmtlichen zur Stütze dieser Voraussetzung herbeigezogenen Symptome viel einfacher erklären, wenn man die Gewächse insgesammt als zunächst rein locale Uebel betrachtet, so fehlt es den angeblichen Erfolgen innerer Behandlung an aller Beweiskraft. Die Geschichte der inneren Medication der Gewächse zeigt deutlich den Einfluss der herrschenden Ansichten. Diejenigen, welche die Neubildungen als den Ausfluss innerer Dyskrasien ansahen, wandten sich vorzugsweise dem Gebrauche der sogen. Alterantien zu; unter denselben stand obenan das 1755 zuerst durch die Autorität Boerhave's empfohlene Quecksilber, dessen verschiedene Präparate eines nach dem andern benutzt und wieder verlassen wurden. Ich habe selbst in einigen Fällen dasselbe mit anscheinendem Nutzen gebraucht (s. oben S. 304), in anderen liess es mich vollkommen im Stiche. Das Verschwinden syphilitischer Excrescenzen (breiter Condylome) und anderer Hyperplasien (Drüsen) durch den Quecksilbergebrauch weist allerdings dem Mittel einen hohen Rang unter den antiplastischen Heilmitteln an, leider scheinen ihm aber die meisten Gewächse ganz unzugänglich.

Die arsenige Säure, namentlich durch Le Febure (1775) eingeführt, ist theils allein in der Fowler'schen Solution, theils in Verbindung mit Jod und Quecksilber (Donovandt) in sehr zahlreichen Fällen in der Klinik zum Theil sehr consequent angewandt worden; in keinem einzigen war auch nur der Schein für den Nutzen des Mittels, obwohl es unter denjenigen, welche bei chronischen Ernährungsstörungen der Haut sich bewähren, ebenso obenan steht, wie das Quecksilber unter den antisyphilitischen Mitteln.

Dass das Jod sowohl beim innern wie beim äussern Gebrauche für gewisse namentlich in dem lymphatischen Systeme wurzelnde Hyperplasien ein entschiedenes Heilmittel ist, lässt sich nicht in Abrede stellen. Die sanguinischen Hoffnungen die Copland (1830) an dasselbe knüpfte, haben sich für die Heteroplasien in keiner Weise bewährt. Noch weniger lässt sich zu Gunsten des salzsauren Baryts, des Goldes, des Schwefels, der Kohle u. s. w. sagen, deren Wirkung durchaus illusorisch ist. Alle sind oft und wiederholt in den klinischen Fällen benutzt, ein wahrer Erfolg ist nicht gesehen worden. Die Alkalien, und besonders die alkalinischen Mineralwasser (Karlsbad, Marienbad, Vichy) erfreuen sich ebenfalls eines gewissen Vertrauens; man hoffte von ihnen dass sie die Erweichung befördern würden; in der That scheinen einige Beobachtungen (s. oben S. 304) zu ihren Gunsten zu sprechen; in andern sah man keinerlei Einfluss. Den Alterantien reihen sich diejenigen Methoden an, durch welche man die supponirte Materia peccans aus dem Körper herauszuschaffen bemüht war; die abführenden Bitterwasser, die schweisstreibenden und abführenden Decocte (Zittmann's z. B., von Rust und Wutzer vielfach angewandt) waren es besonders auf die man vertraute. Wir haben Kranke auf das heftigste schwitzen und abführen sehen — die Heteroplasien wuchsen fast üppiger als vorher (s. z. B. oben S. 300). In vielen Fällen schrieb sich eine erhebliche Verschlimmerung des Leidens von einer solchen Cur her, mit dem Verfalle der allgemeinen Ernährung ging der Fortschritt des Uebels Hand in Hand und die Resistenzfähigkeit wurde nur mehr untergraben. Dasselbe gilt von den antiphlogistischen Heilmethoden, die sich ebenso wie die schwächenden auf eine theoretisch nicht unrichtige Parallelisirung der Neoplasie mit den entzündlichen Processen, die ja oft genug zu Neoplasien führten, stützen. Allein wie bei bereits ausgebildeter entzündlicher Hyperplasie der antiphlogistische Heilapparat in der Regel ganz erfolglos angewandt wird, so gilt dies auch von den nicht unter entzündlichen Erscheinungen entstehenden Gewächsen. Sowohl die Valsalva'sche Entziehungskur, wie die von Broussais so warm vertheidigten Blutentziehungen aller Art sind öfter schädlich als nützlich. Wir sahen namentlich einige Male nach örtlichen Blutentziehungen (z. B. bei Zungenkrebsen) rasche Zunahme der Wucherung; die mit ihnen verbundene Blutzufuhr nach dem leidenden Theile scheint dessen Wachsthum zu befördern, wie die mit der allgemeinen Antiphlogose verbundene Schwächung die Widerstandskraft vermindert. Den entgegengesetzten Weg schlugen diejenigen ein, welche die Gewächse als Producte der Schwäche ansahen, indem sie sich einer roborirenden Methode in die Arme warfen. Carmichael (1809) rühmte sich nicht minderer Erfolge vom Eisen, als Dzondi, Broussais, Brechet u. A. sie von der Antiphlogose priesen. Auch die China (A. Cooper) der Fucus Helminthochorton und der Leberthran gehören in diese Categorie. Dass dergleichen Mittel bei den mit mangelhafter Ernährung und Verdauungsschwäche verbundenen scrophulösen Hyperplasien und tuberkulösen Degenerationen einen günstigen Nutzen gewähren lässt sich nicht bestreiten. Leider sind sie andern Hyperplasien gegenüber machtlos, indem diese überhaupt gerade der Therapie gegenüber das parasitische Leben, welches sie in gewissem Sinne führen, behaupten. Am wenigsten Zutrauen verdienen offenbar die Narcotica, welche, als man den Einfluss der Nerven auf die örtliche Ernährung noch irrthümlich viel höher anschlug, als er in der That ist (Donders Versuche über die Hornhautverschwärungen bei Trigeminuslähmungen und Durchschneidungen des Sympathicus haben uns ganz neue Anschauungen zugeführt, die diesen älteren direct widersprechen), in gewissem Ansehen standen. Mit welchem Eifer auch die schon 1739 von Alberti empfohlene Belladonna, die 1812 von Brera gerühmte Blausäure, das von Copland präconisirte Conium und namentlich auch das Opium bei der allgemeinen Hülflosigkeit, in der sich die Therapie befand, von den Praktikern in Anwendung gebracht wurden, die Erfahrung weist ihnen eine durchaus nutzlose Wirkung nach. Auch die locale Anwendung des Opium hatten wir bei offenen Krebsen mehrfach ohne jeden Erfolg versucht. Ueberall werden die feinsten Vorgänge der Ernährung unseren Eingriffen entzogen; die Autonomie der Zelle zieht leider eine zu bestimmte Gränze für unsere Mittel. Illusionen sind es, denen man sich hingiebt, wenn man der Therapie mehr als einen allgemeinen Einfluss auf die gesammte Ernährung zuschreibt und demgemäss muss man auch die Hoffnung, die immer wieder bei sanguinischen Gemüthern auftaucht, ein specifisches Heilmittel gegen Krankheiten, deren genereller aber nicht specifischer Character in der Wucherung gewisser Zellenterritorien gelegen ist, zu finden aufgeben. Die Therapie wird sich ihnen gegenüber vorzugsweise auf eine möglichste Förderung des Stoffumsatzes und der allgemeinen Ernährung beschränken müssen und in einzelnen Fällen individualisirend symptomatische Hülfe versuchen, ohne sich an einen directen Eingriff zu wagen, der auf innerem Wege nicht möglich ist.

Die einzige wahre Stütze und das einzige Heil finden wir in dem localen Angriffe gegen das erkrankte Zellengebiet. Nur sehr selten werden wir dessen Wucherungsfähigkeit direct herabsetzen können. Es giebt allerdings eine Reihe von wichtigen örtlichen Mitteln, welche mit einigem Erfolge indess nur benutzt werden können, wo ihnen die ganze Wucherung zugänglich ist und aus diesem Grunde wird ihr Nutzen immer ein sehr beschränkter bleiben. Diese Mittel sind die methodische Compression. Dass dieselbe bei ausgedehnteren Geschwülsten besonders den malignen erheblichen Nutzen ausübe, wie man (z. B. namentlich Récamier) sanguinisch behauptet hat, müssen wir sehr bezweifeln. Erfahrene Chirurgen wie Velpeau (l. c. S. 527) gestehen die vollständige Wirkungslosigkeit des gerühmten Mittels ohne Umstände ein. Bei einigen bloss hyperplastischen Formen, wo die Localität eine genügende Wirksamkeit der Compression zulässt (Knochenunterlage), lässt sich eher etwas erwarten. Am vortheilhaftesten scheint die Compression bei Gefässgeschwülsten zu wirken, freilich auch nur wo dieselben eine feste Unterlage haben und nicht nach der andern Seite hin der Compression ausweichen können. Ich führe beispielshalber eine günstige Erfahrung der Art, die ich neuerlich zu machen Gelegenheit hatte, hier an:

Am 15. Februar 1857 exstirpirte ich bei dem 4jährigen Kinde eines Landmannes Peter Hölters eine Teleangiektasie der Stirn, die bei der Geburt stecknadelkopfgross den Umfang einer starken Haselnuss erreicht hatte, indem ich sie mit zwei halbelliptischen Schnitten umschrieb, welche in die ganz gesunde Haut fielen. Naht. Die erste Vereinigung gelang nicht, die Heilung musste durch Granulationen erfolgen. Es bildete sich aber eine neue Gefässwucherung, die im Laufe einiger Monate wieder bohnengross geworden war. Die Eltern konnten sich nicht zur nochmaligen Operation entschliessen. Ich empfahl deshalb, indem ich es einige Male selbst ausführte, der Mutter alle drei Tage eine Collodiumschicht [1]) aufzupinseln, jedoch darauf zu achten, dass die Haut nicht einreisse. Beim Ueberstreichen nahm die Geschwulst sofort an Umfang ab und wurde blass, und nachdem dies Verfahren 2 Monate consequent fortgesetzt worden, war jede Spur der Geschwulst die von der zarten Narbenhaut überzogen war verschwunden, und bis jetzt ist kein neues Recidiv entstanden.

Bei andern gutartigen Gewächsen habe ich keine ähnliche Erfahrung zu machen Gelegenheit gehabt.

Einige Analogie mit der methodischen Compression bietet die Bepinselung mit Bleiessig, mit der ich in der neuesten

[1]) Das gewöhnliche Collodium ist zu solchem Zwecke weniger geeignet als das mehr elastische Collodium ricinatum, weil dies nicht so leicht einreisst.

Zeit eine Reihe von sehr erfreulichen Resultaten erlangt habe, und die ich deshalb dringend empfehle. Es ist seit langem bekannt, dass man Condylome selbst von erheblicher Grösse durch die regelmässige Bepinselung zum völligen Verschrumpfen bringen kann. Die einzelnen papillären Excrescenzen werden atrophisch, bröcklig und fallen ab oder lassen sich ohne alle Blutung abpflücken. Untersucht man die Papillen mit dem Mikroskope, so findet man die centralen Ernährungsgefässe mit coagulirtem Blute erfüllt oder auch vollkommen obliterirt. Diese Erfahrung führte mich zu weiteren Versuchen. In einem Falle von sehr renitentem Sarkom, welches in Form des sogenannten Polypus malignus an der Mündung der Urethra eines öffentlichen Mädchens K. aus Bonn hervorgewachsen war, und mehrfach excidirt und mit dem Glüheisen ausgebrannt war, so dass zuletzt bei wiederholtem Abtragen der Urethralöffnung, nur noch ein ganz kleines Stück der Urethra übrig war, welches vollkommen mit der ringförmigen Wucherung besetzt erschien, und man in Gefahr stand den Blasenhals anzuschneiden, habe ich durch consequentes täglich wiederholtes Bepinseln der ganzen weichen Masse vollständige Heilung herbeigeführt. In einem zweiten Falle bei einem Dienstmädchen Lina H., welche wegen Fluor albus in das evangelische Krankenhaus aufgenommen, dieselbe Form des bekanntlich sehr schwer zu beseitigenden Uebels zeigte, habe ich von vorn herein nur diese Bepinselung vorgenommen und ebenfalls vollkommene Verschrumpfung des succulenten Gewächses bewirkt. Demnächst wandte ich dieselbe Methode zur Bepinselung von Resten hyperplastischer Nasenschleimhaut nach der Extraction von Nasenpolypen in mehreren mir neuerlichst vorgekommenen Fällen an; der Erfolg liess nichts zu wünschen übrig; man muss nur Sorge tragen, dass das giftige Präparat nicht verschluckt werde. Vergiftungssymptome habe ich nie bei dem Verfahren bemerkt. Ebenso hat sich dasselbe bewährt beim Lupus, der doch auch den heteroplastischen Wucherungen sich unmittelbar anreiht. Freilich muss bei ausgedehnten Wucherungen immer eine gründliche Zerstörung des Uebels vorgenommen werden. Keine Methode hat mir bei einer langjährigen Erfahrung in unserer an Lupus so reichen Provinz so günstige und rasche Erfolge gezeigt.

Ein 16jähriges Mädchen Therese Paulisch aus Mühlheim bei Neuwied, wurde am 16. April 1859 in das evangelische Krankenhaus aufgenommen. Sie litt seit 5 Jahren an hartnäckigem hypertrophischem Lupus der Nase, der allen bisher angewandten innern (Jod, Leberthran) und äussern Mitteln (Argt. nitr., rothem Praecipitat u. a.) getrotzt hatte und die ganze Nasenspitze mit den Flügeln und dem Septum in eine mit wuchernden Excrescenzen besetzte kartoffelförmige Masse verwandelt hatte. Auf beiden Wangen waren oberflächliche silbergroschengrosse Flecke von einfachem ulcerirenden Lupus. Ich ätzte zunächst am 17. April die ganze kranke Oberfläche mit Kali causticum und 3 Tage später als sich die zum Theil sofort entfernten Schorfe unter der Anwendung von Cataplasmen abgelöst hatten, liess ich Bleiessig überpinseln. Die Heilung ging ungemein rasch von Statten, einige kleine Grübchen, in denen noch verdächtige Reste sassen, ätzte ich mit Höllenstein. Dann liess ich wieder Bleiessig aufpinseln und unter Fortsetzung dieser Bepinselungen überhäutete sich die Nase, die ihre normale Form wieder bekommen hatte, vollständig und die Kranke konnte bereits am 8. Mai entlassen werden. Doch wurde ihr angerathen die Bepinselungen und den Gebrauch des Leberthrans noch eine Weile fortzusetzen, was sie auch gethan hat. Die Nase ist jetzt ganz glatt und weiss vernarbt ohne Spur des ehemaligen Leidens; ebenso die bloss einmal mit Kali causticum geätzten Flecken der Wange.

Uebrigens bemerke ich, dass die Kranke sich vor dem Höllensteine weit mehr fürchtete, als vor dem Kali.

Endlich habe ich bei einem Recidive nach einem Epithelialkrebse, den ich am 9. Februar d. J. bei einem hiesigen 44jähr. Kaufmann Herrn M—r aus der Unterzungenschleimhaut exstirpirte und der bereits eine erhebliche Ausdehnung erlangt hatte, wobei beide Art. raninae unterbunden werden mussten, den Versuch gemacht ein Anfangs April aufgetretenes Recidiv in der Narbe durch dasselbe Mittel zu beschränken. Der Erfolg war anfangs ein sehr überraschender; die wuchernden papillären Massen verschrumpften und starben ab; allein unter denselben sass weisse Epithelialmasse, die indess noch fortwährend täglich von mir bepinselt von Zeit zu Zeit nekrotisch ausfällt, so dass dadurch das Umsichgreifen sehr wesentlich verhindert wird, während die Umgebung vernarbt ist. Natürlich kann der Bleiessig zunächst immer nur die Oberfläche verschrumpfen machen; da nun inzwischen bei bösartigen Gewächsen wie den Cancroiden die Wucherung in der Tiefe fortschreitet, so kann bei solchen das Mittel nur palliativ wirken, während namentlich weiche und gefässreiche nicht in die Tiefe wuchernde Gebilde seiner Einwirkung zugänglich sind. Ein zweiter Versuch bei einem papillären trockenen Cancroide der Nase bei einer 65jähr. Frau S. aus Bonn, welches schon mehrere Male recidivirte ist ebenfalls sehr ermunternd.

Ueber die örtliche länger fortgesetzte Anwendung der Kälte,

die namentlich an Arnott einen so warmen Vertheidiger gefunden hat, und in der That bei Entzündungen wesentliche Dienste leistet, habe ich keine Erfahrungen; ich muss jedoch bemerken, dass wenn man nicht vollständige Erfrierung der Geschwulst, die zum Absterben derselben führt, und dann also die Kälte in Parallele mit den Causticis setzt, bewirkt, eine bloss von Zeit zu Zeit benutzte Anwendung derselben leicht ein vermehrtes Wachsthum in ähnlicher Weise wie etwa Blutegel bewirken kann, weil mit der Reaction ein vermehrter Afflux stattfindet, der sich auch bei unvollständigen Cauterisationen oft so schädlich erweist.

Auch über die Syphilisation, die man freilich besser mit der Erfahrung, dass Syphilitische so gut von Krebsen wie auch ganz Gesunde befallen werden, als mit moralischen Exclamationen bekämpfen kann, steht mir keine eigene Erfahrung zu Gebote; die von andern erhaltenen Resultate scheinen mir so wenig ermunternd zu sein, wie das was ich von der Syphilisation bei Syphilis in Paris namentlich an unserem unglücklichen deutschen Landsmanne und Collegen dem Dr. L. im Jahre 1852 gesehen habe.

Die Unterbindung der zuführenden Arterien, die man eine Zeitlang in Deutschland besonders bei der Struma eifrig gepriesen hat, ist offenbar ein ganz unzureichendes Mittel. Das Wachsthum der Gewächse hängt allerdings von der Blutzufuhr ab, aber nur indirect, und die wuchernden Zellenterritorien bekommen aus ihrer Umgebung immer noch hinreichendes Ernährungsmaterial. Zudem ist die Unterbindung selbst mehrerer Arterien ein illusorisches Hinderniss der Blutzufuhr, da dieselbe durch zahlreiche grössere und kleinere Gefässe unterhalten wird, und manche Gewächse so gefässarm sind — Atherome, Cholesteatome, manche Cancroide — dass man nothwendig der Zellenwucherung eine gewisse Unabhängigkeit von den Kreislaufsorganen zugestehen muss. Bei der Hypertrophie der Schilddrüse ist die meist allein ausgeführte Unterbindung der beiden obern Arterien ganz unnütz, da die untere und die nicht selten vorhandene mittlere zur Ernährung mehr als ausreichen. Zwei Fälle in denen jene Unterbindung von Herrn Gehr. Wutzer vorgenommen wurde, beweisen deutlich die Nutzlosigkeit dieser Operationen.

No. 399. Einem 25jähr. Leinweber Schneider aus Waldorf wurde am 16. Mai 1832 wegen einer einzelnen hühnereigrossen Geschwulst des rechten Lappens der Schilddrüse die rechte obere Art. thyreoidea unterbunden, da er sich der Exstirpation nicht unterwerfen wollte. Indess wurde dadurch keine Besserung bewirkt.

No. 400. Bei einem 20jährigen Bauerjungen Peter Bruder aus Eitorf wurden am 9. December 1851 beide oberen Schilddrüsenarterien unterbunden wegen einer erheblichen Hypertrophie dieser Drüse. Auch hier war kein günstiger Einfluss der Unterbindung auf die Geschwulst bemerkbar. Der Kranke verliess am 18. Januar 1852 ohne eine Veränderung der Geschwulst die Anstalt.

Ebenso unzuverlässig sind alle übrigen Localmittel, welche die Geschwulst nicht direct wegschaffen, und insbesondere habe ich von der viel gepriesenen localen Anwendung des Jod nur da Erfolg gesehen, wo es sich um Beseitigung einfacher Hyperplasien, namentlich von Lymphdrüsen bei Scrophulösen handelte; bei allen andern Gewächsen habe ich monatelang die consequenteste Anwendung desselben ganz wirkungslos bleiben sehen.

Unter allen Umständen ist den bisher genannten Mitteln nur eine sehr beschränkte Bedeutung zuzugestehen und immer wieder wird das einzige Heil in der directen Entfernung gesucht werden müssen. Die erste Frage die sich derselben gegenüber darbietet, ist: wann soll operirt werden? Ist es rathsam den chirurgischen Eingriff so lange wie möglich hinauszuschieben, oder so früh wie möglich zu operiren. Diese Frage bezieht sich vorzugsweise auf die bösartigen oder wenigstens zweifelhaften Gewächse. Indess auch den gutartigen gegenüber soll man keine zu grosse Gleichgültigkeit zeigen, einmal damit nicht durch zu grosses Wachsthum der operative Eingriff an Gefährlichkeit gewinne, andererseits weil man je früher man operirt um so sicherer ist alle Keime fortzuschaffen, welche Anlass geben können zu einem wie wir gesehen haben nicht immer gutartigen Recidive. Den malignen Geschwülsten gegenüber kann bei Berücksichtigung der Entwicklungsgeschichte derselben gar kein Zweifel bestehen, dass man nie früh genug operiren kann; die Art ihres Wachsthums beweist hinlänglich, wie sie vorzugsweise auf den vielverzweigten Bahnen des Bindegewebes weiter schreiten; ich habe zahlreiche Krebse und zwar sowohl Skirrhen wie auch Cancroide untersucht, in welchen die ersten Wucherungsbeginne sich auf die Entfernung von einem halben bis ganzen Zolle und mehr in dem scheinbar völlig gesunden Gewebe auffinden liessen; bleiben sie zurück so ist ein Recidiv unvermeidlich. Je grösser nun ein Gewächs geworden ist, desto schwerer hält es einerseits sich von der gründlichen Entfernung zu überzeugen, andererseits dieselbe zu bewirken; besonders weil Hautmangel oft zwingt so viel wie möglich zu sparen, und die Heilung durch Granulationen zu bewirken, die ja immer eine Zellenwucherung nothwendig voraussetzt und daher um so eher Recidive bedingt. Die Transplantation zu der man sich unter solchen Umständen genöthigt sieht, schützt keineswegs vor denselben. Es ist vollständige Illusion, wenn man behauptet hat, in transplantirten Lappen entständen keine Recidive. Wir haben so gut wie Lupusrecidive neue Nasen anfrassen, Cancroide und Skirrhen in solchen Hautlappen, die in der Regel gut anheilten, entstehen sehen. Beispielshalber führe ich den folgenden Fall an:

No. 297. Frau Elise Neuen aus Forst bei Anrath, 46 Jahr, eine sehr schlecht ernährte und abgemagerte Patientin, die lange Jahre an rheumatischen Schmerzen gelitten hatte, bekam nachdem sie 22 Monate lang ein Kind an der schon kranken Brust gesäugt hatte, eine rasch anwachsende Verhärtung der rechten Mamma. Faustgrosser Skirrh mit der Haut und dem Pector. major fest verwachsen. Nachdem sich die Kranke durch kräftige Ernährung erholt hatte, wurde mir am 4. December 1850 die Amputation der Brust übertragen. Da der Hautdefect sehr bedeutend war, so musste ich von untenher einen breiten Hautstreifen lösen und zur Deckung der Wunde verwenden. Die Spitze des Lappens wurde zwar brandig, indess heilte er doch an; die Wunde vernarbte langsam durch Granulationen. Am 17. März 1851 verliess die Kranke ohne Recidiv die Anstalt. Doch schon nach einigen Monaten stellte sich ein solches ein, welches auch den Lappen ergriff und in demselben aufbrach. Im Februar 1852 starb die Kranke, wie mir Herr Feckes, Wundarzt in Anrath freundlichst mittheilt, an dem Recidiv und wahrscheinlich an Lungenkrebs.

Es ist schlimm genug, dass Messerscheu Seitens der Patienten, Achtlosigkeit oder diagnostische Unsicherheit von Seiten der Aerzte, die zunächst alle möglichen sogen. milden Mittel durchprobiren, ehe sie zur Operation drängen, die Kranken oft schon in solchen Zuständen uns zuführen, dass die vollkommene Exstirpation von vornherein kaum ausführbar wird. Ein zweiter Umstand, der eben so dringend zum frühzeitigen Operiren mahnt, ist der, dass je länger man wartet, desto eher die Geschwulst weich wird und neben den localen Recidiven die in benachbarten Drüsen und in innern Organen gefürchtet werden müssen. Die neuere Chirurgie ist eine erklärte Feindin alles Eiters; wir öffnen Abscesse so früh wie möglich. D r i n g e n d e r u n d w i c h t i g e r n o c h i s t e s j e d e — n i c h t b l o s s j e d e v e rdächtige Geschwulst so früh wie möglich zu entfernen, weil nur auf diesem Wege die wirklich gründliche Entfernung erreicht werden kann.

Dazu kommt ein zweiter nicht minder wichtiger Punct der auch keineswegs gehörig beachtet wird. Will man sich eines glücklichen Erfolges versichern, so muss man nicht bloss auf der Gränze des Kranken und Gesunden schneiden, sondern in völlig gesundem Gewebe operiren. Das ist freilich meistens nur dann möglich, wenn man operirt, so lange die Masse noch klein ist. Bei denjenigen Gewächsen, die wie Lipome, Cysten, Atherome, manche Fibroide und Myxome circumscript und frei beweglich sind, kann die alte Regel gelten, das Messer dem kranken Gewebe zuzuwenden. Hier wird die gründliche Exstirpation alles Kranken wesentlich durch die Form der Gewächse erleichtert. Aber bei diffusen Geschwülsten und ganz besonders bei malignen ist man viel zu schonend mit dem sogen. gesunden Gewebe umgegangen, wenn man allgemein die Vorschrift gab, das Messer immer nur dem Kranken zuzuwenden. Jenes sogen. gesunde Gewebe enthält, wie die pathologische Anatomie mit Hülfe des Mikroskops nachweist, die Keime neuer Erkrankung, und anstatt dass man sich in müssigen Exclamationen über die Nutzlosigkeit der mikroskopischen Forschungen für die Praxis erging, weil dieselben allerdings die verlangte specifische Zelle nicht nachweisen konnten, hätte man sich diese practisch ungemein wichtige Aufklärung, welche nur das Mikroskop geben konnte, zu Gute kommen lassen sollen. Nicht in den Gränzen des Gesunden und Kranken soll man operiren, sondern in ganz gesundem Gewebe, und das erfordert freilich oft genug, dass man einen Fingerbreit sogen. gesundes Gewebe ringsum opfere. Bei manchen Geschwülsten hat dies Verfahren zudem noch einen anderen Nutzen, der dem Operateur dabei zu Gute kommt: Sehr gefässreiche Geschwülste, die, wenn man in der kranken Masse operirt, heftig bluten und deren blutige Operation daher meistens sehr gescheut wird, kann man weit gefahrloser auf diese Weise ausrotten, indem man die zuführenden Hauptgefässstämme, die sich erst in dem Gewächse weiter verzweigen, leicht einzeln in der Wunde auffindet und unterbindet. Dies gilt besonders von den Teleangiektasien, bei welchen zuerst namentlich **Dieffenbach** die Exstirpation anempfohlen hat, weil sie unzweifelhaft die beste und sicherste Methode ist. Operirt man im Gesunden so ist die Blutung höchst unbedeutend. Der folgende Fall mag als Beleg dafür dienen.

Theodore S. aus Bonn, ein Jahr alt, litt seit der Geburt an einer subcutanen Teleangiektasie der linken Hinterbacke, die ursprünglich haselnussgross bis zum Umfange eines Hühnereies angewachsen im Glutaeus maximus keilförmig wurzelte, und bereits die Haut in erheblichem Umfange ergriffen hatte. Das Kind war sehr zart und schwächlich. Die Cauterisation erschien wegen des Umfanges eben so bedenklich wie die unsichere Ligatur. Ich umschrieb unter Assistenz des Herrn Sanitätsraths **Velten** am 25. December 1856 die kranke Masse mit zwei halbelliptischen Schnitten, die in der Richtung der Glutaealfasern verliefen, hielt mich aber im gesunden Gewebe. Die Blutung war sehr gering und wurde durch die geknöpfte durch den Muskel hinter der Wunde durch die Tiefe geführte Naht gestillt; 10 Hefte waren nöthig. Die Heilung erfolgte vortrefflich. Das jetzt 4jährige Kind bewegt sein Bein ohne Hinderniss, obwohl eine tief eingezogene Narbe zurückblieb.

Wenn wir darauf dringen müssen, eine möglichst frühzeitige und möglichst gründliche Beseitigung der Geschwülste vorzunehmen, so müssen wir dabei im Allgemeinen vor jeder unvollständigen Operation warnen; dass blosse Punctionen, Incisionen und unvollkommene Cauterisationen höchst nachtheilige Folgen haben können, sahen wir bereits oben. Ein Gleiches gilt von den partiellen Exstirpationen in Bezug auf bösartige Gewächse. Man ist zuweilen leider genöthigt in Betreff derselben üble Erfahrungen zu machen, indem die totale Entfernung die Gefährdung lebenswichtiger Organe unvermeidlich machen würde. Nicht allemal lässt sich diese Gefahr sicher voraussehen. Namentlich findet man bei ausgedehnten von den Halsdrüsen hervorgewachsenen Wucherungen zuweilen erst wenn man bis in die Tiefe vorgedrungen ist, dass dieselben die grossen Halsgefässe oder den Oesophagus, den Larynx u. s. w. in solcher Weise umgeben, dass eine vollständige Entfernung nur mit grosser Lebensgefahr für den Patienten gelingen könnte. Wir haben allemal gesehen, dass solche Gewächse, wie namentlich Sarkome und Markschwämme, nothgedrungen partiell exstirpirt, nach solcher Operation in geometrischer Progression wuchsen. Andererseits lässt sich freilich nicht in Abrede stellen, dass gewöhnlich bei den bösartigen Gewächsen eine grosse Plasticität besteht. Nach Exstirpation von Lipomen konnten wir keinen einzigen Fall von Heilung durch erste Vereinigung finden, wie denn das Fettgewebe allerdings derselben überhaupt nicht günstig ist, dagegen fanden sich unter einer sehr erheblichen Zahl von Operationen bei Cancroiden der Haut nur sehr selten solche, bei welchen die Heilung durch Eiterung erfolgt wäre. Allerdings kommt dabei die Localität in Betracht. Indess es entsteht die Frage, ob man nicht in Fällen, in denen die Ausdehnung des Gewächses die totale Ausrottung auf einmal unmöglich macht, die partielle Exstirpation erst an der einen Seite bis ins Gesunde vornehmen könnte, und wenn die Heilung erfolgt wäre, nach 8 Tagen spätestens die Exstirpation der andern Seite auch bis ins Gesunde folgen lassen dürfte und somit den Zweck ganz gründlicher Beseitigung selbst in verzweifelten Fällen bösartiger Gewächse zu erreichen im Stande wäre. Wo voraussichtlich (wie bei jenen Halsdrüsengeschwülsten, aber auch den Brustkrebsen, Hodenkrebsen u. s. w.) Eiterung unvermeidlich ist, ist dagegen die partielle Exstirpation auf das Entschiedenste zu verwerfen.

Bei gutartigen Gewächsen gestaltet sich die Sache anders. Wir halten hier die Einführung der partiellen Exstirpation, wie sie zuerst von Dieffenbach geübt wurde, für eine wichtige Erweiterung unserer Hülfsmittel, besonders wo es sich dabei zugleich um die Erhaltung eines Gliedes, oder um die Erhaltung der Form eines Organs handelt.

Dieffenbach hat diese partielle Exstirpation namentlich bei grösseren Teleangiektasien geübt. Ich habe seiner Empfehlung gemäss dieselbe in einem Falle von Teleangiektasie mit vorzüglichem Nutzen angewandt. Die Teleangiektasien der Nasenspitze sind äusserst entstellend; entstellender aber noch ist es fast, wenn die Form der Nase durch fatale Narben verunstaltet wird. Ich habe Gelegenheit gehabt Hrn. Gehr. Wutzer bei einer Rhinoplastik zu assistiren, die sich eine junge Dame vornehmen liess, um ihre Nase sich mit Haut überkleiden zu lassen. Eine berühmter Chirurg hatte ihr in den Kinderjahren eine Teleangiektasie der ganzen Nasenspitze abgeätzt, so dass dieselbe eingeschrumpft und mit einer weissen Narbe bekleidet wahrhaft entsetzlich aussah. Eine aus der Stirnhaut geformte Nase, und wenn sie noch so gut gelingt, wie dies bei Fräulein R. der Fall war, ist nun in der That auch keine Zierde. Um diesen Uebelstand zu meiden schlug ich das Dieffenbach'sche Verfahren ein.

Der zweijährige Knabe Carl Wolbert aus Bonn hatte eine angeborne Teleangiektasie der Nasenspitze, welche von hier aus auf beide Flügel übergegangen war und die Nase schon sehr entstellte. Am 4. Juni 1855 schnitt ich aus der Mitte der Nasenspitze einen von zwei halbelliptischen Schnitten eingefassten senkrechten 4 Linien breiten Keil heraus und vereinigte die Wunde mit 4 ganz feinen Insectennadeln. Die Blutung war bei geschickter Assistenz unbedeutend, da ich die Nase während der Operation mit zwei Fingern an ihrer Basis zusammendrücken liess. Die Heilung erfolgte prima intentione, obwohl ich zu beiden Seiten unter der Haut noch teleangiektasisches Gewebe weggenommen hatte. Es blieb eine ganz feine Narbe und zu beiden Seiten derselben die Reste der Geschwulst, die sich nun indem die Haut von der Seite herangezogen war, mehr an die Stelle der Nasenspitze begaben. Im August liess ich die Exstirpation des Restes in derselben Weise folgen. Auch jetzt kam die Vereinigung ohne Eiterung zu Stande, und der Knabe zeigt heutigen Tages kaum noch eine Spur einer ganz feinen Narbe in der Mitte der gar nicht entstellten Nase.

Dass man mit gleichem Vortheile die partielle Exstirpation von ausgedehnten und entstellenden Enchondromen vornehmen kann, ja dass zuweilen in zurückgelassenen Resten Verknöcherung der Knorpelmasse eintritt, habe ich durch mehrere Beispiele in meiner Schrift über die Enchondrome gezeigt. Auch andere gutartige Afterprodukte lassen diese Methode zu; freilich darf man niemals längere Pausen zwischen der theilweisen und gänzlichen Ausrottung verstreichen lassen, weil sonst der Vortheil der ersteren verloren gehen könnte.

Handelt es sich um die Entfernung von Gewächsen, welche vom Knochen ausgehen oder denselben in ihr Bereich gezogen haben, so bleibt nur die Wahl zwischen der Resection und den verstümmelnden Amputationen. Gutartige Geschwülste lassen die Resection zu, die natürlich je nach der Localität (Oberkiefer etc.) auch bei bösartigen und zwar wieder im gesunden Knochen ausgeführt werden muss. Dass die Resection in der Continuität ihre grossen Gefahren darbietet ist bekannt. Bei bösartigen Gewächsen der Extremitäten bleibt, wenn sie vom Knochen ausgehen, gewöhnlich nur die Entscheidung zwischen Exarticulation und Amputation. Wenngleich die letztere der geringeren Gefahr wegen bei dem Oberschenkel meistens vorgezogen werden muss, so müssen wir um so mehr, weil man in Deutschland im Allgemeinen der Exarticulation wenig geneigt ist, den englischen Chirurgen beistimmen, welche gestützt auf pathologisch anatomische Erfahrungen im Allgemeinen der Exarticulation den Vorzug geben. Die meisten von Knochen ausgehenden bösartigen Gewächse reichen in dem Bindegewebe der

Markhöhle höher als dies äusserlich erscheint, besonders gilt dies von den Markschwämmen, aber auch von Sarkomen und besonders auch von Cancroiden. Amputirt man das Glied an der äusseren scheinbaren Gränze der Geschwulst, so bleibt leicht höher oben in der Markhöhle ein Knoten, der zu einem Recidive Anlass giebt, während die Exarticulation diese Ursprungsstätte eines Recidivs mit entfernt.

Man hat von vielen Seiten her den Aetzmitteln einen Vorzug zuerkennen wollen vor der blutigen Entfernung, indem man etwas mystisch dem differenteren Mittel eine grössere Feindschaft gegen die bösartigen Gewächse zutraute. Namentlich glaubte man in gewissen recht giftigen Cauterien specifische Mittel gegen die Wucherung zu finden. Wir können den Cauterien nur einen sehr untergeordneten Werth zuerkennen und zwar vorzugsweise deshalb, weil wir mit ihrer Anwendung uns das Mittel aus der Hand geben, die gründliche Entfernung zu erkennen. Nur wo es sich um entschieden begränzte und nicht zu massenhafte Gebilde handelt, wie bei vielen in der Haut wurzelnden Gewächsen, z. B. manchen flachen Epithelialkrebsen, bedienen wir uns bei messerscheuen Patienten des Aetzmittels — aber auch nur eines so kräftigen, welches im Stande ist alles Krankhafte zu zerstören. Alle schwachen Cauterien befördern nur die Wucherung in der Tiefe. Diese ist auch der Grund warum wir bei massenhafteren Gebilden das Aetzmittel ganz verwerfen. Ich habe in Paris Gelegenheit gehabt, die Qualen zu beobachten, unter denen Frauen, die man wegen Brustkrebs mit der Rivallier'schen Paste täglich von Neuem peinigte, litten; ich habe dabei gesehen, wie trotz des täglichen Verbandes mit Salpetersäure die Skirrhen in die Tiefe fortschritten, und seitdem einen gründlichen Abscheu vor dieser nutzlosen Quälerei bekommen. Ebenso habe ich zahlreiche Cancroide beobachtet die durch schwache Cauterien (Glüheisen, Säuren, namentlich aber Höllenstein) stärker hervorgewuchert waren. Nur kräftiger Cauterien wie des Chlorzinks, des Arseniks und des kaustischen Kali sollte man sich bedienen. Sie wirken bekanntlich nicht in gleicher Weise. Das Chlorzink und die Landolfi'sche Mischung von Chlorpräparaten wirken ziemlich gleich, indem sie eine zwar sehr heftige und schmerzhafte Entzündung machen, aber sehr tief cauterisiren. Das Mittel des neapolitanischen Charlatans (welches Herr Gehr. Wutzer bei einer alten Frau, die an einem Cancroide der rechten Schläfe litt, mit so vollständigem Erfolge anwandte, dass selbst eine oberflächliche Schicht des Knochens abgestossen wurde, wonach die Vernarbung rasch von Statten ging) enthält zwei Bestandtheile von denen der eine das Chlorgold überflüssig ist, indem das Gold sich aus der Mischung ausscheidet, der andere das Chlorbrom wegen der wahrhaft erstickenden Dämpfe, die es ausstösst, höchst lästig ist. Wir können dem Mittel keinen Vorzug vor dem Chlorzink einräumen. Dieses übertrifft an Intensität der Wirkung die arsenige Säure entschieden, die Reaction ist bei der letzteren aber geringer, die Granulationsbildung und somit die Heilung erfolgt bei beiden gleich rasch, doch wird die arsenige Säure bei grösserer Ausdehnung wegen der möglichen Resorption gefürchtet. Ich gestehe, dass ich niemals Spuren allgemeiner Vergiftung nach der örtlichen Anwendung derselben beobachtet habe. Dem kaustischen Kali macht man mit Unrecht den Vorwurf, dass es schlechte Eiterung bedinge. Allerdings ist der Schorf, da das Kali die organischen Substanzen in eine zähe schleimige Masse aufquellen macht, schmierig, aber die Bildung der Granulationen lässt nach Anwendung des sehr energisch wirkenden Präparats nichts zu wünschen übrig, die Heilung erfolgt sehr rasch und was auch zu berücksichtigen ist, die Anwendung ist weniger schmerzhaft als bei andern Cauterien, weil die Zerstörung sehr rasch erfolgt. Wiederholt haben mir Patienten versichert, dass eine energische Cauterisation mit Argt. nitr. viel schmerzhafter sei; beim Kali ist der Schmerz in einer halben Stunde vorbei; beim Arsenik dauert er Tage, beim Chlorzink noch länger. Ich bediene mich des Kali seit langer Zeit mit Vorliebe zur Eröffnung von vereiterten Bubonen, da man bei der Oeffnung mit dem Messer gewöhnlich noch die Ränder abtragen muss und die Heilung der sinuösen Geschwüre oft langwierige Fistelbildung bedingt. Das vermeidet man, wenn man die ganze Wand mit dem Aetzsteine zerstört. Dabei finde ich es am zweckmässigsten, wenn man ein Stück Kali mit der Tenette ergreift und während die linke Hand mit einem leinenen Lappen alles Ablaufende sorgfältig von den nicht zu ätzenden Theilen fern hält, mit der rechten das Stück zerreibt und so schon beim Aetzen den Schorf entfernt. Die Zerstörung durch die ganze Dicke der Haut erfordert höchstens 10 Minuten.

Alle schwachen Aetzmittel müssen wir verwerfen. Dies gilt insbesondere auch von dem Glüheisen, welches wenn es noch so weissglühend ist, doch nur einen verhältnissmässig dünnen Schorf macht und immer einen starken Affluxus hervorruft, welcher das Mittel auch bei Blutungen aus Epithelialkrebsen (unter der Zunge z. B.) unzweckmässig erscheinen lässt. Raschere Wucherung ist allemal die Folge.

Der Schutz, den die Aetzmittel gegen die Recidive gewähren, ist nicht sicherer, als der den die Exstirpation darbietet; wie wir unten sehen werden, haben wir indess eine ziemliche Anzahl von Fällen, in welchen die Recidive erst spät eintraten, und in welchen man sich der kräftigen genannten Cauterien bedient hatte. Im Allgemeinen verdient wie gesagt die Exstirpation (je nach Umständen Amputation, Exarticulation, Resection) und wenn die Haut nicht reicht, mit Transplantation verbunden den Vorzug vor allen übrigen Methoden. Die Entfernung mittelst der Ligatur wird immer nur ein Nothbehelf bleiben, und wenn gleich die galvanocaustische Ligatur durch Middeldorpf zu einer sehr exacten und gut wirkenden Methode erhoben worden ist, so wird doch gerade diese wegen der Kostspieligkeit der Apparate immer nur in den Händen weniger namentlich klinischer Aerzte bleiben. Eine ebenso wenig allgemeine Bedeutung hat das Ecrasement, wiewohl wir nicht verkennen, dass dasselbe (auch in der Bonner Klinik neuerlichst von Herrn Prof. Busch mit vortrefflichem Erfolge mehrfach angewandt) unter Umständen vor der Excision den Vortheil der Verhinderung der Blutung darbietet. Aber auch hier ist man nie so sicher, dass Alles Kranke entfernt wird, und nur gewisse Localitäten wie die Zungenspitze und der Penis, weit weniger schon die Brüste, lassen die Anwendung desselben zu, so dass auch ihm eine allgemeine Verwerthung abgeht.

Am wenigsten günstig können wir uns über die Anwendung des Haarseils aussprechen. Dasselbe wirkt immer als ein erheblicher Reiz, und wenn es einerseits Eiterung erregt, so ist doch schon mit derselben Wucherung der Zellen verbunden, und nicht selten beobachtet man an der Umgebung des eiternden Canals reichliche Neubildung, während totale Vereiterung zu den grossen Ausnahmen gehört.

Im folgenden sollen die in den zusammengestellten Fällen auf einem oder dem andern Wege erhaltenen Resultate etwas genauer gemustert werden, wobei wir die einzelnen Gewächse der Reihe nach durchgehen wollen.

Markschwamm.

Wir begreifen hierunter Gebilde welche aus indifferenten reichlich wuchernden Zellen, in selteneren Fällen aus Kernen bestehen, mit flüssiger Intercellularsubstanz und alveolärer Anordnung des Gerüstes, welches im Allgemeinen wenig entwickelt die Blutgefässe trägt, deren Anzahl sehr variabel ist. Die zelligen Gebilde sind meistens rund und grosskernig oft vielgestaltig und gewissermaassen durch die Mannigfaltigkeit ihrer Formen und die Häufigkeit der Wucherungsformen (mit Kerntheilungen, mit Bruträumen, Mutterzellen u. s. w.) charakteristisch; bei Kindern zuweilen auch bei Erwachsenen sieht man grosse Kerne mit zarter enganliegender Zellenhülle, oder auch gar freie Kerne (s. Taf. VIII. Fig. 1—3). Eine besondere Abtheilung Blutschwamm zu machen halten wir für unnöthig, da die Anwesenheit von Blutergüssen keine histologische noch structive Abweichung bedingt. Practisch wichtiger ist das nicht seltene Vorkommen teleangiektasischer Markschwämme, d. h. solcher in welchen sehr erweiterte bald arterielle bald venöse Gefässe gesehen werden, weil sie von den Aneurismen sich nur während der Operation unterscheiden lassen. Ebenso wenig bedingt die Ablagerung von Pigment, welches bald frei in der Intercellularflüssigkeit bald in den Zellen enthalten, eine histologische Abweichung. Alle dunkel gefärbten Afterproducte darf man nicht ohne weiteres als melanotische Schwämme bezeichnen, da es auch pigmentirte Sarkome und zuweilen pigmentirte Fibroide, ja selbst pigmentirte Enchondrome giebt, so gut wie die Anwesenheit des Pigments in Papillomen (bei manchen wuchernden Muttermälern) in keiner Weise dieselben auf eine Stufe mit den melanotischen Markschwämmen erhebt. Freilich sind die meisten pigmentreichen Gewächse Markschwämme und theilen deren histologische und structive Eigenschaften.

Der enorme Reichthum an zelligen Bildungen, die weite Theilnahme der Nachbarschaft an der Wucherung, die fast immer von den Bindegewebskörpern ausgeht, und die mangelhafte Entwickelung eines festen Gerüstes ist nächst der Flüssigkeit der Intercellularsubstanz unzweifelhaft die Ursache, dass die Markschwämme von jeher sich als die bösartigsten Gewächse bewährten, und zwar dies um so mehr, je weniger entwickelt die zelligen Bildungen sind; daher die an freien Kernen reichen Formen, die besonders in jüngern Jahren vorkommen, namentlich rasch wachsen.

Von 109 Markschwämmen kamen 88 bei Männern, 21 bei Weibern vor; der älteste Patient war ein 74jähriger Mann mit Fungus med. bulbi. Der jüngste ein 2jähriger Knabe mit Fungus med. des Unterhautbindegewebes der Stirn, der im Hospitale zu Cöln später starb drei Monate nach der ersten Entstehung des Uebels. Das Vorkommen des Markschwamms ist an kein Lebensalter gebunden, daher die scheinbare (nicht wirkliche) Häufigkeit im kindlichen Lebensalter, welches von andern bösen Gewächsen, z. B. vom Epithelialkrebse, frei ist. Ich habe bereits öfter Markschwämme bei neugebornen, während der Geburt gestorbenen Kindern gesehen, unter andern einen sehr entwickelten Markschwamm der Leber, der selbst ein Geburtshinderniss bildete. Bei Kindern kommt ferner wie es scheint mit besonderer Vorliebe der Markschwamm im Auge zur Entwickelung.

Wir sahen 54 Markschwämme der Knochen, 55 der Weichtheile. Unter jenen waren am häufigsten die Kiefer (33); unter diesen der Hoden, die Orbita (je 14) und die Lymphdrüsen besonders am Halse (13) vom Markschwamm ergriffen.

Was zunächst den Markschwamm der Knochen anbelangt, so wurde in 13 Fällen (von denen 6 auf den Oberkiefer kamen) keine Operation unternommen, die Kranken vielmehr als unheilbar nach Hause geschickt. Von mehreren haben wir den Ausgang erfahren: die längste Dauer betrug 3 Jahre nach dem ersten Entstehen (ein Fall von Markschwamm des Oberkiefers bei einem 36jährigen Weibe, ein zweiter ebensolange bei einem

49jährigen Weibe). Dagegen sahen wir auch Fälle, in welchen schon nach viel kürzerer Zeit 1½ Jahren, selbst ¾ Jahren (Oberschenkel bei einem Manne s. oben S. 265 No. 256) der tödtliche Ausgang erfolgte. Wir sahen somit dass der Markschwamm der Knochen sich selbst überlassen (oder durch innere Mittel behandelt) in ungemein rascher Zeit den Tod herbeiführt. Wesentlich anders ist dies nach der Operation, und die folgenden Resultate geben den deutlichen Beweis von dem Nutzen derselben.

Es wurden nämlich auf operativem Wege entfernt 41 Markschwämme der Knochen, 11 durch Amputation, 28 durch Resection und 2 durch Exstirpation (am Oberschenkel). Von denselben starben in Folge der Operation 5, nämlich 1 nach Resection des Oberkiefers an Hirnentzündung, 1 nach Resection der Fusswurzelknochen an Pneumonie und 3 nach Amputationen (1 Femur, 2 Unterschenkel) an Pyämie. Dagegen wurden hergestellt nach der Operation 36; von 22 derselben wurden Recidive bekannt, 14 sind als geheilt verzeichnet. Von 4 der letzteren wurde die Heilung constatirt, nämlich einmal nach ½ Jahren (No. 47. Amputation des Unterschenkels wegen Markschwamm des Fusses), dann nach 6 Jahren (des Oberkiefers s. oben S. 302 u. 304), ferner nach 9 Jahren (No. 163. Oberkiefer bei einem 10jährigen Knaben), und endlich nach 18 Jahren in einem ähnlichen Falle (No. 96. bei einem 42jähr. Manne). Schon diese günstigen Resultate sprechen laut zu Gunsten der Operation. Aber auch unter den Fällen mit Recidiven sind solche, welche den Erfolg der Operation ins Licht stellen, in 5 Fällen trat das Recidiv erst nach 6 Monaten, in 2 nach 8 Monaten, in einem nach 1 Jahre, in einem nach 2 Jahren ein; dass durch diese Zeit, während deren die Patienten von dem Uebel vollständig befreit waren, ihr Leben verlängert worden, ist demnach wohl unläugbar.

Aehnliche Resultate ergeben die Markschwämme der Weichtheile. Von 17 Fällen die nicht operirt wurden, erfuhren wir bei 9 den Ausgang in den Tod. Die längste Zeit von der Entstehung des Uebels bis zum Tode war 1¼ Jahr (Markschwamm der Halsdrüsen), in 3 Fällen betrug die ganze Dauer des Leidens nicht mehr als 3 Monate (Achseldrüsen, Inguinaldrüsen, Haut).

Dagegen wurden 38 operirt. Von denselben starben in Folge der Operation 4; nämlich 1 durch Peritonitis und 1 durch Trismus nach Exstirpation krebshafter Tonsillen; 1 durch Apoplexie bei Unterbindung der Hypogastrica wegen aneurismatischen Markschwamms der Hinterbacke (s. oben S. 272) und 1 durch Gangrän und Pyämie nach Exstirpation eines degenerirten Hodens. Von der Operation hergestellt wurden 34. Von diesen als geheilt betrachtet wurden 11, über deren Schicksal nichts verlautete, und 2 welche nach Exstirpation von Markschwämmen der Orbita der eine 4 Jahre, der andere 23 Jahre lang gesund blieben (s. oben S. 303). Die übrigen 21 operirten Patienten waren Recidiven unterworfen. Die Zeit welche bis zu der Evidenz eines Rückfalls verlief betrug 1 bis 5 Monate bei Markschwamm des Bulbus und der Orbita (5 Fälle), 1 Monat nach Krebs der Halsdrüsen oder der Tonsillen (3 Fälle), 9 Monate nach excidirtem Krebse des Ellenbogens, welcher dann durch Amputation des Oberarms geheilt (?) wurde; 3, 5, 7, 13 und 24 Monate nach Markschwamm der Haut, 1, 4, 5, 7, 12 Monate und 5 Jahre nach Markschwamm der Hoden (s. oben S. 266 No. 266).

Diese letzteren Resultate zusammengenommen mit den bereits angeführten Fällen von Heilungen sind in der That ebenfalls wohl angethan die operative Entfernung als das einzige irgend Aussicht gewährende Hülfsmittel zu characterisiren.

Am Bösartigsten pflegen in der Regel die Markschwämme der drüsigen Organe aufzutreten, besonders gilt dies von denjenigen Gegenden, welche eine vollständige Entfernung wegen des Drüsenreichthums sehr erschweren, wie von den Achsel-, Inguinal- und Halsdrüsen, weil hier sehr leicht kleine bereits die Keime der Wucherung in sich tragende Drüschen bei der Exstirpation zurückbleiben, oder weil die letztere bei dem ungemein raschen Wachsthum des weichen Krebses in solchen Drüsen zu einer Zeit vorgenommen wird, bei welcher eine gründliche Exstirpation wegen der leicht möglichen Gefährdung wichtiger Gefässe unthunlich wird. Schickt man auch, wie dies von Herrn Gehr. Wutzer einigemale geschah, die Unterbindung z. B. der Carotis externa voraus, so findet sich doch oft genug das Afterproduct so in das Bindegewebe zwischen den Larynx und Oesophagus und die wichtigen Nerven des Halses hineingewachsen, dass man nothwendig Reste stehen lassen muss, die dann in gewaltiger Progression wuchern. Kann man solche Gewächse daher nicht sehr früh exstirpiren, oder sind sie nicht noch vollkommen beweglich, so ist es gerathener sie ganz unberührt zu lassen.

Wegen der Möglichkeit einer gründlichen localen Entfernung ist daher auch die Aussicht bei den Markschwämmen isolirter Drüsen wie des Hodens und der Mamma etwas besser. Aber hier sind oft schon innere Recidive zur Zeit der Operation vorbereitet, die nach derselben bald hervortreten. Zuweilen wird auch das entsprechende Organ der andern Seite der Sitz eines solchen, wie dies einmal nach Exstirpation eines Hodens, ein anderesmal nach Exstirpation eines Markschwamms der Mamma in der Bonner Klinik beobachtet wurde. Auffallend bleibt es immerhin, dass nach Exstirpation vom Markschwamm ergriffener Hoden die Recidive eine grosse Mannigfaltigkeit in Bezug auf die secundär afficirten Organe zeigen: die Inguinaldrüsen wurden 4mal, die Retroperitonealdrüsen 3mal, die Lungen 2mal, die Leber 1mal, der andere Hoden 1mal afficirt befunden.

Ein besonderes Interesse bietet das Vorkommen des Markschwamms in der Orbita. Seltener wie die Chorioidea und Retina ist das den Bulbus umgebende Zellgewebe der Ausgangspunkt der Erkrankung, welches dagegen öfter der Sitz anderer Neubildungen ist. Dabei ist es auffallend, dass die intraoculären Markschwämme weit häufiger melanotische sind als die extraoculären; ich habe Fälle gesehen in denen der ausserhalb des Bulbus entstandene Markschwamm ganz frei von Pigment war, während die innerhalb desselben später von der Chorioidea aus entwickelte Masse fast dintenschwarz erschien. Es erinnert dies an das Gesetz der homologen Bildung, da die Lamina fusca und die pigmenterfüllten Bindegewebszellen der Chorioidea der hauptsächlichste Sitz der Wucherung zu sein pflegen, während die Retina zuweilen noch unverändert über der Markschwammmasse liegt und später atrophirt. Man findet indess auch fast pigmentfreie im Bulbus selbst entstandene Markschwämme.

Von 14 fast pigmentfreien Markschwämmen der Orbita

waren 11 im Bulbus, 3 ausserhalb desselben entsprungen, von jenen im Bulbus entstandenen Fällen wurde kein einziger dauernd geheilt; obwohl in 9 Fällen die Exstirpation des Bulbus vorgenommen wurde, so entstanden doch allemal Recidive im Bindegewebe der Orbita, die früher oder später den Tod herbeiführten. Ein nicht operirter Fall bei einem 38jährigen Manne zeichnete sich durch die Rapidität seines Verlaufes aus. Als derselbe in die Klinik kam, waren schon beide Augenhöhlen vom Markschwamm erfüllt; das rechte Auge war noch erhalten jedoch bereits entzündet und stark vorgetrieben. Das linke der Ausgangspunkt der Erkrankung dagegen geplatzt. Die Halsdrüsen enorm angeschwollen. Der Tod erfolgte ohne operativen Eingriff 9 Monate nach der ersten Entstehung des Uebels. In den Fällen, welche einer Operation unterworfen wurden, war die äusserste Zeit nach welcher das Recidiv auftrat 3 Monate bei einem 74jährigen Manne, der 5 Monate nach der Exstirpation starb, und bei dem das Leiden im Ganzen $1\frac{1}{2}$ Jahre dauerte; in den übrigen Fällen traten die Recidive nach 2, $1\frac{1}{2}$ Monaten, oder schon nach wenigen Wochen, ja während der Granulationsbildung auf, so dass die Operation eigentlich nur eine kurze Unterbrechung des Uebels herbeigeführt hatte. Leider hatten wir nur einmal Gelegenheit die Section nach dem Tode zu machen. Es war dies in einem jüngst in der Klinik des Herrn Prof. Busch vorgekommenen Falle.

Ein 7jähriges Mädchen kam hieher mit einem im Laufe weniger Monate im rechten Bulbus entstandenen Markschwamme, dessentwegen Herr Prof. Busch den Bulbus exstirpirte, zugleich musste etwas bereits erkranktes Zellgewebe aus der Tiefe der Orbita entfernt werden. Wenige Wochen nachher starb das Kind, nachdem erst in den letzten Tagen vor dem Tode eine Lähmung des rechten Nerv. facialis bemerkt worden war, unter soporösen Erscheinungen. Es war dies um so auffallender, als bei der Section ausser leichter serös albuminöser Meningitis eine merkwürdige Erkrankung der sämmtlichen aus dem Gehirne austretenden Nervenstämme gefunden wurde, welche ich Taf. VIII. Fig. 3 abbilde (das grosse und kleine Gehirn sind hier entfernt und man sieht die aus dem Hirnstamme austretenden Nerven). Die ganze rechte Orbita war in ihrem hintern Abschnitte von weicher weisslicher Markschwammmasse, die aus denselben kleinen sehr grosskernigen und zarten Zellen bestand, wie sie auch den Bulbus erfüllt hatte; von hier aus folgte die aus den Bindegewebskörpern des Neurilems hervorgegangene Zellwucherung zunächst dem rechten Opticus, welcher zwischen dem Foramen optic. und dem chiasma in eine wallnussgrosse Masse mit rundlich höckeriger Oberfläche (a) verwandelt war. Aber auch der linke Opticus war bandartig verbreitert; das Chiasma selbst mit der Hypophysis in eine markige Masse verwandelt.

Die beiden Kolben der NN. olfactorii von dreifachem Umfange (b,b). Die motorischen Augennerven beider Seiten waren bei ihrem Eintritte in die Orbitalspalten in knotigen Markschwamm eingebettet (c, c) und zeigten ganglienähnliche Markschwammknoten, die sich aus dem Neurilema entwickelt hatten (d). In ähnlicher Weise zeigten sämmtliche übrige Nervenpaare ganglienähnliche Anschwellungen durch zarte weisse Markschwammmassen, welche aus dem Neurilema entwickelt, die Nerven vor ihrem Eintritte in die Schadellucken umgaben. Die Nervenröhren selbst waren dabei nicht afficirt, sondern nur von den gewucherten Zellen umgeben. Auch uber die Dura mater fanden sich zahlreiche grössere und kleinere grauweisse gefässreiche Knötchen in allen Schädelgruben verbreitet. An der Hirnoberflache fehlten dieselben.

Diese Verbreitung des Markschwamms längs der Nervenscheiden erinnert an den merkwürdigen von Panizza (annotagioni anatomico-chirurgiche sul fungo medollare dell' occhio etc. Pavia 1821 und Frorieps Chir. Kupfertafeln CLVII.) beschriebenen und abgebildeten Fall, in welchem jedoch nur die beiden Optici und ein Theil des Hirnstamms afficirt waren. Zu bedauern ist nur, dass wir von der Krankheitsgeschichte in Panizza's Falle nichts erfahren. Der Mangel aller übrigen Lähmungen ausser der des Facialis war in dem von Prof. Busch operirten Falle sehr auffallend. Wardrop sah zwar ebenfalls über das ganze Gehirn zerstreute Markknoten, aber nicht ähnliche Anschwellungen an andern Nerven als den Opticis.

Etwas gutartiger als die innerhalb des Bulbus entstandenen Markschwämme waren die ausserhalb desselben zuerst aufgetretenen. Zwei geheilte Fälle der Art habe ich oben erzählt; in einem dritten erfolgte bei einem 50jährigen Manne ein Recidiv aber erst nach 9 Monaten, welches im Laufe eines Jahres den Tod herbeiführte. Uebrigens bemerke ich, dass wir zwei Fälle vollkommen dintenschwarzen Markschwamms (s. unten) beobachteten, die ihren Ursprung ausserhalb des Bulbus hatten. Auch kommen von der Caruncula lacrymalis aus über den Bulbus hinwachsende Epithelialkrebse am Auge vor, welche man nicht mit Markschwamm confundiren darf; sie können den Bulbus von aussen nach innen zerstören, wie wir in einem Falle bei einem 59jährigen Manne sahen.

Der Markschwamm des Bulbus kommt zwar häufig bei Kindern vor, ist jedoch auch bei Erwachsenen nicht ganz selten. Von 10 Fällen intraoculären Fungus waren 7 vor dem 20. Lebensjahre beobachtet (5 vor dem fünften); 2 bei Weibern, 8 bei Personen männlichen Geschlechts. Die 7 ausserhalb des Bulbus entstandenen theils pigmentlosen, theils melanotischen Markschwämme betrafen Personen über 36 Jahre; 5 Männer und 2 Weiber.

Was die vorgekommenen Fälle von melanotischem Markschwamme anbelangt, so waren deren im Ganzen 6; dazu kommt ein Fall von melanotischem Sarkom (der Orbita). Sie kamen sämmtlich bei Leuten über 40 Jahren vor (4 bei Männern, 3 bei Weibern); damit soll jedoch nicht gesagt sein, dass Pigmentbildung überhaupt nur bei älteren Menschen gesehen würde; ich habe in einem Hodenenchondrom eines 15 Monate alten Knaben, welches ich exstirpirte, sehr entwickeltes eingestreutes Pigment gesehen (s. oben S. 266 und Taf. VI. Fig. 10). Das melanotische Sarkom wurde mit Schonung des Bulbus exstirpirt; es erfolgte Heilung; ob dieselbe von Dauer war, kann ich nicht angeben. Dasselbe gilt von einem bereits auf den Bulbus übergegangenen melanotischen Markschwamm. Ein dritter der von der Thränenkarunkel aus in einem halben Jahre in Folge eines Stosses entstanden war, und von der Conjunctiva aus den Bulbus afficirt hatte, wurde durch Exstirpation des Letzteren bei einem 42jährigen Manne exstirpirt. Es erfolgte ein rasch um sich greifendes Recidiv in den Halsdrüsen und der Tod 9 Monate nach der ersten Entstehung des Uebels. Dass bei einer Melanose des Oberkiefers, die ich resecirte, eine mehrjährige Heilung constatirt wurde, habe ich oben berichtet; bei einem zweiten Falle, der geheilt entlassen wurde, fehlt weitere Nachricht; ein dritter ursprünglich in der Oberlippe einer 69jährigen Frau entstanden, recidivirte nach 7 Monaten, wurde nochmals exstirpirt, und führte durch ein drittes Recidiv 13 Monate später den Tod herbei. Ein mir vorgekommener Fall, in welchem 1½ Jahre bis zur Wiederkehr verliefen, ist der folgende:

Ein 66jähriger Schreiner Dürr wandte sich wegen eines mässig schmerzhaften Geschwürs der Fusssohle an mich, welches er mit allerhand reizenden Salben behandelt hatte; es bestand seit einem halben Jahre (der Mann war übrigens stets sehr gesund gewesen), nahm die Mitte der Fusssohle unter dem Calcaneus ein, und hatte den Umfang eines Hühnereies. Es war vollkommen chocoladenfarben und wie sich bei der Exstirpation ergab aus dem Unterhautbindegewebe hervorgewachsen. Ich exstirpirte dasselbe in Form eines Conus mit zwei Linien breit gesunden Gewebes rings umher, s. Taf. VIII. Fig. 9. Alveoläres Fasergerüst mit pigmenthaltigen Bindegewebszellen, runde sehr pigmentreiche, zum Theil durch Pigmentaufnahme zerfallene Zellen umschliessend. Freies Pigment in der Intercellularflüssigkeit. Die Heilung musste durch Granulationen erfolgen und erforderte 2 Monate. Ich empfahl dem Manne möglichst wenig zu gehen und eine an der Stelle ausgeschnittene Sohle im Stiefel zu tragen. Er liess die Mahnung indess unbeachtet. 1½ Jahr später stellte sich ein rasch wachsendes Recidiv ein; der Mann hatte keine Lust zu einer nochmaligen Operation, reizte vielmehr durch Ueberstreichen mit Höllenstein das Gewächs zu weiterer Wucherung und starb endlich 9 Monat weiter an melanotischen Markschwammknoten der Lungen und dem massenhaft angewachsenen Recidive.

Skirrhus.

Der harte Krebs unterscheidet sich von dem Markschwamme lediglich durch die relativ erheblichere Entwicklung des Gerüstes, welches nicht selten zu derbem festem Fasergewebe wird und dem Krebse die characteristische Härte verleiht; oft jedoch besteht das Gerüste nur aus reihenweise geordneten dicht nebeneinanderliegenden Spindelzellen, ohne dass sich zwischen denselben eine faserige Grundsubstanz entwickelt hat, welche vortrefflich geeignet ist um die Entstehung des Bindegewebes zu erkennen, und den Histologen, welche noch die Existenz der Bindegewebszellen leugnen, zum Studium empfohlen werden kann; je rascher der Krebs wächst, desto überwiegender sind blosse Zellenanhäufungen, und sehr oft sieht man daher Uebergangsformen zum Markschwamm, wie denn namentlich Recidive nach Skirrhen als vollkommene Markschwämme auftreten, so dass mithin eine scharfe Gränze zwischen der harten und weichen Form des Krebses sich nicht ziehen lässt. Wie der Markschwamm und der Epithelialkrebs führt auch er oft zum Tode durch Erschöpfung ehe es zur Entwicklung in einem inneren Organe gekommen ist. Der Skirrh ist mehr dem mittleren Lebensalter eigen, wenigstens sahen wir keinen Fall vor dem 30. Lebensjahre.

Von 53 Skirrhen die wir zusammengestellt haben, kamen nur 10 bei Männern vor, unter den übrigen 43, die bei Weibern gesehen wurden, waren nicht weniger als 35 Brustkrebse; 4 betrafen die weiblichen Genitalien, besonders den Uterus. Was man sonst gewöhnlich als Skirrhus der Zunge, der Lippen, des Afters, des Penis und des Uterus bezeichnet hat, ist in der Regel Epithelialkrebs; doch kommt hier auch wahrer Skirrhus vor, der dann gewöhnlich aus spindelförmigen Zellen mit eingelagerten rundlichen besteht; die obige Zusammenstellung zeigt das Vorkommen der von uns grossentheils durch mikroskopische Untersuchung festgestellten wenigen Fälle wahrer Skirrhen.

Von 35 Fällen von Brustkrebs bei Weibern wurden 7 ungeheilt entlassen, theils indem sie sich einer Operation nicht unterziehen wollten, theils weil bereits secundäre Affectionen besonders der Achseldrüsen so weit vorgeschritten waren, dass man eine Operation nicht mehr für rathsam hielt; bei zweien dieser Frauen erfuhren wir den tödtlichen Ausgang, der bei einer 38jährigen Frau 3 Jahre nach der ersten Entstehung des Uebels, bei einer 50jährigen Frau schon 2½ Jahr nach derselben erfolgte; 28 wurden operirt, theils durch blosse Exstirpation der krebsigen Partie, theils durch Amputation der Brust, theils endlich mit Transplantation der Haut nach der Amputation (2). Eine dieser Patientinnen (eine sehr fettreiche Frau von 55 Jahren No. 324) starb acht Tage nach der Operation an Pleuropneumonie. 9 wurden geheilt ohne dass wir später Nachricht erhielten; bei 3 andern Fällen wurde die Heilung nach einem Jahre, 3 Jahren und 4 Jahren constatirt. Zu diesen Fällen kommen die oben erzählten hinzu, in welchen eine noch länger andauernde Heilung erzielt wurde. In 15 Fällen wurden spätere Recidive bekannt, von welchen 5 ohne einen nochmaligen Operationsversuch den Tod herbeiführten; und zwar erfolgte derselbe 1½, 2, 5 und 9 Monate nach der Operation, so dass von der ersten Entstehung des Leidens bis zum Tode 23, 24, 30, 36 und 40 Monate vergingen, während in zwei Fällen, wo mehrmals wiederholte Operationen stattfanden, der Tod in 34 und in 36 Monaten eintrat. Wenn dies Resultat die Operation als einflusslos auf den Verlauf des Leidens erscheinen lassen könnte, so stehen neben den Fällen, welche durch einmalige Operation g e h e i l t wurden, solche, in welchen die Recidive theils erst spät eintraten, theils mit der Beseitigung des Recidivs eine dauernde Heilung bedingt erschien; solcher Fälle kennen wir 8; in diesen verliefen zwischen der ersten und zweiten Operation 5, 6, 7, 9 Monate, zweimal 2 Jahre, einmal 6 und einmal 12 Jahre; von mehreren derselben ist die Heilung als eine dauernde constatirt.

No. 308. Antonie Sch. aus Essen 46 Jahr wurde am 19 Juli 1844 von einem enormen (6 Pfund schweren) zum Theil markschwammigen Brustkrebse der linken

Mamma, der seit 1½ Jahren bestand und mit lancinirenden Stichen sich entwickelt hatte, befreit. 2 Jahre später wurde ein Recidiv bemerklich, welches langsam wuchs und am 19. Februar 1847 von neuem exstirpirt wurde. Seit jener Zeit ist keine Nachricht von einer Wiederholung des Uebels eingetroffen.

No. 310. Fräulein vom U—e aus Iserlohn wurde am 9. Mai 1845 wegen eines Brustkrebses der linken Mamma operirt. Erst im Jahre 1851 stellte sich in der Narbe ein Recidiv ein, welches allmählig den Umfang einer Hand erlangte und exulcerirte, und mit heftigen in den linken Arm ausstrahlenden Schmerzen verbunden war. Im Jahre 1853 wurde sie nochmals operirt und zugleich eine wallnussgrosse skirrhöse Drüse aus der Achselhöhle entfernt. Sie soll im Jahre 1855 an Recidiv in den Lungen gestorben sein. Die Operation hat also auf die Dauer von 6 vollen Jahren Genesung bewirkt.

No. 329. Gertrude Reinschoss, eine 36jähr. Köchin aus Cöln, wurde am 13. Mai 1840 von einem gänseeigrossen scirrhösen Knoten in der rechten Brustdrüse befreit und vollständig geheilt entlassen. Im Jahre 1842 stellte sich ein Recidiv in der Warze ein, welches nochmals entfernt wurde. Fast 10 Jahre später entstand von neuem eine Geschwulst, die allmählig die ganze Drüse einnahm, die Grösse einer Faust erreichte und am 6. Jan. 1854 von Hrn. San.-R. Dr. Fischer in Cöln exstirpirt mir zur Untersuchung zugesandt wurde; sie bestand wie auch die in Spiritus aufbewahrte erste Geschwulst aus reticulärem Skirrh, welcher ebenfalls einige Achseldrüsen ergriffen hatte.

Zu diesen zu Gunsten der Operation sprechenden Fällen gehören auch die bereits oben angeführten (s. oben S. 304).

Oft freilich ist alle Mühe vergebens; und dennoch wird man schon zur Beruhigung der Kranken sich trotz wiederholten Recidiven zu der Operation veranlasst sehen; das Bewusstsein von dem Uebel, wenn auch nur auf Monate befreit zu sein, ist für die Kranken immer ein tröstliches, und oft genug wird man durch sie zur Operation gedrängt.

Fräulein Sq—i aus Petersburg, war im Jahre 1856 wegen eines Krebses der rechten Brustdrüse von Prof. Chelius in Heidelberg operirt worden. Im Jahre 1857 war derselbe genöthigt auch die linke Brust zu entfernen, weil sich in derselben ein Recidiv eingestellt hatte. Derselbe entfernte ihr 1858 einige skirrhöse Achseldrüsen. Im August 1858 exstirpirte ich unter freundlicher Unterstützung des Herrn Gehr. Kilian ein neues Recidiv in der linken Achsel, indem ich vier Drüsen daselbst exstirpirte. Die Kranke litt schon jetzt an Hüsteln und wird wahrscheinlich einem secundären Krebse in den Lungen erliegen.

Die Achseldrüsen und die Lungen sind überhaupt die vorzüglichsten Sitze der Recidive beim Brustkrebse; erstere fanden wir 11mal, die Lungen 8mal afficirt; 4mal wurde die andere Brust ergriffen; 2mal fand sich secundärer Krebs der Cardia neben Lungenkrebs; 1mal Krebs des Ovariums, der Leber, der Lungen und des Humerus neben Recidiv in den Achseldrüsen (No. 341 s. oben S. 309).

Eine besonders bösartige und, wie es scheint, nicht seltene Form ist die, welche Velpeau squirre en cuirasse (l. c. S. 404) genannt hat; der Krebs ursprünglich in einer Brustdrüse entwickelt, verbreitet sich von hier aus strahlig in Form kleiner Knötchen in der umgebenden Haut. Diese rothen und anfangs ganz schmerzlosen Knötchen bilden sich immer erst nach vorübergehenden Erysipelen aus, und können von selbst wieder verschwinden, oder sie exulceriren und heilen; es dauert aber nicht lange so kommen neue zum Vorschein und dann schreitet das Uebel mit furchtbarer Schnelligkeit über die Haut des Thorax fort, bis die ganze Brust von einem lederartig harten Panzer umgeben ist. Ich habe diese Form dreimal beobachtet: in zwei Fällen war der Verlauf ein ungewöhnlich rascher und deletärer, nur in dem ersten ging der Skirrh erst später auf die Haut über.

No. 342. Fräulein Elise F—en aus Meurs, eine kleine sehr irritable hysterische Person, bemerkte seit zwei Jahren ohne bekannte Ursache eine wenig schmerzhafte Anschwellung in der rechten Brust, zu der sich früh schon ein Knoten in der Achsel gesellte. Am 10. Mai 1854 exstirpirte Herr Gehr. Wutzer zunächst die unmittelbar die Achselarterie umgebenden degenerirten bis zum Umfange eines Borsdorfer Apfels angeschwollenen Drüsen mittelst eines auf dem Rande des Pector. major herabgeführten einfachen Längsschnittes, welcher sodann oberhalb der kranken Brust hin fortgesetzt wurde. Indem ein zweiter unterhalb derselben ein ovales angewachsenes Hautstück umfasste, wurde die Mamma total amputirt. Die Heilung erfolgte fast per prim. int. Später trank die Kranke das Zittmann'sche Decoct. Am 1. Juli ging sie ohne Spur eines Recidivs nach Hause. Im October entstand oberhalb der Narbe im Pect. maj. ein haselnussgrosser Knoten, und bei der Wiederaufnahme am 17. Nov. fand sich ausser demselben auch wieder eine taubeneigrosse Drüse in der Achsel, sowie oberhalb des Schlüsselbeins einige ähnliche skirrhös entartet. Der rechte Arm war ödematös und schmerzhaft. Am 20. Nov. wurde die Exstirpation des Recidivs an der Brust und in der Achsel vorgenommen. In der letztern sah man die Arteria und Vena axillaris vollkommen blank präparirt, leider erstreckten sich aber skirrhöse Massen längs der Gefässe hinter der Clavicula in die Höhe, deren Exstirpation nicht rathsam erschien. Während die Heilung durch Granulationen erfolgte, nahm die Drüseninfiltration über der Clavicula an Umfang zu; es entstand eine Rose die von den Wunden ausging, und sich über den Rücken verbreitete. Danach zeigten sich mehrere kleine erbsengrosse Skirrhen in der Haut, welche theilweise aufbrachen und ziehende Schmerzen mit sich führten. Am 2. Januar 1855 wurden dieselben jeder einzeln mit Chlorzinkpaste ausgeätzt. Danach entstand auf dem Rücken und über dem Schulterblatte ein Kranz ähnlicher Knötchen, die am 7. Februar einzeln excidirt wurden. Zugleich wurde nochmals die Achselhöhle von neugebildeten Wucherungen geräumt. Der ödematös geschwollene Arm erreichte das Dreifache seines Umfanges, und brach über dem Ellenbogengelenk unter heftigen Schmerzen auf. Die Knötchen verbreiteten sich über den ganzen Rücken. Die Kranke hatte heftiges Fieber und wurde von trockenem Husten im Schlafe gestört. Schliesslich stellte sich auch hartnäckiges Erbrechen ein und am 18. März 1855 erfolgte langsam und qualvoll der Tod. Bei der Section fanden sich zahlreiche erweichte Markschwammknoten in den Lungen und Skirrh der Cardia.

No. 345. Die 46jährige Frau eines Wundarztes W. aus St. Goar wurde am 16. Mai 1854 in die Klinik aufgenommen wegen einer skirrhösen Affection der linken Brust, die erst seit einem halben Jahre bestand. Die ganze Drüse war hart, die Haut darüber zeigte zahlreiche feine Aederchen und harte Knötchen. Vorübergehend traten Stiche ein. Am 16. Mai wurde die Amputation der Brust mit einem 3 Zoll breiten elliptischen Hautstücke vorgenommen und unter der benachbarten Haut einige skirrhöse Knötchen ausgeschält. Schon während der Vernarbung entstanden Gefässentwicklungen in der Nachbarhaut, die sichtlich weiter fortkrochen und die Vorläufer neuer Knötcheneruptionen waren, die schon Anfangs Juni die ganze Narbe umgaben, und über das Brustbein hinweg gegen die andere Brust hin wucherten. In diesem Zustande ging die Frau am 26. Juni nach Hause. Am 3. Juli war schon die ganze linke Brust von den Knötchen überwachsen. Am 5. Nov. 1854 erfolgte der Tod, 11 Monate nach dem ersten Ausbruche des Leidens. Nach dem Berichte des Gemahls war zuletzt die ganze vordere Brustfläche bis zu den Schlüsselbeinen und seitlich bis über die Schulter hinweg ebenso wie die linke Schulter und der linke Arm von dem Hautskirrhus ergriffen (die Haut knotig, hart, bläulich mit feinen Gefässramificationen um die Knoten) und die früher gesunde rechte Brust in dem Zustande der weggenommenen. Zwei Monate vor dem Tode hatte sich ein Skirrh des Pylorus entwickelt, so dass ein völliger Abschluss des Magens vom Darmkanale stattfand und alles Genossene wieder ausgebrochen wurde. Auffallend war auch eine wiederholt eintretende schmerzhafte Anschwellung beider Parotiden, welche indess nach und nach wieder verschwand ohne die geringste Veränderung im Gewebe derselben zu hinterlassen. Ebenso merkwürdig war es, dass die Lymphdrüsen der Achseln nicht angeschwollen waren. Die von mir untersuchte linke Brust zeigte einen gänseeigrossen skirrhösen Kern an der Stelle der Brustdrüse mit alveolärem Baue. In den Alveolen waren ziemlich grosse runde blasse zum Theil fettig degenerirte Zellen eingeschlossen. Die Faserzüge waren zum Theil nur spindelförmige faserig aneinandergereihte Zellen. Von dem Centrum aus durchzogen nun strahlige skirrhöse Züge das Unterhautfettgewebe und hingen mit den die Haut knotig infiltrirenden von erweiterten Venen durchzogenen Skirrhen zusammen. Diese kleinen Hautskirrhen bestanden aus wuchernden Bindegewebszellen, die durch Theilung sich in grosse runde Zellen von indifferentem Character entwickelt hatten und bis unter die Epidermis gewuchert waren. An vielen Stellen sah man erweiterte Capillaren mit wuchernden Kernen bedeckt. Taf. VI. Fig. 9.

Der letzte Fall ist mir erst vor Kurzem vorgekommen.

Frau Hummer, 48 Jahre alt, aus Kettig bei Neuwied, wandte sich am 8. Januar 1859 an mich wegen eines seit $1\frac{1}{2}$ Jahren bestehenden Krebses der rechten Brust, der im Ganzen schmerzlos entstanden war; die Frau war von jeher sehr häufig von Rose der Brust befallen worden und schrieb einer solchen auch die Entstehung des Uebels zu. Die ganze Brustdrüse war holzartig hart, die Warze eingezogen, die Haut mit rothen Knötchen bedeckt, welche auch in der Umgebung der Drüse sichtbar waren. Ich nahm die Frau in das evangelische Krankenhaus auf und musste bei der unter Assistenz des Herrn Dr. Leo ausgeführten Amputation die Haut in dem Umfange einer Hand mit hinwegnehmen. Die Heilung musste durch Granulationen erfolgen. Anfangs ging alles vortrefflich. Aber 14 Tage nach der Operation entstand ein Erysipel, welches die rechte Seite des Thorax einnahm, und nach dessen Verschwinden wurden eine Menge kleiner erbsengrosser harter schmerzloser Knötchen bemerkbar. Ich liess graue Salbe einreiben und nach Anwendung derselben während 10 Tagen verloren die Knötchen ihre Röthe. Die Frau verliess sehr munter am 13. Februar 1859 die Anstalt. Ein verdächtiges Hüsteln hatte sich wieder verloren. Im Mai erneuerte sich der Husten; auch waren die Knötchen wieder zum Vorschein gekommen und schritten nun in reichlicher Entwicklung gegen die linke Brust hin fort, so dass jetzt, wie ich höre, schon die ganze vordere Brusthälfte von denselben bedeckt ist, und die linke Brust ebenso afficirt erscheint wie früher die rechte.

Dieser echte und sehr bösartige Hautkrebs hat vielleicht nähere Beziehungen zu den Talgdrüsen der Haut; bis jetzt sah ich die Knötchen sich in allen drei Fällen nesterweise aus den Zellen des subcutanen Bindegewebes entwickeln, während in dem zweiten Falle die Entwicklung auch mit den Capillargefässen in Beziehung stand, deren Kerne vorzugsweise die Keimstätte des Hautskirrhs waren, — eine Beobachtung die ich in ähnlicher Weise auch bei Sarkomen und Fibroiden zu machen Gelegenheit hatte.

Sonst kommt Skirrhus der Haut selten vor; er erscheint hier meist in Form flacher exulcerirter Knoten (ulcus rodens), und so sahen wir ihn dreimal an der Nase; einmal wurde deshalb durch Rhinoplastik die Heilung herbeigeführt, ein zweites Mal wurde der Krebs durch das Cosme'sche Pulver entfernt und auf 6 Jahre, nach welchen ein Recidiv eintrat, beseitigt; ein dritter sehr ausgedehnter Fall wurde durch das Ferr. candens nur ungenügend in Schranken gehalten. In drei Fällen sahen wir Skirrh der Unterlippe, sämmtlich bei Männern; in dem einen wurde die Heilung durch Exstirpation ein Jahr später constatirt; in dem andern musste eine Transplantation gemacht werden, und im dritten hielt die Operation 6 Jahre vor, nach dieser Zeit trat ein Recidiv ein, welches exstirpirt wurde, indess nochmals nachwuchs und endlich mit skirrhösen Lymphdrüsen am Halse entfernt wurde.

Ein echter Zungenskirrh bei einem 56jährigen Manne recidivirte ebenfalls rasch und führte den Tod herbei. In vier Fällen von Krebs des Pharynx, Oesophagus und Pylorus trat ebenfalls der Tod ein. Ein von mir behandelter Telegrapheninspector starb $1/2$ Jahr nach der ersten Entstehung des Uebels, welches seinen Sitz dem Schildknorpel gegenüber hatte, an tödtlicher Blutung, trotzdem das Geschwür noch keine erhebliche Grösse hatte. Bei der Section fand sich ein skirrhöses

Geschwür (stellenweise Markschwamm) von dem Umfange eines Zehngroschenstücks; es war kein grösseres Gefäss angefressen; die Blutung war eine bloss parenchymatöse; der Skirrh hatte sich im submucösen Bindegewebe entwickelt und zeigte nur einige grössere Knoten von dem Umfange einer Erbse.

Ein anderer Fall (No. 131.) war höchst wahrscheinlich in der Schädelhöhle entstanden und hatte die Basis des Schädels durchbohrt, wenigstens war die erste Entwicklung des Afterproducts (1 Jahr vor dem unter comatösen Erscheinungen eingetretenen Tode) durch Schwindelanfälle bezeichnet, zu denen sich später Eiterausfluss aus dem Ohre, Schielen und heftige Kopfschmerzen hinzugesellten. Bei der Aufnahme war eine leicht blutende, harte, höckerige, mit dem Velum verwachsene und die Nase von hinten her verschliessende Masse im Pharynx sichtbar.

An den Genitalien sind wirkliche Krebse weit seltener als Epithelialkrebse. Wir haben nur zweimal wirklichen Skirrh des Penis gesehen, welcher in beiden Fällen die Amputation des Gliedes veranlasste. Der eine Patient starb ein Jahr später an Recidiv in den Leistendrüsen. Eine als skirrhös bezeichnete Entartung der Nymphen wurde durch Excision bei einer 36jährigen Frau geheilt. Vier Fälle von Uterinkrebs endeten durch Blutungen tödtlich ohne dass Operationen vorgekommen waren; die ganze Dauer des Leidens betrug 8 Monat bis $1\frac{1}{2}$ Jahre. Eigentlichen Skirrhus des Uterus habe ich bis jetzt nicht gesehen, alle Fälle von Uterinkrebs, die ich zu untersuchen Gelegenheit hatte, sowie auch die zahlreichen in der anatomischen Sammlung der Universität aufbewahrten Präparate sind vom Muttermunde ausgegangene allerdings in verschiedenen Formen aufgetretene Epithelialkrebse. In manchen Fällen hält es hier schwer, die Gränze zwischen Markschwamm, Skirrh und Epithelialkrebs zu ziehen, zumal auch die secundären Drüsenaffectionen selbst beim echten Epithelialkrebse nicht immer die cancroide, sondern eine den Markschwämmen näher stehende Entartung zeigen. Dieser Umstand beweist übrigens besonders die nahe Verwandtschaft der drei Formen.

Sehr viele Krebskranke gehen zu Grunde, ehe es zu allgemeiner Eruption gekommen ist, theils durch den durch Blutungen veranlassten Säfteverlust, theils durch die Alteration der Ernährung, theils durch die örtlichen Zerstörungen, die der Krebs in wichtigen Organen anrichtet. Der folgende Fall, welchen ich der gütigen Mittheilung des Herrn Dr. H. J. Schaeffer verdanke, der die Verwandtschaft der verschiedenen Krebsformen beweist und auch wegen des hohen Alters der Patientin und des langjährigen Stillstandes des Uebels merkwürdig ist, mag deshalb als ein seltenes Beispiel eine kurze Erwähnung finden.

Eine 72jährige Frau S. aus Bonn starb am 20. Nov. 1854 im Hospitale St. Johannis hierselbst, nachdem sie seit länger als 20 Jahren an Krebs beider Brüste gelitten hatte. Sie hatte auch einen enormen Colloidkropf. Die Brüste waren indess schon lange nicht mehr gewachsen, sondern vielmehr allmählich ganz eingeschrumpft. Der Tod war durch Magenkrebs herbeigeführt, der sich in den letzten Jahren allmählich entwickelt hatte. Beide Brüste waren echte knotige, harte, alveoläre Skirrhen mit starrem derben Fasergerüste. In den Lungen waren theils harte skirrhöse, theils weichere Markschwammknoten eingelagert. In den Pleuren und im Omentum lagen zahlreiche knotige Markschwammmassen und ähnliche weiche Knoten fanden sich in der Leber und Milz sowie längs des Colon transversum. Die Magenschleimhaut dagegen war in eine unebene höckerige nach der Höhle des Magens hin colloide Krebsmasse verwandelt, welche aus Cylinderepithelien die in drüsigen Schläuchen wuchsen bestand.

Epithelialkrebse oder Cancroide.

Unter dieser Bezeichnung verstehen wir diejenigen Neugebilde, bei welchen sich drüsenähnlich angeordnete Epithelialzellen in Form kugeliger Nester (s. Taf. VII. Fig. 6) mitten in gesunden sonst keine Epithelien bergenden Geweben entwickeln und wobei es zu diffuser Ausbreitung des Neugebildes hauptsächlich durch Wucherung der Bindegewebszellen, deren Wucherungsproduct den Character der Epithelialzellen trägt, kommt. Die diffuse Ausbreitung unterscheidet die Cancroide von den geschlossenen Atheromen, während die Cholesteatome den Uebergang vom Cancroid zum Atherom bilden. Der Epithelialkrebs geht allerdings oft von solchen Gebilden aus die an ihrer Oberfläche mit Epithelien bedeckt sind, und tritt dann frühzeitig als offenes Krebsgeschwür auf. Er kommt aber ebensowohl und noch öfter als verborgener Krebsknoten (Cancer occultus) in den an der Oberfläche noch gesunden Theilen eingelagert vor, und verwandelt sich erst später in einen Cancer apertus; ja wenn er, wie dies nicht selten der Fall ist, in Knochen durch Degeneration des Bindegewebes der Markkanäle entsteht, so durchbricht er den Knochen erst spät und wuchert dann gewöhnlich als fungöses oder „osteosteatomatöses" (Rust) Geschwür pilzförmig an der Oberfläche. Viele sogen. Fungi der Knochen sind nichts anders als Epithelialkrebse (so z. B. die von Rust in der Helkologie abgebildeten Geschwüre, Taf. XII. Fig. 3, die von Stanley als malignant disease der Tibia abgebildeten Affectionen: Ilustrations of the effects of disease etc. of the bones. Lond. 1849. Taf. XV. Fig. 1, 2). Es kann somit der Epithelialkrebs durch seine Entwickelung in den Bindegewebszellen (die ich in meiner Abhandlung über den Eiter in Virchow's Archiv XV. Tafel II. dargestellt habe), in dem Parenchyme der Organe schon umfangreiche Zerstörungen angerichtet haben, ehe er an der Oberfläche sichtbar ist. Das durch seinen Aufbruch entstehende Geschwür hat einen verschiedenen Character, je nachdem er sich mit Papillarwucherung verbindet oder nicht. Im letzteren Falle entsteht ein flaches allmählich mehr und mehr in die Tiefe greifendes Geschwür mit harten durch die eingelagerten Nester der Neubildung wallartig aufgeworfenen oder nur einfach indurirten Rändern, Taf. VI. Fig. 2. Auf dem Grunde desselben findet eine fortwährende Losstossung nekrosirter Epithelien statt, die durch ihre Zersetzung einen sehr üblen Geruch verbreiten. Zuweilen aber verhornen besonders an den der Luft ausgesetzten nicht durch flüssige Absonderungsproducte (wie z. B. im Munde, in der Scheide u. s. w.) feucht erhaltenen Stellen die Epithelialzellen und bilden dann trockene braune Schorfe oder Krusten — trockener flacher Epithelialkrebs, eine meist langsamer wachsende gutartigere Form, s. Taf. VI. Fig. 3. Eine dritte Form entsteht durch Combination mit wucherndem Papillome. Auf der Geschwürsoberfläche spriessen reichliche aus Epithelialzellen aufgebaute gefässreiche warzenförmige oder blumenkohlähnliche Wucherungen hervor, während gleichzeitig die Epithelialwucherung in Form alveolarer Nester in die Tiefe weiter fortschreitet und kein Organ schont, sondern schrankenlose Zerstörungen der umgebenden Gewebe bedingt. Diese Form (Taf. VI. Fig. 4) unterscheidet sich leicht von den gutartigen Papillomen durch eben diese Einlagerung, die die Tiefe zerstört. Man vergleiche Fig. 4 und Fig. 7 und 8 der Taf. VI. Die über die Oberfläche hinaus wuchernde Masse steht oft auf einem soliden Boden markschwammähnlicher Epithelialmassen, die alveolar angeordnet in ein nur sparsames

Gerüste, welches die Gefässe trägt, eingebettet sind. Die Schnittfläche ist wie beim Markschwamm saftig, aber der rahmartige Saft nicht so fein, sondern mehr schollig durch die Grösse der Zellen. Oft sieht man aus einzelnen Alveolen durch colloide oder fettige Entartung der Zellen cystoide Räume hervorgehen (Taf. VI. Fig. 4 bei a). Zuweilen wachsen vom Gerüste in die Alveolen hinein ebenso wie über die Oberfläche hinaus Papillen, und es entsteht dann ein auf der Schnittfläche sehr characteristisches Ansehen dieser destruirenden Papillargeschwulst (Förster) indem sich die Blumenkohlwucherung mitten in der Tiefe der Gewebe zeigt, Taf. VI. Fig- 5.

Diese Form habe ich nur einmal an dem hier abgebildeten Krebse des Penis von einem 56jährigen Manne gesehen, der von Herrn Gehr. Wutzer glücklich amputirt wurde. Leider fehlt weitere Nachricht über den Ausgang.

Diese Form ist indess eine verhältnissmässig seltene. Ob die Epithelialzellen dabei den Character des Plattenepithels oder des Cylinderepithels zeigen ist im Grunde genommen gleichgültig, da dies vorzugsweise von dem Mutterboden abhängt aus welchem das Gewächs hervorgeht und oft ein und dasselbe Afterproduct die verschiedensten Formen der Epithelialzellen zeigt. Manchmal bilden sich in wuchernden Epithelialkrebsen von Schleimhäuten sehr zarte kleinere Zellen, welche den Bindegewebszellen sich annähern. Die sogen. Zottenkrebse gehören grösstentheils hierher, obwohl auch wuchernde Sarkome und Markschwämme in ähnlichen Formen auftreten.

Ein sehr characteristisches Exemplar von Zottenkrebs der Blase bilde ich Tafel VIII. Fig. 2 ab. Das Präparat, welches ich der klinischen Sammlung geschenkt habe, rührt her von einer 58jährigen Dame, die ihr Hausarzt an Morbus Brightii zu behandeln glaubte. Es waren wiederholte heftige Hämorrhagien dagewesen und die Frau litt an enormen Schmerzen beim Urinlassen, indem nicht allein sandige Massen, sondern Concremente aus phosphorsaurem Kalk, auch zuweilen bis halbzöllige klare durchsichtige Krystalle die Urethra passirten; der Urin war sehr trübe und stinkend, mit Flocken gemischt. Bei der Section, bei welcher ich die Frau, welche ³/₄ Jahr entsetzlich gelitten hatte, zuerst sah, fanden wir in der sehr hypertrophischen und ausgedehnten Blase im Trigonum Lieutaudii und von hier aus die innere Mündung der Urethra umwachsend und verlegend, einen mit traubiger zottiger höckeriger Oberfläche in die Blase hineinragenden mit Kalkconcrementen wie ein incrustirtes Moos besetzten Krebs, dessen freie Oberfläche ausserdem mit zahlreichen tafelförmigen spitzen wasserhellen Krystallen, die sich leider im Spiritus vollkommen aufgelöst haben und beim Abdampfen nicht wieder auskrystallisirten, besetzt erschien. Auch die Uretherenmündungen waren durch die zottige Masse verstopft, so dass der linke Urether angeschwollen und die linke Niere cystenartig ausgedehnt war. Ausserdem waren zahlreiche wallnuss- bis nadelkopfgrosse ähnliche Wucherungen weiterhin über die Blasenschleimhaut zerstreut. Die hintere Blasenwand mit der Scheide in eine zolldicke speckige Masse verwandelt, zeigte keine Spur von Muskelfasern mehr und ragte gegen die Scheide und seitwärts gegen das Rectum hin als nicht aufgebrochene Geschwulst vor. Diese Basis des Gewächses hatte eine deutlich alveoläre Bildung. Ein aus Spindelzellen aufgebautes Gerüste umschloss nesterweise Epithelien vom Character des Cylinderepithels. Die Oberfläche war papillär gebaut und sehr zart und fast zerfliessend. Die Papillen trugen zarte zum Theil cylindrische massenhaft degenerirte Epithelialzellen.

Die Formen des Epithelialkrebses sind somit theils durch die Anordnung und die Varietäten der Zellen, theils durch die bald stärker bald minder hervortretende Papillarbildung, die der Oberfläche ein blumenkohlartiges Ansehen giebt, ungemein mannigfaltig. Das flache geschwürige Cancroid und das Cylinderepithelcancroid nähert sich dem Skirrh und den Sarkomen, andere gewaltig und massenhaft wuchernde Formen, von den ältern Chirurgen meist mit dem Namen der Fungi bezeichnet, nähern sich dem Markschwamme in dem Grade, dass eine scharfe Gränze zwischen beiden weder mit blossem Auge, noch an allen Stellen mit dem Mikroskope gezogen werden kann. Von allen bösartigen Gebilden ist der Epithelialkrebs das häufigste. Der Character der Malignität gebührt ihm, nicht bloss der Heterotopie wegen, sondern besonders der rapiden Zerstörung wegen, die er ohne Schonung irgend eines Gewebes anrichtet, nicht minder als den Markschwämmen und den Skirrhen, und es ist keine Ursache vorhanden, ihn als Scheinkrebs (den von Virchow eingeführten Namen Cancroid behalten wir jedoch, weil er allgemein in Gebrauch gekommen, bei) zu bezeichnen. Besonders in weichen Geweben (z. B. in der Zunge) macht der Epithelialkrebs oft rapide Zerstörungen. Wir sahen Fälle, in denen nach 10 Monaten schon ohne operativen Eingriff der Tod erfolgte. Mehrere Momente kommen in Betracht, welche das oft wiederholte falsche Urtheil über den Character des „Epithelioms" begreiflich machen: einmal, dass bis jetzt der Epithelialkrebs noch häufig mit gutartigen und destruirenden Papillomen, mit den (seltenen) destructiven Drüsenhypertrophien, selbst mit gewissen seltenen Formen exulcerirender Hautsarkome verwechselt wurde; dann dass der gewöhnlich in die Augen fallende Sitz des Uebels beim Kranken so ist, dass er ihn früh zum Arzte führt, dass eine gründliche Exstirpation möglich ist, und endlich, dass die trockenen flachen Formen allerdings etwas gutartiger sind, als die weichen wuchernden. Erfreulich ist es, dass über den Character des Epithelialkrebses in der neuesten Zeit die Ansichten derjenigen Chirurgen, die sich selbst mit histologischen Untersuchungen abgeben, mehr und mehr übereingekommen (Vgl. v. Bruns Chirurgie II. S. 484 ff.; Bardeleben (Vidal) Chirurgie. 2. Ausg. 1857. Bd. I. S. 403 ff.; Busch Lehrbuch der allgemeinen Chirurgie S. 108).

Das Cancroid ist so sehr eine Krankheit der Erwachsenen, dass man Fälle vor dem 30. Lebensjahre mit dem grössten Misstrauen zu betrachten hat. Bei Kindern habe ich nie ein Cancroid gesehen.

Im Nov. 1858 wurde ich von einem hiesigen Collegen gebeten, die Exstirpation eines Epithelialkrebses der Unterlippe bei einem 11jährigen Mädchen vorzunehmen. Als ich das Geschwür sah, musste ich dasselbe für einen indurirten Chanker erklären; es bestand seit 6 Wochen nahm die Mitte, der Unterlippe ein, bildete hier einen keilförmigen Defect, hatte aufgeworfene Ränder und harten Grund, der mit einer braunen Kruste bedeckt war; es schmerzte wenig. Nähere Nachforschungen ergaben, dass zwei Schwestern des elternlosen Kindes einen sehr ausschweifenden Lebenswandel führten und wiederholt an Syphilis behandelt worden waren. Bei methodischem Gebrauche von Sublimat heilte das Geschwür vollkommen.

Ein wirkliches Cancroid exstirpirte ich im Sommer 1857 bei einer 24jährigen Wittwe, dasselbe nahm die Seite der Zunge in der Länge eines Zolles und der Breite eines halben Zolles ein, und wurde keilförmig im Gesunden exstirpirt. Die Heilung hat bis jetzt vorgehalten. Es war mit geringer Papillarwucherung an der Oberfläche verbunden, in der Muskulatur reichliche Epithelialnester.

Vor dem 30. Jahre wurden in der Klinik nur 4 Fälle gesehen; der eine (No. 105. s. oben. S. 293) war zweifelhaft.

Ein Cancroid der Nasenscheidewand wurde 1852 bei einem 22jährigen Manne Peter Kollmann (No. 37.) durch das Cosme'sche Pulver beseitigt; im Jahre 1856 kehrte derselbe mit einem Recidive, welches auch die Unterlippe einnahm, wieder; dasselbe hatte eine sehr bedeutende Ausdehnung erlangt und wurde nochmals cauterisirt, machte aber sofort ein Recidiv, an welchem der Kranke noch in demselben Jahre starb.

No. 84. Ein Cancroid der Zunge, welches sich bei einem 28jährigen Manne in einem Jahre entwickelt hatte, war von solcher Ausdehnung, namentlich gegen den Zungengrund hin, dass man von der Operation absehen musste. Der Kranke erhielt das Zittmann'sche Decoct, es wurden ihm wiederholt Blutegel an die Zunge gesetzt und salzsaures Gold in Substanz applicirt. Es konnte nur geringe Besserung erzielt werden und der Kranke starb 19 Monate nach der Entstehung des Uebels.

No. 147. Ein 30jahriger Gutsbesitzer hatte in Folge von Pfeifendruck einen schmerzhaften Schorf der Unterlippe bekommen, der durch Aetzmittel gereizt cancroid degenerirte. Der Krebs wurde am 31. October 1845 exstirpirt, machte im folgenden Jahre ein Recidiv und wurde noch zweimal entfernt, erlangte aber zuletzt (schon im December 1846) eine hoffnungslose Ausdehnung (zweifelhaft).

Diese Fälle erinnern übrigens an die Rapidität mit welcher die Markschwämme bei jüngeren Individuen wiederkehren und um sich greifen.

Dass die Epithelialkrebse namentlich wegen des häufigen Vorkommens an der Unterlippe in Folge von Pfeifendruck und an der Zunge vorwiegend bei Männern vorkommen, haben wir schon oben gesehen. Auf 174 Fälle bei Männern zählen wir nur 26 bei Weibern. Dabei fanden sich Cancroide der Unterlippe 72 bei Männern und 9 bei Weibern; der Zunge 31 bei Männern, 1 bei Weibern; auch an den männlichen Genitalien ist das Cancroid häufiger als an den weiblichen; erstere fanden wir 15mal, letztere nur 6mal afficirt.

Im Ganzen dürfte man voraussetzen, dass gerade der Epithelialkrebs, da er vorzugsweise unter der Haut und den Schleimhäuten, weit seltener von inneren Theilen, z. B. von den Knochen entspringt, keinen Unterschied in Bezug auf die Prognose nach den Localitäten zeigen würde, dennoch ist dies offenbar der Fall, und namentlich gehören die Epithelialkrebse der Wangenschleimhaut und der Zunge vorzugsweise zu den bösartigsten Gewächsen die wir kennen; ob der Reichthum der Organe an lockerem Bindegewebe die rasche Verbreitung erleichtert, wie wir fast glauben möchten, ist nicht ganz klar; jedenfalls weist das Mikroskop namentlich an diesen Organen weit über die scheinbare Gränze hinaus verbreitete Keime nach. Freilich ist insbesondere die Gegend unter der Zunge einer gründlichen Exstirpation nicht ohne erheblichen Eingriff zugänglich; und dennoch sollte man meiner Ansicht nach selbst vor einer Exstirpation von unten her durch einen parallel dem Kiefer geführten halbmondförmigen Schnitt nicht zurückbeben, da man offenbar durch denselben das Operationsfeld weit besser übersicht. Besondere Aufmerksamkeit hat man bei diesen Krebsen auch auf das Periost des Kiefers und das Zahnfleisch zu verwenden, welche wir nicht selten erkrankt fanden, und mit dem Schabeisen zu entfernen gezwungen waren. Sie bilden gewissermaassen die Brücke durch welche die Wucherung auch auf den Knochen übergeht, dessen Erkrankung durch Entstehung von Epithelialmassen in den Markkanälen allemal den endlichen Ausgang der Zungenkrebse, den Tod vorbereitet, dem man höchstens durch

Resection des Kiefers noch eine Weile abhelfen kann. Gewöhnlich werden Knochen, Muskeln und Drüsen der ganzen Gegend schliesslich in eine grosse Epithelialkrebsmasse verwandelt werden, vergl. Taf. VI. Fig. 4. Zurückbleibende bereits afficirte Drüsen sind auch gewöhnlich die ersten Sitze der Recidive, wenn man sich auch zur Kieferresection entschliesst. Bei den Krebsen der Unterlippe ist der Gang der Erkrankung ein ganz ähnlicher, aber bei der grösseren Zugänglichkeit der Localität ein langsamerer. Die Fälle, in welchen eine Heilung auf operativem Wege nicht versucht werden konnte, waren meist derart, dass die Degeneration schon den angegebenen Umfang genommen hatte. Wiederholte Blutungen aus den zerstörten Aesten der Zungenarterien führen zu Anämie und tödtlicher Erschöpfung. Dies war wenigstens die Art, wie wir einige Fälle der Art enden sahen; selten sind Recidive in einem inneren Organe, doch kommen sie unzweifelhaft vor. Gewöhnlich erfolgt die Erschöpfung eher.

Von 80 Epithelialkrebsen der Unterlippe wurden 5 ungeheilt entlassen; von dreien dieser Fälle erfuhren wir den tödtlichen Ausgang, der im Maximum 5 Jahre, im Minimum 2 Jahre nach der ersten Entstehung des Uebels eintrat. Vier Fälle wurden durch Cauterien (Chlorzinkpaste oder Arsenikpaste) beseitigt. In dreien stellten sich baldige Recidive an der Lippe und in den Halsdrüsen ein, welche wegen zu grosser Ausdehnung nicht ferner operirt wurden; ein Fall ist als geheilt verzeichnet. 71 wurden excidirt; bei 25 Fällen mussten mehr oder minder ausgedehnte Transplantationen vorgenommen werden. Zwei Fälle endeten tödtlich in Folge der Operation, der eine durch Pneumonie, der andere durch Entkräftung.

No. 265. Michael Hoffmann, ein 56jähriger Bergmann aus Dierdorf, wurde am 3. Februar 1855 aufgenommen und sofort operirt. Das Cancroid mit sehr bedeutenden papillären Wucherungen verbunden war seit einem halben Jahre aus einem lange bestandenen Schorfe der Unterlippe (durch Pfeifendruck) hervorgegangen. Die Unterlippe bis an das Kinn, ein Theil der rechten Wange, beide Mundwinkel, das Zahnfleisch und das Periost waren entartet; zwei Drüsen unter dem Kiefer infiltrirt. Der Mann war für sein Alter schon sehr decrepide. Nach der Excision bildete Herr Gehr. Wutzer zunächst zwei dreiseitige grosse Lappen parallel dem Unterkieferrande, dann wurden die Drüsen exstirpirt und nun die Vereinigung der heraufgeschobenen Lappen bewirkt. Die Verwundung war eine sehr erhebliche; nirgends erfolgte indess Vereinigung; ein Theil der Lappenränder wurde brandig; trotz guten Appetits sanken die Kräfte sehr rasch. Es trat Decubitus im Kreuz ein und schon am 12. Februar starb der Kranke. Die Section ergab ausser alten Adhäsionen beider Pleuren sämmtliche Organe im Zustande scheinbar vollkommener Gesundheit, so dass der Tod sich nur durch Erschöpfung erklären liess. Die ganze Unterlippe bis auf das Kinn, beide Mundwinkel und rechterseits ein Theil der Wange und des Zahnfleisches waren zerstört und in eine blumenkohlähnliche papilläre Masse verwandelt. Unter derselben war das scheinbar nicht ergriffene Gewebe hart und aufgetrieben. Auf dem Schnitte zeigte sich dass die papilläre Wucherung nur die Oberfläche einnahm, während die Masse darunter eine speckigweisse markähnliche, mit einzelnen serumhaltigen Cysten durchsetzte solide Zellenanhäufung zeigte, die alle andern Gewebe zerstört hatte und aus grossen Epithelialnestern und Kugeln, die hie und da ganz den Character indifferenter Markschwammzellen zeigten, bestand. Ein lockeres Stroma hielt die Alveolen zusammen. Die Drüsen zeigten ebenfalls schöne Nester und Gruppen von Epithelialzellen.

Von den übrigen operirten Fällen wurden nur bei 10 Kranken spätere Recidive bekannt, und zwar betrug die Zeit bis zum Ausbruche derselben 1 bis 15 Monate (vier in transplantirten Hauttheilen). Mehrere wurden wiederholten Operationen unterworfen, die offenbar somit das Leben erheblich zu verlängern beitrugen. Dasselbe gilt von 9 Cancroiden der Oberlippe, die ebenfalls sämmtlich excidirt und von denen in zweien Recidive constatirt wurden. Vier derselben sind von mir mikroskopisch untersucht worden und als echte Epithelialkrebse constatirt. Ein Fall der viel Aehnlichkeit mit Markschwamm hatte und sich nach langjährigem Lupus entwickelte, ist bereits oben angeführt.

No. 224. Andreas Münchhofen hatte in Folge des Drucks seiner Pfeife in seinem 70. Jahre einen haselnussgrossen Epithelialkrebsknoten an der linken Seite der Oberlippe bekommen; derselbe wurde nach einem halben Jahre seines Bestehens 1852 in der chirurgischen Klinik excidirt. Nach einem Jahre kam er mit einem gleich grossen Recidive wieder, welches gerade in der Narbe entstanden war. Dasselbe wurde am 24. Juni 1853 excidirt; die Heilung erfolgte beide Male durch erste Vereinigung. Im April 1854 wurde ein drittes Recidiv entfernt, wobei die herangezogenen Ränder sich nicht vereinigten und die Lippe mit Defect vernarbte. Ein viertes Recidiv wurde 1856 excidirt. Die Heilung hat bis 1858 vorgehalten, wo sich der Kranke mit einem kleinen Recidive präsentirte, ohne zur nochmaligen Exstirpation wiederzukommen (Echter nesterförmig entwickelter Epithelialkrebs mit verhornter Oberfläche).

Andererseits sind uns auch an der Unterlippe Fälle von grosser Bösartigkeit begegnet.

Heinrich Breuer, ein 45jähriger sehr kräftig gebauter Landmann, litt seit einem Vierteljahre an einem Epithelialkrebse, welcher bereits die ganze Unterlippe einnahm und nachdem er am 5. Juli 1854 excidirt worden eine umfangreiche Transplantation nothwendig machte, wobei ein viereckiger Lappen nach der Wutzer'schen Methode parallel der Unterlippe excidirt hinaufgeschoben wurde. Der Epithelialkrebs wucherte schrankenlos in die Gewebe hinein, von denen keine Spur mehr aufzufinden war. An der Gränze Entwicklung in den Bindegewebszellen. Schon im August hatte sich ein Recidiv im linken Mundwinkel von erheblicher Ausdehnung entwickelt, welches in Form kugliger Einlagerungen, die erst theilweise aufgebrochen waren auch den transplantirten Lappen einnahm. Die mir übertragene Operation machte einen Ersatz nothwendig, den ich nach der Burow'schen Methode aus der Wange bewirkte. Einen Monat später waren die transplantirten Theile von neuem entartet und eine Induration der Drüsen unter dem Unterkiefer liess uns von weiteren Operationen abstehen. Der Tod erfolgte im October.

Die Cancroide der Zunge (26) und unter derselben (5) zeichnen sich wie erwähnt durch besondere Bösartigkeit aus; 10 Fälle konnten nicht operirt werden. In dreien hatte ich Gelegenheit die Krankheit bis zum Tode zu verfolgen. Der eine Fall betraf einen uralten Neger, bei dem der Verlauf des Uebels im Ganzen kaum 1 Jahr dauerte. Er hatte zuerst einen Knoten in der Zunge Mitte 1857 bemerkt, der aufbrach und sich ausbreitete. Als der Mann am 26. Jan. 1858 in das evangelische Krankenhaus aufgenommen wurde, waren schon mehrere Drüsen unter dem Halse hart. Das Zahnfleisch war schon ergriffen, die ganze Zunge steinhart und nur wenig geschwürig. Später brach eine der Drüsen am Halse auf und der Mann starb nach wiederholten Blutungen, nachdem der ganze Unterkiefer, die Zunge und die vier unterliegenden Drüsen mit der Haut des Halses in eine harte Masse, die nur aus epithelialen Kugeln bestand, verwandelt worden war. Da der Mann unter meiner Behandlung im evangelischen Krankenhause starb — man schätzte sein Alter auf nahezu 100 Jahre — so konnten wir die Section machen, bei welcher sich die ganze linke Seite des Halses bis zum Schlüsselbeine hinab in eine derbe Epithelialwucherung die von den Drüsen und dem umgebenden Bindegewebe ausging verwandelt zeigte. Auch die Bronchialdrüsen an der Lungenwurzel waren in derselben Weise entartet.

Ein zweiter Fall bei einem 45jährigen Schreiner dauerte 18 Monate (1852—1853), ein dritter bei einem 40jähr. Manne nur 10 Monate (1854). Nicht minder verderblich war der Verlauf in einigen andern operirten Fällen, die durch den raschen Uebergang der Recidive auf den Kiefer und die Halsdrüsen deletär wurden. Wenngleich von 16 operirten Kranken 7 als geheilt verzeichnet wurden, so wurde doch nur bei zweien derselben die Heilung nach $1\frac{1}{2}$ und 2 Jahren constatirt.

No. 255. 56jähriger Kaufmann, Peter Stock; nicht aufgebrochener Epithelialkrebs an der Spitze der Zunge von der Grösse einer kleinen Bohne, keilförmig am 31. Mai 1855 exstirpirt. War 1 ½ Jahr später noch gesund.

Der zweite Fall ist bereits oben angeführt. Dagegen sahen wir in 9 andern Fällen Recidive, von denen das späteste 3 Monate nachher eingetreten war; einzelne dieser Fälle dauerten bis zum Tode nicht mehr als 9 Monate.

No. 196. Carl Schoeneborn 48jähriger Schneider; seit einem halben Jahre in Folge von scharfen cariösen Zähnen entstandener Epithelialkrebs der die ganze Spitze der Zunge einnahm und am 21. December 1850 exstirpirt wurde. Alveoläre Einlagerung vielgestaltiger Epithelialzellen. Schon während der Vernarbung stellte sich ein Recidiv ein, welches bald auf die Wange und den Kiefer überging und im April 1851 den Tod bedingte.

No. 197. Wenzel Heinz ein 36jähriger Seidenfabrikant, wurde am 4. Jan. 1851 wegen eines mit fungösen Papillarwucherungen verbundenen Cancroids der Zungenspitze operirt, nachdem dasselbe nur 5 Monate bestanden hatte. Auch hier bildete sich rasch ein Recidiv aus, trotzdem der Kranke sehr regelmässig die Donovand'schen Tropfen nahm. Im März erfolgte der Tod in der Heimath. Es war ein Epithelialkrebs der vorzugsweise aus Cylinderepithelien bestand.

Denselben raschen Verlauf sahen wir nach Unterzungencancroiden, von denen einer schon in 10 Monaten tödtlich endete. Ein anderer Fall hielt dagegen wenigstens 1 ½ Jahr vor, während einer, bei dem auch die Resection des Unterkiefers gemacht wurde, schon nach 2 Monaten recidivirte.

No. 247. Ein 38jähriger Anstreicher Wilhelm Bellerscheidt hatte seit einem Jahre einen sehr characteristischen Epithelialkrebs unter der Zunge, der bereits mit verschiedenen Aetzmitteln behandelt worden war und mit sehr schmerzhaften Stichen verbunden schien. Die Operation wurde von mir am 18 December 1854 ausgeführt. Die Zungenspitze und der degenerirte Boden der Mundhöhle wurde sorgfältig abgetragen, die beiden Arteriae raninae dabei unterbunden und die Zungenwunden wieder vereinigt. Grosszelliger alveolärer Epithelialkrebs mit sehr geringer Papillarwucherung, s. Taf. VI. Fig. 2. Die Heilung erfolgte rasch und nach einem Briefe seines mir befreundeten Arztes (Herrn Dr. Tendering jun. in Crefeld) befand sich der Mann noch im Februar 1855 gesund.

Zu den sehr gefährlichen Sitzen des Epithelialkrebses gehört denn auch die innere Wangenschleimhaut, welche besonders wie es scheint durch den Druck der letzten sogenannten Weisheitszähne nicht selten cancroid entartet, und in deren drüsenreichem Gewebe der Krebs rasch, besonders gegen die Tonsillen fortschreitet, um sich von diesen aus dann im Schlunde zu verbreiten; auch hier sind die weichen Formen mit massenhaften papillären Wucherungen vorwaltend. Es sind uns auch hier Fälle vorgekommen, die in sehr kurzer Zeit den Tod herbeiführten, den die Operation nur auf wenige Monate hinauszuschieben im Stande war. Beispielshalber hebe ich zwei derselben hervor:

No. 235. Ein 52jähriger Maurermeister Caspar Pöltchen, ein sehr kräftiger und scheinbar gesunder Mann, der als einzige Ursache seines Leidens den häufigen Missbrauch des Branntweins angab, hatte im November 1853 zuerst eine geschwürige Stelle an der Innenseite der rechten Wange gegenüber dem 3. obern Backzahne bemerkt, welche wiederholt mit Salpetersäure geätzt (oder vielmehr bloss gereizt) wurde und rasch an Umfang gewann, so dass bei seiner Aufnahme am 1. Januar 1854 die Innenseite der Wange, die beiden Gaumenbögen mit der zwischen ihnen liegenden Mandel sowie die rechte Seite der Zunge bis zum Ringknorpel hinab von dem mit wuchernden Papillen bedeckten Krebse eingenommen war. Da auch die unterhalb der Parotis gelegenen die Carotis begleitenden und die unter der Mandibula liegenden Halsdrüsen hart waren, so schien eine Operation, die nur mit Unterbindung der Carotis möglich gewesen wäre, unthunlich. Der Kranke wurde durch den Gebrauch des Zittmann'schen Decocts getröstet und starb dann bereits im März also 6 Monate nach der Entstehung des Uebels in der Heimath.

No. 223. Jos. Nicolai ein 47jähriger Fuhrmann aus Crefeld, litt im Februar 1853 an einer Gesichtsrose, welche er als die Ursache eines bald um sich greifenden Geschwürs an der Innenseite der linken Wange ansah, während es wohl nur die Folge des schon vorhandenen Afterproducts gewesen sein mochte. Eine andere Ursache war nicht zu ermitteln, der Kranke war im Gegentheil von sehr blühendem Aussehen und sehr kräftigem Körperbaue. Der Kranke (am 21. April 1853 aufgenommen) hatte lancinirende Schmerzen in der Wange und war nicht im Stande den Mund zu öffnen, so dass man das Geschwür nicht gehörig übersehen konnte. Die Untersuchung mit dem Finger ergab indess eine weit um sich greifende Zerstörung, deren Centrum die linke Tonsille bildete, von welcher sich das Geschwür um die Gaumenbögen auf die Innenseite der Wange, die Seite der Zunge und bis zum Schildknorpel hinab erstreckte. Am 28. April vollzog Herr Gehr. Wutzer die Operation, indem er zunächst die linke Wange spaltete, dann den ganz zerstörten hinteren Theil des Kiefers mit der Stichsäge bogenförmig resecirte, sodann die Tonsille entfernte, wobei die Arteria pharyngea ascendens unterbunden werden musste, und schliesslich die rechte Seite der Zunge abtrug, wobei wieder mehrere Aeste der Lingualis unterbunden wurden. Indess ergab sich doch dass der Krebs soweit, besonders in der Fossa sphenopalatina und an der Aussenseite des Schlundes vorgedrungen war, dass die gründliche Entfernung wenigstens nicht garantirt werden konnte. Grosse eingelagerte Epithelialknoten, auf der Wangenschleimhaut und an der Zunge geringe Papillarwucherung. Ueber den Tonsillen reichliche weiche Zotten aus grossen Gefässschlingen mit umgebenden Epithelien bestehend. Die querdurchschnittene Wange heilte per primam intentionem. Am 14. Mai 1853 verliess der Kranke voller Hoffnung die Anstalt, kehrte indess schon am 2. Juni wieder mit einem krebshaften Loche in der linken Wange, welches von mir nochmals exstirpirt wurde; es heilte auch zu, indess entstand bald ein neues und Ende Juni starb der Mann am „Krebse der Lungen" in seiner Heimath, der leider nicht näher untersucht wurde.

Die mikroskopische Untersuchung hatte in allen diesen

Fällen die Natur des Uebels als Epithelialkrebs erwiesen, und ich habe mich bei denselben vorzugsweise desswegen länger aufgehalten, um darzuthun, wie die angebliche Gutartigkeit des Cancroids eine Illusion ist. Es kommen freilich unzweifelhaft auch Fälle von Cancroid vor, bei denen das Uebel nur sehr langsame Fortschritte macht und in denen Operationen längere Garantien gewähren. Die schlimmen Fälle sind fast alle solche, in denen das Cancroid eine reichlich wuchernde Zellmasse mit stark entwickelter Intercellularflüssigkeit zeigt, so dass die Verwechslung mit Markschwamm meist nur durch die mikroskopische Untersuchung vermieden wird, und auch diese weist Stellen nach, an welchen sich der Epithelialkrebs vom Markschwamm nicht unterscheidet. Die gutartigeren Fälle dagegen betreffen flache meist nicht mit fungösen Papillarwucherungen verbundene Cancroide, die oft an der Oberfläche verhornen und auf dem Durchschnitte sehr trocken erscheinen und dann selbst in succulenten Organen weniger rasche Fortschritte machen. Ein solcher auffallend lange bestandener Fall ist der folgende von mir operirte:

Cornelius Hübel, ein 50jähriger Bauer aus Herscheid, wandte sich am 24. Juni 1857 an mich wegen eines flachen Geschwürs an der Innenseite des linken Auges; dasselbe war aus einem Schorfe hervorgegangen und bestand schon seit 10 Jahren ohne erheblich um sich zu greifen; es nahm die Thränencarunkel ein und reichte von hier in Form eines flachen borkigen Geschwürs bis auf den Nasenrücken, so dass es den Umfang des Nagelgliedes eines Zeigefingers hatte. Am unteren Rande waren strahlige Narbenstränge vorhanden, welche das untere Augenlid umgestülpt hatten. Der Mann gab an, dass wiederholt Stücke ausgefallen seien, offenbar durch spontane Nekrose, die besonders bei dieser flachen Form nicht ganz selten ist. Ich exstirpirte das Geschwür mit der Thränencarunkel durch zwei halbmondförmige auf dem Nasenrücken in eine Spitze zusammenlaufende Schnitte, und zog durch die Naht das Augenlid wieder in seine Lage. Es erfolgte Heilung per prim. int. Es war entschieden alveolärer Epithelialkrebs aber mit ganz verhornten Epithelialzellen.

Gerade auf der Haut des Gesichts, wo dieselbe ein wenig entwickeltes Unterhautbindegewebe hat, kommen diese trocknen und langsam um sich greifenden Formen öfter vor: so namentlich in der Stirn- und Schläfengegend aber auch auf der behaarten Kopfhaut und demnächst auch auf der Nase.

Von 2 Fällen, in welchen das Cancroid seinen Sitz auf der behaarten Kopfhaut hatte, endigte einer tödtlich nach der Exstirpation durch pyämische Meningitis (No. 3.), der andere welcher nach zweijährigem Bestande die Grösse eines Zehngroschenstücks erreicht hatte, und durch das Cosme'sche Pulver entfernt wurde, lief glücklich ab. Der Mann (No. 207. 1854) befand sich 1 Jahr später noch gesund; er schrieb die Entstehung des Uebels dem Umstande zu, dass er sich, ein sehr langer Mann, mit dem Kopfe oft gegen die Decke seines niedrigen Wohnzimmers gestossen habe: der Krebs sass gerade auf der Höhe des Scheitels. Es waren Epithelialkugeln mit verhornten Zellen ohne Papillarwucherung. Von 6 Fällen von Carcinom der Stirn und Schläfe, welche theils durch Exstirpation, theils durch Aetzmittel (2) beseitigt wurden, wurde nur in einem ein Recidiv bekannt, und zwar nach 2 Jahren, welches durch Chlorzink beseitigt wurde. Dagegen sah ich auch hier eine wuchernde papilläre Form mit ziemlich raschem Verlaufe:

Frau Hamprecht aus Bonn hatte in ihrem 86. Jahre eine kleine Warze in der rechten Schläfe, welche sie öfter aufkratzte. Im 89. Jahre fing dieselbe an rasch zu wuchern und wurde schmerzhaft, in 7 Monaten hatte das daraus entstandene Geschwür einen solchen Umfang, dass es das ganze obere Augenlid, die Augenbraue, die rechte Schläfe und den äusseren Augenwinkel in Form einer blumenkohlartig wuchernden Masse einnahm. Bei dem enormen Gestanke liess ich Chlorkalkumschläge machen, wonach ganze Stücke nekrotisch ausfielen und das Geschwür sich etwas verkleinerte. Indess 1½ Monate später erfolgte Perforation des Schädels und der Tod unter soporösen Erscheinungen. In der letzten Zeit hatte die Frau auch gehustet. Das Carcinom war durch die dünne Schuppe des Schläfenbeins gegen die Schädelhöhle vorgedrungen, in derselben fand sich ein von Epithelialmasse ausgefülltes Loch. Auch der Proc. zygom. oss. frontis und die ganze äussere Fläche des Wangenbeins, und der Proc. zygomatic. des Oberkiefers war durch den Epithelialkrebs zerstört; in die Orbita war derselbe bis zur Mitte vorgedrungen. Die Structur des Krebses zeigte sehr reichliche harte Papillarwucherung an der Oberfläche auf alveolärem Epithelialkrebsgrunde. Sulzige eitrige Exsudate auf der Hirnoberfläche. Hypostatische Pneumonie. Im rechten obern Lungenlappen einzelne verkreidete Tuberkeln von Erbsengrösse. Im mittleren und rechten Lappen zwei dunkelrothe harte haselnussgrosse auf dem Schnitte weisse Epithelialkrebsknoten; seröse Ovarialcysten.

Von 13 Cancroiden der Nase wurde 1 bei zu grosser Ausdehnung des Uebels ungeheilt entlassen. Zwölf wurden entfernt, sechs durch Cauterien, sechs durch Exstirpation (zwei mit Rhinoplastik). Von den durch blutige Operationen entfernten wurden fünf geheilt, wenigstens blieben wir ohne Nachricht. In einem Falle kam ein Recidiv vor und zwar im transplantirten Lappen nach 1½ Jahren (No. 249.). Einen ähnlichen nach 2½ Jahren im Lappen recidivirenden Fall sah ich neuerlichst bei Herrn Prof. Busch.

Bei den sämmtlichen durch Cauterien entfernten Fällen kamen Recidive vor, aber nur zwei in rascher Folge, bei weichen gefässreichen nämlich nach wenigen Monaten. Die übrigen waren trockene Cancroide und recidivirten erst nach längeren Zwischenräumen, nämlich nach 4, 7 und 10 Jahren; die angewandten Aetzmittel waren Arsenik und Chlorzink. Ich hebe zum Belege zwei Fälle, die ich selbst zu sehen Gelegenheit hatte, in der Kürze aus, indem ich bemerke, dass die durch Chlorzink bewirkten Schorfe eine mikroskopische Untersuchung noch recht gut zulassen.

No. 231. Heinr. Germerdonk ein 52jähriger Ackerer, kam am 26. October 1853 wieder in die Klinik, nachdem ihm bereits vor 7 Jahren in derselben ein Epithelialkrebs der Nase durch Chlorzinkpaste beseitigt worden war, der erst jetzt wiedergekehrt die Grösse einer Erbse erlangt hatte, und den rechten Nasenflügel einnahm. Es wurde derselbe durch Chlorzink von neuem beseitigt.

Eine 62 Jahre alte Frau Siebenich aus Bonn, wurde zuerst 1851 durch Chlorzinkpaste von einem die Mitte des knorpeligen Nasenrückens einnehmenden Cancroide befreit. Dasselbe kam Anfangs 1858 als flaches trocknes Geschwür (ohne Papillarwucherung verhornte Epithelialkugeln) wieder und erreichte bis zum November den Umfang einer Haselnuss. Die Frau konnte sich zu einer blutigen Operation nicht entschliessen. Ich ätzte ihr das Geschwür, welches sehr trocken erschien, in der Narbe entstanden war, und harte Ränder hatte, von neuem mit Chlorzink aus. Im Februar 1859 kam indess ein neues Geschwür, welches nochmals geätzt wurde. Im Mai war ein drittes Recidiv bemerklich. Ich lasse versuchsweise Bleiessig aufpinseln, wodurch die Wucherung verschrumpft.

In dem folgenden Falle war das Cancroid sehr weich und gefässreich; das Recidiv folgte rasch.

No. 230. Heinrich Bistendonk, 62jähriger Oekonom aus Neukirchen, kam am 3. Novemb. 1853 in die Klinik wegen eines weichen, schwammigen, sehr gefässreichen, hühnereigrossen Epithelialkrebses der Nasenspitze, welcher im Laufe eines halben Jahres aus einer 10 Jahre lang bestandenen wiederholt abgekratzten Warze hervorgegangen. Es wurde eine verhärtete Drüse unter dem Kinne exstirpirt und auf die Nase die Cosme'sche Arsenikpaste angewandt, welche so kräftig wirkte, dass der Vomer freigelegt wurde und der Kranke ein Loch in der Nase behielt, das er unter englischem Pflaster versteckte. Schon im April 1854 musste ein erstes, im Juni ein zweites Recidiv excidirt werden und im October soll der Kranke zu Hause gestorben sein.

Von den übrigen Localitäten, an welchen der Epithelialkrebs beobachtet wurde, bewährte sich ebenso auffallend wie in den bereits genannten, dass die weichen, gefässreichen wuchernden Formen viel bösartiger sind, als die schorfigen trockenen. Es wurden beobachtet 12 Fälle von Cancroid der Augenlider. Von denselben wurde 1 ungeheilt entlassen; 1 wurde durch das

Cosme'sche Mittel entfernt und recidivirte nach 2½ Jahren, es war ein trockener flacher Krebs am innern Augenwinkel; 10 wurden excidirt (8 mit Transplantation), von zweien wurden Recidive bekannt, es waren wuchernde weiche Formen; das eine endete nach 3 Monaten tödtlich. An den Wangen kamen 13 Cancroide vor. Zwei mussten ohne Operation entlassen werden, weil die Ausdehnung des Uebels eine zu grosse war; so hatte das Cancroid in dem einen Falle das Wangenbein ergriffen, war von hier aus in die Mundhöhle und andererseits in die Fossa sphenomaxillaris hineingewuchert. Ein Fall wurde durch Chlorzink beseitigt, es war ein trockenes flaches Geschwür, welches 2 Jahre später noch nicht wiedergekehrt war. Zehn Fälle wurden exstirpirt (3 mit Transplantation), von denselben sind 5 als geheilt bezeichnet. In fünf andern Fällen wurden Recidive constatirt und zwar nach 2 Monaten, 3 Monaten, 1 Jahr, 3 Jahren und 7 Jahren; drei endeten von diesen tödtlich nach 2 Monaten, 3 Jahren und 9 Jahren; zwei wurden nochmals operirt, machten aber wiederum Recidive nach 1 Jahr und 2 Jahren; unter den rasch endenden und rasch wiederkehrenden war nur 1 Fall von trocknem schorfigem Krebse.

An sonstigen Körperstellen wurde einmal Cancroid des Halses, einmal über der Scapula gesehen; beide durch Exstirpation geheilt (?). Drei auf der Hand wurden durch Exarticulation des Daumens, zwei durch Amputation des Vorderarms beseitigt. Einige als Fungus medullaris bezeichnete Fälle von Cancroid des Unterschenkels, welche ebenfalls durch Amputation geheilt (?) wurden, werde ich ausführlich nach den vorhandenen Präparaten in der Fortsetzung meiner Knochengeschwülste besprechen.

Nächst der Haut des Gesichts, ist es die Haut der Genitalien, welche besonders oft dem Epithelialkrebse unterworfen ist. Am Penis wurden 15 Fälle gesehen, während nur ein einziges Mal und zwar secundär das Glied selbst von echtem Krebsknoten in den Schwellkörpern bei Markschwamm des Hodens ergriffen erschien. Einer dieser Fälle war ausgezeichnet durch die destructive Papillarbildung die mit dem Krebse verbunden war (s. Taf. VI. Fig. 5). Nur ein Fall konnte bei zu grosser Ausdehnung des Leidens und secundärer Affection der inneren und äusseren Leistendrüsen nicht mehr operirt werden. Vierzehn wurden operirt; in zwei Fällen beschränkte sich die Operation ursprünglich bloss auf die Exstirpation der erkrankten Partien; in beiden folgten rasche Recidive, so dass einmal nach vier, im andern Falle nach fünf Monaten die Amputation des Gliedes folgen musste; wonach in dem einen Falle die Heilung 5 Monate, im andern 5 Jahre später als dauernd constatirt werden konnte. Nach den übrigen 12 Amputationen mit denen in 6 Fällen die Exstirpation von Leistendrüsen verbunden war, wurde nur ein Fall von Recidiv bekannt; mehrere wurden noch nach 1 und 2 Jahren als dauernd bestätigt. Dieses Resultat — wenn wir auch von mehreren Fällen die dauernde Heilung auf eine grössere Zeitdauer nicht annehmen dürfen — beweist übrigens wieder die wiederholt urgirte Erfahrung, dass die Exstirpation, wenn sie in ganz gesundem Gewebe geschieht, bessere Erfolge giebt, als wenn sie bloss auf der scheinbaren Gränze vorgenommen wird. Bei der Amputation des Gliedes pflegt man in der Regel mindestens die ganze Eichel, auch wenn sie nicht bis an die Corona erkrankt ist, hinwegzunehmen, dann sind die Schwellkörper der Ruthe gewöhnlich noch gesund. Sind diese einmal ergriffen, so schreitet die Degeneration rasch fort. Ein sehr schlimmer Fall der Art war der folgende, in welchem der Krebs in der Vorhaut entsprungen war.

Joh. P. Grossen ein 75jähriger Blaufärber, war früher stets gesund. Vor einem Jahre begann das Uebel in der Vorhaut als ein harter Knoten der aufbrach und um sich frass. Der Kranke litt ausserdem an einem Wasserbruche und an Induration der linken Leistendrüsen, die jedoch nach Angabe des Kranken seit Jahren geschwollen waren, indem am linken Beine ein fast geheiltes gutartiges Fussgeschwür bestand. Nachdem einige Tage vorher die Hydrocele durch Punction entleert worden, machte Herr Gehr. Wutzer am 4. Mai 1855 die Amputation des Gliedes, wobei sich ergab, dass die Corpora cavernosa bis tief an die Wurzel des Gliedes degenerirt waren, und nachträglich noch ausgeschalt werden mussten. Der Penis fiel somit ganz fort. Die Urethra wurde in zwei Lappen getheilt, die nach aussen geklappt und mit der Scrotalhaut durch die Naht vereinigt wurden. Die Heilung erfolgte nicht überall ohne Eiterung, doch konnte der Kranke am 4. Juni geheilt entlassen werden. Die linken Leistendrüsen hatten sich nicht vergrössert, waren auch nicht schmerzhaft geworden. Im August kam der Kranke mit einem Recidiv wieder. Der Hodensack war ergriffen, die Leistendrüsen beider Seiten geschwollen, auch die innern, und so sah man von einem weiteren Eingriffe ab. Der Kranke starb im October, 1½ Jahr nach der ersten Entstehung des Uebels. Von der erkrankten Stelle der Vorhaut aus war der Seitentheil der Glans ergriffen. Die Krebsmasse drang in Form einer körnigen, grützartigen Masse in die Corpora cavernosa ein und ersetzte dieselben vollständig. Nester zum Theil colloider zum Theil fettig degenerirter Epithelialzellen. In der Haut des Penis zahlreiche grössere und kleinere Heerde, die theils noch geschlossen, theils nach aussen aufgebrochen eine papilläre Wand hatten und mit Epithelialnestern erfüllt waren. Die Corpora cavernosa bis auf den Bulbus hin degenerirt. Die Schleimhaut der Urethra indess vollkommen und in ganzer Länge gesund.

Dass bei dieser Amputation besondere Rücksichten nothwendig sind, um die häufig eintretende und zuweilen sehr erhebliche Verengerung der Urethra zu verhüten, habe ich schon an einem andern Orte auseinandergesetzt [1].

An den weiblichen Geschlechtstheilen sahen wir 3 Cancroide der Labien, 3 des Uterus, die letzteren (denen ich zwei in die Tabelle nicht mit aufgenommene wieder hinzufügen kann) blieben ungeheilt, obwohl in einem Falle durch die Ligatur die blumenkohlartige Masse entfernt worden war; 2 Monate später erfolgte der Tod. Auch von den Cancroiden der Labien blieb ein Fall ungeheilt trotz mehrfacher Exstirpationen, indem der reichlich wuchernde Epithelialkrebs rasch um sich griff.

No. 348. Eine 36jährige Wittwe D. aus Heddesdorf hatte ohne bekannte Ursache Pfingsten 1854 zuerst eine Wucherung an der rechten kleinen Schamlefze bemerkt. Dr. T. in Neuwied exstirpirte dieselbe gründlich; doch folgte ein rasches Recidiv. Im August wiederholte ein zweiter Arzt die Operation. Im Februar 1855 kam die Kranke in die Klinik. Die gesammten äussern Genitalien waren erkrankt; die Urethra grösstentheils zerstört, die Labien in eine grosse blumenkohlartige Masse verwandelt, der Schamberg zerfressen und die Leistendrüsen beider Seiten in enorme Knoten verwandelt. Der Schmerz war gering; die Absonderung abscheulich. Da durch eine Operation der Blasenhals gefährdet, eine Transplantation ausgedehnten Grades unvermeidlich, ein Recidiv gewiss erschien, so wurde die Kranke ungeheilt entlassen. Sie starb wenige Monate später.

Zwei andere Fälle waren gutartigerer Natur; der Krebs war trocken, schorfig und derb, nicht weich und papillar wie im vorigen Falle. Beide wurden, der eine nach $1\frac{1}{2}$jährigem Bestande, der andere nach 4jähriger Dauer durch Amputation der ganzen betroffenen Schamlippe (weit über die Gränze der Affection hinaus) exstirpirt, und der eine erwies sich ein Jahr später, der andere noch nach 3 Jahren als dauernd geheilt.

Die Uterinkrebse sind in bei weitem den meisten Fällen jedenfalls auch Epithelialkrebse, die allerdings auch hier oft den Markschwämmen sich in hohem Grade annähern, und öfters den Tod durch die blosse Verschwärung und wiederholte Blutungen herbeiführen. Die Verlöthungen des Uterus mit

[1]) Siehe Deutsche Klinik 1855. No. 23. Ueber Verengerungen der Harnröhrenmündung etc.

Blase und Mastdarm veranlassen die quälendsten Beschwerden bei der Stuhl- und Urinentleerung; nicht selten Perforationen der Blase (ich sah solche in zwei Fällen). Auch die Ovarien degeneriren secundär, wie die retroperitonäalen Lymphdrüsen. Secundäre Lungencarcinome sind dagegen selten; ich fand sie nur einmal, in Form echter Epithelialkrebse.

Frau Jasmann aus Bonn, Wäscherin, 43 Jahr alt, hatte zuerst im Winter 1852 an Schmerzen im Kreuze und im Becken gelitten, welche man anfangs für rheumatische hielt. Es traten sodann mit der Menstruation profuse Blutungen ein, die später auch ausser derselben erfolgten. Als ich die Frau zuerst untersuchte fand ich 1853 im December deutliche weiche Wucherungen am Muttermunde sowie eine Eierstocksgeschwulst der rechten Seite, welche durch Druck auf die Sacralnerven neuralgische Schmerzen im Verlaufe des Ischiadicus erregte. Die Blutungen nahmen zu und erforderten wiederholte Tamponade der Vagina, Einspritzungen verschiedener Adstringentien waren fruchtlos. Charpie wurde weggespült. Bloss mit Badeschwämmen, die ich mit den Fingern gegendrückend sich ansaugen liess, konnte ich der Blutungen Herr werden. Perforation der Blase. Hektisches Fieber. Anasarka. Tod im Februar 1854. Der Muttermund mit weichen Papillarwucherungen bedeckt. Vordere Scheidenwand ebenso; in derselben ein Loch von der Grösse einer Erbse rings mit zottigen Wucherungen besetzt, die sich auch an der hintern Blasenwand in der Umgebung des Lochs fanden. Uterus und Blase verschmolzen in eine weisse reticuläre markige Masse: alveolärer Epithelialkrebs mit grossen Kugeln. Das Rectum ganz verdrängt durch eine das kleine Becken ganz ausfüllende weisse schmierige höckere Geschwulst (Epithelialkrebs der Drüsen) unter der die innere Wand des Acetabulums wie die vordere des Heiligenbeins durch Usur zerstört waren. Das rechte Ovarium in eine grosse vom Bauchfell überzogene mit eitrige Epithelialtrümmer enthaltender Jauche gefüllte Blase verwandelt. Neben der Aorta eine hühnereigrosse Drüse mit Epithelialkrebsnestern. Leber fettig entartet. Pleurahöhlen wassererfüllt. In der rechten Lunge im mittleren und unteren Lappen mehrere weisse, peripherische bis haselnussgrosse Knoten, in der linken nur einer im untern Flügel von Erbsengrösse, aus weichem markigem Epithelialkrebse bestehend.

Zu den weniger gefährlichen Formen gehörten vier Fälle von Mastdarmcancroid, von denen das eine seinen Ursprung einem seit 34 Jahren bestehenden Prolapsus ani verdankte, ein anderes nach wiederholten Fissuren sich gebildet hatte. Drei Fälle wurden durch Exstirpation geheilt, in dem vierten kam nach vier Monaten ein Recidiv, welches ebenfalls exstirpirt wurde. In dem einen mir vorgekommenen Falle ist die Heilung bis jetzt von Dauer gewesen.

Ein 68jähriger Schneidermeister Hannes aus Bonn, der stets an Verstopfung gelitten und vielfach durch Fissuren des Afters gequält worden war, bemerkte seit einem Vierteljahre wiederholten Blutabgang bei dem stets sehr schmerzhaften Stuhlgange. Sein Hausarzt, Hr. Dr. Kalt, fand bei der Untersuchung ein die hintere Mastdarmwand einnehmendes zehngroschengrosses hartes Geschwür, welches zu exstirpiren ich aufgefordert wurde. Nach Spaltung des Afters nach hinten im April 1857 zog ich das Geschwür hervor und entfernte es in der gesunden Schleimhaut; es war ein derbes festes Cancroid mit geringer Papillarwucherung und reichen Nestern. Der Mann ist jetzt noch ganz gesund und zeigt keine Spur eines Rückfalls.

Wir haben somit unter den sämmtlichen Fällen von Epithelialkrebsen, die als solche genauer constatirt waren, keinen einzigen in welchem die Heilung länger als 10 Jahre anhielt, und in diesen waren Recidive beobachtet. In vielen Fällen wurden freilich keine Recidive bekannt, allein diejenigen in denen diese Heilung ärztlich festgestellt ist, beliefen sich nur auf eine geringe Anzahl und keiner dieser ging über vier Jahre hinaus. Allerdings haben wir nur einige Fälle, in welchen der anatomisch constatirte Epithelialkrebs in der Lunge als Krebsknoten recidivirte; allein wie viele echte Krebse enden nicht ohne solche „innere Recidive“ durch Anämie und Verfall. Wir können somit den Epithelialkrebs in keiner Weise den übrigen Krebsen als eine gutartigere Form gegenüberstellen. Zu den häufig bösartigen Geschwülsten gehören denn auch

die Sarkome,

eine ebenfalls vielfache Varietäten zeigende Form, deren Grundcharacter darin besteht, dass es zu massenhafter Zellenwucherung kommt, wobei aber die entstehenden Zellen den Typus der Bindegewebszellen, aus welchen sie sich entwickeln, beibehalten. Bei den schlimmeren Formen wird so wenig eine solide Intercellularsubstanz gebildet wie bei den Markschwämmen; sie werden zwar zuweilen von einem Gerüste derberen Fasergewebes durchzogen, häufiger aber besteht das Gerüste bloss aus faserartig aneinandergereihten Bindegewebszellen. Immer ist das echte Fasergewebe auch in den rasch verknöchernden Formen (Osteoiden) von untergeordneter Bedeutung. Wo es stärker hervorgebildet wird, d. h. wo die Intercellularsubstanz sich verdichtet und faserartig erscheint (Fibrosarkome), wird der Uebergang zu den Fibroiden gegeben, die wir bei Recidiven sich in Sarkome haben umbilden sehen. Während nun die rasch verknöchernden — oder auch bloss sich incrustirenden durch Kalkeinlagerung petrificirenden Sarkome als Osteoide eine nicht scharf zu umgränzende Gruppe bilden, so gilt dasselbe von denjenigen, welche durch Entwicklung einer mehr oder minder hyalinen Grundsubstanz den Uebergang zu den Enchondromen bilden, während in selteneren Fällen eine reichliche Capillargefässentwicklung, die, wie wir an andern Orten zeigen werden, in genetischer Beziehung zu den Sarkomen stehen kann, selbst den Teleangiektasien genäherte Formen darstellt. Wie das Verhältniss und die Entwicklung der Grundsubstanz, so kann auch die Anordnung der Zellen und deren Entwicklung weitere Varietäten bedingen. Eine besonders rasch wachsende und sehr deletäre Form ist diejenige, bei welcher sich massenhafte Kernwucherung zeigt; dadurch entstehen ganz weiche fast nur aus kleinen spindelförmigen Kernen bestehende Sarkome, die früher von den practischen Chirurgen meistens mit den Markschwämmen zusammengeworfen wurden. Die Kerne sind dabei oft von einer zarten Hülle umgeben, so dass es schwer hält hier eine strenge Gränze zwischen Kernen und Zellen zu ziehen. Tafel VII. Fig. 10 und 11. Zu diesen gehört auch die seltene Form des bündelförmig angeordneten (fasciculären) Sarkoms, welche Joh. Müller als Carcinom fasciculatum bezeichnete. Zuweilen kommt ein ähnliches Sarkom auch im subcutanen Bindegewebe vor, bricht auf und veranlasst langsam um sich fressende Geschwüre, die aber in der Regel einen gutartigen Character zeigen, und gewöhnlich mit den Epithelialkrebsen zusammengeworfen wurden. Eine eigenthümliche und gewöhnlich nur an den Kiefern, doch auch an andern Knochen und selbst in Weichtheilen (selten) vorkommende Form ist das myeloide Sarkom, ausgezeichnet durch den Reichthum an grossen vielkernigen Markzellen von braunröthlichem fötalem Marke ähnlichen Ansehen, als deren Typus die Mehrzahl der sogen. Epulis angesehen werden kann. Sie ist fast durchgehends gutartig, und darf bei ihrer sehr eigenthümlichen zähen Consistenz, bräunlichgrauen Farbe und bei der Häufigkeit der Markzellen nicht mit allen andern Sarkomen zusammengeworfen werden. Allerdings sind jene vielkernigen Zellen blosse Wucherungsformen der Bindegewebszelle, und dem fötalen Marke ebenso wenig allein eigenthümlich wie diesen Sarkomen, für welche wir jedoch der Eigenthümlichkeit des Ansehens und des Verlaufs wegen, den von Paget gewählten Namen beibehalten; jedenfalls kommen diese Zellen hier in überwiegender Masse vor; das makroskopische Ansehen der ganzen Masse ist so characteristisch, dass man diese Sarkome sofort erkennen kann. Auch diejenigen, welche wie Virchow, Billroth und Foerster den Paget'schen Namen nicht beibehalten, geben doch die Eigenthümlichkeit dieses Sarkoms zu (Vgl. z. B. Foerster Atlas. Supplement S. 59. Erklärung zu Taf. XXXI. Fig. 6.).

Endlich giebt es papillär angeordnete Sarkome die sich in gewisser Weise den Epithelialkrebsen annähern, sich jedoch von ihnen wesentlich durch die Form der immer spindelförmigen Zellen unterscheiden; zu diesen gehören manche sogen. Gallertkrebse und Zottenkrebse, und endlich das seltene Cylindrom. Das Vorkommen von Cysten theils mit selbständiger Wand, theils ohne dieselben (cystoide Räume) können wir nicht als ein so wesentliches Moment betrachten, dass wir eine eigene Gruppe von Cystosarkomen aufstellten. Cystoide Räume finden sich in sehr vielen Gewächsen und sind sehr verschiedenen Ursprungs; bald bloss serösen, bald mehr gallertigen Inhalts werden sie durch blosses Auseinanderdrängen der Gewebe, durch Serumaustritt oder durch Extravasationen von Blut gebildet; oder sie entstehen durch gallertige oder schleimige Entwicklung der Intercellularsubstanz, oder endlich sie gehen aus partieller Zellenentartung (Eiterbildung, Fettdegeneration, colloide Entartung) hervor. Aechte Cystenbildung ist in Gewächsen seltener und hat ihren Ursprung meist in praeexistirenden Hohlräumen: Drüsenbälgen und deren Ausführungsgängen z. B., oder sie wird noch seltener neugebildet durch Entwicklung geschlossener epithelbekleideter Hohlräume.

Von vielen Chirurgen werden auch die Drüsenhypertrophien gewöhnlich mit dem Namen der Sarkome belegt; man hat aber jedenfalls Unrecht jede Drüsengeschwulst ohne Weiteres mit dem Namen eines Sarkoms zu bezeichnen, obwohl es allerdings in diagnostischer Beziehung schwer, ja unmöglich ist, die Natur einer Drüsengeschwulst anders als durch das Mikroskop zu bestimmen. Den Sarkomen darf man offenbar nur diejenigen im Ganzen seltenen Formen zurechnen, welche wie die Sarkome der Geschlechtsdrüsen, namentlich der Brüste, aus einer Wucherung des interstitiellen Bindegewebes hervorgehen und eine gewaltige Entwickelung von Bindegewebselementen zeigen. Allerdings kommen auch solche (gewöhnlich als Bindegewebskerngeschwülste) in den Drüsen vor, und haben dann oft ganz denselben Verlauf wie bösartige Markschwämme. Aber dies gilt auch von den echten Drüsenwucherungen, bei denen man nichts als eine enorme Vermehrung der oft massenhaft fettig entarteten Drüsenzellen findet, die sich oft längs den Drüsen weiter verbreiten. Zwei solche bösartige mir vorgekommene Fälle sind die folgenden:

Otto v. P. Ingenieurlieutenant, ein stattlicher, schöner Mann von 29 Jahren, litt an einer enormen Geschwulst in der linken Beckenhälfte, die er seit einem halben Jahre bemerkt hatte und die trotz des Gebrauchs von Jodkali rasch an Umfang gewann. Er war auf den Rath seiner Aerzte von Schlesien hieher gereist, um sich in Kreuznach einer Kur zu unterwerfen. Von der Reise sehr angegriffen, sah er sich genöthigt hier zu bleiben, und liess sich am 6. März 1856 in das evangelische Krankenhaus aufnehmen. Die Geschwulst, vollkommen schmerzlos gegen Berührung, erfüllte den ganzen untern Theil des Bauches in Form einer höckerigen, stellenweise weicheren Masse, die mit dem linken Hüftbeine sehr fest zusammenhing, so dass man auf den Gedanken kommen konnte, dass dieselbe ein Enchondrom des Beckens sei; indess hatten die früheren Aerzte sie noch beweglich gefühlt und für eine Drüsengeschwulst erklärt; auch waren die äussern Leistendrüsen angeschwollen. Die Geschwulst wuchs zusehends. Durch den Druck der Geschwulst stellten sich Schmerzen im Verlaufe des Ischiadicus und Obturatorius ein, und schwoll das Bein ödematös an. Das Oedem wurde sehr quälend und musste öfter punktirt werden. Indess war der Kranke noch bei guten Kräften, wenn er auch von Zeit zu Zeit hüstelte, als plötzlich die Erscheinungen einer inneren Ruptur eintraten, und der Kranke am 29. März starb. Bei der Section fand sich eine ganz enorme Geschwulst, die den Unterleib vollkommen ausfüllte, und noch über den gewöhnlichen Umfang sich ausdehnte; durch dieselbe waren die Eingeweide ganz nach oben gedrängt. Spuren wiederholter Peritonitis, vielfache Verwachsungen der Geschwulstoberfläche. In der Bauchhöhle eine blutig jauchige Flüssigkeit (an 8 Pfund). Die Quelle derselben war der obere unter dem Colon descendens liegende und aus conglomerirten Sarkomen der Mesenterialdrüsen bestehende Theil der Geschwulst, welcher in seiner Mitte hämorrhagisch erweicht war und eine Höhle mit blutig erweichten Wänden von dem Umfange eines starken Manneskopfes, die gegen die Bauchhöhle hin durchbrochen war, barg. Die Hauptmasse der Geschwulst, durch eine Furche von jener erweichten getrennt, ging von den linken Lumber- und Inguinaldrüsen aus, und erstreckte sich unter dem eine tiefe Furche in ihr bildenden Poupart'schen Bande bis zur Mitte des Oberschenkels herunter, wie sie andererseits das kleine Becken ausfüllend, bis zum Tuber ischii hinabreichte. Der Ileopsoas wie der obere Theil des Sartorius und Pectinaeus waren geschwunden, die übriggebliebenen Reste fettig degenerirt und mit wuchernden Kernen ebenso wie die Nerven bedeckt. Das Becken hatte rechts seine Form verändert und die Hüftpfanne lag tellerförmig flach nach aussen gebogen. Der Knochen usurirt. Die Geschwulst zeigte auf dem Durchschnitte zahlreiche Erweichungshöhlen, und sah stellenweise gallertartig honigähnlich cystoid aus. Die gallertartigen Stellen zeigten in schleimiger

Grundsubstanz fettig entartete Spindelkerne. Die Hauptmasse der Geschwulst glich vollkommen weissem Gehirnmarke, an andern Stellen war sie mehr gelblich. Sie bestand durchgehends aus zarten, rundlichen, oder spindelförmigen Kernen und Zellen. Aehnliche Geschwülste von der Grösse einer Erbse bis zu der einer Wallnuss fanden sich an der Oberfläche beider Lungen, während die übrigen Organe frei waren.

Ganz ähnlich und auch von derselben Rapidität des Verlaufs aber von noch weiterer Verbreitung war der folgende Fall, der bei der Frau eines Mannes vorkam, der einen bis jetzt geheilten Markschwamm des Oberkiefers hatte (s. oben S. 303).

Frau Neukirchen, 58 Jahr alt, suchte poliklinische Hülfe nach am 27. October 1853; sie hatte zuerst im Mai eine Geschwulst in der linken Unterbauchgegend bemerkt, welche ihr zwar keine Schmerzen aber fortwährende Beschwerden bei der Stuhlentleerung und beim Harnlassen veranlasste. Die Geschwulst hatte die Grösse eines starken Kindskopfs und liess sich ziemlich gut hin und her bewegen. Bei der Untersuchung per vaginam fand sich hinter der Scheide eine die ganze Kreuzbeinhöhlung ausfüllende harte Geschwulst, der Muttermund liess sich nicht erreichen. Später trat sehr lästiges Erbrechen alles Genossenen auf, und am 16. December 1853 starb die Frau. Bei der Section fand ich das ganze kleine Becken durch eine in den subperitonealen Drüsen entsprungene gelbliche markige Geschwulst ausgefüllt, während die Blase ganz zum Becken hinausgedrängt und der ebenfalls in die Höhe geschobene Uterus die Grösse eines kleinen Mannskopfs hatte und eine höckerige ziemlich derbe in das Fleisch des Uterus hineingewachsene ebenfalls gelbliche markige Masse in den Wandungen eingebettet war; das linke Ovarium hatte die Grösse eines Gänseeies und zeigte auf dem Durchschnitte dieselbe Degeneration. Ausserdem waren die retroperitonäalen Drüsen längs der Aorta angeschwollen. Das ganze Mesenterium besetzt mit erbsen- bis haselnussgrossen Knoten, die auf dem Durchschnitte gelblichmarkig erschienen. Am Magen fand sich dieselbe Masse zwischen der hypertrophischen Muskelhaut und der Schleimhaut in Form ungleicher Höcker eingelagert, die besonders in der Nähe des Pylorus eine erhebliche Dicke (Zoll dick) erreichten. Auch in den Lungen waren mehrere peripherische Knoten derselben Natur eingelagert. An der Herzspitze fand sich zwischen dem Herzfleische und dem Pericardium ein länglicher bohnengrosser Knoten von derselben Beschaffenheit. Nur im linken Eierstock war die Masse im Centrum erweicht, sonst bot sie überall dieselbe bröcklich härtliche gelbliche hie und da blutig tingirte und mit eingestreutem Pigment versehene Masse dar, die von feinen Capillaren und einem zarten Fasergerüste durchzogen sich mikroskopisch sehr eigenthümlich verhielt. Sie bestand nämlich durchgehends aus kleinen spindelförmigen oder ovalen Zellen mit sehr kleinen Kernkörperchen, s. Taf. VII. Fig. 9, die nur selten einen blassen granulirten Inhalt hatten, grösstentheils vielmehr mit Fett erfüllt waren und kleine echte Fettzellen darstellten, die sich durch ihre grössere Opacität und den Lichtreflex deutlich von den nicht fetterfüllten, durch ihre Kleinheit von andern Fettzellen unterschieden; durch Kochen in Aether wurde die ganze Masse durchsichtig und es blieben nur die leeren Hüllen, in denen bei Zusatz von Essigsäure peripherische Kerne hervortraten. Es handelte sich also zum Theil nicht um fettige Degeneration sondern um eine Metamorphose der neugebildeten Zellen in wahre Fettzellen. Daneben fand sich intra- und extracelluläre Pigmentbildung, die mit capillaren Apoplexien in Verbindung zu stehen schien. Die Intercellularsubstanz war sehr wenig entwickelt, schleimig und fetthaltig. Setzte man dem Aether, in welchem kleine Massen der Geschwulst gekocht waren, Wasser zu, so liess sich das Fett wieder ausscheiden.

Diese beiden Fälle waren zugleich die einzigen, in denen wir bei der Section zahlreiche secundäre Entwickelungen von Sarkomen fanden. Auch in den Halsdrüsen sahen wir ganz dem erst beschriebenen ähnliche Sarkome mit sehr verderblichem Verlaufe sich entwickeln.

No. 335. Einer 45jährigen Frau Hirschbaum wurde am 4. Juni 1850 eine sarkomatöse mehrere Cysten enthaltende Geschwulst unter dem Unterkiefer exstirpirt, die erst seit einigen Monaten bestand; im Januar 1851 war ein enormes Recidiv vorhanden und wenige Monate danach starb die Frau.

Aehnlich war ein Sarkom eines 23jahrigen Mannes (No. 260) N. Husten, welches sich im Laufe von 2 Jahren aus zwei an der rechten Seite des Unterkiefers gelegenen Drüsen vollkommen schmerzlos bis zur Grösse eines Kindskopfs entwickelt hatte, und am 8. Juli 1854 mit grosser Mühe grösstentheils exstirpirt wurde; der Nervus hypoglossus verlief quer durch die Geschwulst und musste aus derselben herauspräparirt werden. 2 Tage darauf erfolgte der Tod durch tetanischen ähnliche Erstickungskrämpfe, die durch die von mir noch angestellte Tracheotomie nicht gehoben wurden. Der hypoglossus war unversehrt. Die Geschwulst, einerseits mit der sarkomatös degenerirten Unterkieferspeicheldrüse zusammenhängend, reichte andererseits bis an den untern Theil der Parotis, füllte das ganze Trigonum colli superius aus, umgab mit sackähnlichen Fortsätzen die Gefässe, schob den Larynx seitwärts und reichte bis an den Pharynx und die Wirbelsäule; durch zahlreiche Faserscheidewände war sie in einzelne grössere Lappen getrennt, von denen einige der Oberfläche nahe cystoide Räume mit einer bräunlichen gelatinösen Flüssigkeit gefüllt (mit Blutkörperchenresten und Sarkomzellen) enthielten. Diese ganze Geschwulst in ihrer Structur dem Drüsengewebe gleichend bestand aus einer weisslichgelben Masse, die sich brandig abstreichen liess, und ganz aus zarten spindelförmigen Zellen fast ohne Intercellularsubstanz zusammengesetzt war, s. Taf. VII. Fig. 11.

Während ich in den mitgetheilten Fällen durch anatomische Untersuchung Gelegenheit hatte echte Drüsensarkome zu constatiren, erwies dieselbe in drei andern exstirpirten Drüsengeschwülsten aus der Gegend unter dem Unterkiefer blosse Drüsenhypertrophie; ebenso werden die mit den Sarkomen gewöhnlich zusammengeworfenen, ihnen allerdings auch sehr nahe stehenden, aber durch die eigenthümliche atrophirende Zellenmetamorphose doch wesentlich zu unterscheidenden tuberkulösen Indurationen, und endlich die durch Entwicklung grosser vielgestaltiger Zellen characterisirten Markschwämme mit ihnen gewöhnlich verwechselt.

Von 21 derartigen Drüsengeschwülsten, deren Diagnose nur in den 7 erwähnten Fällen durch die mikroskopische Untersuchung festgestellt wurde, blieben 14 unangetastet, und von diesen wurden 5 durch den Gebrauch von Jod, Leberthran, thierischer Kohle und Mutterlaugenbädern gebessert; bei einigen derselben kam es zur spontanen Vereiterung und zum Aufbruche (tuberkulöse Form? 3), 5 blieben ungeheilt; 4 starben in der Folge und zwar 2 im Laufe eines Jahres, einer 8 Monate nach der ersten Entstehung an Erstickung, einer 14 Monate nach derselben an Entkräftung. Von 7 operirten wurden 3 hergestellt; es waren kleinere Drüsenhypertrophien am Halse. Vier starben, 1 an Erstickung 2 Tage nach der Operation, einer an Pyämie 24 Tage nach derselben, 1 an Recidiv nach 9 Monaten (1 Jahr und 9 Monate nach der Entstehung) und 1 an Recidiv und Erstickung 13 Monate nach dem Anfange. Im Ganzen wird also bei den grösseren Geschwülsten dieser Art die Prognose sich äusserst ungünstig herausstellen, in nicht wenigen Fällen wird die Operation der zu grossen Gefahr wegen nicht gründlich durchgeführt werden können und unterbleibt deshalb — wenn sie nicht eine vitale Indication erfüllt — besser gänzlich; nur bei kleinen und noch vollkommen beweglichen Geschwülsten hat man von einer Operation sich Erfolg zu versprechen, während bei solchen andererseits freilich nur dann, wenn es sich um blosse Hypertrophien handelt, die Rückbildung zu erwarten ist und endlich die Vereiterung bei den tuberkulösen Formen als ein relativ günstiger Ausgang betrachtet werden darf.

Hier möge auch eines unter den combinirten Geschwülsten aufgeführten Sarkoms der Thränendrüse erwähnt werden, welches 1854 bei einem 36jährigen Manne nach 13jährigem Bestande, in Folge eines Schlages sich schmerzlos entwickelt, exstirpirt und geheilt wurde. Dasselbe hatte die Grösse eines Apfels, hatte den Bulbus nach abwärts gedrängt (derselbe blieb jedoch unversehrt), erschien auf der Schnittfläche weich, markähnlich, weissröthlich und umschloss zwei cystoide Räume mit schleimiger Flüssigkeit. Alveoler Bau mit spindelförmigen Zellen in den Alveolen. Kehrte nach der Exstirpation nicht wieder, s. Taf. VII. Fig. 10.

Den Drüsensarkomen reihen sich an die Hypertrophien der Schilddrüse, von denen 8 Fälle länger in der Klinik behandelt wurden. Einer derselben war ein aneurismatischer Kropf, der durch den Gebrauch von Digitalis und der Valsalva'schen Kur gebessert wurde. In 5 andern wurde durch Gebrauch von Jod und Kreuznacher Bädern Besserung herbeigeführt. Bei zweien wurde durch die Unterbindung der beiden obern Schilddrüsenarterien eine geringe Besserung erzielt, die zu weiterer Empfehlung des Verfahrens nicht dienen konnte.

Es reihen sich hier ferner an die Sarkome der Geschlechtsdrüsen; nur ein Fall von sogenanntem Cystosarcoma proliferum der Brustdrüse kam vor, der in der Dissertation von P. Kessel: de sarcomatis cystici mammae muliebris specie nova, Bonn 1839. beschrieben ist. Eines secundären Eierstockssarkoms habe ich bereits Erwähnung gethan. Hier wie in den Hoden zeigen diese Geschwülste mancherlei Uebergänge und Varietäten, theils durch Entwicklung spontaner Grundsubstanz zu den Enchondromen, theils durch grössere Entwicklung der Zellen zu den Markschwämmen, theils endlich durch Atrophie einzelner Zellengruppen (Tuberkulisirung) zu den Tuberkeln. Auch die Entwicklung von Pigment ist nicht selten. Ebenso findet man sehr gewöhnlich Cystenentwicklung und sehr oft Combination mit Hydrocele. Von fünf Sarkomen der Hoden habe ich zwei selbst untersucht. In dem einen Falle bestand die Anschwellung seit drei Jahren (No. 214. 35jähriger Mann); der exstirpirte und im klinischen Museum aufbewahrte Hoden ist grösstentheils ein kleinzelliges Sarkom, welches aber an mehreren Stellen Uebergänge zum Enchondrom zeigte und einige bis haselnussgrosse Cysten umschloss. Ein Jahr nach der Operation starb der Patient in seiner Heimath an einem in den Lumbardrüsen entwickelten Recidive.

Ein zweiter Fall betraf einen 52jährigen Klempnermeister, der in Folge einer Contusion eine Hodenanschwellung linker Seits bekam, die ein hinzugerufener Arzt für eine Hydrocele hielt. Indess gab die Punction nur einen Esslöffel voll Serum. Der Mann schleppte sich noch drei Jahre mit dem beträchtlich geschwollenen, aber gewöhnlich schmerzlosen Hoden herum, der sich nach der Exstirpation als ein Fibrosarkom erwies.

Drei andere ältere durch Exstirpation geheilte Fälle sind anatomisch unbestimmt.

Von kleinzelligen Sarkomen, die sich im subcutanen und intermusculären Bindegewebe entwickelt hatten, habe ich 7 Fälle untersucht (nur 3 dieser Fälle sind oben in die Tabelle aufgenommen). Von diesen waren 4 exulcerirt und glichen dem äusseren Ansehen nach flachen Epithelialkrebsen, indem sie kraterförmige Geschwüre mit harten Rändern und hartem Grunde darstellten, und waren theils als exulcerirte „Steatome" theils als ulcus rodens bezeichnet worden; drei andere bildeten umschriebene harte glatte Geschwülste. Die Diagnose der exulcerirten Formen ist ohne anatomische Untersuchung unmöglich. Alle wurden durch Operation beseitigt; von keinem ist mir ein Recidiv bekannt geworden. Dem Sitze nach erschienen 1 in der Schläfe, (wallnussgrosse subcutane Geschwulst, weich und zerdrückbar, wie eine gelbröthliche Sulze aussehend. Ein speckähnliches Gerüste aus Spindelzellen umschliesst in Alveolarräumen Blutkörperchen und Faserstoffschollen und zahlreiche kleine Spindelzellen, 1855 von Herrn San.-R. Dr. Fischer in Cöln aus der Schläfengegend exstirpirt).

Ein exulcerirtes Sarkom des linken untern Augenlids wurde 1842 von Herrn Gehr. Wutzer exstirpirt; der Defect wurde durch Transplantation von der Schläfe her gedeckt (No. 426. 67jähriger Mann); die mikroskopische Untersuchung des Spirituspräparats zeigte die nämliche Structur. Drei andere Sarkome sassen in dem Lippenfleische; und zwar eines in der Oberlippe, 2 in der Unterlippe; letztere beiden waren exulcerirt und wurden von Herrn Gehr. Wutzer 1842 bei einem 72jähr. Manne, und von Herrn Prof. Busch 1859 bei einem Erwachsenen exstirpirt und geheilt. Characteristisch war die nicht aufgebrochene Geschwulst der Oberlippe.

No. 501. Eine 36jährige Waschfrau Liermann aus Poppelsdorf, hatte seit 8 Jahren eine sehr langsam gewachsene schmerzlose Geschwulst in der Mitte der Oberlippe, welche sie beim Sprechen und Essen genirte. Sie liess sich dieselbe am 5. Juli 1854 von Herrn Gehr. Wutzer in der Klinik (vom Munde aus) herausschälen, und ist seit jener Zeit ganz gesund. Die wallnussgrosse Masse von lockerem Zellgewebe umgeben, erscheint auf dem Durchschnitte weichem Knorpel ähnlich, wie eine compacte Reismasse körnig mit Andeutungen ganz kleiner mit Flüssigkeit erfüllter Räume. Dieselbe bestand aus einem alveolaren, die Gefässe tragenden Bindegewebsgerüste, in dessen Maschen ganz kleine spindelförmige, ovale und rundliche blasse Zellen eingeschlossen waren.

Genau ebenso war der Bau eines (im klinischen Museum aufbewahrten) Sarkoms des Oberschenkels, welches in Folge eines Stosses im Laufe von zwei Jahren herangewachsen die Gefässe des Oberschenkels als eine spindelförmige ½ Fuss lange rundliche Geschwulst umgab, lancinirende Stiche veranlasste und am 31. Dec. 1840 von Herrn Gehr. Wutzer (No. 113.) mit einem Stücke der Arteria und Vena cruralis exstirpirt wurde. Der 62jährige Mann starb am 13. Jan. 1841 an Phlebitis. Endlich habe ich ein ähnliches von Herrn San.-R. Dr. Fischer in Cöln 1854 mit der letzten Phalanx der grossen Zehe amputirtes und exulcerirtes Sarkom, welches bis auf den Knochen ging, untersucht.

Sarkome die im submucösen Bindegewebe entspringen, werden gewöhnlich unter dem nichtssagenden Namen Polypen begriffen. Dass ein Theil dieser Geschwülste den Drüsenhypertrophien sich anreihen, hat zuerst Billroth gezeigt. Allein nicht alle Polypen gehören dieser Form an. Man kannte von jeher die fibrösen Polypen, denen die sarkomatösen sehr nahe stehen, von welchen sie sich aber durch ihre viel grössere Weichheit unterscheiden; auch sind sie entschieden verdächtiger als die beiden andern Formen, denen sich noch eine vierte ebenfalls gutartige, die aus lockerem saftreichem, wenn man will ödematösem Bindegewebe bestehende anreiht. Die sarkomatösen sind grossentheils weich und am besten mit Aprikosenfleisch vergleichbar; die Schnittfläche ist schleimig und glatt. Die Structur mehr oder minder ausgeprägt alveolar mit jungen zarten wuchernden Bindegewebszellen als Inhalt der Alveolen.

Zwei solche ziemlich massenhafte in der Nase wurzelnde und von hier in die Rachenhöhle herabgestiegene Sarkome, welche man für Rachenpolypen halten konnte, habe ich von Herrn Gehr. Wutzer, einen dritten Fall von Herrn Prof. Busch exstirpiren sehen. Die Kranken gingen als geheilt ab, ohne dass wir weiteres erfuhren. Dass diese Geschwülste indess rasch wiederkehren können, beweist der schon oben mitgetheilte nach einem Fibroid als Sarkom wiedergekehrte Rachenpolyp. Auch als Retropharyngealgeschwulst können solche Sarkome auftreten. Eine von Herrn Prof. Busch glücklich bei einem 71jährigen alten Manne exstirpirte sarkomatöse (stellenweise als weiches Gallertenchondrom sich erweisende) Geschwulst kehrte nach zwei Jahren wieder und musste nochmals exstirpirt werden.

Endlich kommen Sarkome namentlich in der weiblichen Urethra als sogen. maligne Polypen vor, die sich durch eine grosse Recidivfähigkeit auszeichnen. Fünf von mir gesehene Fälle recidivirten sämmtlich. Nur einer war nicht ein gefässreiches Sarkom, wie die übrigen, sondern eine schleimige Bindegewebsgeschwulst. Ich habe über die Behandlung derselben und die Möglichkeit ihrer Beseitigung durch Bleiessig bereits oben gesprochen. Alle kamen bei Weibern (von 21—76 Jahren) vor, welche lange an weissem Flusse gelitten hatten.

Auch vom Rectum habe ich zwei Sarkome zu untersuchen Gelegenheit gehabt. Ein älterer Fall No. 428. war ein traubenförmig oberhalb des Sphincter sitzender derber Polyp, der nicht operirt wurde. Ein zweiter Fall war ein in Folge eines Lanzenstiches in 12 Jahren am Ausgange des Afters entstandenes Fibrosarkom, welches glücklich durch Exstirpation beseitigt wurde. Der dritte Fall war sehr eigenthümlich und verdient als ein papilläres colloides Sarkom ausführlichere Mittheilung.

No. 219. Ein 30jähriger sehr kräftiger und blühender Oekonom, Joh. Hoffmanns, hatte wiederholt an Hämorrhoidalbeschwerden gelitten und bemerkte seit einem Jahre eine vielen Schleim absondernde knotenartige Hervorragung rings um den After herum, in welcher er zuweilen Stiche empfand. Bei der Aufnahme (23. Nov. 1852) fand sich der After umgeben von einer wulstigen hahnenkammähnlichen mit sehr reichlichem Schleim bedeckten und von Fistelgängen durchsetzten Masse. Am 27. Nov. wurde dieselbe von Herrn Gehr. Wutzer unter meiner Assistenz nach Spaltung mehrerer Fistelgänge mit einem fingerbreiten ringförmigen Stücke gesunder Haut, da unmittelbar unter derselben das Gewebe sich gallertig degenerirt fand, und mit der ganzen Aftermündung entfernt. Da die Degeneration bis gegen die Prostata und den Blasenhals vordrang, so musste man behufs gründlicher Entfernung sehr tief eindringen; die Arteria pudenda communis dextra wurde durchschnitten und unterbunden. Die übrige Blutung durch in Gummi gewälzte Waschschwammstücke gestillt. Sehr bald nach der Operation zeigte sich die zähe Schleimabsonderung von Neuem und von den Wundflächen aus wucherte das characteristische alveolare Colloidsarkom trotz adstringirender Sitzbäder von Neuem hervor. Am 27. Dec. wurde deshalb die Exstirpation nochmals vorgenommen. Die Wunde heilte, obwohl die Granulationen hie und da wieder einen colloiden Character annahmen. Vor Vollendung der Heilung verliess der Kranke die Anstalt. Laut späterer Nachricht (½ Jahr) soll die Heilung günstig vollendet sein, und befand sich der Kranke wohl. Die Untersuchung der exstirpirten Massen (Vergl. Taf. VI. Fig. 13 u. Taf. VII. Fig. 13) ergab folgendes. Unmittelbar unter der Haut (a) bildete ein derbes festes Bindegewebe die Grundlage der ganzen Masse, ohne dass vom Sphincter ani externus noch eine Spur zu finden war. Ueber dieser Basis erhob sich ein weiches papilläres Gebilde aus einem alveolären Stroma, dessen Maschenräume sich weithin in das umgebende Gewebe noch verfolgen liessen, und welche mit einer grauröthlichen Gallerte erfüllt waren, so dass das Ganze etwa wie Johannisbeerengelée aussah. Das alveolare Gerüst war aus Capillaren und dem sie begleitenden Bindegewebe gebildet. Die ersteren zeigten reichlich mit spindelformigen Kernen besetzte kolbige Ausläufer und Fortsätze, die aus denselben Kernen bestanden, Taf. VII. Fig. 13. In dem Gerüste lagen Gruppen von grossen mit denselben Kernen erfüllten Zellen (gewucherte Bindegewebszellen), in andern liessen sich nur freie spindelförmige Kerne entdecken. Dieselben bildeten die Elemente reichlichen an der Oberfläche gesammelten Schleims. Durch Zusatz von Essigsäure wurden die Zellen anfangs deutlicher, später lösten sie sich völlig auf und es blieben nur die mit Kernen besetzten Capillaren und Fasern des Gerüstes übrig. Dabei bildeten sich die Gerinnungen des Mucins.

Dieses colloide alveolare Sarkom — dem Cancer alveolaire pultacée Cruveilhiers auch darin gleichend, dass es schrankenlos die Gewebe durchsetzt und zerstört, und dessen Entwicklung aus den Bindegewebezellen des submucösen Bindegewebes im vorliegenden Falle, wie mir jetzt, wo ich durch vielfache Untersuchungen meiner früheren Beobachtungen richtiger zu deuten im Stande bin, evident ist, — steht dem Cylindrom sehr nahe; ich habe freilich nur einen Fall der letzten Art gesehen, nämlich ein Cylindrom, welches sich von der Thränencarunkel aus entwickelt hatte und im Thränennasenkanale gegen die Nase und den Oberkiefer mit Zerstörung der Knochen vorgedrungen war, der aber ganz mit den von Billroth, Volkmann und Förster beschriebenen Fällen übereinstimmt. Leider gab dieser Fall, in welchem man von einer vollständigen Exstirpation wegen zu grosser Ausdehnung des Leidens absehen musste, keinen sichern Aufschluss über die histologische Genese. Was ich fand, stimmt mit den Beobachtungen von Volkmann (Virchow's Archiv XII. S. 293 ff.) am meisten überein, dessen Deutung mir die wahrscheinlichste erscheint; auch mir scheinen die glashellen Schläuche mit ihren Sprossen nur eine colloide Ausscheidung von Zellen zu sein, da sich neben ihnen zahlreiche mit Kernen erfüllte Alveolarräume fanden, Taf. VII. Fig. 21 u. 22. Allerdings scheinen aber auch hier die Capillaren eine wesentliche Rolle wie in dem vorigen Falle zu spielen. Die Masse des von mir gesehenen Cylindroms glich auffallend dem des eben beschriebenen Sarkoms; sie sah aus wie ein dickes Sagogelée; die einzelnen durchscheinenden Kerne waren aber umgeben und zusammengehalten von einem röthlichen, die wuchernden Capillarkolben tragenden Gerüste. Von einer cancroidartigen Entwicklung habe ich nichts gesehen. Mir schienen die Ausgangspunkte der Erkrankung die Bindegewebszellen; allerdings war der Character und der alveolar-papilläre Bau des Gewächses dem Cancroide ähnlich, wie denn dies Cylindrom (No. 263. am 20. Oct. 1854 von Herrn Gehr. Wutzer bei einem 38jährigen Schuhmacher aus Elberfeld exstirpirt) sich durch die schrankenlose Wucherung und die Wiederkehr als entschieden bösartig erwies. Dass beiläufig bemerkt übrigens die Epithelialgebilde dem Bindegewebe näher verwandt sind, als man gewöhnlich glaubt, habe ich in meiner Arbeit über die Entstehung des Eiters und die Entwicklung der Narben nachgewiesen; so dass also bis zu gewissen Graden jeder der solche Geschwülste bis jetzt untersuchte, richtige Anschauungen mit denselben verband. Die Bindegewebskörper des Glaskörpers und deren colloide Degeneration giebt übrigens auch ihrerseits hier neue Aufklärung, wie ich an einem andern Orte darthun werde.

Ganz neuerlichst finde ich eine neue Bestätigung für diese Auffassung in einem Enchondrome, welches ich am 1. Sept. d. J. bei einem 31jährigen jungen Manne Herrn Homberg im evang. Krankenhause aus der linken Fossa temporalis exstirpirte. Dasselbe war seit drei Jahren ohne bekannte Ursache schmerzlos bis zur Grösse eines Hühnereies gewachsen und lag sehr tief. Bei der Operation musste die Parotis gespalten werden und die knollig-höckerige Geschwulst unmittelbar über der Carotis externa und dem Nervus facialis herauspräparirt werden. Trotzdem war die Wunde schon am 15. Sept. geschlossen. Keine Lähmung. Keine Fistel. Das Enchondrom war aus einer unter der Parotis gelegenen Drüse hervorgegangen; ziemlich weich und weissröthlich. Einzelne Stellen waren echter hyaliner Knorpel; andere waren mehr gallertig und etwa wie geronnenes Mucin. In diesen Stellen fanden sich zarte unbestimmt contourirte theils spindel- theils sternförmige Bindegewebszellen in einer schleimigen Grundsubstanz. Um einzelne Zellen war diese Grundsubstanz kuglig angehäuft, so dass jede Zelle von einer Gallertkugel, die sich gegenseitig mit deutlichen Contouren begränzten, umgeben erschien. Hier war die Deutung der Gallert als eines Ausscheidungsproducts unzweifelhaft, und andererseits erinnerten diese Kugeln auffallend an die Gebilde des Cylindroms.

Ueber einige Combinationen der Sarkome welche wir sahen, werde ich später sprechen. Gerade durch die Häufigkeit ihres Uebergangs in Enchondrome und Fibroide einerseits, in Markschwämme und Tuberkel andererseits, ja selbst in Teleangiektasien wie durch die häufige Verbindung mit Cystenbildungen der verschiedensten Art zeichnen sich die Sarkome aus; wie die wuchernde Bindegewebszelle der Ausgangspunkt der verschiedenartigsten Bildungen werden kann, so gilt dasselbe von den aus blossen Bindegewebszellen ohne Intercellularflüssigkeit oder mit sehr geringer Entwicklung der letzteren bestehenden Geschwülsten, den Sarkomen. Die Osteosarkome will ich hier nur kurz berücksichtigen, da ich später unsere Beobachtungen in meiner Monographie der Knochengeschwülste ausführlich darstellen werde.

Es wurden gesehen 20 gewöhnliche Osteosarkome und 15 Myeloidsarkome. Von den gewöhnlichen Osteosarkomen betrafen 10 den Oberkiefer, 8 wurden resecirt; von diesen recidivirten 4 und führten nach 2, 3, 5 und 7 Monaten den Tod herbei; 5 wurden geheilt und zwar ist die Heilung constatirt in 3 Fällen nach 10, 15 und 20 Jahren. Ein Fall wurde bloss vorübergehend gebessert durch wiederholte Anwendung des Glüheisens. Vier betrafen den Unterkiefer und wurden ebenfalls durch Resection beseitigt. Zwei starben bald nach der Operation an Recidiven; 2 andere blieben gesund und wurden als geheilt bestätigt nach 2 Jahren (Osteosarkom fast vollständig verknöchert, Osteoid) und 20 Jahren. Ein Osteosarkom des Ellenbogens durch Exarticulation entfernt, Tod 14 Tage nach der Operation. Von zweien der Tibia wurde eins ungeheilt entlassen; eins durch Amputation geheilt. Von 2 Osteosarkomen der Fibula wurde eines resecirt, recidivirte in der Tibia und führte $1\frac{1}{2}$ Jahre später zur Amputation, wonach dauernde Heilung eintrat; ein zweiter Kranker starb nach der Amputation an Pyämie. Von myeloiden Sarkomen wurden 2 vom Oberkiefer, 11 vom Unterkiefer und 1 vom Radius (schwaneneigross von Herrn Prof. Busch resecirt) durch Resection entfernt, von denselben wurden keine Recidive bekannt, vielmehr wurde in 6 Fällen die Heilung nach 1, 3, 6, 10, 10 und 11 Jahren constatirt. Ein Fall wurde nicht operirt, weil der Kranke nicht wollte. Man sieht also dass diese Form des Sarkoms sich als eine gutartige bewährt, was vielleicht auch darin begründet ist, dass die bräunliche Farbe desselben die Gränzen der Degeneration leichter erkennen lässt, während die gewöhnlichen Sarkome in sehr vielen Fällen, sowohl wenn sie sich in Weichtheilen, wie wenn sie sich in den Knochen entwickelten, den Krebsen an Bösartigkeit nicht nachstehen. Die gutartigen Fälle sind grösstentheils solche, in welchen eine genaue Umgränzung oder die Kleinheit des Gewächses den Erfolg der Operation sicher stellte, während die weniger umschriebenen und grösseren Gewächse, weil sie selten ganz vollständig entfernt werden oder werden können, schnell wiederkehren. Innere Recidive scheinen freilich zu den selteneren Ausnahmen zu gehören.

Tuberkel

stehen im Allgemeinen in Bezug auf ihre Entwicklung und die ursprüngliche Gestalt ihrer Zellen den Sarkomen näher, als den meisten andern Gewächsen. Sie zeichnen sich aber von denselben aus durch ihren oft sehr deutlich nachweisbaren Zusammenhang mit entzündlichen Processen und dann durch die eigenthümliche Metamorphose, welche ihre ursprünglich rein zelligen Produkte durch Atrophie erfahren, wodurch denn dieselben als vertrocknete körnerähnliche Körperchen (sogenannte Tuberkelkörperchen, keine specifische Zellenform!) jene käsigen gelben Massen, die an die Stelle der ursprünglich grauen Körner treten, bilden. Dass die Urform der Tuberkel die isolirter miliarer Körner ist, hat Virchow evident erwiesen. Man braucht nur alle grösseren Tuberkelmassen zu betrachten um sich davon zu überzeugen, dass sie durch Verschmelzung einer Menge einzelner oft noch durch einen Hof neugebildeter Gefässchen umgebener Körner entstanden sind. Sehr selten erreichen die Tuberkel eine bedeutendere Grösse, weshalb sie auch von den Chirurgen sehr selten unter den Geschwülsten aufgeführt werden. Dennoch kommen auch wahre Tuberkelgeschwülste vor, die man freilich ebenso gut als tuberkulisirte Sarkome betrachten könnte, wenn sie nicht zuweilen mit allgemeiner Tuberkeleruption in Verbindung ständen.

Einen sehr ausgezeichneten derartigen Fall hatten wir Gelegenheit bei einem 19jährigen jungen Menschen (Steiner aus Bonn) zu beobachten, der bereits ausführlich in der Dissertation des Herrn Dr. Buellingen de ossium tuberculosi, Bonn 1856 S. 26 beschrieben ist. Der Junge hatte seit Jahren an tuberkulösen Drüsengeschwüren gelitten, und hatte den echten Habitus der floriden Tuberkulose. Es waren tuberkulöse Geschwüre auf der behaarten Kopfhaut, die auf rauhen Knochen führten, schon seit Jahren vorhanden gewesen. Ein halbes Jahr vor dem Tode Eitersenkung in die Orbita. Trotz frühzeitiger Oeffnung Vereiterung des Bulbus, der exstirpirt werden musste. Später Schlafsucht jedoch ohne Störung des geistigen Vermögens; keine Lähmung. Endlich Tod nach mehrtägigem Sopor. Es fanden sich über der Hirnoberfläche mehrere bis haselnussdicke aus conglomerirten erweichten Miliarknoten entstandene Tuberkelknoten in der Substanz der Dura mater, und um dieselben herum cariöse Zerstörung des Stirn- und Schläfenbeins mit Perforation. In der mittleren Schädelgrube den grossen Keilbeinflügel durchbohrend ein über hühnereigrosses aus kleineren conglomerirtes Tuberkelgewächs (aus tuberkulisirten Zellen bestehend) aus der Dura mater hervorgehend, welches einerseits in den mittleren Hirnlappen hineingewachsen und dessen Corticalsubstanz ersetzend, andererseits die Fossa sphenomaxillaris erfüllte, und von hier einen Senkungsabscess in der hintern Pharynxwand veranlasst hatte. An der Basis ausgedehnte albuminös-tuberkulöse Exsudate. In der Medulla oblongata ein haselnussgrosser gelber Tuberkelknoten. Die oberen Theile beider Lungen von zahlreichen Miliartuberkeln und grösseren Cavernen durchsetzt.

Dieser Fall bietet einen frappanten Beleg für das seltene gewächsartige Auftreten von Tuberkeln, die wir sonst nur in Form kleiner Knoten gesehen haben. Ein grösserer Knoten vom Umfange einer Wallnuss begegnete mir neuerlichst in dem oberen Gelenkende einer Tibia, wo er centrale Nekrose erregt hatte.

Emilie Schuddig, ein 10jähr. Mädchen, war am 28. Februar 1853 in der Klinik im oberen Drittel des Unterschenkels amputirt worden wegen Caries des rechten Fusses. Die Untersuchung desselben ergab centrale Caries des Fersenbeins und Astragalus, und tuberkulöse Zerstörung der sämmtlichen Fusswurzelknochen. Nach der Amputation erholte sich das sehr elende schwächliche bleich aussehende Kind, welches schon von seinem dritten Lebensjahre an scrophulösen Vereiterungen der Lymphdrüsen des Halses gelitten hatte, sichtlich. Am 18. August 1857 kam sie indess zu mir wegen eines Recidivs im Stumpfe. Die Untersuchung mit der Sonde führte in das obere Ende der Tibia. Ich nahm am 4. Sept. im evangelischen Krankenhause die Amputation des Oberschenkels durch Cirkelschnitt unmittelbar über dem Knie vor. Es erfolgte rasche Heilung und das Mädchen ging am 11. October 1857 nach Hause. Laut erhaltener Nachricht ist sie noch gesund. Im obern Drittel der Tibia fand sich ein haselnussgrosser spongiöser Sequester umspült von Eiter, und neben demselben eine wallnussgrosse käsige Masse die aus kleinen noch deutlich unterscheidbaren Miliartuberkeln bestand. Von der Sequesterhöhle führte ein Fistelgang durch die Corticalsubstanz.

Der Umstand dass die Tuberkeln gewöhnlich sofort Entzündung und Eiterung in ihrer Umgebung erregen, wodurch die käsige Masse selbst mit eliminirt wird, ist vorzugsweise die Ursache, dass man sie öfter nicht mehr antrifft, wenn man den Heerd anatomisch untersucht. Uebrigens gehören hierher sowohl viele cariöse Zerstörungen besonders spongiöser Knochen, als auch centrale Nekrosen; zuweilen findet man solche Knochentuberkulose sehr verbreitet ohne Lungentuberkeln, wie wir einen solchen Fall von sehr ausgedehnter und verbreiteter Knochentuberkulose in verschiedenen Stadien noch neulich bei der Section eines in der chirurgischen Klinik gestorbenen jungen Mannes fanden. Dass die Knochentuberkulose die Gelenkenden junger Individuen knotig auftreibt und centrale Nekrosen mit sich führt, die z. B. Monro unter dem Namen der Spina ventosa abbildet und beschreibt, und dass diese gewöhnlich die sogenannte Paedarthrocace bedingt, möge nur erwähnt werden, da es nicht meine Absicht ist auf die Knochentuberkulose hier näher einzugehen. Freilich ist es diese vorzugsweise, welche ein chirurgisches Interesse darbietet, indem eine grosse Anzahl der Fälle von Caries aus tuberkulösen Knoten, die sich im Bindegewebe der Markkanäle entwickeln, hervorgehen. Wie diese centralen Knochentuberkel nach dem Durchbruche des Eiters cariöse Zerstörungen der Gelenke erregen, so entsteht eine andere häufigere Form durch miliare tuberkulöse Einlagerungen in die Synovialis und das Periost, und führt erst secundär zur Zerstörung der Knochen, die von aussen nach innen fortschreitet (tuberculöse Gelenkentzündung).

Auch die Tuberkelbildung kann man als einen ursprünglich localen Process betrachten, obwohl bei ihr allerdings mehr als bei irgend einer andern Neubildung die Annahme einer Dyskrasie sich rechtfertigen lässt. Aber es giebt unzweifelhaft zahlreiche Fälle in denen selbst grössere Tuberkelnester vollkommen vernarben und schadlos Jahre lang bestehen bleiben. Diese Fälle, denen man so häufig besonders in den Lungen begegnet, scheinen der Annahme einer Dyskrasie nicht eben günstig. Allerdings beweist die Entwicklung eines von vorn herein so kümmerlichen Gebildes wie die Tuberkelknoten sind, eine gewisse Schwäche der Ernährungsprozesse überhaupt, ganz im Gegensatze zu den Krebsen, deren üppig wuchernde und lebensfähige Elemente eher eine gewisse Ueberfülle der Ernährung zeigen. Diese Schwäche, die noch keine Dyskrasie voraussetzt, kann vollkommen wieder ausgeglichen werden; sie kann aber auch tiefer Wurzel greifen und zeigt sich dann in doppelter Weise einmal als eine mangelhafte Thätigkeit des Lymphdrüsensystems, andererseits als eine grosse Geneigtheit zu entzündlichen Vorgängen, die sich allemal mit der Production jener von vornherein lebensunfähigen und rasch verschrumpfenden Zellen verbindet.

Von diesen Gesichtspuncten haben wir auch die chirurgisch wichtigeren Tuberkelbildungen zu betrachten. So lange die Ernährung noch nicht zu sehr gelitten hat, und allgemeiner verbreitete Knotenbildungen die Widerstandsfähigkeit der einzelnen Organe nicht geschwächt haben, darf man selbst spontane Heilungen erwarten, die aber immer eine durch Eiterung bewirkte Ausstossung der nicht lebensfähigen und auch der Resorption nur unvollkommen zugänglichen Zellenbildungen voraussetzt. Ist die Ernährung schlecht, die Constitution untergraben, so werden Operationen nur unter der ungünstigsten Prognose unternommen werden; und dennoch sind dieselben oft unumgänglich, weil profuse Eiterungen und immer wiederkehrende Entzündungen des vorzugsweise leidenden Organs zugleich schädlich auf die Gesammtconstitution und die übrigen bereits afficirten Organe zurückwirken. Jedenfalls sollte man dann stets diejenige

Operation wählen, welche den mindesten Kraftaufwand erfordert, und so z. B. die immerhin zwar gefährliche, aber bei weitem weniger als die Resection gefährliche Amputation vorziehen. Leider ist die Constitution der Kranken indess schon häufig in einem derartigen Zustande, dass die Aussichten in jeder Weise getrübt werden. Ein Blick auf die oben mitgetheilte Uebersicht zeigt in welcher Häufigkeit die Lungen, die Drüsen und die Knochen secundär afficirt waren. Auf 91 kamen 65 mit secundären oder gleichzeitigen Affectionen. Diese Zahl würde noch erheblich auffallender sein, wenn wir die grosse Menge der Patienten berücksichtigt hätten, welche an tuberkulösen Lymphdrüsenaffectionen litten. Von den 91 Patienten, die wir als mit Tuberkeln behaftet in unserer Uebersicht berücksichtigten, giebt folgende Tabelle nähere Rechenschaft:

	Nicht operirt			Operirt				
	Geheilt	Ungeheilt oder gebessert	Gestorben	Geheilt	In Folge der Operation gestorben	Ungeheilte Recidive	An Recidiven gestorben	Summa
Schädel	—	3	1	—	—	—	—	4
Rumpf	—	7	4	—	—	—	—	11
Obere Extremitäten	1	9	—	1	2	1	2	16
Untere Extremitäten	5	30	6	4	4	1	1	51
Hoden	2	2	1	—	—	—	—	5
Blase und Prostata	—	—	2	—	—	—	—	2
Haut	2	—	—	—	—	—	—	2
	10	51	14	5	6	2	3	91
				16				

Genauer vertheilen sich die tuberkulösen Affectionen in folgender Weise auf die Knochen: 24 Fussknochen, 18 Knie, 11 Hüfte, 10 Ellenbogen, 9 Wirbel, 5 Handwurzel, 4 Schädel, 2 Rippen, 1 Schulter; die Affectionen der Wirbelsäule würden weit zahlreicher sein, wenn wir die poliklinisch behandelten miteingerechnet oder diejenigen mit aufgenommen hätten, welche als unheilbar nicht in die Klinik eintraten.

Was die geheilten Fälle anbelangt, so waren dies mehrere von oberflächlicher Caries der Hand- und Fusswurzelknochen, welche bei sonst noch leidlich ernährten Individuen, die aber aus tuberkulöser Familie stammten, theils durch den innern Gebrauch von Leberthran, theils durch Kreuznacher Mutterlaugen- oder Sodabäder geheilt wurden. Ebenso sahen wir zwei Fälle von Tuberkeln der Nebenhoden, die durch Vereiterung zur Vernarbung kamen. Die Tuberkeln des Nebenhodens sind wie die der Haut im Ganzen der Heilung günstig, weil bei ihrer Vereiterung dem Eiter bald ein Ausweg verschafft werden kann, und so weiteren Zerstörungen vorgebeugt wird. Uebrigens lässt sich bei vereiterten Tuberkeln in drüsigen Theilen die ehemalige Lehre, alle Abscesse erst reifen zu lassen, zwar dadurch rechtfertigen, dass wenn das Gebilde vollständig einmal vom Eiter umspült ist, die Heilung allerdings in kürzerer Zeit erfolgt, als sonst die Elimination in Anspruch nimmt, wenn man früh öffnet; im Ganzen möchte aber auch hier die frühe Oeffnung den Vorzug verdienen, indem dann eher den lästigen und hässliche und schwierige Vernarbungen bedingenden sinuösen Geschwüren vorgebeugt wird.

In der zweiten Kategorie der Ungeheilten und Gebesserten bilden allerdings die letzteren die grössere Zahl, indem nur 15 ganz ungeheilt entlassen wurden. Die Gebesserten verdienten hier eher als besondere Kategorie aufgeführt zu werden, indem hier allerdings die Besserung eine wahrere Bedeutung hat, als bei andern Gewächsen, wo sie sich in der Regel nur auf eine Linderung mancher Symptome, nicht wie hier auf Besserung der Gesammtconstitution und wirkliche Minderung des Umfanges des Gewächses bezieht. Von den 14 ohne operativen Eingriff Gestorbenen erlagen die meisten chronischem Siechthume und in der Regel an Lungentuberkulose. Was endlich die Operirten anbelangt, so zeigt schon das Verhältniss der Geheilten zu denen, welche entweder sofort starben oder an Recidiven laborirten, 5 : 11 die ungünstige Prognose, der man bei Operationen an Tuberkulösen entgegensieht. Es kamen aber vor 4 Resectionen, 1 Schulter mit baldigem Recidiv in der anderen Handwurzel, 2 des Ellenbogens, einer an Lungentuberkulose nach 47 Tagen, ein anderer an allgemeiner Tuberkulose nach 2 Jahren gestorben (Resection bei einem 11jährigen Knaben Creuzberg von mir in der Klinik ausgeführt, heilte zwar anfangs leidlich, der Arm wurde aber nicht brauchbar, indem sich immer neue Abscesse bildeten), 1 des Fusses, Tod durch Pyämie und Lungentuberkulose. Zwölf Amputationen: 1 des Oberarms von mir amputirt, starb an allgemeiner Tuberkulose und tuberkulöser Meningitis 14 Tage später); 2 des Vorderarms wegen Caries der Handwurzel, 1 gestorben an Lungentuberkulose, 1 geheilt; 4 des Oberschenkels wegen Tuberkulose des Kniegelenks, 3 gestorben, 1 geheilt; 5 des Unterschenkels wegen Caries der Fusswurzeln, 3 geheilt, 1 gestorben, 1 mit Recidiv im Stumpfe später amputirt.

Die Tuberkelgeschwülste stehen somit an Bösartigkeit den Krebsen nicht nach, sie gewähren nur dadurch eine bessere Aussicht, als sie als kleine Knoten beginnend, keine wucherungsfähige sondern eine von vornherein wie auch der Eiter dem Untergange geweihte Brut erzeugen, als sie ferner vorzugsweise gern als kleine Massen ausarten und so beseitigt werden können, während sie andererseits als Producte eines kümmerlichen Ernährungszustandes durch den letzteren im Körper eine viel geringere Resistenzfähigkeit voraussetzen, als wir sie bei Krebskranken finden. Endlich ist eine Besserung des Ernährungszustandes allerdings zwar das sicherste Heilmittel der Tuberkulose, aber oft genug scheitern die Bemühungen an den Aussenverhältnissen, und was die gute Pflege im Hospitale gebessert hat, wird draussen nur zu bald wieder verdorben. Dies zeigt auch eine der Tuberkelbildung so nahestehende Gewächsform, der Lupus, auf den ich indess hier nicht näher eingehe. Einige Bemerkungen über die Behandlung desselben haben bereits oben ihre Stelle gefunden.

In der Regel gutartige Gewächse.

Nur kurz will ich erwähnen, dass wir ausser den in meiner Monographie bereits aufgeführten Fällen von Enchondromen und ausser dem nicht seltenen Vorkommen eines theils hyalinen, theils faserigen Knorpels in andern Geschwülsten (Sarkomen, Fibroiden und Markschwämmen), neuerlichst zwei Enchondrome unter der Parotis, eins unter der Stirnhaut (verknöchert), eins im Zungenfleische und eins im Hoden zu sehen Gelegenheit hatten. Zwei habe ich oben beschrieben. Sie alle bewiesen sich als gutartige Geschwülste, dagegen begegneten wir auch einem bösartigen Enchondrom, welches ebenfalls oben erwähnt, indess in die Tabelle nicht aufgenommen wurde. Auch für die Enchondrome gilt die Erfahrung, dass im Allgemeinen eine Geschwulst um so verdächtiger wird, je zellenreicher und je weicher sie wird. Die ganz weichen, oft markig und röthlich aussehenden Enchondrome lässen sich auch dem äusseren Ansehen nach von den Markschwämmen und weichen Sarkomen nicht unterscheiden.

Auch von Exostosen habe ich einige neuere Fälle gesehen, namentlich an einer zum Operationscursus von Hrn. Prof. Busch benutzten Leiche eine Anzahl solcher stalaktitischer Wucherungen in den Sehnen und Muskelansätzen, welche selbst bis hühnereigrosse Massen (am Femur) bildeten, indess über die Entwicklung keinen Aufschluss gaben [1]). Vom Schädel resecirte Herr Prof. Busch eine pilzförmig in dem Stirnbeine entstandene Geschwulst, welche ohne alle Hirnerscheinungen gewachsen, mit einer gleichzeitigen Wucherung gegen die Innenseite des Schädels verbunden war, die sich erst bei dem durch eitrige Meningitis eingetretenen Tode fand [2]). Sie bildete eine sehr eigenthümliche aus mäandrisch verschlungenen corallenähnlich gewachsenen Knochenmassen hervorgegangene Elfenbeinmasse, welche wahrscheinlich aus der linken Stirnhöhle hervorgegangen von hier aus sowohl die äussere als die innere Tafel des Stirnbeins durch Druck zum Schwinden gebracht hatte, so dass von denselben nur noch ein schmaler Rand wie eine Art Scheide die pilzförmige Masse rings umgab (Taf. VIII. Fig. 7 u. 8). Von den Stirnhöhlen aus drang die Masse in Form zapfenartiger Wucherungen in die Siebbeinzellen vor. Hier Taf. VIII. Fig. 7 B. hingen mehrere stalaktitische Geschwülstchen in die oberen Siebbeinzellen hinein, an denen man einen Ueberzug von gallertartigem Bindegewebe noch sehen konnte. Es

[1]) Man vergleiche über diese multiplen Exostosen die gute Dissertation von E. Vin: Beiträge zur Kenntniss der multiplen Exostosen. Giessen 1856. 8.

[2]) Der Fall ist ausführlich beschrieben von Casp. Hoppe: de exostosibus ossis frontis, diss. inaug. Bonn 1857.

scheinen diese Geschwülste demnach wie rasch verknöchernde Polypen zu wachsen; jedenfalls unterscheiden sie sich wesentlich von der gewöhnlichen Form der echten Exostose.

Von Fibroiden habe ich oben dreier Fälle Erwähnung gethan, von denen zwei sich durch Recidive, der andere durch spontane Erweichung auszeichneten. Beide gehören zu den seltenen Ausnahmen. Dagegen sind in Bezug auf den Ausgang manche Fibroide weit gefährlicher, als gewöhnlich behauptet wird. Dies gilt namentlich von den Fibroiden des Rachens, welche der Localität wegen sehr schwer gründlich zu entfernen sind. Die Ligatur ist bei den grösseren mit breiter Basis aufsitzenden oft gar nicht anzuwenden; die gewaltsame Extraction oft noch schwieriger als die Exstirpation. Der letzteren möchten wir gerade für die ausgedehnteren Gewächse den Vorzug geben, die sich mit hinlänglich gekrümmten Messern und starken Hohlscheeren recht wohl vom Munde aus nach vorgängiger Spaltung des Gaumensegels vornehmen lässt. Diese Spaltung des Gaumensegels braucht man nicht zu fürchten, da bei sofortiger Anlegung der Gaumennaht die Heilung gewöhnlich ohne Hinderniss erfolgt. Herr Gehr. Wutzer pflegte behufs der Exstirpation gewöhnlich die Nase an den Flügeln und dem Septum loszutrennen, den Vomer und die knorpelige Scheidewand mit einer starken Scheere zu durchschneiden, die Nase in die Höhe zu klappen und schliesslich noch die Muscheln herauszunehmen, der so gewonnene Raum ist indess nicht grösser als die Apertura pyriformis; die Narben fallen zwar in die natürlichen Furchen neben den Nasenflügeln und unter dem Septum, sind aber immerhin nicht angenehm. Jedenfalls kann man im Nothfalle von hier aus mit einer Scheere oder einem säbelförmig gekrümmten langgestielten Messer die Basis des Polypen hinlänglich erreichen, und würde die Wutzer'sche Methode den Vorzug verdienen vor der von einigen französischen Chirurgen empfohlenen und geübten Resection des Oberkiefers, die eine weit störendere Verletzung bildet als die Resection des Vomer und der Muscheln. Man hat den blutigen Operationen vorgeworfen, dass die Blutung zu profus sei, und es ist nicht zu leugnen, dass dieselbe während der Operation ausserordentlich heftig zu sein pflegt. Indess wenn die Operation rasch vollendet wird, so steht die

Blutung auch nach Anwendung von kaltem Wasser gewöhnlich sofort, indem sich das faserige Gewebe in der Umgebung der Gefässe bald zusammenzieht, und dieselben, die nie sehr weit sind, comprimirt. Für den Nothfall bleibt das Aufpinseln von Liq. ferri sesquichlorati oder die Tamponade mit Badeschwamm.

Der Ligatur, wo man dieselbe anwenden kann, bleibt, wie auch der galvanocaustischen Ligatur der Vorwurf zu machen, dass die Schlinge nothwendig in einer Ebene durchschneidet; da nun die obere Wand der Rachenhöhle nicht eine Ebene bildet, so bleiben leicht Reste, und diese geben dann zu Recidiven Veranlassung. Dass man beim Abfalle der vom Faden durchschnittenen Masse auf seiner Hut sein muss, damit der herunterfallende Polyp nicht den Kranken im Schlafe durch Druck auf den Kehldeckel ersticke, haben wir mehrmals erfahren; ich sah zweimal einen Kranken auf diese Weise in Erstickungsgefahr gerathen, wo nur schleunige Extraction des abgestorbenen Fibroids half.

Von 13 fibrösen Rachenpolypen wurden 9 zuerst durch die Ligatur entfernt; von diesen wurden 2 geheilt (ein 19jähriger Mann (Böllert) und ein 26jähriges Weib) ohne dass Recidive bekannt wurden. Bei einem dritten (auch einem 19jähr. Manne, Esser) wurde der grösste Theil durch die Ligatur entfernt, doch blieb ein Rest, dessen weiteres Schicksal nicht in Erfahrung gebracht wurde. Von den fünf übrigen wurden Recidive bekannt; und zwar 4 unter 2 Jahren, nur einer, der oben angeführte Fall (s. oben S. 296) recidivirte erst nach 18 Jahren und wurde dann bösartig. In 4 anderen Fällen wurde zuerst die Exstirpation nach Loslösung der Nase in der oben angegebenen Weise ausgeführt; aber auch nach dieser Operation wurde nur einmal kein Recidiv bekannt, drei andere Fälle kehrten wieder. Die recidiven Fälle wurden theils wieder mit der Ligatur (4), theils durch Excision (3) beseitigt — aber von allen wurden nochmalige Recidive in kurzer Zeit, und von einigen der tödtliche Ausgang bekannt, trotzdem man denselben zum Theil durch sehr reichliche Anwendung von Glüheisen zu verzögern suchte. Besonders merkwürdig waren zwei Fälle der letzten Art:

No. 388. Ein 20jähriger Mensch Peter Schmitz aus Süppelbach, kam zuerst 1845 in die Klinik, wo ihm ein seit 4 Jahren bestehender fibröser Rachenpolyp durch die Ligatur entfernt wurde; 1847 wurde ein Recidiv von der Nase aus exstirpirt; 1848 wurde der Polyp nochmals abgebunden. Im Laufe der beiden folgenden Jahre wurden nicht weniger als 283 Glüheisen auf das im Rachen drohend gegen den Kehlkopf herabhängende Gewächs in Pausen von 14 Tagen bis 3 Wochen jedesmal circa 6 Glüheisen applicirt, und dadurch dasselbe in Schranken gehalten 1851 wurde nochmals ein grosses Stück entfernt. Danach kam der Bausch nicht wieder.

No. 395 [1]). Aehnlich war der Verlauf in einem zweiten Falle, der ebenfalls durch wiederholte Operationen in Schranken gehalten wurde, bis der Polyp den ganzen hintern Theil des Schlundes und der Nase ausfüllend, mit dem weichen Gaumen theilweise verwachsen, den harten Gaumen perforirte und nun so bedrohlich der Zunge entgegenwuchs, dass nur durch häufiges Hervorrufen eines Brandschorfes auf der ganzen Oberfläche das Leben gefristet wurde. Endlich indess starb der Junge (Kniptasch) durch Erstickung, etwa 3 Jahre nach der ersten Entstehung des Gewächses. Der Vater des Knaben brachte uns den Kopf zur anatomischen Untersuchung. Das Fibroid entsprang von der ganzen Basis, hatte aber die Substanz des Körpers des Keilbeins in eine sarkomatöse Masse verwandelt und die Grube des Sattels ausgefüllt (Taf. VI. Fig. 11 a). Von der Pars basilaris des Hinterhauptbeins war nur noch eine dünne Lamelle übrig. Von hier aus drang die Masse b nach abwärts und vorn in die rechte Nasenhöhle, drängte den Oberkiefer blasenförmig vor sich her und den Vomer in die linke Nasenhöhle weit über die Mittellinie hinaus; derselbe war nur noch membranös. Der harte Gaumen war durch Usur zerstört und das Fibroid selbst bildete hier die Decke der Mundhöhle. Vom Gaumensegel war nur noch ein schmaler Streifen (k) mit der Uvula vorhanden, der frei vor der Geschwulst brückenförmig ausgespannt war und hinter dem die Geschwulst in die Rachenhöhle, die Epiglottis und die Zungenwurzel nach abwärts dringend hineinhing c. In der rechten Nasenhöhle waren die Muscheln bis auf einen Rest der untern Muschel ebenso wie die Process. palatini und die Scheidewand des ganz ausgefüllten Antrum Highmori verschwunden. Aus der rechten Fossa sphenomaxillaris drang das Afterproduct, hier eine mehr sarkomatöse Masse, nach Perforation des grossen Keilbeinflügels in die rechte mittlere Schädelgrube vor. Hier fanden sich auch unregelmässige serumerfüllte cystoide Räume in der Geschwulst e.

Trotzdem ich selbst als Assistent der Klinik dem letzterwähnten Menschen nicht weniger als circa 200 Glüheisen im Laufe von 2 Jahren applicirte, so kann ich doch dieser Methode, das Wachsthum in Schranken zu halten, nicht das Wort reden. Der Schorf, den das Glüheisen erzeugt, auch wenn man es tief einzubohren sucht, ist immer höchstens einige Linien dick; zudem erregt die Hitze eine Congestion, welche rasches Nachwachsen bedingt, und endlich bilden sich überall Adhäsionen der Geschwulst, selbst der Wangen, des Zahnfleisches und der Zunge, welche auch weiteren operativen Eingriffen sehr hinderlich werden. Ich würde in so schlimmen Fällen den kräftig adstringirenden Mitteln, wie z. B. dem Bleiessig, im Ganzen den Vorzug geben. Freilich bleibt oft nichts anderes übrig,

[1]) Vergl. E. Noeggerath spicilegium casuum nonnullorum etc. Dissertat. inaug. Bonn 1852.

um das Leben zu fristen, als diese Art der Cauterisation, die die Kranken in der Regel mit grosser Leichtigkeit ertragen. Der Junge kam alle 14 Tage mehrere Stunden weit her um sich brennen zu lassen und marschirte bald darauf mit einer Pfeife im Munde wieder nach Hause.

Wie furchtbar zerstörend solche Rachenpolypen werden können, und wie daher in schlimmen Fällen die Wutzer'sche Methode selbst mit Resection von Theilen der Nasenfortsätze, des Oberkiefers zur Erwerbung der birnförmigen Oeffnung solchen Verwüstungen gegenüber ein nicht zu bedenklicher Eingriff erscheinen dürfte, beweist auch der folgende Fall von Nasenrachenpolypen.

No. 356. Ein 15jähriger, früher gesunder Schuhmacher Joh. Offermann, bemerkte in seinem 13. Jahre ein Hinderniss im rechten, einen Monat später auch im linken Nasenloche, aus welchem nach einem Vierteljahre eine speckige gelbe Masse hervorwuchs, die wiederholt abgeschnitten wurde und zu öftern Blutungen Anlass gab. Später wurde die rechte Wange und der rechte Bulbus vorgetrieben, die Nase undurchgängig, im Rachen eine starke Hervorragung. Der Kranke war durch Blutungen sehr geschwächt und es wurde deshalb der Ligatur der Vorzug gegeben, die Herr Gehr. Wutzer am 28. Nov. 1831 mittelst der Bellocque'schen Röhre anlegte. Indess wollte die Masse nicht abfallen, und so wurde am 6. Dec. die Excision vom Gaumen her vorgenommen. Die Operation lief ohne erhebliche Blutung ab, doch konnte sie, weil der Kranke aus einer Ohnmacht in die andere fiel, nicht beendigt werden. Der Kranke begann bald zu deliriren und starb schon am folgenden Tage. Das Gehirn sehr blutleer, ödematös. Bei verticaler Durchsägung des Schädels — der in Spiritus aufbewahrt mir vorliegt — blieb ein kleines vom Clivus Blumenbachii entspringendes Stück des Fibroids links, ein grösseres rechts. Der Körper des Keilbeins ist in eine fibröse Masse verwandelt, die gegen die Schädelhöhle 4 Linien vorragt und mit der die Dura mater fest verwachsen ist. Nach vorn dringt der Polyp in die Zellen des Siebbeins deren Scheidewände durch Usur verschwunden sind, in die rechte Orbita, deren obere Wand in die Höhe gedrängt ist, und füllt die ganze Nase und die rechte Oberkieferhöhle aus. Die Knochensubstanz der Muscheln, des Vomer, des Processus pyramidalis und des Processus palatinus ist verschwunden und dieselben stellen membranöse Wände in der Geschwulst dar.

Von den übrigen Fibroiden von denen 2 am Halse, 4 am Stamm, 3 an den Extremitäten im Bindegewebe vorkamen, wurde eines an der Hüfte bei gleichzeitiger Caries der Hand nicht operirt, ein zweites in derselben Gegend durch Vereiterung geheilt; die übrigen wurden exstirpirt; eines am Fusse (s. oben S. 299) recidivirte, alle übrigen wurden geheilt, in einigen wurde die Heilung nach $1\frac{1}{2}$ bis 4 Jahren später constatirt.

Von erheblicher chirurgischer Bedeutung sind die Fibroide

des Uterus, die freilich nur dann, wenn sie gegen die Uterinhöhle hervorwachsen, zu operativen Eingriffen führen können. Von den nicht seltenen Fällen, in welchen sie nach Verdrängung der Uterinsubstanz in die Bauchhöhle hineinwachsen, und als schmal gestielte Geschwülste dem Uterus nur noch so anhängen, dass man über den Ursprung zweifelhaft werden kann, haben wir einige merkwürdige Beispiele gesehen: so ein 64 Pfund schweres Fibroid, welches in der Mitte mehrfache hämorrhagische Cysten, ausserdem auch grosse grumöse und tuberkulisirte Massen umschloss und den Uterus ganz in die Länge gezogen hatte. Ein anderes vollkommen versteinertes hatte Eiterung im Uterus erregt, war aber nicht ausgestossen worden. Von 11 polypenartig in den Uterus hineinragenden Fibroiden wurden von 4 durch Ligatur operirten 3 geheilt, bei einem glitt die Ligatur ab. Sieben wurden excidirt; eine der Frauen starb an Peritonitis, die übrigen wurden geheilt. Auch hier verdient die Excision den Vorzug. Ich habe mich mit Vortheil in einem solchen Falle folgenden Verfahrens bedient. Das Speculum ist unzweckmässig, weil es der Führung der Instrumente im Wege ist. Der Polyp wird unter der Leitung des linken Zeigefingers mit einer Muzeux'schen Zange möglichst hoch gefasst und langsam heruntergeführt; sodann geht man mit einem geknöpften krummen langstieligen Messer, dessen Klinge dem Zeigefinger anliegt, in die Höhe bis an die Wurzel des Fibroids und durchschneidet dieselbe mit sägeförmigen Zügen. Anstatt des Messers kann auch eine kräftige Hohlscheere dienen. Man braucht sich den Polypen gar nicht mit dem Uterus vor den Scheideneingang herunterzuziehen; der künstliche Prolapsus gelingt nicht bei allen Frauen und ist oft sehr schmerzhaft. Die Blutung wird nach Ausspritzen mit kaltem Wasser mit Stückchen Badeschwamms, den man mit dem Finger so lange gegendrückt, bis er sich festgesogen hat, gestillt.

An die Fibroide reihen sich auch die beiden von Herrn Gehr. Wutzer ausgeschnittenen Neurome an, von denen das eine im Neurilem des Ulnaris, das andere im Neurilem des Peroneus entstanden war. Nach der Exstirpation des letzteren blieb Gefühllosigkeit an der Aussenseite der Wade.

Lockere Bindegewebsgeschwülste

sind weit seltener als Fibroide, wenn man von dem Vorkommen diffuser Hypertrophien (tissu lardacé) bei Gelenkentzündungen, Elephantiasis u. s. w. absieht, und wenn man sie nicht, wie zuweilen noch geschieht, mit den Sarcomen confundirt; sie unterscheiden sich von den derben faserigen Bindegewebsgeschwülsten dadurch, dass sie ein alveoläres lockeres Bindegewebsnetz enthalten, in dessen Maschen eine reichliche wässerige zuweilen auch röthliche Flüssigkeit enthalten ist (ödematöse Bindegewebsgeschwülste, Colloneme), die aber kein Mucin enthält, dessen Vorkommen die Myxome characterisirt. Auf der Schnittfläche sehen sie, besonders wenn das Blut ausgelaufen ist, weiss speckartig aus, und wurden daher früher unter dem pathologisch anatomisch unbrauchbaren Namen der Steatome mit andern Geschwülsten zusammengeworfen. Lässt man sie liegen, so schrumpfen sie stark ein; auch in Spiritus, der das Wasser begierig auszieht, reduciren sie sich auf die Hälfte ihres Umfangs. Im Ganzen gleichen sie in Bezug auf Entstehung, Verlauf und Character den Fibroiden vollkommen.

Die diffusen hypertrophischen Formen habe ich hier nicht weiter berücksichtigt. Auch in der hiesigen Klinik haben wir öfter Gelegenheit gehabt solche an den Nymphen und der Clitoris zu beobachten; zwei dieser Fälle gaben auch zu Operationen Veranlassung.

Ich habe bis jetzt 6 derartige Geschwülste untersucht: drei derselben sassen unter der Haut, eine am Muttermunde, eine in der weiblichen Urethra und eine im Unterkiefer. Alle wurden mit glücklichem Erfolge operirt.

Von den subcutanen sass die eine an der Seite der linken Mamma einer 26jähr. Frau auf der Haut des Brustbeins auf, und hing an einem dünnen Stiel beutelförmig als angebornes Molluscum herab. Die ganze Oberfläche war mit hypertrophischen Papillarwucherungen der pigmentreichen Cutis besetzt, Taf VIII. Fig. 4. Sie hatte die Grösse einer starken Birne, war sehr blutreich und von der speckig weisslich aussehenden weichen Schnittfläche ergoss sich reichliche seröse Flüssigkeit. Taf. VII. Fig. 14. Die Geschwulst zeigte ein reich entwickeltes elastisches sehr lockeres Bindegewebe, und hat sich im Spiritus jetzt auf ein Drittel ihres ursprünglichen Umfangs reducirt. Sie wurde von Herrn Dr. Schaeffer glücklich am Stiele abgetragen. Eine zweite sass über dem 4ten und 5ten Lendenwirbel eines 45jährigen Mannes (No. 453.), eine andere unter der Haut des Oberschenkels eines 57jährigen Farbers (No. 440). Beide excidirte Herr Gehr. Wutzer mit vollkommenem Erfolge. Die Geschwulst des Unterkiefers hatte eine sehr beträchtliche Grösse, war theilweise versteinert, einzelne Concretionen waren wie nekrotische Sequester von Eiter umspült und theilweise mit einer Knochenschale versehen. Sie wurde durch Resection beseitigt und ist in meinen Exostosen und Enchondromen Taf. II. Fig. 1 bereits abgebildet.

Die Geschwulst des Uterus bildete einen blasenformigen eine offene Tasche umschliessenden langgestielten Polypen mit derbem fibrösen Stiele, während die Masse desselben (ohne Spur von Muskelzellen) ganz aus ödematösem alveolärem Bindegewebe mit einem zarten Epithelialüberzuge bestand. Sie sass an der Innenwand des Cervix und wurde von Herrn Gehr. Wutzer 1855 bei einer Pastorsfrau excidirt. Wir hatten mit einer profusen Nachblutung zu kämpfen. Die Frau ist jetzt ganz gesund.

Der Polyp der Urethra war ebenfalls sehr blutreich und locker, sah wie eine dicke rothe Bohne zur Urethra hervor und wurde von mir bei einem öffentlichen Mädchen exstirpirt ohne wiederzukehren. Auf Taf. VII. Fig. 12 habe ich eine mikroskopische Abbildung seiner Textur gegeben.

Eine besondere Art der Bindegewebsgeschwülste bilden die

Myxome

oder Schleimgeschwülste. Sie bestehen aus embryonalem Bindegewebe, dessen Prototyp das Gewebe der Wharton'schen Sulze am Nabelstrange bildet und kommen auch mit Vorliebe wie es scheint am Nabel vor, indem sie sich hyperplastisch aus dem Reste der Wharton'schen Sulze entwickeln. Sie gleichen auf der Schnittfläche einer grauen Sulze und können dem Ansehen nach mit den Sarkomen und den lockeren Bindegewebsgeschwülsten verwechselt werden, Taf. VI. Fig. 14. Anstatt aber wie die letzteren einen serösen Saft auf der Schnittfläche zu zeigen, ist dieser ganz schleimig und bildet bei Zusatz von Essigsäure die characteristischen Schleimgerinnungen. Ausser reichem elastischem Bindegewebe mit anastomosirenden Bindegewebszellen findet man zarte spindelförmige Zellen, und nicht selten auch sehr zarte rundliche grosskernige Zellen, Taf. VII. Fig. 15 c, d, e, welche vielleicht als embryonale Bindegewebszellen aufzufassen sind.

Ich habe mehrmals dieses Gewebe in Nasenpolypen gefunden; und jedenfalls hat man sie von den gewöhnlichsten mit Drüsenhypertrophien verbundenen Gewächsen der Nase zu unterscheiden. Ausserdem sind sie mir noch viermal begegnet. Einmal als subcutane oberflächlich exulcerirte hühnereigrosse Geschwulst des Oberschenkels und dreimal von der Gegend des Nabels.

Am 20. März 1855 schickte mir Herr Sanitätsrath Dr. Fischer aus Köln eine höckerige hühnereigrosse Geschwulst, die elastisch und ziemlich derb anzufühlen von normaler Haut überzogen, von ihm aus der Nabelnarbe exstirpirt war. Auf dem Durchschnitt weiss, speckartig mit reichlichem synoviaähnlichem Safte und von den übrigen angegebenen Characteren, Taf. VI. Fig. 14. Eine zweite gänseeigrosse mit Atherom combinirte Geschwulst exstirpirte Herr Prof. Busch am 11. Mai 1857 bei einem 4jährigen Knaben; sie war oberflächlich exulcerirt, hatte die Grösse eines Gänseeies, glich auf dem Durchschnitte einer grauen Gallerte und umschloss mehrere bis haselnussgrosse Atherome, Taf. VIII. Fig. 1. Eine dritte exstirpirte ich am 15. Mai 1859 bei einem 4 Monate alten Judenknaben Carl Kr. aus Bonn, sie war haselnussgross und aus der Nabelnarbe hervorgewachsen.

Von keiner dieser Geschwülste ist mir ein Recidiv bekannt geworden. Alle heilten rasch und günstig, so dass das Urtheil Virchow's, welcher sie aus anatomischen Gründen für mindestens verdächtige Geschwülste hält, nicht bestätigt wurde.

Schleimpolypen

sind, wie schon aus dem früher Gesagten erhellt, Gewächse von sehr verschiedener Beschaffenheit; sie bilden eine Gruppe, für welche man die alte Bezeichnung indess aus chirurgischen Gründen noch beibehalten kann, da der Name weniger als andere von Alters her überkommene (wie z. B. Steatome) verfänglich ist. Man muss sich nur bewusst bleiben, dass ausser den Fibroiden noch eine ganze Reihe anderer Gewächse in Form hängender Massen von Schleimhäuten entspringen: so unter den maligneren Formen Markschwämme und Sarkome, unter den gutartigeren ausser den Fibroiden lockere Bindegewebsgeschwülste und häufiger noch Myxome, während die grössere Mehrzahl dieser Gewächse hypertrophische Wucherungen der Schleimhäute in denen massenhafte Wucherungen der Schleimdrüsen den Hauptantheil bilden, welche oft ganz colossale, zuweilen dem blossen Auge sichtbare traubige Drüsenmassen bilden (Taf. VI. Fig. 12), die besonders bei Behandlung mit Essigsäure (Taf. VII. Fig. 16 u. 17) deutlich hervortreten und durch immer neue kolbige und buchtige Aussprossungen der Drüsenacini entstehen. Mit ihnen Hand in Hand gehen aber auch hier Gefässneubildungen und Wucherungen des Bindegewebes, Taf. VII. Fig. 17 c, d. Diesen Drüsenhypertrophien zunächst verwandt sind die colloiden Sarkome und das Cylindrom, welche beide den nervösen Bau des Drüsengewebes beibehalten (Taf. VII. Fig. 13, Fig. 20.) und genetisch sicher auf die Drüsen der Schleimhäute zurückzuführen sind. In manchen von Schleimhaut ausgekleideten Organen wie im Ohre und in der (weiblichen) Urethra scheinen indess die häufigeren Polypen nicht die Drüsenpolypen sondern Granulationen ähnliche Bindegewebswucherungen zu sein. Von drei Polypen des äussern Gehörgangs sah ich nur einen Drüsenpolypen, unter fünf der weiblichen Urethra vier Sarkome und eine lockere Bindegewebsgeschwulst, aber keinen Drüsenpolypen. Unter sechzehn theils von Herrn Prof. Busch, theils von mir (sechs) neuerlich extrahirten Nasenpolypen waren elf Drüsenpolypen, drei Myxome, eine lockere Bindegewebsgeschwulst und ein Sarkom. Unter den Myxomen habe ich eine sehr merkwürdige Form bei einem jungen Mädchen gesehen, die immer rasch wieder von neuem anwuchs und sich wie Seide von einem Cocon ausspinnen liess. Sie bestand aus weissem atlasglänzenden ungemein zähen Schleime, in dem zarte Bindegewebskörper lagen, besass sehr zartwandige Gefässe und blutete gewöhnlich ziemlich stark. Herr Gehr. Wutzer hat diesen Polypen zweimal, Herr Prof. Busch dreimal ausgezogen. Alle Arten von Polypen zeichnen sich indess aus durch die Häufigkeit ihrer Recidive und nur die gestielten sind denselben weniger unterworfen, während die hypertrophischen Formen, weil man doch kaum die ganze wuchernde Schleimhaut entfernen kann, immer neue Recidive machen. Im Ganzen ist ihre Extraction wenig gefährlich, obwohl sie bei den recht weichen lappigen Drüsenpolypen oft grosse Schwierigkeiten bietet, indem die weiche Masse immer wieder abreisst. Nur in einem Falle (No. 486.) sah man tödtlichen Ausgang, indem bei einem 22jährigen scrophulösen Mädchen nach der Extraction eines Schleimpolypen der Nase eine Rose und tödtliche Meningitis sich entwickelte. Um die Recidive zu verhüten, habe ich das Bepinseln der Reste mit Bleiessig sehr zweckmässig befunden. In Bezug auf den Sitz vergleiche man die obige Tabelle.

Papillome.

Abgesehen von den sehr häufigen übrigens nicht exclusiv der Syphilis zukommenden, sondern auch bei andern Hautreizungen (z. B. durch gonorrhoischen Eiter), bei Lupus, bei Elephantiasis vorkommenden condylomatösen Papillarwucherungen, und von den häufigen Warzen haben wir gutartige Papillome achtmal gesehen. Das destruirende Papillom (Förster) habe ich bis jetzt nur einmal gesehen; was ich sonst derart sah war stets Epithelialkrebs mit starker Papillarwucherung (s. ob. S. 357 und Taf. VI. Fig. 5). Von den wirklichen einfachen Papillarwucherungen, die übrigens nicht selten andere Geschwülste, besonders angeborene überziehen, waren drei angeborene Muttermäler des Rückens, die, weil sie zu wuchern anfingen zur Exstirpation Veranlassung gaben; den einen Fall habe ich oben erzählt, weil er sich durch Weiterverbreitung auf die benachbarte gesunde Haut auszeichnete, welche in Form von Recidiven auftrat, Taf. VI. Fig. 6, 7 u. 8. Ein haselnussgrosses Papillom sahen wir an der Zungenspitze eines 45jährigen Mannes, eine die halbe Unterlippe einnehmende Papillarhypertrophie exstirpirte ich bei einem 16jährigen Mädchen.

An der Hand sind mir wuchernde Papillarhypertrophien mehrfach begegnet; eine solche, von Herrn Prof. Busch exstirpirt, war nach einer Verletzung an der Basis des Mittelfingers entstanden und ging fast bis auf das Periost. Sie recidivirte und wurde nochmals exstirpirt; zwei Fälle sah ich durch Leichengift veranlasst. Der eine betraf einen 23jährigen Wärter der medicinischen Klinik, bei dem, so oft er sich an der Leiche verletzte, eine sehr hartnäckige sich ausbreitende schmerzhafte breite Warze entstand, die der junge Mann sich gewöhnlich durch Salpetersäure wegätzte. Eine haselnussgrosse am Daumen wich erst nach gründlicher Zerstörung mit caustischem Kali; der andere betraf einen meiner Freunde Dr. W., der ebenfalls wiederholt mit solchen Wucherungen zu kämpfen hatte, die sich verloren, nachdem er aufhörte sich bei Sectionen zu beschäftigen. Auch bei diesen Geschwülsten möchte die Anwendung des Bleiessigs zu empfehlen sein.

Teleangiektasien

sind fast immer wahre Gefässneubildungen, die, so weit meine Beobachtungen reichen, theils aus einer Ausdehnung der Bindegewebsanastomosen (s. Tafel VII. Fig. 24) — der eigentlichen

Vasa serosa — theils aus kolbigen von Spindelzellen, die aus denen der Capillaren hervorgehen, gebauten, anfangs soliden später hohl werdenden Auswüchsen der Capillaren hervorgehen. Bei weitem die meisten sind arterieller Natur. Ueber den Bau der vorwaltend venösen Teleangiektasien, von denen ich nur eine aus der Wangenschleimhaut eines jungen Menschen zu einer Zeit zu untersuchen Gelegenheit hatte, wo mir die Entwicklung der Gefässe noch ziemlich fremd war (1852), kann ich nur angeben, dass ich in derselben ein cavernöses, mit grösseren Venenstämmen in Verbindung stehendes Maschengewebe fand; und dass den Venen buchtige Blindsäcke anhingen, die zuweilen drüsenähnliche Knäuel bildeten. Grosse venöse Gefässgeschwülste, scheinbar aus massenhaft varicöser Entwicklung der Venen bestehend, habe ich bei einem jungen Menschen am Halse, im Bereiche der Vena facialis posterior, media und Vena jugularis externa, welche angeboren, später gewachsen waren, gesehen, der sich einer Operation nicht unterwerfen wollte. Ein hiesiger Ziegelbäcker hat am rechten Arme von den Fingern an bis über die Schulter hinaus ähnliche knollige buchtige Venenknoten, wie solche Cruveilhier abbildet, die von kleinen Venen umgeben sind und mit ihnen zusammenhängen, zum Theil auch offenbar feste Concretionen enthalten. Diese Geschwülste sind durchaus schmerzlos und beeinträchtigen den Gebrauch des Gliedes in keiner Weise.

Uebrigens sind die Teleangiektasien keineswegs immer angeboren, ich habe eine solche in der Schläfe gesehen, welche sich nach einem Steinwurfe bei einem 16jährigen Weibe entwickelte.

Von 26 arteriellen Teleangiektasien kamen 5 an Stirn und Schläfe, 5 an den Augenlidern, 4 an den Wangen, 5 an der Unterlippe, 2 am Halse, 1 an der Nase, 1 an der Oberlippe, 1 an den Weichen, 1 am Hinterbacken, 1 am Oberschenkel vor. Mehrere dieser Fälle habe ich bereits oben erzählt, wo ich mich auch über die Vorzüge der Exstirpation im Gesunden, sowie über die Vortheile partieller Exstirpationen ausgesprochen habe. Von den 26 Fällen wurden 9 durch Ligatur, 16 durch Exstirpation geheilt. Von den durch Ligatur operirten sah ich dreimal Recidive, die durch das Messer entfernt werden mussten.

Ueberhaupt ist die Ligatur unsicher und giebt hässliche Narben. Die Entfernung ist langwierig und so lange der Faden durchschneidet sehr schmerzhaft. Die Cauterien bieten wenigstens im Gesichte nichts anderes als die Nachtheile der Unsicherheit der gründlichen Entfernung und der Entstellung durch Narben. Nur in einem Falle habe ich bis jetzt die Ligatur angewandt.

Ein 14jähr. Mädchen, die Tochter eines Kleidermachers, Mathilde Kläuber, hatte auf der Mitte des linken Oberschenkels eine angeborne Teleangiektasie, die langsam bis zur Grösse eines Hühnereies gewachsen, exulcerirte und zu einer ganz profusen Blutung Anlass gab. Zufällig in der Nähe wurde ich zu Hülfe gerufen und da die Eltern die sofortige Exstirpation durchaus nicht zugeben wollten, so führte ich zwei grosse Stopfnadeln, nachdem ich die mit den Fingern zusammengedrückte Geschwulst in die Höhe gehoben, unter derselben durch, und umschlang sie mit einem gewichsten Faden. Acht Tage dauerte es bis die Geschwulst abfiel; diese Tage waren für das Mädchen wahre Schmerzenstage. Indess gelang die Heilung vollkommen.

Dass Gefässneubildungen bei der Entwicklung anderer Gewächse wie der Fibroide, der Papillome, der Sarkome und der Krebse eine nicht unwichtige Rolle spielen, indem sie wie bei der Entzündung oft als Vorläufer der Wucherung vorangehen, dass ihre Kerne wesentlichen Antheil haben an den wuchernden Zellenbildungen, werde ich an einem andern Orte ausführlicher besprechen. Hier genüge die Bemerkung, dass man die Teleangiektasien nicht selten combinirt findet mit Fibroid (ein Fall in der Lendengegend eines 22jährigen Weibes von der Grösse einer Hand ist von mir gesehen worden, doch konnte sich die junge Frau nicht zur Exstirpation entschliessen), mit Lipom, (siehe den von mir beschriebenen Fall in Müller's Archiv 1851 Taf. II.), mit Sarkom und Enchondrom, und insbesondere geht reichliche Gefässneubildung Hand in Hand mit der Entwicklung der Markschwämme, wie denn auch die pigmentreichen (melanotischen) Gewächse allemal sich durch grossen Reichthum an Gefässen auszeichnen. Das Pigment ist offenbar nichts anderes als metamorphosirter Blutfarbestoff der in Extravasaten zurückbleibt.

Lipome,

die theils grosslappige oft mit enorm grossen Fettzellen versehene, umschriebene, theils traubige Massen bilden, und endlich zuweilen als fettreiche Fibroide mit kleinen Fettzellen vorkommen, sahen wir nur als gutartige Geschwülste. Dass sie auch bösartig auftreten können, beweist ein nicht genug hervorzuhebender Fall von Virchow[1]), der wie die erwähnten Fälle von Fibroiden zeigt, dass die Wucherungsfähigkeit nicht an eine bestimmte Zellenform gebunden ist. Die Lipome entwickeln sich immer im Bindegewebe durch Fetterfüllung der Bindegewebszellen, welche sich zuweilen an dem die Hülle des Lipoms bildenden lockeren Bindegewebe auf das Deutlichste zeigen lässt. Der Sitz der Lipome sind die fettreichen Gegenden. Von 21 Lipomen kamen 8 bei Männern, 13 bei Weibern vor. Acht sassen am Nacken und Rücken, 5 in der Nähe der Genitalien an der Innenseite des Oberschenkels, 3 am Oberarm, 2 am Vorderarm, 9 am Halse, 1 an der Wade, 1 am Fusse. Lipome von mehreren Pfund Schwere waren häufig; eins von 4½ Pfund habe ich neben der linken grossen Schamlippe bei einer 65jährigen Frau glücklich operirt. Die Haut darüber war exulcerirt; die Frau konnte nicht sitzen, noch liegen. Eines am Oberschenkel wog circa 35 Pfund, wurde aber nicht operirt weil die 45jährige Kranke zugleich an allgemeiner Fettsucht litt. Ebenso blieben zwei andere Fälle ungeheilt, indem sich die Kranken einer Operation nicht unterwerfen wollten. Alle übrigen wurden mit Glück exstirpirt. Eine Thatsache, die ich bereits oben erwähnt habe, ist die, dass nach keiner einzigen die Heilung per primam intentionem erfolgte, während nach der Exstirpation von Krebsen Eiterungen zu den Ausnahmen gehören. Allerdings erklärt sich dies zum Theil daraus, dass die Lipome immer mehr oder minder grosse Lücken im Bindegewebe zurücklassen; aber selbst wenn man, was ich für vortheilhafter halte, die Haut nicht spart, so dass keine grosse Lücke entsteht, kann man sich auf Eiterungen gefasst machen.

Die Granulationen im fettreichen Bindegewebe wachsen allemal langsamer; ob vielleicht erst theilweise Fettresorption der Wucherung der Bindegewebskörper vorangehen muss? Der Eiter ist immer sehr fettreich und enthält grosse, freie Fetttropfen.

[1]) Archiv f. pathol. Anat. Bd. XI. S. 281.

Balggeschwülste.

Von den Balggeschwülsten trennen wir zunächst die Atherome als eine sehr bestimmte und eigenthümliche Gruppe von abgeschlossenen Epithel erzeugenden Bälgen, die mehr oder minder mit den Talgdrüsen der Haut in Verbindung stehen, ab. Die gewöhnlich sehr zarten Bindegewebsbälge haben an ihrer Innenseite eine Lage junger Epithelien, die fortwuchernd sich nach innen concentrisch häufen, und je nachdem sie vertrocknen als verhornte Epitheliallagen erscheinen oder durch fettige Metamorphose zu Grunde gehen, eine weisse, der Vernix caseosa gleichende, mit Fett und häufig mit Cholestearin untermengte Grützmasse von mehr oder minder fester Consistenz darstellen. Von den ganz verhornten Atheromen bis zu denen mit fast rahmartig flüssigem Inhalte ist nur eine Stufenfolge. Atherome, an denen ich den Nachweis hätte führen können, dass sie aus verstopften Talgdrüsen der Haut hervorgingen, sind mir bisher nur zwei, eins in der Wange bei einem 28jährigen Manne, ein zweites am untern Augenlide bei einem 31jährigen Menschen begegnet. In den übrigen zusammengestellten 12 Fällen habe ich solche Ausführungsgänge indess nicht nachweisen können. Von diesen waren nur drei vollkommen runde verhornte feste Geschwülste; die übrigen 9 waren mehr oder minder zusammengesetzt, hatten eine unregelmässig höckerige Oberfläche und waren aus Perlkugeln, die sich im subcutanen Bindegewebe eingebettet fanden, entwickelt. Die Möglichkeit sie aus Hautdrüsen abzuleiten war in keinem dieser Fälle mit Bestimmtheit zu widerlegen. Dagegen habe ich bereits eines mehrere vollkommen runde bis haselnussgrosse Perlgeschwülste umschliessenden Myxoms aus der Linea alba erwähnt, wo eine solche Möglichkeit ferner lag. Von diesen 14 Fällen kamen 5 auf das männliche, 9 auf das weibliche Geschlecht. Ihr Sitz war in 6 Fällen die behaarte Kopfhaut, in 4 die Haut der Stirn, in 2 die der Lider, in 1 die Wange, in 1 die Oberlippe am Rande der Schleimhaut; in vier derselben waren Atherome mehrfach vorhanden. Bei einem 32jährigen Oekonomen, der noch jetzt deren 4 trägt, habe ich bereits 6 grössere exstirpirt; ein Lithograph, dem ich ein zusammengesetztes taubeneigrosses Atherom von der Höhe des Scheitels exstirpirte, trägt deren noch 5 andere. Nur einmal habe ich ausser der Cholestearineinlagerung fast vollkommene Verkalkung der Epithelialzellen gesehen, so dass das Atherom eine knochenharte erhabene Geschwulst in der Schläfengegend der Stirn (bei einer 28jährigen Frau) bildete.

Die Exstirpation der Atherome war nur in 3 Fällen von Rose gefolgt; sonst erfolgte die Heilung ohne Hinderniss aber meistens unter Eiterung. Am geringsten pflegt dieselbe zu sein, wenn man mit der Haut nicht zu sparsam ist, so dass kein weiter hohler Sack zurückbleibt. Ich pflege daher bei grösseren Atheromen immer ein von halbelliptischen Schnitten umfasstes mittleres Hautstück herauszunehmen.

An die Atherome reihen sich die Dermoidcysten.

Eine solche von der Grösse eines Hühnereies exstirpirte Herr Prof. Busch am 21. Juni 1858; sie bestand aus einem sehr dünnen gefässreichen zarten Balge, auf dessen Innenlage sich eine Schicht junger Epithelialzellen zeigte, die allmählig gegen die Höhle hin wuchsen. In dem Balge steckten ganz colossale traubige Talgdrüsen und zahlreiche Haarzwiebeln, Tafel VII. Fig. 23, welche über das junge Epithel in die umgebende Bindegewebsschicht hineinragten. Der Inhalt des Balgs sah aus wie feine weisse crêmeartige Pommade, zeigte zahlreiche feine abgestossene Haare, reichliche fettig degenerirte Epithelzellen, aber kein Cholestearin.

Noch complicirter war der Fall einer Dermoidcyste, welche Herr Prof. Busch bei einem 17jährigen Mädchen exstirpirte und die sich den combinirten Cystengeschwülsten anreiht.

Seit langen Jahren bestehend war die Geschwulst in der letzten Zeit schneller gewachsen. Sie sass unter und in der Haut zwischen beiden Schulterblättern in der Gegend des 2ten Rückenwirbels und liess sich nur mit der Haut verschieben. Letztere war sehr verdünnt und geröthet. Sie wurde mit der degenerirten Haut am 12. Juli 1856 entfernt; die Heilung erfolgte durch Eiterung. Die Wand der Geschwulst war derb fibrös; ihre äussere Oberfläche durch feste fibröse Stränge mit der Haut verbunden, unter welcher an den erhabensten Stellen der Geschwulst das Fettgewebe ganz geschwunden war. Im fibrösen Balge eingebettet lagen Gruppen von mikroskopischen bis bohnengrossen Cysten, welche ganz prall mit derselben gelben Flüssigkeit gefüllt waren, die auch die grosse Cyste enthielt, Taf. VIII. Fig. 5. Die Flüssigkeit war klar gelblich und enthielt wenig abgestossene Epithelzellen, die theilweise fettig degenerirt waren, und Cholestearin. Die kleinsten Cysten in der Wand sind solide Körper, dicht mit Zellen und Kernen gefüllte drüsenähnliche Räume, deren Entstehung aus Bindegewebszellen sich auf das deutlichste verfolgen liess, Taf. VII. Fig. 18. Auf der Innenwand einzelner grösserer sassen kolbige mit Zellenwucherungen versehene Auswüchse. Die innere Oberfläche der grossen Cyste (Taf. VIII. Fig. 5) trug Gruppen von vollkommen weichen Condylomen ähnlichen Zotten mit reichen Gefässverschlingungen und einem Zellenüberzuge, dessen Zellen die Mitte hielten zwischen Epithel- und Bindegewebszellen [1]. Die übrige glatte Wand hatte einen zarten Epithelüberzug.

[1]) Vgl. meine Abhandlung über den Eiter in Virchow's Archiv XV. Taf. X. Fig. 9.

Während der erste Fall die Entwickelung eines vollkommen cutisähnlichen Balggebildes in der Haut zeigt, der aber die Papillen fehlen, welche sich möglicher Weise durch blosse weitere Entwickelung einer Talgdrüse erklären liessen, zeigt der letztere Fall einen Hautbalg, in dem die Haare und die Talgdrüsen fehlen, dagegen papilläre Gebilde auftreten. Ein Haarbüschel enthaltendes theilweise vereitertes Cystosarkom der Mamma einer 47jährigen Frau (1848) kam nicht zur Operation. Andere Dermoidcysten im Ovarium, die Haare enthielten und mir zufällig bei Sectionen begegneten, haben kein chirurgisches Interesse.

An die Atherome reihen sich die Perlgeschwülste oder Cholesteatome, als welche wir vollkommen heterologe Drüsen ähnlich sich entwickelnde Epithelialnester verstehen, die wie das Cancroid mitten im Bindegewebe solcher Theile sich bilden, wo an Talgdrüsen nicht mehr zu denken ist. Die Grenze gegen den Epithelialkrebs ist hier schwerer zu ziehen, als die gegen die Atherome, da wir als solche nur die unter der Haut gelegenen Balggeschwülste verstehen, die dort, auch wo sich ihre Entstehung aus Talgdrüsen etc. nicht nachweisen lässt, wenigstens nicht als heterologe Gewächse zu betrachten sind. Die Entstehung der Epithelialnester aus dem Bindegewebe, die zuerst Virchow [1]) nachgewiesen hat, ist, seit wir den Zusammenhang zwischen Bindegewebszellen und Epithelialzellen kennen [2]), nicht mehr so befremdlich wie es früher erscheinen konnte.

Ich habe bis jetzt nur ein echtes Cholesteatom operiren sehen (andere im Uterus und in der Leber konnte ich nur untersuchen).

No. 478. Ein 63jähr. Ackerer Hubert Mathar litt seit geraumer Zeit an herumziehenden Schmerzen in den Gliedern, und bemerkte vor $\frac{1}{2}$ Jahre an der Stelle, wo sich die Geschwulst später entwickelte ein starkes Jucken, drei Wochen später unter der Haut des Halses einen haselnussgrossen Knoten, nach dessen Erscheinen die Gliederschmerzen aufhörten. Die Geschwulst erreichte langsam bis vor drei Wochen die Grösse eines Hühnereies, wuchs aber dann so rasch dass sie bei der Aufnahme am 17. October 1853 mehr als doppelt so gross erschien. Die anfangs sehr mässigen Schmerzen nahmen mehr und mehr zu; der Patient beschrieb sie als nagend und klagte besonders Abends und Nachts; sie erstreckten sich über die ganze rechte Kopfhälfte und liessen ihn kaum schlafen. In den letzten Tagen waren auch Schlingbeschwerden aufgetreten. Die Geschwulst hatte die Grösse einer starken Mannsfaust,

[1]) Archiv f. pathol. Anat. Bd. VIII. S. 371.
[2]) Vgl. meine Arbeit über den Eiter.

sass im Trigonum colli superius, ragte über den innern Rand des rechten Sternocleidomastoideus hinüber und lag unter dem Platysma myoides. Die Vena jugularis externa lief schräg in einer Furche darüber hinweg. Die Haut war vollkommen frei verschiebbar. Die Oberfläche des Gewächses war höckerig, wie durch mehrere Stränge eingeschnürt; mehrere der Höcker fluctuirten so auffallend, dass man glauben konnte die Geschwulst enthalte Eiter oder sei eine mehrfache Cystengeschwulst, während das rasche Wachsthum und die Schmerzen einen Markschwamm vermuthen liessen. Im Halse liess sich die Geschwulst nicht fühlen. Der Kranke war übrigens kräftig, gesund und heiter. Am 27. October wurde die Operation von Herrn Gehr. Wutzer in folgender Weise ausgeführt: Längs des innern Randes des Kopfnickers wurde ein schräger Schnitt über die Geschwulst nach abwärts geführt, das Platysma wurde durchschnitten; die Geschwulst lag nunmehr bloss, über sie hinweg verlief in einer Furche die Vena jugularis; um diese schonen zu können, wurde noch ein ihr parallel verlaufender schräger Seitenschnitt hinzugefügt, wonach sie aus der Furche losgetrennt uud zurückgeschlagen wurde. Sodann wurde der ziemlich derbe faserige buchtige Sack der Geschwulst möglichst von seiner Umgebung losgetrennt. In einer tiefen Furche am untern Theil des Sackes lag der Omohyoides eingebettet. Derselbe musste durchschnitten werden; dabei wurde der von scharfen Doppelhaken gefasste Sack eingerissen, so dass sich ein weisser breiiger Inhalt der Geschwulst theilweise entleerte. Die hintere Wand des Sackes lag unmittelbar den grossen tiefen Halsgefässen an, zwischen denselben, die Speiseröhre und den Larynx schickte die Geschwulst zahlreiche Ausbuchtungen und Wurzeln hinein, die nicht ohne grosse Gefahr abgetrennt werden konnten. Man begnügte sich daher mit der möglichst vollständigen Entleerung dieser Ausbuchtungen und präparirte den Sack soweit es anging, heraus. Unvermeidlich war dabei die Durchschneidung der rechten Arteria thyreoidea superior, die unterbunden wurde. Die bis auf den untern Abschnitt, in welchem geölte Charpie eingelegt wurde, durch die Naht vereinigten Wunden heilten durch erste Vereinigung. Die Eiterung kam gut zu Stande. Am 13. Tage nach der Operation trat eine profuse Nachblutung ein, nachdem sich der Unterbindungsfaden der Art. thyreoidea losgestossen hatte. Es wurde mittelst der Bruns'schen Pincette eine neue Ligatur angelegt, da man den spritzenden Stumpf in der Wunde entdeckte. Indess schon am folgenden Tage trat früh Morgens eine nochmalige Nachblutung ein, derentwegen von mir sofort die Unterbindung der Carotis communis ausgeführt wurde. Während ein Gehülfe das blutende Gefäss comprimirte, verlängerte ich die Wunde nach abwärts und legte die Carotis bloss. Der Stumpf der thyreoidea fand sich nur 4 Linien lang und wurde der Sicherheit wegen nochmals hart am Stamme der Carotis externa mit einem Faden umschlungen. Nach der Ligatur war das Befinden des Kranken wenig verändert Nur klagte derselbe über ein gewisses Taubsein der rechten Kopfhälfte. Die Wunde fing eine Zeitlang wieder stärker an zu eitern. Am 25. November erfolgte die Losstossung der Ligatur; es trat keine Nachblutung weiter ein. Später bildete sich hinter dem rechten Ohre eine ödematöse Anschwellung, derentwegen Jod aufgepinselt wurde. Der Kranke bekam Heimweh und wurde als die Wunde bis auf eine kleine eiternde Höhle geschlossen war, am 23. December entlassen. In der Heimath trat nochmals eine, wie der Arzt, dem wir die Nachricht verdankten, vermuthete, blos venöse Blutung ein, welche durch ein styptisches Pulver gestillt wurde, indess nochmals wiederkehrte und am 12. Jan. 1854 den Tod des Kranken herbeiführte.

Die exstirpirte glänzend weisse grützähnliche Masse, die aus Epithelzellen bestand, welche zahlreich in fettiger Degeneration begriffen waren, und zwischen welchen viele

Cholestearinkrystalle lagen, zeigte kuglige Anordnung der Epithelialmassen. Die Kugeln waren zum Theil ziemlich fest, wie verhornt, theils mit seröser Flüssigkeit getränkt, breiig; sie lagen in einem vielbuchtigen und theils durch die querdurch verlaufenden Gefässe und Muskeln, theils durch lockere fibröse Scheidewände getheilten ziemlich derben faserigen Sacke, welchem hie und da kleinere atheromatöse Kugeln anhingen, die aus dem Bindegewebe entstanden schienen.

Von den einfachen Cysten gehen einige wie die an den Augenlidern (oft zu Bohnengrösse sich entwickelten Chalazien), deren wir 5 näher untersuchten, aus verstopften Drüsen hervor. Ihr Inhalt zeigt metamorphosirte Drüsenzellen, zuweilen mit Eiter oder Cholestearin untermischt. Andere sind schwieriger zu erklären; sie enthalten eine helle oder gelbliche seröse Flüssigkeit mit Epithelresten, und sind von einer glatten Bindegewebswand, die auch hie und da wohl eine Lage Epithelzellen zeigt, umkleidet. In Bezug auf ihre Entstehung müssen wir uns im Allgemeinen der von Bruch [1]) entwickelten Ansicht anschliessen, dass der Inhalt durch primären Serum- oder Bluterguss entsteht und die Wand mit ihrem Epithel sich aus der Umgebung entwickelt. Solcher Cysten mit ganz flüssigem Inhalte wurden drei am Halse (darunter ein angebornes Cystenhygrom [2])), 1 in der Parotisgegend (machte nach einem Jahre ein nochmals operirtes Recidiv), 1 an der Seite der Zunge (bei einem 41jährigen Manne), 1 in der grossen Schamlippe einer 35jährigen Frau glücklich exstirpirt; 1 in der Fossa poplitea. Drei kamen in Knochen vor: 1 im Oberkiefer eines 34jährigen Mannes, 1 im Unterkiefer eines 45jährigen und 1 in der Ulna mit buchtigen von Knochenwänden durchsetzten Räumen [3]). Sie hatten sämmtlich einen wasserklaren gelblichen Inhalt und glatte fibröse Wände.

Nach dem, was man in grossen rasch wachsenden Geschwülsten (Fibroiden und Sarkomen) nicht selten sieht, möchten sie vorzugsweise auf Blutergüsse mit vollständiger Resorption des Bluts, wonach Serum die Lücken ausfüllt, zurückzuführen sein. In andern Fällen wird das Blut nicht resorbirt; dann findet man die Räume noch mit Blut erfüllt (so fand ich

[1]) Zeitschrift für rationelle Medicin. Bd. 6. p. 93.

[2]) Vgl. die Dissertation von Gilles: de hygromatis cysticis congenit. Bonn 1852. S. 6. Taf. I.

[3]) S. meine Exostosen Taf. V. Fig. 6.

es in einer bluthaltigen sinuösen Cyste der Tibia) oder die Resorption bleibt unvollständig; der Faserstoff zerfällt moleculär, und bildet mit den fettig metamorphosirten oder zerfallenen weissen und den ihres Farbestoffs beraubten rothen Blutkörpern einen gelben käsigen schmierigen Detritus, der die Räume ausfüllt. So war der Befund in zwei colossalen Geschwülsten, die theils seröse theils mit käsiger Masse gefüllte componirte in dem auseinander gedrängten Bindegewebe gebildete sinuöse und mit einander in Verbindung stehende Hohlräume umschlossen. Die eine wurde 1846 von Herrn Gehr. Wutzer einem 32jährigen Mädchen von der Innenseite des rechten Oberschenkels, wo sie bis zum Trochanter minor reichte, exstirpirt. Trotzdem die Kranke dabei nicht viel Blut verloren, fiel sie doch aus einer Ohnmacht in die andre und starb noch am Tage der Operation. Ebenso ging es bei einem jungen Manne der eine ganz ähnliche Geschwulst am Halse hatte und von Herrn Prof. Busch operirt wurde. Die zusammengesetzten Cystengeschwülste haben, wie die einfachen verschiedene Natur und Bedeutung. Bald entstehen sie durch abnorme Entwicklung und nicht selten enorme Proliferation vorhandener Hohlräume, wie z. B. der Graafschen Follikel in den Ovarien, in welchen ausserdem mannigfache cystoide Entwickelungen verschiedener Art vorkommen. Wenngleich wir letzteren wiederholt bei Sectionen begegnet sind, ohne dass die Geschwülste einen merkbaren Einfluss während des Lebens ausgeübt hätten, so hatten wir keine Gelegenheit eine der neun vorgekommenen zusammengesetzten Ovarialcystengeschwülste anatomisch näher zu untersuchen, indem die daran leidenden Frauen theils ungeheilt entlassen wurden (2), theils nach der Punction gebessert nach Hause gingen, oder endlich wie in dem einen Falle, welchen ich bereits oben erzählt habe, bei gänzlicher Vereiterung der Geschwulst eine nähere Untersuchung nicht möglich war. Dass auch in den Ovarien durch Erweichung anderer Geschwülste, wie z. B. Markschwämme, grosse cystenartige Bälge vorkommen, habe ich oben ebenfalls gelegentlich angeführt. Endlich war auch in einem Falle von Milzcystengeschwulst die anatomische Untersuchung und somit die Feststellung der Diagnose nicht möglich. Eine genaue Abbildung und Untersuchung einer zusammengesetzten congenitalen Nierencystengeschwulst, welche zu einem interessanten Geburtshindernisse wurde, hat einer unserer Schüler, Herr Dr. Zervais, in seiner Dissertation unter meiner Mithülfe publicirt.

Combinirte Gewächse.

Unter denselben gehören solche, welche mit Cystenbildungen verbunden sind, zu den häufigsten. Bald haben diese Cysten eine ganz untergeordnete Bedeutung, und treten entweder auf als bluthaltige Räume, in denen das Blut noch theilweise unverändert enthalten ist, oder wenigstens grumöse Reste die ehemalige Anwesenheit des Bluts erweisen: so sahen wir bluthaltige Cystoide besonders häufig in Markschwämmen und in Sarkomen und haben oben bereits derartige Fälle angeführt. Oder es sind serumerfüllte Hohlräume, deren Wand das umgebende Gewebe constituirt, welche einen gleichen Ursprung haben dürften, oder vielleicht auch durch ungleichmässig rasches Wachsthum der Geschwulst entstehen — so sieht man sie oft in Fibroiden (zwei sehr ausgeprägte Cystofibrome des Uterus wurden von Herrn Gehr. Wutzer exstirpirt, in welchen serumhaltige Cysten bis zur Grösse von Wallnüssen eingebettet waren), ferner in Sarkomen (mehrere Oberkiefersarkome, ein Sarkom der Bauchhaut, ein Sarkom der Leistengegend) und ebenso in andern namentlich unregelmässig gewachsenen Geschwülsten. Ferner gehören dahin die häufig vorkommenden cystenförmigen Ausdehnungen von vorhandenen Hohlgebilden, Drüsenfollikeln und deren Ausführungsgängen, wie namentlich die häufigen Cystenschleimpolypen mit Drüsenhypertrophie zeigen, wie es aber auch bei manchen Drüsensarkomen sich findet: No. 406. Sarkom der Thränendrüse bei einem 36jährigen Manne in 13 Jahren in Folge eines Schlages herangewachsen zu einer hühnereigrossen Geschwulst über dem rechten Auge, mit vollkommener Heilung exstirpirt 1853. Zwei Cystosarkome der Mamma u. s. w.

In allen diesen Fällen haben die Cystoide eine durchaus

untergeordnete Bedeutung und modificiren den Character des Gewächses in keiner Weise. Dagegen haben die cystoiden Räume, welche durch Erweichung, namentlich in Markschwämmen, ebenso wie diejenigen, welche durch einen ursprünglich alveolaren Gewebstypus (in Epithelialkrebsen und besonders in alveolarem Enchondrom, von welchem ein exquisiter Fall in meiner Monographie bereits mitgetheilt ist) entstehen, in sofern eine schlimmere Bedeutung, als sie mit einem Zerfall der Gewebsmasse verbunden, gewöhnlich das rasche Wachsthum derselben bekunden.

Complicirter wird der Bau von Gewächsen, wenn sich zu Cystenbildungen, wie dies nicht selten der Fall ist, Bildung von Fettgewebe hinzugesellt. So entstehen Cystolipome, deren eines aus dem Hinterbacken eines 49jährigen Mannes, ein anderes aus der Leistengegend einer 48jährigen Frau exstirpirt wurde. Das letztere machte nach 2 Jahren ein Recidiv. Es war ein traubenförmiges mehrere seröse Cysten mit faseriger Wandung umschliessendes Lipom. Noch zusammengesetzter war eine aus der rechten Wange unter dem Jochbeine 1851 bei einem 24jährigen Former glücklich exstirpirte Geschwulst, welche Gruppen traubenförmigen Fettes in einem derben Fasergewebe eingebettet zeigte, welches ausserdem mehrere erbsengrosse Cysten, die eine klebrige klare Flüssigkeit enthielten, umschloss. Während die Entwicklung derberen Fasergewebes in Lipomen nicht selten ist (ein Fibrolipom wurde aus dem Scrotum, eins zwischen der grossen Zehe und der zweiten entfernt, eine Abart, die manche mit dem unpassenden, weil zuvieldeutigen Namen Steatom belegen), so gehören Fibroteleangiektasien mit Lipomentwicklungen zu noch grösseren Seltenheiten.

Am mannigfachsten zeigt sich oft die Zusammensetzung von Enchondromen, Sarkomen und Markschwämmen. In allen sind öfters rundliche ganz tuberkulisirte gelbe tuberkelähnliche Knoten anzutreffen (solche fand ich z. B. bis zu Haselnussgrösse in einem der Hauptsache nach aus weichem grosszelligen Markschwamme mit sarkomatösem Gerüste bestehenden Hodengewächse, welches 1855 im Februar exstirpirt, 1859 ein Recidiv in den Leistendrüsen machte, s. oben S. 266). Kommen dazu

Verknöcherungen, Kalkeinlagerungen, Pigmentbildungen, so erhalten die Gewächse ein sehr auffallendes Ansehen. So war dies in der bereits beschriebenen theilweise erweichten, theilweise verknöcherten und mit reichen Pigmenteinsprengungen versehenen Knorpelgeschwulst des Hodens. Eine in jeder Beziehung eigenthümliche und sehr reichhaltige Geschwulst des Oberarms eines vierjährigen Knaben werde ich in meinen Knochengeschwülsten ausführlich beschreiben. Hier genüge die Bemerkung, dass dieselbe vom Knochen des Oberarms als cystoides Enchondrom mit theilweiser Verknöcherung ausgehend, als sarkomatöse Entartung der Muskeln und der Haut weiter wuchs, dabei an mehreren Stellen tuberkulisirt erschien, und als teleangiektasisches Sarkomgewebe sich in den Vorderarmmuskeln und Knochen entwickelte.

Diese complicirten Gebilde tragen im Allgemeinen den Character bösartiger Gewächse, zugleich erscheinen sie allemal echt heterolog. Dies gilt dagegen nicht von den wunderbaren Gewächsen, welche man wohl nicht mit voller Berechtigung bald als complicirte Cystenhygrome, bald als Foetus im Foetus bezeichnet hat, die indess ebenso gut wie manche pflanzliche Doppelbildungen auch als Hyperplasien des Keimes aufgefasst werden können. Jedenfalls ist es als erwiesen zu betrachten, dass sie nicht aus der Verschmelzung zweier Eier, sondern aus einem Ei durch die Entstehung zweier Keimbläschen erklärt werden müssen, wie B. Schultze in einer höchst werthvollen Abhandlung „über anomale Duplicität der Axenorgane“ (Virchow's Archiv Bd. VII. p. 478. 1854.) dargethan hat. Wir haben zwei sehr merkwürdige Geschwülste der Art genauer zu untersuchen Gelegenheit gehabt.

Der erste kam 1850 zur Beobachtung bei einem 20 Monate alten Knaben, wurde wiederholt operirt, doch starb der Knabe ein Jahr nach der ersten Operation in seiner Heimath. Es war eine fetthaltende Cystengeschwulst, die einen unförmlichen, entfernt an einen Kiefer erinnernden und mehrere Zähne bergenden Knochen umschloss, die zwischen dem Unterkiefer und dem Zungenbeine sass. Dieser Fall ist ausführlich beschrieben in der Dissertation von Gilles [1]), welcher meine anatomische Untersuchung ausführlich wiedergegeben hat, und ist bereits in die Literatur übergegangen [2]).

[1]) De hygromatis cysticis congenitis. Bonn 1851.

[2]) Vergl. E. Gurlt über die Cystengeschwülste des Halses. Berl. 1855. S. 270 ff.

Der zweite Fall war eine Sacralgeschwulst; bestand grösstentheils aus Fett, welches eine grosse Cyste mit eigenthümlicher Flüssigkeit umschloss, und einen breiten Knochen und zwei ausgebildete Finger trug. Vgl. Taf. VIII. Fig. 6 und. 10. Dieses Gewächs wurde 1853 bei einem 2 Monate alten Knaben von Herrn Gehr. Wutzer glücklich entfernt. Der Knabe hat sich vortrefflich entwickelt und ist jetzt vollkommen gesund. Der Fall ist ebenfalls mit Benutzung meiner Untersuchungen beschrieben und abgebildet von Dr. W. Geller [1]) Eine Notiz habe ich im VI. Bande von Virchow's Archiv mitgetheilt.

[1]) Descriptio tumoris coccygis etc. Diss. Bonn 1856. Mit 2 Tafeln.

V.

Operative Miscellen.

Blutstillung. Tamponade mit Waschschwamm. Venöse und arterielle Blutungen. Arterienunterbindung.

Nichts ist für den operirenden Chirurgen von grösserer Wichtigkeit, als das Bewusstsein einer Blutung, auch wenn sie noch so bedeutend erscheint, Herr werden zu können; nichts verleiht ihm grössere Sicherheit, als die Zuversicht, dass der rechte Mann zur rechten Zeit das rechte Mittel stets zur Hand hat. Wenn auf der andern Seite freilich noch oft genug Kranke in Folge von Blutungen sterben, so wird einem geübten und unerschrockenen Chirurgen, wenn er nicht zu spät kommt, nur eine unzugängliche Blutung eine unheilbare sein; er wird sich dagegen einen Vorwurf zu machen haben, wenn an einer äussern Blutung ein Kranker unter seiner Hand stirbt. Das Unglück ist nur, dass viele Aerzte einer Blutung gegenüber vollkommen den Kopf verlieren, und es scheint fast als ob das strömende Blut einen Zauber auf die Geister ausübe, welcher den Muth lähmt, die Thatkraft schwächt, das Urtheil umnachtet.

Das Mittel, mit welchem wir jede Blutung zu hemmen im Stande sind, ist der Fingerdruck, und selbst die grösseste Arterie kann unter dem Finger eines geübten Chirurgen nicht einen Tropfen Bluts ergiessen. Aber freilich auf die Dauer reicht das Mittel selten aus und wir müssen deshalb zu andern unsere Zuflucht nehmen, um den Fingerdruck ersetzen zu können.

Bei parenchymatösen Blutungen wird der Druck am zweckmässigsten durch die Tamponade ersetzt, die sich freilich nicht aller Orten in der gleichen Weise ausführen lässt. Die meisten Chirurgen bedienen sich zur Tamponade der Charpie, indess ist dieselbe ein durchaus unzureichendes Mittel. Die Charpie saugt sich eher als irgend ein anderes Material sehr rasch voll, saugt sich aber wenig oder gar nicht an, und wird bei irgend stärkerem Blutstrome gewöhnlich sehr bald von einem schlüpfrigen Gerinnsel umhüllt und mit demselben fortgespült. Die Tamponade ist dann vergeblich; sie ist es um so mehr, je mehr Charpie man nachgestopft hat, weil dann der Druck ungleichmässig wird. Man hat aus diesem Grunde auch immer wieder zu styptischen Mitteln seine Zuflucht genommen, und bald das eine bald das andere vorzugsweise gepriesen. Das vorzüglichste unter denselben ist unzweifelhaft der Liquor ferri sesquichlorati, allein derselbe bewirkt immer eine geringe Cauterisation der Oberfläche, und verzögert daher wie alle Styptica ohne Ausnahme die Heilung, indem die Blutgerinnsel wie die oberflächlichen Schorfe längere Zeit bis zu ihrer Abstossung gebrauchen. Ausserdem ist mit der leichten Cauterisation oft eine erneute Congestion verbunden. Derselbe Vorwurf, aber freilich noch in erhöhtem Grade, ist dem Glüheisen zu machen. Nach unserer Erfahrung hat man den Nutzen desselben als blutstillenden Mittels weit übertrieben. Allerdings schrumpfen unter seinem Einflusse auch grössere Arterien an ihrer Mündung zusammen, allein ausser dem unmittelbar durch sie hervorgerufenen Blutandrange ist auch vermehrter Blutandrang durch die Eiterung und mit ihr oft erneute und heftigere Blutung zu fürchten. Ich habe namentlich bei Blutungen aus Uterin- und Zungenkrebsen wenig Heil vom Glüheisen gesehen, dessen cauterisirende Wirkung nebenbei bemerkt hinter andern Aetzmitteln ebenfalls weit zurücksteht. Jedenfalls muss man beim Glüheisen die durchschnittenen oder angefressenen Arterien allein cauterisiren (und das geht in der Regel nicht an), wenn man keine Nachblutungen sehen will. Es giebt aber in der That ein weit zuverlässigeres Mittel, welches alle andern weit hinter sich lässt, und welches selbst bei grösseren Arterienästen vollkommen ausreicht, ohne dass es cauterisirt noch auch die Coagula in den Geweben begünstigt. Es ist dies der Badeschwamm. Wir haben denselben in eine Reihe von Jahren vielfach erprobt und insbesondere auf die Empfehlung unseres verehrten Lehrers Wutzer mit grossem Vortheile angewandt. Der Feuerschwamm, dessen man sich in Frankreich vielfach bedient, ist bei weitem weniger brauchbar, weil er sich nicht so festsaugt. Ich habe in einem Pariser Hospitale eine sehr bedenkliche Nachblutung aus einer Tibialis eintreten sehen, die ein berühmter Chirurg mit blossem Feuerschwamm tamponirt hatte; der Feuerschwamm wird ebenso wie die Charpie bald fortgespült. Der Badeschwamm dagegen saugt sich mit seinen feinen Fasern tief in die Gewebe ein und haftet fest, so dass er erst spät durch die Eiterung gelöst wird. Allerdings trifft ihn der Vorwurf, dass er, mit Eiter getränkt, in ganz ungewöhnlicher Weise stinkt; indess hat noch Niemand erwiesen, dass stinkender Eiter mehr als sogen. blander die Pyämie begünstigt. Man kann den Schwamm auch ganz wohl am zweiten, dritten Tage entfernen, und wenn er noch festsitzt, ein Stück davon abtragen. Die Hauptsache bleibt bei der Schwammtamponade das Verfahren selbst. Zunächst muss die Wunde von Blutcoagulis möglichst rein sein, weil dieselben das Ansaugen des Schwammes verhindern; sodann muss der Schwamm gerade so gross und nicht grösser sein als die blutende Fläche, auch muss er vorher durchfeuchtet und wieder ausgedrückt sein, und endlich muss derselbe so lange gegen die letztere gegengedrückt werden, bis er sich ganz festgesogen hat, was nach circa fünf Minuten gewöhnlich der Fall ist. Dieser einzige Schwamm genügt dann aber auch vollkommen, und man muss nur Sorge tragen, dass er nicht, wenn man den andrückenden Finger entfernt, wieder gelöst werde, was leicht passirt, da sich der blutimprägnirte Schwamm auch mit dem Finger verklebt. Weiteres Nachstopfen von Charpie etc. ist ganz unnöthig, ja verderblich, weil dadurch der Schwamm leicht gelöst wird.

Wir haben auf diese Weise sehr fatale Blutungen gestillt, die keinem andern Mittel hatten weichen wollen; insbesondere empfiehlt sich der Schwamm bei Blutungen aus Zungenkrebsen, bei Blutungen des Uterus nach Exstirpation von Polypen, bei Uterinkrebsen, aber auch bei arteriellen Blutungen, wie bei Blutungen der Ophthalmica nach Exstirpation des Bulbus, der Maxillaris interna nach Resectionen des Oberkiefers, bei Blutungen am Damme bei Exstirpation von Mastdarmkrebsen und unter ähnlichen Umständen haben wir uns des Schwammes mit Vortheil bedient.

Blutungen aus der Ophthalmica sind nicht selten; das Glüheisen in der Nähe der dünnen Knochenwände der Orbita und des Gehirns zu gebrauchen ist nicht rathsam. Der Charpietampon wird fortgespült; die Unterbindung ist oft sehr schwierig, obwohl ich sie einmal mittelst der Bruns'schen Unterbindungspincette nach Exstirpation des Bulbus in der Tiefe der Orbita ausgeführt habe. Bei Blutungen aus der Maxillaris interna wendet man das Glüheisen oft ganz vergeblich an; ich habe öfter Nachblutungen aus dieser Arterie vergeblich mit demselben zu stillen gesucht, wo mir der Schwamm sofort half. Dasselbe gilt von den übrigen Localitäten. Ein Fall von Blutung aus einer angestochenen Art. glutaea war in dieser Beziehung besonders lehrreich.

Ein hiesiger Drechsler war von einem Nachbar mit einem Messer von hinten her in die linke Hinterbacke gestochen worden; er hatte sich dabei umgedreht und sich so das Messer noch tiefer in das Fleisch gerannt, und es war sofort eine enorme Blutgeschwulst entstanden. Der Kranke wurde am folgenden Tage in die Klinik geschafft, wo die zolllange zwischen dem Trochanter major und dem Os saerum fast wie zur Unterbindung der Glutaea verlaufende Wunde einfach geheftet wurde. Der Bluterguss reichte bis unter das Knie. Es bildete sich ein enormes falsches Aneurisma, welches zusehends wuchs und es wurde beschlossen, die offenbar verletzte Arterie aufzusuchen und zu unterbinden. Während Herr Gehr. Wutzer unter meiner Assistenz nach Spaltung der Glutaeen in die Tiefe drang und enorme Quantitaten Blutcoagulum ausräumte, drang plotzlich ein breiter rother Blutstrahl hervor und mir ward die Aufgabe die Arterie in der Tiefe der Wunde zu compnmiren, damit man Zeit gewänne, um in Ruhe die Unterbindung vornehmen uu können. Mein Finger hatte bald die Arterie unter sich, aber ich fuhlte deutlich einen grossen Schlitz in derselben und musste an ihr mit der Spitze des Fingers um den Rand der grossen Incisur in das Becken eindringen, um den Schlitz vollstandig zuzudrücken. Wenn es auch gelang um den ausserhalb des Beckens gelegenen Theil der Arterie einen Faden herumzufuhren, so stürzte doch das Blut aus dem Becken immer wieder mit solcher Gewalt hervor, dass man den Versuch machte, die Arterie innerhalb des Beckens mit einem Faden zu umschlingen. Alle Versuche die Ligatur hier umzulegen waren aber vergeblich. Die Blutung wurde daher mit einem mit dem Zeigefinger gegengedrückten Schwamm gestillt und kehrte nicht wieder. Leider starb der Mann 4 Tage spater am Brande des durch das bereits vorher ergossene Blut ganz enorm ausgedehnten Beins. Die Section ergab, dass die Glutaea auf die Lange eines Zolles geschlitzt war; der grössere

Theil des Schlitzes lag innerhalb des Beckens und war offenbar dadurch veranlasst, dass der Mann sich beim Umdrehen das Messer nur tiefer hineingestossen hatte.

Der Fall giebt einen deutlichen Beleg für die vortreffliche Hülfe, die der Badeschwamm auch unter solchen Umständen noch darbietet. Man braucht, wie gesagt, dabei kein styptisches Mittel, weder ein klebendes, noch ein adstringirendes, noch ein cauterisirendes hinzuzufügen. Das Blut, dessen klebende Eigenschaften ja schon Cooper und Andere zur Blutstillung benutzten, ist dazu vollkommen ausreichend und erhöht das Ankleben des Schwammes.

Die Compression ist auch bei den venösen Blutungen im Ganzen allen übrigen Mitteln vorzuziehen; insbesondere kann ich die Furcht, die man den Venen gegenüber früher allgemein vor der Unterbindung derselben hegte, nur billigen. Haben auch die neuern Untersuchungen gezeigt, dass die grössere Mehrzahl der Fälle, welche wir unter dem Namen der Pyämie zusammenfassen, nicht von einer primären Phlebitis herrühren, so ist doch diese häufiger als man jetzt vielfach glaubt; jedenfalls haben die Venenwandungen eine grössere Neigung zu eitriger Entzündung als die Arterien. Man kann bei der Unterbindung varicöser Venen am Beine, die freilich immer ein illusorisches Mittel ist, weil es das Hinderniss der Blutcirculation, in Folge dessen die oberflächlichen Venen sich ausgedehnt haben, ja nicht beseitigt, sondern vielmehr ein Neues schafft, ebenso wie bei den Ausdehnungen der Venen des Samenstranges sehen, wie von der unterbundenen Stelle aus die Vene sich weiterhin entzündet. Führt diese Entzündung nun auch keineswegs immer zu Pyämie und Thrombose, so sind doch diese Unterbindungen mit Recht der Leichtigkeit wegen, mit welcher sie zu diesen Processen Veranlassung geben, gefürchtet. Ich ziehe daher nach Dieffenbach's Rath, besonders auch bei den Hämorrhoidalknoten, die so gefürchtete Excision bei weitem vor. Ich habe gerade bei solchen Gelegenheit gehabt eine glücklich abgelaufene primäre Phlebitis nach der Unterbindung eintreten zu sehen.

Eine 65jahr. sehr nervöse und schwächliche unverheirathete Dame Fräulein Schn. aus Bonn, litt seit langer Zeit an Hämorrhoidalknoten. Ihr Hausarzt lud mich zur Operation derselben ein. Es war ein Paket von 7 grösseren und kleineren Hämorrhoidalknoten, die entzündet und sehr schmerzhaft wie eine faustgrosse Masse den

After umgaben. Im alten Vorurtheile gegen die Excision befangen, gab ich der Unterbindung den Vorzug. Am 2. Nov. 1853 unterband ich unter freundlicher Assistenz meines Collegen Herrn Dr. J. Wolff jeden Knoten einzeln, indem ich mehrere grössere durchstechen musste. Anfangs ging alles gut. Mehrere Knoten waren schon abgefallen, als plötzlich 8 Tage nach der Operation ein heftiger Schüttelfrost eintrat, zugleich klagte die Dame über ziehende Schmerzen im Becken. Am Tage darauf schwollen die sämmtlichen oberflächlichen Venen des linken, später auch die des rechten Beines bis ans Knie hin an; sie bildeten (besonders die Saphenae) harte schmerzhafte blaurothe Stränge. Blutegel längs derselben. Einreibung mit grauer Salbe 3mal täglich 1 Scr. und Calomel innerlich bis fast zum Speichelflusse. Die Schüttelfröste wiederholten sich noch zweimal heftig, doch nahm die Geschwulst der Venen ab; das ungemein starke Fieber (140 Pulsschläge) ging herunter und die kranke Dame wurde vollkommen hergestellt; sie lebt noch jetzt und ist seit jener Zeit wie umgewandelt.

Dieser Fall hat mich den Venenunterbindungen gegenüber sehr vorsichtig gemacht, zumal ich noch einen andern von tödtlich endender Thrombose nach Venenunterbindung erlebt habe. Seit jener Zeit habe ich zahlreiche Hämorrhoidalknoten mit der Scheere abgeschnitten, und habe dabei nie bedenkliche Zufälle wieder erlebt. Die Blutungen sind meist nur ganz unbedeutend, und lassen sich im Nothfalle mit Schwamm vortrefflich stillen.

Bei arteriellen Blutungen, besonders wo es sich um Verletzungen von Arterien handelte, wird man indess der Tamponade sich nur da bedienen, wo eine Eiterung sicher zu erwarten ist oder schon besteht, und auch hier wird man sich auf die Schwammtamponade nur bei Arterien höchstens dritten Ranges verlassen. Bei oberflächlich gelegenen Arterien bildet die Naht ein treffliches Blutstillungsmittel und ich halte es für durchaus überflüssig bei Verletzungen z. B. der Temporalis, der Maxillaris externa und ihrer Aeste diese Arterien zu unterbinden, da ein hinter ihnen durchgeführter Faden, oder eine Insectennadel die Blutung sicher stillt. Zugleich wird dadurch die Eiterung, die doch der Unterbindungsfaden allemal erregt, umgangen. Man kann selbst tiefer liegende Muskeläste auf diese Weise sicher schliessen, wenn man nur die Nadel hinter der Arterie durchführt. Liegt die durchschnittene Arterie in der Wunde bloss, und ist sie von grösserem Caliber, so ist die Unterbindung der beiden Enden allerdings das sicherste und beste Verfahren. Ich halte unter allen Umständen die blosse Unterbindung des centralen Endes für unzuverlässig, weil auch wenn die collateralen Aeste wenig entwickelt sind, die Blutung aus dem untern Ende leicht eintreten kann, da die Herstellung des Collateralkreislaufs unter dem nach Schliessung der Hauptarterie vermehrten Blutdrucke verhältnissmässig rasch erfolgt. Bei den Arterien des Handtellers ist dies eine anerkannte Nothwendigkeit, und hatten wir mehrmals Gelegenheit diese Nothwendigkeit bestätigt zu sehen. Folgende beiden Fälle waren in dieser Beziehung sehr belehrend.

Ein junger Bauer aus Rheidt, Hilarius Engel, hatte am 13. Juni 1854 das Unglück, dass ihm, als er zur Bekräftigung eines Ausspruchs mit der linken Hand auf ein Glas schlug und dasselbe zersprang, ein Glassplitter tief in die Handfläche eindrang. Die sehr heftige Blutung wurde erst zwei Stunden später durch eine um den Oberarm gelegte Binde gestillt. Vier Tage später erfolgte eine Nachblutung. Am folgenden Tage eine zweite. Als der Arzt hinzukam war die Blutung durch kaltes Wasser und wiederholt eingetretene Ohnmachten gestillt, und man begnügte sich mit einem Compressivverbande. Acht Tage später neue Blutung. Man unterband deshalb am 28. Juni die Art. ulnaris. Indess wollte die Wunde in der Hand sich nicht schliessen, und am 20. Juli trat eine nochmalige Blutung ein, derentwegen die Radialis unterbunden wurde. Zugleich erweiterte man die Wunde, indem man der Meinung war, es möge noch ein Splitter in die Tiefe stecken. Bei einem Schnitte gegen die Ulnarseite hin erneuerte sich die Blutung. Man legte einen Compressivverband an und schaffte den jungen bereits sehr heruntergekommenen Mann in die Klinik. Hier fand sich bei genauer Untersuchung ein sehr entwickelter Dorsalast der Arteria ulnaris, der von Herrn Gehr. Wutzer unterbunden wurde. Trotzdem stellte sich am 3. August zu Hause nochmals eine Blutung ein, welche durch Compression mit kleinen in Liq. ferri sesquichlorati getauchten Schwammstücken, die man in die Wunde hineinpresste, stand. Die Wunde heilte danach endlich solide zu.

Ein Kellner in einem hiesigen Gasthofe hatte sich beim Zukorken einer Flasche ein Stück Glas in die Hand geschlagen und sich dadurch die beiden Handbögen und den Nervus medianus zerschnitten. Gefühllosigkeit im Mittelfinger; heftige Blutung. Ein hinzugerufener Arzt legte Charpie auf und strich eine dicke Schicht Collodium über. Acht Tage danach erfolgte eine heftige Nachblutung bis zur Ohnmacht. Derselbe Verband wurde erneuert und der Kranke in die Klinik geschafft. Hier wurde am 21. Januar 1854 gleichzeitig von Herrn Gehr. Wutzer die Ulnaris und von mir die Radialis dicht am Handgelenke unterbunden. Die sämmtlichen Wunden schlossen sich durch Eiterung und die Blutung kehrte nicht wieder.

Diese Fälle beweisen zugleich, dass man bei Blutungen in der Hand, wenn man, was freilich immer grosse Schwierigkeiten haben wird, die durchschnittenen Arterienenden nicht auffinden kann, beide Arterien gleichzeitig unterbinden muss, was wir jedenfalls der sofortigen Unterbindung der Brachialis bei Weitem vorziehen; einmal weil die letztere schon eine viel weniger gleichgültige Operation ist, dann aber weil die Zuleitung durch die Profunda unterhalten wird, während dagegen die Interossea selten so entwickelt ist, um nach Unterbindung der beiden Seitenarterien die Blutung in bedenklicher Weise zu unterhalten.

Aber auch bei Verletzungen einer oder der andern dieser Arterien am Vorderarme soll man jedenfalls bei der Unterbindung beide Enden schliessen. Dass die Communication mit der andern Arterie durch die Hohlhand bedeutend genug ist um die Blutung aus dem untern Ende unterhalten zu können, zeigt der folgende Fall:

Joh. Wichterich, Diener im chemischen Laboratorium zu Poppelsdorf, hatte sich mit einem Glase quer gerade über dem Handgelenke die Art. radialis zerschnitten und durch einen umgeschnürten Bindfaden die Blutung gestillt. Als er in die Klinik (14. Februar 1854) ankam, trat nach Lösung des Bindfadens die Blutung sofort wieder ein. In Abwesenheit des Herrn Gehr. Wutzer führte ich einen senkrechten Schnitt über den Verlauf der Arterie, welcher die Wunde kreuzte, legte dieselbe bloss und unterband das obere Ende, indess spritzte das untere Ende trotzdem sehr kräftig und wurde deshalb ebenfalls unterbunden. Die Heilung erfolgte in 10 Tagen.

Dieselbe Erfahrung habe ich bei der Tibialis antica gemacht, wo ich ebenfalls doppelt unterbinden musste.

Ein 32jähriger Schuhmacher Joh. Gemein aus einem benachbarten Städtchen hatte sich in Bonn frisch geschliffene Schuhmachermesser gekauft. Unterwegs war eines derselben seiner Hand entglitten, ihm durch den Stiefel in den Fussrücken eingedrungen, und hatte dabei die Arteria tibialis antica an der für dieselbe gewöhnlichen Unterbindungsstelle seitwärts angeschnitten, so dass sich die Arterie nicht zurückzuziehen vermochte. Die Blutung war sehr heftig; der Kranke lief anfangs an einen nahen Bach, bis ihm einer der Vorübergehenden den Rath gab in die Klinik zu eilen. So war er eine gute Viertelstunde Wegs hieher gerannt, und schon dem Ermatten nahe, angelangt. Am andern Morgen sah man auf dem ganzen Wege jedem Niedersetzen des Fusses entsprechende Blutlachen. Die Wunde, welche einen Zoll lang genau dem Laufe der Arterie parallel verlief, brauchte nur sehr wenig erweitert zu werden. Nachdem ich die Arterie isolirt und mittelst einer geöhrten Sonde zwei Fäden unter ihr durchgeführt hatte, schloss ich zunächst den oberen Faden; es zeigte sich dass das untere Ende noch Blut ergoss; ich schloss daher auch den unteren und schnitt sodann die Arterie vollends durch. Die Heilung erfolgte ohne jede Nachblutung.

Bei tiefliegenden Arterien soll man sich nie ohne Noth zur sofortigen Unterbindung verleiten lassen, besonders da dieselbe bei grösseren Gefässen keineswegs gefahrlos ist, und andererseits eine methodische gute Compression den Verschluss der Arterie vollkommen herbeiführt.

Am 15. April 1858 wurde ich eilends in ein hiesiges Knabeninstitut gerufen. Ein Zögling desselben Carl St. aus Düsseldorf, 14 Jahre alt, hatte beim Zuschneiden einer Feder ein schweres Messer seiner Hand entgleiten lassen. Die 1½ Zoll lange Klinge war durch die Hose oberhalb des Sartorius (an der Hunter'schen Unterbindungsstelle) bis an das Heft in das Bein eingedrungen, und als man dasselbe herauszog, quoll ein spritzender rother Blutstrahl hervor. Die Frau des Directors hatte die Geistesgegenwart, sofort den Finger auf die Wunde aufzusetzen und dieselbe kräftig zu comprimiren, womit ich sie noch beschäftigt fand. Als die Compression aufgehoben wurde, spritzte ein kräftiger hellrother Blutstrahl von der Dicke einer Rabenfeder pulsirend hervor, der sich durch Compression der Cruralis gegen das Schambein sofort hemmen liess; da indess noch keinerlei Blutunterlaufung vorlag, und die Compression gegen den Knochen hin so vollkommen ihren Zweck erfüllte, so stand ich zunächst von der Unterbindung der Cruralis noch ab, und legte sehr sorgfältig vom Fusse aufwärts eine Theden'sche Einwicklung an, die Wunde zog ich durch Heftpflaster zusammen. Ueber die Cruralis kam eine 6 Zoll lange graduirte Compresse, die Rollbinde wurde bis an die Leiste hinaufgeführt. Bei absoluter Ruhe im Bette war die Wunde, als ich drei Tage später den Verband sehr vorsichtig erneuerte, bereits geschlossen. 14 Tage später liess ich die Compressionsbinde weg; die Wunde war vollkommen geheilt. Die Narbe ist jetzt tief trichterförmig eingezogen.

Wenn man bei Arterienverletzungen mit der Compression nicht ausreicht, so sollte man es zum Principe erheben, die Arterie immer am Orte der Verletzung aufzusuchen und doppelt oberhalb und unterhalb zu unterbinden. Auf diese Weise wird man bei traumatischen Blutungen am Sichersten der Gefahr der Nachblutung entgehen. Bei einiger Uebung gelingt es leicht auch die nicht schulmässigen Unterbindungen, wie z. B. die der Radialis und Ulnaris, Tibialis antica und postica im obern Drittel, Cruralis im untern Drittel, der Subclavia unterhalb des Schlüsselbeins sich so einzuüben, dass man vor der Aufsuchung dieser Arterien nicht zurückzuschrecken braucht. Im Operationscursus habe ich nach dem Beispiele meines verehrten Lehrers Wutzer, dieselben ebenso wie die Unterbindung der Ischiadica und Glutaea stets mit vornehmen lassen und habe gefunden, dass wenn man die Lage der Arterien durch gewisse Regeln bezeichnet, die Aufsuchung auch Anfängern in der Chirurgie bald geläufig wird. Jedenfalls sollte man bei grösseren Arterienstämmen nie überflüssiger Weise den Hauptstamm aufsuchen, wo die Unterbindung des verletzten Gefässes vollkommen ausreicht. Je weiter man sich von der Wunde aufwärts entfernt, desto grösser wird die Gefahr der Nachblutung, besonders wenn man unterhalb der grossen Profundae unterbindet, die den Collateralkreislauf rasch vermitteln.

Aus diesem Grunde halten wir auch die Unterbindung der Carotis externa bei Verletzungen ihrer Aeste, wie bei cirrhsoiden Aneurismen für vorzüglicher, als die fast allgemein einzig geübte Unterbindung der Communis. Ich habe in zwei Fällen solcher von Herrn Gehr. Wutzer und Herrn Prof. Busch als Voroperation bei Exstirpation grosser im Trigon. colli sup. zwischen Unterkiefer und Zungenbein gelegener Geschwülste ausgeführten Unterbindungen, nach denen die Exstirpation derselben mit sehr geringer Blutung ablief, assistirt und die Arterie sehr häufig selbst und von andern an der Leiche unterbinden lassen. Ich habe mich dabei überzeugt, dass diese Unterbindung nicht grössere Schwierigkeiten darbietet, als die allgemein geübte Unterbindung der Subclavia oberhalb des Schlüsselbeins. In jenen beiden Fällen hatte diese so wenig wie in andern von Wutzer ausgeführten Unterbindungen irgendwelche bedenkliche Nachwirkung, die doch nach Unterbindungen der Communis so ganz selten nicht eben sind. Ich habe zwar oben bereits eine von mir ausgeführte Unterbindung der letzteren selbst angeführt (s. S. 398), und man wird bei Blutungen aus der nahe der Carotis durchschnittenen Thyreoidea sup. mit Unterbindung der Externa nicht ausreichen, dagegen wird die letztere doch in vielen Fällen die der Communis vollkommen ersetzen können.

Zur Erläuterung der Technik dieser Unterbindung gebe ich auf Taf. IX. Fig. 4 eine Abbildung der Unterbindungsstelle der Externa. Der Schnitt von 2 Zoll Länge entspricht mit seiner Mitte dem Lig. hyothyreoideum und läuft am besten parallel dem vordern Rande des Sternocleidomastoideus (a), trennt sodann das Platysma myoides (b) und das oberflachliche Blatt der Halsfascien; turgesciren die oft sehr reichen Verbindungen der Vena facialis anterior und posterior mit der jugularis sehr, so werden sie vorsichtig nach abwärts gedrängt und vom Gehülfen zurückgehalten. Leitend ist die Zwischensehne des Digastricus (c), welche die Aeste der Carotis externa gleich nach ihrem Ursprunge kreuzt. Demnächst der Hypoglossus (d). Beide bleiben nach oben liegen; sodann wird die Vena facialis communis (s und t) vorsichtig an ihrem hintern Rande frei gemacht und nach vorn gezogen, worauf die Carotis externa (h) an der vordern Seite der Interna (g) erscheint. Zwischen der Thyreoidea superior und den folgenden Aesten bleibt meist genau in der Höhe des Lig. hyothyreoideum so viel Raum, um zwischen Thyreoidea sup. und lingualis unmittelbar an dieser den Faden umzulegen. Nöthigenfalls fasst man die Aeste mit in die gemeinsame Schlinge, wenn der Raum in dem Stamme der Externa nicht für die Thrombusbildung ausreichend erscheinen sollte.

Für die Subclavia unterhalb des Schlüsselbeins halte ich die gewöhnliche Methode, den Pectoralis major parallel dem Schlüsselbeine zu durchschneiden, der Blutung aus dem durchschnittenen Muskel wegen, für wenig brauchbar; andererseits kann ich nicht der Behauptung einiger Anatomen, z. B. Schlemm's beistimmen, dass für solche Fälle die Unterbindung von der Achselgrube aus ebenso weit hinauf ausgeführt werden kann. Denn im Falle man es mit einer Verletzung der Arterie hoch oben oder besonders mit einem Aneurisma zu thun hat, wird die Blutgeschwulst das Hinaufdringen in die Mohrenheim'sche Grube unmöglich machen. Für solche Fälle ist die von Dessault und Delpech vorzugsweise empfohlene Methode zwischen Pectoralis major und Deltoides in den Raum zwischen Schlüsselbein und Pectoralis minor vorzudringen, die beste, da die Trennung mit Beiseiteziehen der Cephalica ganz ohne Blutung ausführbar ist, und der Raum bei einiger Uebung zu diesem Verfahren ausreichend befunden werden wird [1]). Die gewöhnliche Methode ist offenbar nur am Secirtische die bequemere.

Unter allen Umständen wird man bei Arterienunterbindungen auf das Vorkommen von Varianten im Verlaufe der Stämme gefasst sein müssen. Dieselben können practisch zuweilen von grosser Bedeutung werden, weshalb ich den folgenden mir in der Klinik vorgekommenen Fall hier anführen will, zumal er eine ziemlich ungewöhnliche Varietät betrifft, nämlich einen hohen Abgang der Profunda, wobei dieselbe der stärkere Ast der Iliaca schon unter dem Poupart'schen Bande auf gleicher Höhe mit der Epigastrica entsprang, und zwei Zoll weit an der äusseren und hinteren Seite der Cruralis verlief, ein Fall, welchen Hyrtl, (Topogr. Anatomie. 2. Aufl. S. 307) als einen seltenen bezeichnet.

Der Fall betraf einen 28jährigen Steinbrecher Peter Wreden, dessen Geschichte bereits oben S. 119 No. 573. mitgetheilt worden ist. Wegen profuser Zellgewebseiterung und Nekrose der Metatarsalknochen nach Fractur der Fibula und Luxation des Fusses war am 3. Februar 1854 die Amputation in der Mitte des Oberschenkels mittelst doppelter Lappenbildung am 64. Tage nach der Verletzung bei schon bestehendem Oedem vorgenommen worden. Die Unterbindung von 7 Arterien war sehr sorgfältig ausgeführt worden, und hatte bei der Amputation kein abnormes Verhältniss der Profunda zur Femoralis ergeben. Nach der Amputation hatten die hydropischen Erscheinungen nachgelassen, doch waren wässerige Diarrhöen eingetreten. In der Nacht vom 9. Februar um 2 Uhr erfolgte eine heftige arterielle Nachblutung, trotzdem die beiden Hauptfäden noch lagen. Die Amputationswunde war grösstentheils so schön verklebt, dass die ohnehin unsichere Aufsuchung des blutenden Gefässes in der eiternden Wunde

[1]) Zwei nach diesem Verfahren in der Wutzer'schen Klinik ausgeführte Unterbindungen der Subclavia finden sich, wie noch 20 andere Fälle von Unterbindungen grösserer Arterien in der Dissertation von E. Brunswicker: delectus casuum ligaturae princip. arteriarum etc. Bonn 1853. S. 25 ff. ausführlich mitgetheilt.

mir nicht gerechtfertigt erschien. Indess war Eile nothwendig, obwohl die Compression für den Augenblick die Blutung unterbrach. Ich war schon vorher für den Fall zur Unterbindung der Cruralis von Herrn Gehr. Wutzer autorisirt und führte dieselbe unter Assistenz des Herrn Dr. Geller sofort aus. Die Ehrlich'sche Krücke, mit welcher derselbe die Arterie gegen den horizontalen Ast des Schambeins andrückte, bewirkte durch Verdrängung des Oedems einen sehr tiefen Eindruck. Als ich die Cruralis 1½ Zoll unterhalb des Poupart'schen Bandes blossgelegt hatte, fiel mir sofort ihr kleines Caliber auf, doch war von der Profunda nichts zu sehen; nachdem die Ligatur um die Arterie gelegt war, stand die Blutung bei aufgehobener Compression nicht; ich vermuthete einen hohen Abgang der Profunda und ging mit der Spitze des Zeigefingers an der Innenseite der unterbundenen Arterie in die Tiefe, während die Vene nach innen gehalten wurde, und fühlte hinter der Arterie ein Gefäss von beträchtlicherem Caliber pulsiren. Ich musste um dasselbe blosszulegen das hintere Blatt der Gefässscheide durchschneiden und fand in der That die Profunda fast doppelt so stark als die Cruralis ½ Zoll hinter ihr, musste indess der Circumflexa femoris wegen mit der Ligatur etwas nach abwärts gehen, nach deren Schliessung die Blutung vollkommen stand. Der Blutverlust während der Operation war kaum zu rechnen. Der Kranke hatte den leider nothwendig gewordenen Act gut (ohne Chloroform) ertragen. Indess trat fast vollkommene Urinverhaltung ein. Schüttelfröste traten hinzu und unter anämischen Erscheinungen mit auffallend verlangsamtem Pulse, die von acuter Nierenentzündung (deren oben nicht erwähnt ist) herrührten, starb der Kranke am 15. Tage nach der Operation, 9 Tage nach der Unterbindung. Die Section zeigte Abgang der Profunda als stärkerer Ast der Iliaca communis gerade unter dem Poupart'schen Bande, von wo sie anfangs an der Aussenseite später hinter der Cruralis sich erst in der untern Hälfte des Trigonum ilio-crurale in die Tiefe senkte. Siehe Taf. IX. Fig. 5.

Zur Casuistik der Herausnahme fremder Körper.

Fremde Körper, welche auf den verschiedensten Wegen in den Körper hineingelangen können, bieten insofern manches chirurgische Interesse dar, als sich ihre Herausnahme nicht an feste Regeln binden lässt, sondern vielmehr den Umständen nach mancherlei Varianten erfordert, welche dem technischen Geschicke vielfachen Spielraum lassen. Man bedarf hier keineswegs immer neuer Instrumente, da die vorhandenen für die meisten Fälle vollkommen ausreichen, besonders wenn wir die sinnreichen neuen Erfindungen, namentlich von Leroy D'Etiolles, zu benutzen wissen, auch ist es nicht meine Absicht hier in eine ausführliche Darlegung einzugehen, vielmehr will ich mich mit einigen Andeutungen und mit den Mittheilungen einiger mir vorgekommener merkwürdiger Fälle begnügen.

Am leichtesten und einfachsten ist gewöhnlich die Entfernung solcher Körper, welche durch eine Wunde von aussen eingedrungen in der Tiefe derselben sichtbar sind. Bei genügender Weite der Wunde ist ein eingeführter Finger oft das beste Instrument, oder es genügt eine gewöhnliche gerade oder gebogene Zange, wo die Pincette nicht ausreicht. Glatte Körper, wie Glas- und Porzellanscheiben gleiten aber oft ab, und in solchen Fällen habe ich es rathsam gefunden, die Löffel des Instruments mit etwas Wachs zu überziehen, wodurch sie den glatten Körper besser fassen können.

Ein Student Herr U. war betrunken nach Hause gekommen, und fiel rücklings aus dem Bette kugelnd in das vor demselben stehende Nachtgeschirr. Die Scherben desselben drangen ihm in das Gesäss. Es erfolgte eine heftige Blutung, indess hatten die Hausleute den Fall gehört und zu mir geschickt. Ich fand eine 6 Zoll lange Wunde, welche schräg die Afterkerbe durchschneidend, den rechten Glutaeus maximus zwischen Os coccygis und Tuber ischii bis auf das Lig. sacroischiadicum in der Länge von drei Zoll durchschnitten hatte und nach links dicht hinter dem After in den linken Glutaeus ausstrich. Die ganze Wunde lag voll Porzellanscherben, deren Herausnahme mit dem Finger leicht gelang. Ein spitzer schmaler Splitter war aber neben dem genannten Bande an der Aussenwand des Rectum tief hineingedrungen, und liess sich weder mit den Fingern, noch mit der Pincette, welche immer wieder abglitt, fassen. Ich tauchte deshalb die letztere mit ihren Spitzen in einen zum Leuchten bereit gehaltenen Wachsstock, so dass sie nun festklebten. So gelang die Extraction des Zoll langen und anderthalb Linien breiten Splitters ganz bequem. Die Wunde wurde gereinigt, einige spritzende Muskeläste umging ich, indem ich mit krummen Nadeln die durchschnittenen Muskelfasern der Glutaeen mitfasste, mit den Suturfäden. Die Heilung erfolgte durch Eiterung ohne Zwischenfall in drei Wochen. Die Narbe war tief eingezogen. Der junge Mann hat später hier bei den Husaren gedient.

Eingekeilte Körper, die sich mit gewöhnlichen Zangen und Löffeln nicht fassen lassen, kann man gut mit der Leroy'schen in einer Scheide zu verbergenden Schraube (zur Extraction fremder Körper in der Urethra angegeben) ausziehen, welches Instrument auch beim Herausziehen von festsitzenden Kugeln sehr brauchbar ist, indem sich die Schraube leicht in das Blei einbohrt. Dieselbe kann mit Vorsicht und zurückgezogener Spitze an den Körper herangeführt, auch beim Herausziehen von festeren Körpern aus der Nase benutzt werden. Vor Kurzem habe ich so einen zwischen die mittlere Muschel und die Nasenscheidewand fest eingekeilten Kirschkern, der sich weder mit dem Löffel noch mit der Tenette ausziehen liess, ganz leicht gefasst und ausgezogen. Für gewöhnlich reichen die kleinen

Löffel bei der Nase und dem äusseren Gehörgange aus, man muss sich nur hüten, mit dem Löffel nicht an der vordern Seite des Körpers abzugleiten und so den Körper, namentlich im Ohre, tiefer hineinzudrängen. Das Einbringen von konischen Spiegeln ist namentlich im Ohre unzweckmässig, weil es den Raum beengt. Man thut viel besser das knorpelige Ohr nach hinten zu ziehen und den Löffel selbst als Spiegel zu benutzen, bei der Nase drängt man den Knorpel mit der Fingerspitze aufwärts oder führt im Nothfalle einen Finger vom Rachen her durch die Choanen aufwärts um von hinten her nachzuhelfen.

Auch im Munde ist die Anwendung des Mundspiegels (namentlich auch bei Exstirpation der Tonsillen), wie schon Dieffenbach mahnte, unzweckmässig, weil die Specula den Kranken wiederspänstig machen und weit nach hinten Erbrechen erregen. Dasselbe gilt vom Finger, der immer noch besser ertragen wird als der metallene Spiegel. Bequemer und besser für den Operateur wie für den Kranken ist es, gar nicht die Zunge zu berühren, sondern den Kranken eine tiefe Einathmungsbewegung machen zu lassen, wodurch man die Rachenhöhle vollkommen übersieht. Freilich sind nicht alle Kranke bei diesem Manoeuvre hinreichend geschickt. Nächst den fremden Körpern in der Blase und Harnröhre können die in der Speiseröhre stecken gebliebenen die grösste Schwierigkeit bereiten. Namentlich bei Kindern bedarf es oft grosser Bestimmtheit um zum Ziele zu kommen.

Elise M—r, 10 Jahre alt, hatte ein grosses Vierpfennigstück verschluckt, welches ihr hinter dem Ringknorpel stecken geblieben, heftige Erstickungsanfälle machte. Ein benachbarter Apotheker, Herr B., hatte sogleich ein Brechmittel gegeben, auch war Erbrechen erfolgt, aber das Geldstück nicht herausbefördert worden. Man schickte eilends zu mir. Ich nahm zwei Schlundzangen mit, befahl dem Kinde, welches in grosser Noth und Bedrangniss sich sehr ungeberdig benahm, categorisch still zu halten, konnte indess mit dem linken eingeführten Finger das Geldstück nicht erreichen. Da die Erstickungsanfalle sehr heftig waren, so musste das Geldstück in der Sagittallinie zwischen Wirbelsaule und Larynx eingekeilt stehen. Ich führte daher langs meines linken Zeigefingers eine sich seitlich öffnende Zange ein, benutzte dieselbe zunächst als Sonde und als ich merkte, dass ich an dem Geldstücke vorüber, zog ich sie ein wenig zurück, fasste dasselbe und zog es aus; es war der Lange nach zwischen der Wirbelsaule und dem Ringknorpel eingekeilt gewesen. Uebele Nachwirkungen traten nicht ein.

Mehrmals habe ich ein von Weiss in London bei der Ausstellung 1852 producirtes Instrument, dessen Brauchbarkeit, wie ich sehe, auch andere rühmen [1]), mit grossem Vortheile benutzt. Schon Eckoldt (Ueber das Ausziehen fremder Körper aus dem Speisekanale. Kiel 1799. Taf. IV. Fig. 8 ff. S. 115 ff.) hat dies Instrument unter dem Namen eines Schlundkäfigs abgebildet. Herr Eschbaum verfertigt dasselbe ganz nach dem englischen Muster. In einem elastischen Katheter (b Fig. 16 Taf. IX.) steckt ein über dessen unteres offenes Ende c hervorragender, mit einem Schwämmchen e cachirter Fischbeinstab a, dessen Ende mit der Röhre durch steife Schweinsborsten d verbunden ist. Eckoldt hatte statt der letzteren glatte Fischbeinstäbchen benutzt. Die Schweinsborsten sind freilich viel zweckmässiger. Mit diesem Instrumente habe ich ein 4 Zoll langes, tief in der Speiseröhre oberhalb der Cardia stecken gebliebenes, mit einem gabelförmigen Aste versehenes Besenreis bei einer Bauernfrau extrahirt; der eine Zweig war in die Schleimhaut eingedrungen. Ebenso eine von einem Comptoiristen in Gedankenlosigkeit verschluckte abgebrochene Stahlfeder und ein stachliches Knochenstück bei einer Schneidersfrau. Die Handhabung des Instruments ist folgende: Man führt dasselbe geschlossen wie eine Schlundsonde ein, geht an dem fremden Körper vorbei, oder wenn man dessen Sitz nicht kennt, bis zum Magen hinunter; zieht man nun den Fischbeinstab an, während die Röhre fixirt ist, so breiten sich die dichtstehenden Borsten ballonförmig aus; so geht man in die Höhe, bis man am Widerstande merkt, dass der Körper erreicht ist. Lässt man jetzt den Stab los, so wird der Körper eingekeilt zwischen den Borsten, und man braucht nur den Stab innerhalb der Röhre etwas um seine Axe zu drehen, so ist der Körper gewöhnlich vollkommen genügend festgefasst, um ausgezogen werden zu können.

Dass gar nicht selten auch grössere Körper den ganzen Darmkanal schadlos durchwandern, davon hat Rothmund a. a. O. ein ausgezeichnetes Beispiel mitgetheilt. Ich habe Gelegenheit gehabt zwei freilich weniger auffallende Beispiele zu beobachten.

Eine hiesige Handelsfrau Sch. hatte (14. Juni 1856) beim Essen der Suppe ohne es zu sehen einen Knochen verschluckt, dessen Anwesenheit sie erst bemerkte,

[1]) S. A. Rothmund zur Casuistik fremder Körper, Deutsche Klinik 1859 No. 16, erwähnt desselben ohne den Namen des Erfinders zu kennen.

als er unter schmerzhaftem Würgen die Speiseröhre passirte; mit Hülfe nachgegessenen Brotes glitt er endlich hinab. Die Frau konnte deutlich seine Wanderung durch den Darm verfolgen. Vier Tage nachher war er im Mastdarm angelangt; trotz schmerzhaften Drängens gelang es der Frau nicht ihn zum After herauszufördern. Ich wurde gerufen, fand den Knochen querstehend oberhalb des Sphincter und extrahirte ihn ohne Mühe. Das Stück war 1½ Zoll lang und 1 Zoll breit.

In einem zweiten Fall kam ein hiesiger Referendar in grosser Aufgeregtheit zu mir (4. Mai 1859), weil er eine ein paar Schneidezähne tragende mittelst Klammern befestigte Goldplatte beim unvorsichtigen Herausnehmen derselben verschluckt hatte. Der Körper hatte die Speiseröhre unter Schmerzen passirt. Der junge Mann verlangte ein Brechmittel, welches zu geben ich wegen der Gefahr der Einklemmung im Schlunde nicht für rathsam hielt. Ich beruhigte ihn, liess ihn gar nichts thun und nach drei Tagen kam das Gebiss durch den After zum Vorschein.

Aus dem Kehlkopfe habe ich bis jetzt nur einmal Gelegenheit gehabt, unter sehr gefährlichen Umständen bei einem fast todten Kinde die Laryngotomie zu machen.

Laryngotomie mit glücklichem Erfolge.

Am 4. April 1854 kam ein Bauer aus Alfter Nachmittags 4 Uhr mit einem Korbe auf meine Stube in der Klinik, ich schlug die Decke zurück und erblickte ein todtblasses Kind mit gebrochenen Augen, welches nicht mehr athmete. Der Bauer versicherte, vor dem Hause habe er es noch athmen sehen; der Puls am Arme unfühlbar, die Herzschläge dagegen noch hörbar. Innerhalb einer Minute erfolgten noch zwei Athemzüge. In der grössten Eile erfuhr ich, dass das Kind wahrscheinlich eine Bohne im Halse stecken habe; es hatte am Morgen mit andern Kindern mit Bohnen gespielt, eine Bohne sei ihr in den Hals gekommen, es seien sogleich Erstickungsanfälle eingetreten, und der hinzugerufene Arzt habe vergeblich die Bohne durch wiederholte Brechmittel zu beseitigen gesucht. Die Eltern konnten sich nur nach langem Kampfe entschliessen, dass mit dem Tode ringende Kind nach Bonn zu bringen, wo es in dem beschriebenen Zustande 7 Stunden nach dem Ereignisse ankam. Während ich diese Umstände in Erfahrung brachte, traf ich Anstalten, das Kind wo möglich noch zu retten. Mit einem in den Rachen eingeführten Finger überzeugte ich mich, dass kein Hinderniss oberhalb der Stimmritze war, und entschloss mich deshalb sofort zur Laryngotomie, die ich, da die äusserste Eile nothwendig war, zunächst ohne Assistenten mit den Instrumenten meines Taschenbestecks vornahm. Ich führte einen Längsschnitt von der Mitte des Schildknorpels über den Ringknorpel bis an das obere Ende der Schilddrüse, und hakte dann, indem ich mit einem Myrthenblatte die Muskeln etwas auseinanderschob, zunächst mit einem scharfen Arterienhaken in dem untern Einschnitte zwischen den beiden Schildknorpeln den Kehlkopf an, um ihn vom Vater des Kindes hervorziehen zu lassen. Da kein Gefäss über das Lig. cricothyreoideum verlief, so wurde das letztere vom Haken abwärts in der Mittellinie gespalten und sofort auch der Ringknorpel in der Mitte durchschnitten. Mit einer Pincette machte ich die gewonnene Spalte klaffen, und hatte die Freude das immer noch bewusstlose Kind einige tiefere Athemzüge thun zu sehen. Da ich inzwischen auch anderweitige Hülfe bekommen hatte, indem mein Freund Dr. Lewald, jetzt in Breslau, damals Assistenzarzt der medicinischen Klinik, hinzugekommen war, so konnte ich, da der fremde Körper nicht von der Wunde aus zu erreichen war, für vollständigere Instrumente sorgen. Indess trotz aller Vorsicht war etwas Blut in die Luftröhre gelangt, so dass von Neuem die kaum etwas angeregte Respiration wieder aufhörte. Durch Aussaugen des Bluts mit dem Munde wurden die Erstickungsanfalle wieder beseitigt. Einstweilen wurde eine Canüle eingebracht um nur für die Wiederbelebung Zeit zu gewinnen. Wiederholte Dosen von Cupr. sulfur. bewirkten endlich Erbrechen. Senfteig auf die Brust. Das Kind schlug endlich 1 Stunde nach der Eröffnung des Kehlkopfs die Augen auf und wurde auf die Umstehenden aufmerksam. Warmes Bad. Es wurden nun die Wundrander in Fadenschlingen gefasst, indem ich mit krummen Nadeln durch die Haut und die Ringknorpel einstechend, dann von Innen durch das Lig. cricothyreoideum und die Haut ausstechend, auf jeder Seite einen Faden durchzog und die Faden auf dem Nacken untereinander verband. Jetzt erst wurde die Canüle entfernt, um dem Husten das Ausstossungsgeschäft zu überlassen. Kaum war die Röhre beseitigt, so zeigte sich auch schon die Bohne, die zur grossen Freude Aller glücklich mit der Pincette ausgezogen wurde. Man konnte jetzt die Wunde mit den gelegten Fäden schliessen. Es stellte sich eine leichte Bronchitis ein, die durch Blutegel und Inf. ipecac. beseitigt wurde. Die Wunde vernarbte in 16 Tagen vollkommen, und so konnte das Madchen am 20. April geheilt entlassen werden. Dasselbe (Trautchen Breuer aus Alfter) ist jetzt 9 Jahr alt und vollkommen gesund.

Auffallend war es besonders, dass die Respiration sich erholte, ehe noch der Körper entfernt war; die Bohne lag offenbar in der Tiefe des linken Bronchus, denn wir hatten in der ganzen linken Lunge kein Athemgeräusch gehört. Wie ist es zu erklären, dass dennoch das Kind sich durch die Laryngotomie erholte? Es scheint dass bei der Passage durch die Stimmritze der Körper, der übrigens bei der Herausnahme schon sehr aufgequollen war, die Bänder so gestreift hatte, dass eine Schwellung der Schleimhaut derselben das Athemholen hinderte, während die durch die Wunde eindringende Luftmenge genügte, um den erlöschenden und noch nach der Operation wiederholt bedrohten Lebensfunken zu unterhalten.

Das hier geschilderte Verfahren den Larynx mittelst Fadenschlingen offen zu erhalten, Taf. IX. Fig. 10b, ist übrigens sehr bequem und zweckmässig, und verdient meiner Ansicht nach auch bei der Laryngotomie wegen Croup benutzt zu werden, da die Fäden natürlich weit weniger reizen als die Röhre, während doch die Wunde hinreichend weit klaffend erhalten werden kann.

Plastische Operationen.

Wenngleich im Allgemeinen eingestanden werden sollte, dass die Verschönerung, die der Kranke durch einen noch so gelungenen plastischen Ersatz eines gänzlich verloren gegangenen Theils, besonders im Gesichte, erfährt, in den Augen eines Unbefangenen in der Regel geringer ist, als wir Chirurgen uns selber einzureden lieben, so ist doch nicht zu leugnen, dass die partiellen plastischen Ersetzungen diesen Vorwurf weit weniger verdienen, dass ferner durch Vervollkommnung der Methoden, und insbesondere durch Nachoperationen den Resultaten unserer kosmetischen Bestrebungen ein grösserer Erfolg verliehen werden kann, und andererseits verfolgt die plastische Chirurgie in vielen Fällen, ausser dem kosmetischen, den offenbar weit wichtigeren Zweck die Function des Organes wieder herzustellen. Gerade in dieser Beziehung halten wir auch die Erfolge für weit bedeutender, als in Bezug auf die Verschönerung. Um so bestimmter müssen wir einer noch jetzt von vielen gehegten Illusion, die besonders durch Dieffenbach genährt wurde, entgegentreten, die sich auf den Nutzen plastischer Operationen bei Afterproducten bezieht. Es ist vollkommen unbegründet, wenn man von transplantirten Lappen behauptet hat, dass sie vor Recidiven schützten. Wir haben wiederholt in solchen Lappen nicht bloss Epithelialkrebse und Scirrhen, sondern häufig auch Lupus recidiviren sehen, ja in manchen Fällen entsprang das Recidiv in einem von der Stirn überpflanzten Hautlappen, der ursprünglich vollkommen normal gewesen war [1]. S. oben S. 293 No. 213. S. 294 No. 237.

Die hauptsächlichsten Erfordernisse bei plastischen Operationen sind: 1) genügende Ernährung des überpflanzten Theils — d. h. möglichst breite Basis desselben; alle Lappen die einen grösseren Umfang, z. B. wie bei der totalen Rhinoplastik haben, bedürfen durchaus eines gehörigen Stieles, dessen Breite mindestens vier bis fünf Linien betragen muss. Befolgte man diese Regel nicht, so haben wir öfters theilweises Absterben

[1] Vergl. die Zusammenstellung in der Dissertation von O. Lange: ad chirurgiam plasticam symbolae. Bonn 1856. 4.

eintreten sehen. Alle Methoden, welche dem Lappen eine breite Basis lassen, wie die Celsus'sche (sogen. Französische) der blossen Verschiebung, so wie die Burow'sche des dreieckigen Zuschnitts geben daher bessere Aussichten. Je geringer die Drehung ist, welche der Lappen erleidet, desto günstiger ist seine Ernährung; er darf nicht eingeengt und eingeklemmt werden durch benachbarte Haut. Er darf nicht hohl liegen, aber auch nicht zu sehr gespannt werden. Ausserdem ist es von grosser Wichtigkeit den Lappen selbst (z. B. zur Herstellung der Nasenlöcher) nicht zu weit einzuschneiden, oder gar ihn an der Spitze zu halbiren. Eine plastische Operation die den Zweck hatte beide Augenlider, die durch eine Verbrennung zerstört waren, zu ersetzen, wobei ein oblonger Lappen, dessen Basis vor dem Ohre lag, und der sich an der Seite des Kieferwinkels hinaberstreckte, an seinem Ende in zwei Lappen getheilt wurde, deren jeder ein Lid ersetzte, sahen wir dadurch an den Spitzen absterben. Ebenso muss man das Zusammenstossen mehrerer Spitzen in einem Punkte, so dass eine sternförmige Naht entsteht, vermeiden. Schon T- oder H förmig zusammenstossende Nähte sind der Vereinigung nicht günstig. Eine Hauptsache bildet eine gute und vollständige Verbindung mit der Nachbarhaut. Diese ist nur zu erreichen, wenn die Wundränder möglichst gleiche Dicke haben und scharf und glatt abgeschnitten sind. Degenerirte, z. B. von Lupusknoten oder -Narben, oder von Brandnarben durchsetzte Haut ist zur Heilung per prim. int. nicht geeignet. Und diese letztere ist es, welche zum Gelingen plastischer Operationen durchaus erforderlich ist. Wo daher die Nachbarhaut zu reichlich ist, so dass sie oder der Lappen, wie z. B. bei der Transplantation aus der Stirn auf die Nase, gefaltet wird, thut man besser ein Stück der Haut — aber nicht des Lappens zu opfern. Eine gute Verbindung ist ausserdem nur möglich durch eine gute Naht und durch frühe Entfernung aller überflüssigen Nähte. Durch Knopfnähte, die man länger liegen lassen kann, sollte allemal die Hauptbefestigung des Lappens vorgenommen werden. Die feinere Vereinigung in den Interstitien der Knopfnähte geschieht am besten mit ganz feinen Insectennadeln (von der feinsten Nummer). Bei einiger Uebung gelangt man dahin, dieselben ohne dass sie sich biegen durchzuschieben; die Burow'schen glattgeschlagenen englischen Nähnadeln sind noch bequemer, aber theurer. Die Führung der Nadeln erleichtert ein Drahtzangen ähnlicher Nadelhalter (wie ich ihn zuerst von Herrn Prof. Busch anwenden sah) ungemein. Mit solch feinen Nadeln, die man mit Flockseide umwickelt, kann der transplantirte Lappen ganz glatt angepasst werden. Von denselben werden diejenigen, welche den meisten Druck ausüben, schon an demselben Tage wieder entfernt, indem man die Fädenschlingen (aber nicht die Wunde) mit Collodium überstreicht und die Nadel rotirend nicht zurück, sondern vollends durchzieht. Morgens und Abends kann man an den folgenden Tagen die übrigen Nadeln allmählich folgen lassen, während die Knopfnähte am längsten liegen bleiben. Auch beim Herausziehen dieser muss man sehr vorsichtig sein, um keine Zerrung der frisch vereinten Ränder zu bewirken. Man ersetzt sie durch schmale Streifchen englischen Pflasters, deren Enden man ebenfalls mit Collodium überstreicht.

Oft sieht man bei aller Vorsicht, auch wenn man die Gefässe des Lappens, dessen Arterien trotz Dieffenbach's entgegengesetzter Mahnung, wie B. Langenbeck zeigte, nicht durchschnitten werden sollten, unversehrt erhalten hat, Blutstauungen im Lappen eintreten. Dieselben sind fast immer venöser Natur und unterscheiden sich durch ihr frühes Eintreten und ihre dunklere Färbung von den entzündlichen, erst nach zwei Tagen eintretenden und heller gefärbten Stauungen im Lappen. In beiden Fällen droht brandiges Absterben, ein schlimmerer Feind plastischer Operationen als der Mangel einer Heilung per primam intent., wobei doch nur der Lappen sich retrahirt, aber nicht verloren geht. Reichliche Scarificationen und Application von Blutegeln helfen in beiden Fällen sicher, wenn sie Blutentziehung bewirken; können sie diese nicht herbeiführen, so ist die Gefahr auch nicht mehr durch Chamillenumschläge, reines Bleiwasser u. s. w., die man der Blutentziehung sonst folgen lässt, abzuwenden. Wir haben öfter sehr gefährdete Lappen auf diese Weise gerettet.

Fräulein M. J. aus St. Vith, 26 Jahre alt, hatte seit Jahren an Lupus der Nase und Wangen gelitten, der durch wiederholte Application von Glüheisen und den Gebrauch von Kreuznach zum Stillstande und zur scheinbaren Heilung gebracht worden war. Von der Nase stand nur noch der knöcherne Theil; die Flügel, die Spitze und das knorpelige Septum waren verloren. Die Nasenlöcher ganz verengert. Am 22. Sept. 1853 wurde mit gütiger Erlaubniss des abwesenden Hrn. Gehr. Wutzer von mir unter freundlicher Assistenz des Hrn. Dr. H. J. Schaeffer der Ersatz der Nase aus der Stirnhaut vorgenommen. Ein grosser birnförmiger Lappen aus der rechten Stirnhälfte entnommen mit breitem Stiele auf dem Nasenrücken aufsitzend, wurde nach rechts umgeschlagen auf den frisch verwundeten Stumpf überpflanzt. Zwei Seiteneinschnitte dienten zur Herstellung der Flügel, indem die dreieckigen so entstandenen Läppchen nach innen umgeschlagen wurden. Der mittlere Theil wurde für den Ersatz des Septum benutzt, die Nase durch mit Charpie umwickelte Federspulen gestützt. Abends hatte der Lappen ein sehr gutes Ansehen und es wurden 10 Nadeln auf die angegebene Weise entfernt. Am 23. Morgens erschien der Lappen an der linken Seite kühl und bläulich. Sämmtliche Nadeln bis auf die Ecknähte wurden an dieser Seite entfernt. Der Lappen erholte sich durch die kleinen Blutergüsse aus den Nahtlöchern. Gegen Nachmittag wurde er heiss und blau an derselben Stelle; es wurden 3 Blutegel angesetzt, die lange nachbluteten, wodurch der Lappen vollkommen sich erholte. Am 24sten Abends trat noch einmal eine gefährliche Stase ein; es wurden deshalb mehrere Scarificationen gemacht und nochmals Blutegel gesetzt. Die Spitze des Septum war aber leider abgestorben, und der Rest zog sich zurück. Sonst blieb der Lappen ganz und heilte vollkommen an. Am 29. October war die Stirnwunde geheilt; doch hatten sich neue Lupusknoten auf der Wange gebildet, die wiederholt gebrannt wurden. Später verengerte sich die Nasenöffnung von Neuem und erforderte mehrere Nachoperationen. Im Jahre 1858 hatten sich sogar im Lappen einige Lupusknoten gebildet, die indess glücklich wieder ausgebrannt wurden. Das Septum herzustellen ist trotz wiederholter Versuche nicht gelungen, auch wollte sich die Patientin nicht zu einer vollständigen Operation entschliessen. So lässt die untere Partie der Nase noch Manches zu wünschen übrig.

Die Vereinigung der Wunde, aus welcher der Lappen entnommen wurde, halten wir für durchaus überflüssig und verwerflich, weil dadurch die Spannung vermehrt und das Entstehen gefährlicher Pseudoerysipele begünstigt wird; dasselbe gilt von den entspannenden Seiteneinschnitten. Schon Graefe empfahl die Wunde durch Granulationen heilen zu lassen, während Dieffenbach der Vereinigung das Wort redete. Es ist ein wesentliches Verdienst B. Langenbeck's und seiner Schule auf die Zusammenziehung der Lappenwunde verzichtet zu haben. Ich habe regelmässig gesehen, dass die Nähte durchschnitten, und die Wunde nach wie vor klaffte. Was sich ohne alle Spannung vereinigen lässt, wird man natürlich nähen.

Behufs des Ersatzes ganzer Nasen hat die Neuzeit zu den älteren Methoden manche wichtige Bereicherung gebracht. Unter diesen stehen diejenigen Methoden im Ganzen obenan bei denen die Haut aus der Nähe genommen wird. Eine wesentliche Bereicherung bildete zunächst die Entnehmung des

Stirnhautlappens aus der Seite über der Augenbraue (Lisfranc), die besonders Herr Gehr. Wutzer gern übte, und nach welcher ich ausser dem eben angeführten Falle, auch eine halbe Nase bei einem 46jährigen Bauern Jungbluth mit sehr gutem Erfolge formte. Da hiebei der Stiel nicht um 180° sondern nur circa 120° gedreht wird, so fällt ein Theil der Gefahr für das Leben des Lappens weg. Das Verziehen der Augenbraue nach aufwärts wird vermieden, wenn man die Wunde klaffen lässt. Immer bleibt aber die Haut des Nasenrückens unbenutzt, ja wenn man von vorn herein eine möglichst geringe Entstellung desselben durch die Umdrehungsfalte haben will, so ist es am zweckmässigsten, den Schnitt in der Mitte nicht einfach gerade herabzuführen, sondern dabei ein Dreieck ausfallen zu lassen (Vgl. Taf. IX. Fig. 9 d), wie ich dies in den angegebenen Fällen ausführte [1]), dadurch gewinnt der Stiel des Lappens Platz, und die Falte wird viel geringer. Immer bleibt aber der Stirndefect beträchtlich und die Narbe auffallend. Dieser Umstand veranlasste Hrn. Prof. Busch die vortreffliche Haut des Nasenrückens und der Glabella, wie schon B. Langenbeck die Nasenhaut zu partiellem Ersatze benutzte, selbst zum Lappen zu verwenden, dessen Stiel ganz breit an die Seite des Nasenrückens fällt. Taf. IX. Fig. 10 a. So bleibt die Stirn fast unversehrt; denn muss man auch den Lappen weit zwischen beiden Augenbrauen auf die Glabella mit seiner Spitze hinaufreichen lassen, so wird durch die Narbencontraction die Wunde sehr verkleinert und die Narbe auf der Nasenwurzel fällt so gut wie gar nicht auf, ausserdem aber hält sie den Lappen auf das Schönste gespannt [2]). Die Nasen, die ich auf diese Weise habe bilden sehen, waren sehr gelungen, ja es war nach der Heilung schwer ihren Ursprung zu errathen, so dass diese Methode vor allen andern den Vorzug verdient. Durch dieselbe entgeht auch die Rhinoplastik aus der Gesichtshaut dem Vorwurfe entstellender Stirnnarben, derentwegen besonders Herr Gehr. Wutzer in manchen Fällen der italienischen Methode, die er bekanntlich dahin modificirte, dass er die Haut des Vorderarms benutzte, den Vorzug gab.

[1]) S. Lange l. c. S. 6 und Fig. 1.

[2]) Vgl. das Nähere über diese Methode in der Abhandlung von Herrn Prof. Busch in Virchow's Archiv Bd. XVI.

Ich habe allerdings ihn einige Nasen aus der Vorderarmhaut bilden sehen [1]), welche besonders so lange der Lappen noch nicht geschrumpft war, nichts zu wünschen übrig liessen. Allein die Qual, der sich der Patient unterzieht, indem er mehrere Wochen die Eiterung unmittelbar über seinem Munde geniesst, ist eine sehr erhebliche. Ausserdem behält die Vorderarmhaut immer ihre weissere Farbe und grössere Zartheit, wodurch der Lappen so absticht, dass die Kranken gewöhnlich zum Schminken ihre Zuflucht nehmen. Endlich zieht sich im Laufe der Jahre die Armhaut, auch wenn der Lappen mehr als reichlich gross war, sehr beträchtlich zusammen. Die schönste Nase aus der Vorderarmhaut bei einem 30jähr. Ackerer Peter Hürter (bei Lange S. 12), welche 1853 gebildet wurde, ist im Laufe der Zeit so geschrumpft, dass die Nase wie eine starke Stumpfnase aussieht. Freilich ist dies auch mit Nasen aus der Stirnhaut der Fall, und eine im Jahre 1832 bei einer Frau aus Cöln ebenfalls von Herrn Gehr. Wutzer gebildete und sehr gelungene Nase ist jetzt ein ganz schmales kleines runzliches Näschen, welches indess so natürlich aussieht, dass ein Laie gewiss den Ursprung desselben nicht erräth.

Das beste Mittel bei ganzen Nasen die Nasenlöcher offen zu halten, ist die Umsäumung derselben durch Umklappen der Haut mittelst zweier kleiner Seiteneinschnitte, wobei die freien Läppchen mit einer Fadenschlinge und durch eine Art Sutura clavata festgehalten werden. Auch darf der Kranke nie unterlassen, alle Abend Röhrchen (am einfachsten Federspulen) einzulegen.

Zur Bildung einzelner Nasenflügel eignet sich vorzüglich die Haut der Oberlippe. Dieffenbach hat dieselbe zwar verdächtigt, als wenig zu plastischen Operationen brauchbar; indess haben wir im Gegentheil gefunden, dass diese gefässreiche Haut gerade vorzugsweise leicht anheilt. Ausserdem giebt die gleich zu beschreibende Methode die vollkommensten Nasenflügel, indem der umgeschlagene Rand besonders natürlich aussieht. Der folgende Fall, in welchem ich mich dieser Methode bediente, möge das Verfahren erläutern.

[1]) S. Lange a. a. O.

W. Hermanns, 20 Jahre alt, hatte lange Zeit an scrophulöser Ozaena und Lupus des linken Nasenflügels gelitten. Jodeisen; Entfernung der wuchernden Schleimhautgranulationen mit dem Messer, Aufpinseln von Eisenchloridlösung und Glüheisen hatten die Krankheit beseitigt. Es handelte sich um den Ersatz des ganzen linken Flügels, von welchem nur noch ein ganz kleiner Stumpf an der halbmondförmigen Furche stand. Herr Gehr. Wutzer hatte die Güte mir die Operation zu übertragen. Der Ersatz aus der Oberlippe bot sich gewissermassen von selbst dar, indem der Kranke eine sehr starke scrophulöse Oberlippe hatte, durch deren Verkleinerung man ihn nur verschönern konnte. Am 15. Jan. 1854 bildete ich deshalb, nachdem ich die Ränder der Nase rings um den defecten Flugel scharf abgetragen hatte, genau aus der Mitte der Lippe, dem Filtrum desselben entsprechend, einen Lappen von der Grosse eines Daumengliedes, dessen etwas schmalere Basis (Taf IX. Fig. 6) unter der Nasenscheidewand lag und dessen Spitze bis an den rothen Lippensaum reichte. Der Lappen ging aber nicht wie bei den von Dieffenbach geubten Methoden zum Wiederersatze des Septum bis auf die innere Lippenschleimhaut, sondern umfasste nur die Haut der Oberlippe. Derselbe wurde nun nach aufwarts gedreht und angeheftet, so dass seine linke Seite dem Nasenwundrande entsprach. Die Wunde in der Mitte der Lippe wurde durch einen Scheerenschnitt, der ein kleines Dreieck umfasste, bis über den Schleimhautrand verlangert, so dass keine rüsselformige Hervorragung zu sehen war. Taf. IX. Fig 7 Die Heilung geschah ohne Eiterung. Vier Wochen spater wurde die Brücke von der Oberlippe losgetrennt, die Innenseite des Lappens die sich mit Granulationen bedeckt hatte, verdunnt, und der Stiel nach oben geschlagen, wodurch der Flügel einen schönen Saum erhielt. Auch jetzt gelang die Heilung sehr bald. Wir haben den Kranken spater ofter wiedergesehen und können den Erfolg als einen ungewöhnlich glücklichen ruhmen, indem die halbmondformige Narbe den Contouren eines normalen Nasenflügels entspricht. Taf. IX. Fig. 8.

Zum Ersatze von Augenlidern, die der Plastik oft die schwierigsten Aufgaben stellen, eignet sich wie für die Nasenbildung die Haut der Nasenwurzel ganz vorzüglich, da sie an Zartheit der Lidhaut gewöhnlich nicht viel nachsteht. Besonders bei einem Defecte am innern Augenwinkel, der durch ein Cancroid entstanden war, habe ich mich jüngst der von Hasner v. Artha angegebenen Methode mit Vortheil bedient. Bei grossen und umfangreichen Defecten wird neben der Dieffenbach'schen besonders die Burow'sche Methode immer noch die besten Resultate geben. Bei allen sollte man immer versuchen, wie wir dies öfter gethan haben, den Lappen mit Conjunctiva zu umsäumen. Am geringsten sind die Vortheile des Fricke-schen Verfahrens, dessen Uebelstände Dieffenbach vorzüglich schilderte. Nichts sieht hässlicher aus, als der dicke fingerförmige Wulst der durch die Schrumpfung eines solchen Lappens entsteht. Wir möchten dieselbe daher lieber ganz vermeiden, und insbesondere lässt sich bei den durch Verwachsung mit dem Orbitalrande nach Caries entstandenen Ectropien der permanenten Narbentrennung der Vorzug geben (s. unten).

Den meisten Spielraum für plastische Operationen geben die Lippen[1]) durch die Häufigkeit des Lippenkrebses, besonders wenn man dieselben gründlich, d. h. ganz im Gesunden entfernen will, wozu die keilförmige Excision nicht immer ausreicht. Sehr zweckmässig ist hier zuweilen die Anlegung mehrerer Keile, indem ein mittlerer die am weitesten nach abwärts reichende Partie umfasst, während zwei horizontal liegende die seitlichen Partien umziehen (vgl. Taf. IX. Fig. 13) oder wenn der Krebs den Mundwinkel einnimmt, ein horizontaler Keil im Mundwinkel und zwei senkrechte in den Lippen. S. Taf. IX. Fig. 12. Diese Methoden sind im Ganzen zweckmässiger als die wobei grössere oblonge Lappen transplantirt werden, und nähern sich der Methode der Dreiecke, deren sich Burow bediente. Die letztere habe ich in einem Falle von recidivem Lippenkrebs, wodurch neben dem Mundwinkel ein Loch entstanden war, mit Benutzung der Haut der Wange mit Nutzen angewandt. Taf. IX. Fig. 11.) Recht brauchbar ist zuweilen auch eine Methode mit halbmondförmigen dreieckigen Lappen, die unterhalb der erkrankten Partie gelegen ihre Spitzen einander zuwenden und hinaufgeschoben werden (Taf. IX. Fig. 9 f, g). Unter allen Umständen soll man bei Transplantationen von Lippen die Lappen mit Schleimhaut umsäumen, weil dadurch ein dem natürlichen Lippensaume viel ähnlicheres Ansehen bedingt wird. Die Schleimhaut an der Innenseite der Wangen und Lippen ist sehr geeignet zu solchen Ueberpflanzungen, da sie sehr dehnbar, sehr gefässreich und daher zum Anheilen sehr disponirt ist. Auf diese Weise habe ich schon 1852[2]) nach Exstirpation eines Krebses der Oberlippe und Bildung eines Lappens aus der Wange denselben mit einem grossen von der Innenseite der Unterlippe und der Wange entnommenen Schleimhautlappen umsäumt. Zuweilen kann man schmale Lippenkrebse auch durch horizontale Keile entfernen, indem ein Schnitt parallel dem äusseren, ein zweiter parallel dem innern Lippenrande keilförmig zusammenstossend

[1]) S. die Dissertation von Heck: de restaurando labro inferiore. Bonn 1849.

[2]) Also ehe uns die Beschreibung eines ähnlichen Verfahrens von B. Langenbeck (Deutsche Klinik 1853. No. 1.) zu Gesichte kam.

die kranke Partie umfasst; vereinigt man dann die äussere Haut mit der Schleimhaut, so erhält man eine fast vollkommen unversehrte Lippe. So operirte ich im Jahre 1858 einen hessischen Oberförster, Herrn F., bei dem sich bis jetzt kein Recidiv eingestellt hat.

Bei der Operation der Hasenscharte wie bei Vereinigung aller Arten von Lippendefecten finde ich es überhaupt sehr zweckmässig, die Schleimhautfläche ebensowohl mit feinen Knopfnähten zu vereinigen, wie auch die äussere Haut. Man bekommt dadurch nicht die gewöhnlichen furchenartig eingezogenen Narben, die nach manchen derartigen Operationen, auch wenn man sich der besseren neueren Methoden bedient, zurückbleiben. Es lässt sich diese Naht — eine Doppelnaht wie ich sie von Herrn Gehr. B. Langenbeck bei der Vereinigung eines Dammrisses ähnlich in Berlin (1851) ausführen sah, und wie sie Küchler auch sehr zweckmässig für die Blasenscheidenfistel anwandte — sehr leicht anlegen, wenn man zuerst die Lippe umstülpt. Ein sehr gutes Resultat habe ich jüngst bei einer Hasenscharte mit Gaumenspalte erzielt, weshalb ich dasselbe zur Nachahmung um so mehr empfehle, als hier die sonst sehr gefürchtete Vereinigung des knöchernen Gaumens in früher Kindheit überraschend gelang, und wie es scheint ein ähnlicher Versuch noch nicht gemacht worden ist. Wenn auch einzelne Fälle spontaner Heilungen nach der Operation der Hasenscharte vorgekommen sind, so darf man doch auf eine solche nicht rechnen, und scheint mir die Kiefernaht gerade bei kleinen Kindern mehr Aussicht auf Erfolg zu versprechen, als in irgend einem späteren Lebensalter, da die Knochen noch unvollkommen vereinigt und in den Nähten noch nachgiebig sind. Die Gefahr der Blutung lässt sich durch Compression mit Badeschwamm beseitigen. Bei schnellem Operiren wird der Schmerz nicht zu lange dauern.

Susanne Thone aus Kettig bei Neuwied, 6 Wochen alt, ein zartes aber nicht schlecht genährtes Kindchen, wurde mit ihrer Mutter am 22 März 1859 in das evangelische Krankenhaus aufgenommen. Die Oberlippe war rechts gespalten, und zwar war der rechts gelegene Theil schmal und schlecht entwickelt, der links gelegene dicker; die Lippenspalte setzte sich durch das rechte Nasenloch in den Zahnfortsatz des Oberkiefers und in den horizontalen Theil des Gaumens fort, erreichte jedoch nicht das Gaumenbein selbst und den weichen Gaumen. Das Os incisivum der rechten Seite war also mit dem der linken verwachsen und die Spalte reichte gerade so weit, wie das Zwischenkieferbein in den Gaumen hinein. Die Spaltenränder standen vorn 4 Linien von einander, auch ragte der Zwischenkiefer nach vorn einige Linien mehr vor als der Oberkiefer. Das Nasenloch rechts war verzogen und der Flügel abgeplattet. Ich beschloss mit der Schliessung der Lippenspalte die des Gaumens zu versuchen. Bei der Weichheit der Knochen durfte ich hoffen denselben ohne besondere Schwierigkeit mit einer starken Nadel zu durchdringen. Ich liess mir deshalb eine starke vollkommen halbkreisförmige runde Nadel (von 3 Linien Weite der Sehne des Bogens) mit Troikartspitze machen [1]), in deren oberes Ende ein feiner Silberdraht in einen Schraubengang sich eindrehen liess. Am 23. März unternahm ich unter freundlicher Hülfe des Herrn Dr. Leo die Operation ohne Chloroform. Zuerst sollte der Gaumen vereinigt werden. Zu dem Zwecke wurden die Ränder der Knochenspalte mit einem ganz kleinen aber starken convexen Skalpelle abgetragen. Dann wurden zunächst am hinteren Ende, dann weiter nach vorn mittelst der mit einer Busch'schen Nadelzange gefassten Nadel zwei Silberdrähte durch den Knochen hindurchgeführt und dieselben, während wir mit den Fingern den linken Kiefer so stark wie möglich nach rechts hinüberdrängten, zusammengedreht. So liess sich die Spalte sehr gut schliessen. Vorn durch den Zahnfortsatz legte ich noch eine Sutur mit einem Seidenfaden. Hier blieb indess eine kleine Einkerbung; die während der Einführung des Drahtes durch ein aufgedrücktes Schwammstückchen gehemmte Blutung war durch diese Naht vollkommen gestillt. Da das Kind die etwas schwierige Operation sehr gut ertragen hatte, so schritt ich nun rasch zur Operation der Hasenscharte. Rechts wurde der Lippensaum einfach abgetragen, der linke Theil wurde nach dem Verfahren von Mirault zu der Bildung eines dreieckigen Lappens benutzt, welcher vor die rechte Seite zu liegen kam. Nach Anlegung der Naht auf der Gesichtsseite legte ich noch zwei feine Nähte auf der Schleimhautseite an. Die Vereinigung der Hasenscharte erfolgte prima intentione. Ebenso trat am Gaumen keine Eiterung ein. Am fünften Tage waren die Drähte locker geworden. Ich schnitt mit einer scharfen Nadelzange die Oesen hart am Knochen durch und zog sie heraus. Das Resultat liess nichts zu wünschen übrig und nur am Zahnfortsatz war ein kleiner Einkniff geblieben, der in der Folge wohl ganz schwinden wird. Am 8. April verliess das Kind geheilt das Krankenhaus.

Der Seltenheit ähnlicher Fälle wegen will ich hier auch einer plastischen Operation am Ohre gedenken, die ich kürzlich ausgeführt habe und welche die Wiedereröffnung des verwachsenen äusseren Gehörganges zum Zwecke hatte.

Jacob Voigt aus Mülheim bei Neuwied kam am 31. Juli d. J. zu mir. Es war ihm im März 1858 das Rad einer Karre über das rechte Ohr hinweggegangen, und hatte ihm dasselbe in eine obere und untere Hälfte getrennt. Er hatte dabei so wenig Schmerz empfunden, dass er erst, als er sich das Blut in einem Bache abwusch, bemerkte, dass das halbe Ohr herunterhing. Ein Wundarzt nähte eine halbe Stunde später das zerrissene Ohr wieder an. Die Heilung erfolgte theilweise unter Eiterung, welche mehrere Wochen dauerte. Indess wuchs dabei allmählich der Eingang des Gehörganges zu und trotz der sechs Monate lang fortgesetzten Anwendung von Pressschwamm gelang es nicht die Oeffnung zu erhalten. Das Ohr schloss sich allmählich so vollkommen, dass von Zeit zu Zeit das Cerumen mit Eiter gemischt die verschliessende Membran schmerzhaft aufblähte. Auch das Gehör war so geschwun-

[1]) Vollkommen halbrunde ganz kleine Nadeln von nur 4 Linien Spannung sind überhaupt für die Gaumennaht die zweckmässigsten.

den, dass der Kranke das Ticken einer Uhr nur vernahm, wenn dieselbe das Ohr fast berührte. Als er sich mir vorstellte fand ich den Tragus (Taf. IX. Fig. 14 a) wie eine Klappe den äusseren Gehörgang verschliessend mit dem narbig durchfurchten Antitragus so vollkommen verwachsen, dass nur noch eine ganz feine Sonde auf gekrümmtem Wege durch eine ganz feine Spalte oberhalb des Tragus in den Gehörgang einzubringen war. Von hier aus erstreckte sich eine derbe Narbe quer durch das ganze Ohr bis an den hintern Rand (b) und von derselben eine zweite Tförmig durch das Ohrläppchen nach abwärts. Bei der festen narbigen Verwachsung konnte ein Erfolg nur von einer plastischen Operation erwartet werden, welche die Aufgabe hatte nicht bloss das Ohr zu öffnen und die Form leidlich herzustellen, sondern auch einer Wiederverwachsung vorzubeugen. Dazu reichte die blosse Trennung offenbar nicht aus. Die Operation wurde am 1. August im evangelischen Krankenhause unter Hülfe der Herren Dr. Leo und Dr. Nettekoven in folgender Weise gemacht. Zunächst trennte ich den Tragus in der Narbe vom Antitragus los, wobei sich ergab, dass die Verwachsung sehr in die Tiefe reichte; so wurde ein trapezförmiger Lappen (A) gebildet, den ich nach Excision eines Dreiecks vor dem Ohre (d e f Fig. 14) nach vorn zog und hier mittelst Knopfnähten befestigte. So war der Gehörgang wieder geöffnet, hatte aber freilich wunde Ränder, die nun noch bekleidet werden mussten. Einen Zipfel des Tragus nähte ich deshalb an der vordern Wand fest; sodann trennte ich die Haut des Ohrläppchens in Form eines dreieckigen Lappens los, welcher sich nach aufwärts ziehen liess und nähte denselben an der hintern Wand des Gehörganges fest (c Fig. 14 und 15). Es blieb nur eine schmale wunde Fläche zwischen beiden Lappen, durch deren Vernarbung diese zwar etwas einander genähert wurden. Der Gehörgang blieb aber ganz offen und das Ohr zeigte nach der Heilung, welche 3 Wochen erforderte, die Taf. IX. Fig 15 dargestellte Form. Auch das Gehör hat sich dadurch wesentlich gebessert, wenngleich es durch eine chronische Trommelfellentzündung und dadurch erfolgte Verdickung dieser Membran etwas erschwert blieb.

Plastische Operationen an andern Körpertheilen haben in der Regel den Zweck die Function eines Theils wieder herzustellen. So insbesondere empfehlen wir eine kleine plastische Operation nach der Amputation des Penis, die in der Spaltung der Urethralschleimhaut in zwei Lappen besteht, und so eine lippenförmige Mündung anstatt der gewöhnlich eintretenden ringförmigen Verengerung bildet Taf. IX. Fig. 18. In ähnlicher Weise sollte man allemal auch die Operation der Phimose wie eine plastische behandeln. Die früher gebräuchlichen Verfahren der blossen Spaltung geben sehr hässliche Resultate, indem sich gewöhnlich dicke Wülste wie Scheuklappen bilden, auch wenn man die Ecken abträgt. Oft genug tritt aber auch Wiederverwachsung ein. Das vielgerühmte Verfahren der Circumcision, wie sie Ricord ausführt, hat ebenfalls erhebliche Mängel. Wir haben gesehen, dass alle vorher angelegte Nähte durchschnitten wurden, und so von Neuem gelegt werden mussten[1]). Ausserdem

[1]) Dasselbe passirt leicht, wenn man bei Excision von Keilen aus der Zunge die Nähte vorher legt, weshalb wir dies Verfahren verwerfen.

bleibt man gewöhnlich vor der mützenförmig verengten Partie des innern Blattes und muss dies, wenn die Operation nicht vollkommen misslingen soll, noch nachträglich spalten. Ich übe deshalb seit Jahren folgendes vielfach erprobte Verfahren. Die Vorhaut wird nicht weiter vorgezogen als dass ihr ringförmiger Theil gerade vor der Eichel mit einem Scheerenschnitte abgetragen werden kann, und gerade so weit, dass kein engerer Ring des äusseren Blattes mehr vor der Eichel liegt. Dies äussere Blatt wird nun zurückgezogen, und man sieht die Eichel von dem inneren Blatte wie von einer Zipfelmütze überzogen. Dasselbe wird nun mit der Hohlscheere von dem Frenulum aus nach rückwärts gespalten, jedoch, so dass ein von zwei halbelliptischen hinter der Corona glandis zusammenstossenden Scheerenschnitten umfasster Keil wegfällt. Der Rest wird mit der äusseren Lamelle durch feine Knopfnähte sorgfältig ringsum vereinigt, wodurch die Heilung gewöhnlich sehr beschleunigt wird.

Auch bei der Operation der Blasenscheidenfistel verdient die Transplantation der Scheidenschleimhaut, in Form grosser breitbasiger Lappen, die zur Deckung des Loches mehr als ausreichen, wesentlich der Berücksichtigung. Es würde zu weit führen, wenn ich hier in das Detail eingehen wollte und ich erwähne daher, dass solche Operationen in zwei Fällen von Herrn Gehr. Wutzer mit Erfolg versucht worden sind. Leider starb eine dieser Patientinnen, bei welcher der Lappen, aus der hinteren und seitlichen Scheidewand entnommen, bis auf eine kleine Lücke (nach unsäglich mühevollen vorangegangenen andern Operationen) angeheilt war, vor der letzten Operation an einer spontan eingetretenen Peritonitis.

Endlich will ich hier noch auf den bereits oben angeführten Fall von Transplantation aus der Wade verweisen, der bis jetzt einzig in seiner Art, leider nicht hinreichend bekannt geworden zu sein scheint und der jedenfalls zu weiteren Versuchen auffordert [1]), wiewohl die Heilung nicht durch erste Vereinigung gelang und daher der Lappen, welcher sich während der Eiterung nicht gehörig befestigen liess, sich zurückzog. Jedenfalls verdient indess in ähnlichen Fällen das Verfahren alle Berück-

[1]) Vgl. die Dissertation von O. Lange S. 18 und Fig. 9.

sichtigung, nur müsste man für vollkommene Fixirung der Theile aneinander Sorge tragen.

Eine grosse Bedeutung gebührt den plastischen Operationen gegenüber den narbigen Verwachsungen, insbesondere nach Verbrennungen, leider vereitelt hier nur oft die Gefässarmuth der Narben das Gelingen der plastischen Versuche. Wenn allerdings die spätere Contraction der Narbe, die in der Natur des Narbengewebes gelegen ist, welches allemal ursprünglich sehr gefässreich durch die Obliteration und Rückbildung der Gefässe und die Faserung der Grundsubstanz zwischen den Zellen (nicht aber durch die Letzteren selbst) eine Reduction im Umfange der Narbe bedingt, mit Recht gefürchtet wird, so hat man doch bisher im Allgemeinen auf die permanente Narbentrennung, wie sie von Amussat zuerst besonders bei der Operation verwachsener und angewachsener Lider empfohlen wurde, zu wenig Gewicht gelegt. Wir haben selbst in einem Falle von Ectropium im Jahre 1853 ein günstiges Resultat auf diesem Wege erlangt.

Helena Müller, 20 Jahre alt, scrophulös, hatte lange an Caries des Schläfen- und Stirnbeins der rechten Seite gelitten. Ein Fistelgeschwür hatte durch seine Verheilung eine Verwachsung des Lidrandes mit dem oberen Orbitalrande durch eine sehr feste Narbe in der Gegend der Thränendrüse bedingt, und gleichzeitig war an dieser Stelle die Conjunctiva palpebrarum mit der des Bulbus verwachsen, verdickt, und das Symblepharon erstreckte sich in Form eines fleischigen Flügelfells über den äusseren Abschnitt der Hornhaut. Die erste Operation begann mit der Trennung der Narbe und der Excision eines dreieckigen Keils aus dem Lide, wonach die Ränder desselben durch die Naht vereinigt wurden. Da indess die äussere Fläche des Lides nicht mit Haut bedeckt war, so entstand durch die Narbe das Ectropium von neuem. Es wurde nun das Symblepharon abgetragen und die Narbenbildung täglich durch Trennung der Granulationen mit einer Sonde gestört; doch gelang es nicht dessen Wiedererzeugung zu verhüten. So wurde das Lid nochmals getrennt und ein Lappen nach der Fricke'schen Methode aus der Schläfe transplantirt. Derselbe heilte an und nun wurde das Symblepharon nochmals getrennt. Um die Wiederverwachsung zu verhüten, trennte ich jeden Morgen mit einer Hohlscheere die Granulationen zwischen Lid und Bulbus von neuem und so gelang es nach 6 Wochen eine so lange Narbe zu gewinnen, dass von einem Symblepharon keine Spur mehr vorhanden war. Am 8. Februar 1854 wurde die Kranke vollkommen geheilt entlassen.

In diesem Falle war also eine permanente Narbentrennung geübt worden, deren man in andern Fällen nicht bedarf. Aehnliche Erfolge hat man in neuerer Zeit auch durch blosse Dehnung der Granulationen erzielt [1]). Da man solche Fälle mit

[1]) Vgl. W. Busch chirurg. Beobachtungen. Berl. 1854 u. Charité-Annalen Bd. VIII.

Misstrauen aufgenommen hat, so verweise ich hier auf die neuern von Herrn Prof. Busch mitgetheilten Beobachtungen und bemerke nur, dass ich in dem einen von Herrn Prof. Busch beschriebenen Falle einer erheblichen Contractur des Daumens selbst den täglichen Verband zu leiten hatte, und das vollkommen glückliche Resultat bestätigen kann. Es möchte daher nicht ohne Interesse sein, auch den folgenden Fall hier anzureihen, bei dem freilich eine bedeutende Transplantation den meisten Antheil am Erfolge hatte. Jedenfalls sind diese Beobachtungen in sofern von grosser Bedeutung, als wir durch eine sorgfältige Ueberwachung und Leitung der Narbenbildung es offenbar in unserer Hand haben, der Narbe die nöthige Länge zu geben, und spätere Contracturen und Verwachsungen zu verhüten — ein Umstand der von der grossen Menge der Aerzte ganz übersehen wird, welche derartige Vernarbungsprocesse allzu leicht sich selbst überlassen.

Eine 32jährige Dame Frau O. aus Aachen, hatte vor 4 Jahren das Unglück, dass ihre Kleider am Ofen Feuer fingen. Um ihre auf sie zueilenden Kinder nicht der Gefahr der Verbrennung auszusetzen, lief sie auf die Strasse. Ein Vorübergehender hatte die Geistesgegenwart die Unglückliche zu Boden zu werfen und seinen Rock über sie auszubreiten, wodurch das Feuer erstickt wurde. Sie hatte indess sehr ausgedehnte Verbrennungen davongetragen, namentlich war die Haut an der Vorderseite beider Arme, um die Brüste und den Hals, dann über den Schulterblättern und den grösseren Theil des Rückens, endlich an den Oberschenkeln und dem Unterleibe mehr oder weniger vollständig verbrannt. Besonders war dieselbe über der rechten Ellenbeuge vollkommen bis auf die Muskulatur verkohlt. Dennoch gelang es sorgfältiger ärztlicher Behandlung das Leben zu erhalten; ein ganzes Jahr verging bis zurg änzlichen Heilung. Es bildeten sich feste derbe Narbenstränge, die die Bewegung mehr oder minder hemmten und insbesondere war dies der Fall mit einer Narbe des rechten Arms. Hier bildete sich gerade über dem Biceps in der Ellenbeuge ein sehr dicker am Vorderarme ausstrahlender Strang, der an der Innenseite des Armes hinauflaufend sich hier mit der Narbe in der Achsel und gegen das Schulterblatt hin verbindend, nicht allein die Streckung des Armes unmöglich machte, sondern auch die Elevation desselben über die Horizontale hinaus hinderte. Im October 1858 consultirte mich die Patientin; ich rieth ihr zu einer Operation, zu der sie sich sofort entschloss. Eine genaue Untersuchung des Armes ergab nämlich (Taf. IX. Fig. 1), dass derselbe nicht über einen Winkel von 65 Grad hinaus gestreckt und kaum bis zur Horizontale erhoben werden konnte, und somit für die Frau fast vollkommen unbrauchbar war; sie war nicht im Stande ohne Bücken des Kopfes zu essen, sich das Haar zu machen, die Schuhe anzuziehen, irgend etwas herabzunehmen u. s. w. Die Narbe begann strahlig auf dem Vorderarm, bildete über der Ellenbeuge einen dicken schwimmhautähnlichen Strang, der mit der Achselnarbe in Verbindung stand und nach aussen mehrere Verzweigungen hatte. Am 1. November 1858 machte ich, nachdem die Kranke chloroformirt war, wobei sie uns in sehr erhebliche Lebensgefahr gerieth (siehe oben S. 55), die Operation in folgender

Weise. Ich trennte zunächst die schwimmhautähnliche Narbe über der Flexionsseite des Vorderarms durch zwei sich in Form eines V begegnende Schnitte los, und präparirte sorgfältig die subcutanen Narbenstränge die zwischen die Gefässe und die Muskulatur eindrangen ab, indem ich sie grösstentheils vollständig exstirpirte. Nachdem dies in genügendem Maasse geschehen war, wurde der Vorderarm gestreckt. Die Haut des Oberarms mit dem dreizipfligen Narbenfortsatze, den ich auseinander gebreitet hatte, schob sich dabei so in die Höhe, dass die Gefässe freilich nicht blos, aber doch unmittelbar unter der vernarbten Aponeurose gelegen in der Wunde exponirt waren. Letztere bildete nach Exstirpation aller festhaltenden Stränge eine grosse dreiseitige 4 Zoll lange Lücke. Weniger um diese zu decken, als vorzüglich um die Bildung einer neuen Längsnarbe zu unterbrechen, transplantirte ich zwei von den Seiten entnommene Hautlappen so über die Ellenbeuge, dass sie gerade in der Mitte zusammenstossend eine Brücke bildeten; zu dem Ende wurden von den beiden Seiten der Wunde halbmondförmige Schnitte nach hinten geführt und so zwei symmetrische breite Lappen gebildet, deren Basis der Rückseite des Vorderarms entsprach. Fig. 1—3 b und c. Die Haut an der Aussenseite desselben war dazu ganz brauchbar, und nur oberflächlich vernarbt; an der Innenseite war die Oberhaut bis über die Malpighische Schicht verloren gegangen und durch Narbenepithel ersetzt. Die Lappen passten sehr gut und wurden durch Knopfnähte befestigt. Oberhalb und unterhalb blieben zwei Lücken, die ich um die Ernährung der Lappen nicht zu beeinträchtigen, gar nicht vereinigte, sondern mit Charpie bedeckte. Von dem innern Lappen ging leider ein schmales Randstück durch Brand verloren, glücklicherweise waren aber die Lappen schon so weit festgewachsen, dass sie sich nicht zurückzogen, und die Lücke, welche durch Granulationen vernarben musste, eine stundenglasförmige Gestalt hatte. Fig. 3. Indess immerhin war, was ich vermeiden wollte, die Möglichkeit einer Längsnarbenbildung durch Verkürzung der Narbe gegeben, und so kam es vor Allem darauf an, den Arm sorgfältig in dem Grade der Streckung zu erhalten, den er durch die Operation bekommen hatte. Dies war nur durch fortgesetzte Ueberwachung der Vernarbung möglich, die ich consequent fortsetzte, indem ich, sobald die Granulationen sich gebildet hatten, täglich den Arm so weit wie möglich streckte, und namentlich alle Tage mehrere Stunden die Frau ihren Arm üben liess, indem sie, so lange sie es aushalten konnte, den Oberarm oberhalb des Ellenbogens auf einen Tischrand aufstützend, die supinirte Hand mit einem Gewichte beschwerte. Auf diese Weise erreichten wir, dass die Narbe so lang wurde, um die Streckung des Vorderarms bis auf 170 Grad zuzulassen. Am 22. December ging Frau O. nach Hause; die Vernarbung war fast vollendet, und zu Hause wurde dieselbe zu Ende geführt. Am 17. Juni d. J. hat mich Frau O. wieder besucht. Der Arm hatte sich nicht weiter verändert, die Narbe war fest und derb, die Lappen deckten die Ellenbeuge jetzt vollkommen, indem die Narbe in der Mitte sich in die Quere verkleinert hatte. Die Streckung war so weit wie angegeben möglich, und der Arm zeigte die in Fig. 2 und 3 Taf. IX. wiedergegebene Gestalt. Er war zu allen Verrichtungen brauchbar und vollkommen frei beweglich, konnte auch ohne Mühe auf den Kopf gelegt werden, indem die Narbe von der Achsel zum Vorderarm nicht mehr einen einzigen Strang bildete.

Wir können somit die Dehnung der Granulationen und nöthigenfalls ihre Trennung mit schneidenden Instrumenten, als die Mittel die Narbe von vornherein so lang zu erhalten, dass die von der Narbentrennung untrennbare Verkürzung den Erfolg der Operation nicht beeinträchtigt, nur dringend zu weiteren Versuchen empfehlen.

Operative Behandlung der Anchylosen.

Bei Besprechung der Fracturen und Luxationen habe ich bereits mehrerer Fälle erwähnt, in welchen wir glückliche Erfolge durch die in der Chloroformnarkose bewirkte gewaltsame Herstellung der Beweglichkeit anchylosirter Glieder erzielten. Auch ist die Reduction einer consecutiven Luxation des Oberschenkels nach Hüftgelenkentzündung und die einer spontan luxirten Hand erzählt worden. Hier mögen noch einige Fälle kurz mitgetheilt werden, welche die Erfolge der gewaltsamen Streckung gegenüber andern Methoden erläutern. Wir sind zwar keineswegs der Ansicht, dass durch dieses Verfahren die Tenotomie ganz überflüssig geworden wäre, können jedoch den Gegnern desselben durchaus nicht zugeben, dass die so überraschenden Resultate der gewaltsamen Streckung oder gewaltsamen Bewegung überhaupt von denen der langsameren mechanischen Behandlungsweise übertroffen werden. Sehr häufig wird die letztere, namentlich bei den Hüft- und Knieanchylosen, auf unüberwindliche Hindernisse stossen, die durch das mit Vorsicht und Umsicht ausgeführte Brisement sofort beseitigt werden. Im Ganzen scheint es allerdings wünschenswerth, dass die entzündlichen die Anchylose bedingenden Processe abgelaufen seien, obwohl bei solchen entzündlichen Vorgängen von vornherein eine sorgfältige Behandlung eine Verwachsung in einer dem Gebrauche des Gliedes ungünstigen Stellung nicht aufkommen lassen sollte; indess beweisen die oben angeführten Fälle, dass unter Umständen selbst noch vor Beendigung der Entzündung die Aenderung in der Stellung des Gliedes in der Chloroformnarkose versucht werden darf. Andrerseits sollte man bei jugendlichen Individuen vor beendigtem Wachsthume die gewaltsame Streckung niemals länger, als durch den entzündlichen Process dringend geboten wird, hinausschieben, da sonst sehr leicht das ganze Glied durch den mangelhaften Gebrauch in seinem Wachsthume gehemmt wird, und dann für immer zu kurz bleibt. Dies war der Fall bei einem 14jährigen Knaben, der in Folge einer Kniegelenkentzündung eine Kniecontractur in rechtem Winkel behalten hatte. Ein Vierteljahr lang waren von Herrn Dr. Parow durch Anwendung seiner sogen. Selbstextensionsmaschine methodische Bewegungen vorausgeschickt worden, ohne dass die Streckung bis über einen Winkel von 120° hinaus gelungen wäre. Der Kranke wurde daher am 10. Sept. 1857 in das evangelische Krankenhaus aufgenommen, und von mir sofort unter freundlicher Assistenz der Herren Dr. Parow und Dr. Leo die vollständige Streckung in der Chloroformnarkose unternommen, und mit Leichtigkeit das Bein vollkommen gerade gestreckt. Schon am 26. Sept. konnte der Kranke mit Hülfe eines Stockes gehen; er bedurfte aber eines Stiefels mit hohler Sohle um die 2½ Zoll betragende und durch die lange Ruhe entstandene Verkürzung seines Beines auszugleichen.

Auch bei Erwachsenen hat das zu lange Warten mehrfache Nachtheile; einmal entsteht leicht eine Subluxation der Tibia nach hinten, welche dann die äusserste Vorsicht bei der Streckung nöthig macht, um keinen Bruch oder auch nur eine Infraction des obern Endes der Tibia zu bewirken, und zweitens entsteht bei dem langen Nichtgebrauche der Muskeln leicht ein solcher Schwund derselben, dass sie sich nur langsam und oft erst nach Jahren erholen. Beide Umstände lagen in dem folgenden Falle vor.

Fräulein Margarethe L. aus Bonn, ein sehr zart gebautes schwächliches Mädchen, wurde im Winter 1852 in ihrem 14. Jahre, indem sie in einem feuchten Wohnzimmer sich aufzuhalten pflegte, von chronischer Gelenkentzündung in den beiden Fuss- und Kniegelenken, so wie in beiden Ellenbogen und Handgelenken und den sämmtlichen Fingern befallen, und durch diaphoretische Mittel besonders durch Spiritusdampfbäder soweit gebessert, dass sie den Sommer auf dem Lande zubringen konnte. Im Herbste wo sie wieder in die feuchte Wohnung in Bonn zurückkehrte, trat eine erhebliche Verschlimmerung der Kniee, besonders des linken ein, so dass man zu wiederholten Blutentziehungen und verschiedenen Ableitungsmitteln seine Zuflucht nahm. Neun Monate musste die Kranke im Bette zubringen, und als sie das Bett verliess, waren ihre Kniee zusammengezogen und sie musste sich der Krücken bedienen, um nur sich mühsam fortbewegen zu können. Im Jahre 1855 versuchte man vergeblich eine Kaltwasserkur. Eine neue Verschlimmerung trat ein durch ein während der zum ersten Male eingetretenen Menstruation genommenes Fussbad. Man versuchte durch Jod eine Vertheilung zu bewirken, ohne erheblichen Erfolg. Im April 1856 übernahm ich die Behandlung der Kranken; sie war äusserst heruntergekommen, bleich, abgemagert, appetit- und schlaflos, und litt an bald heftigeren bald schwächeren reissenden Schmerzen in allen Gliedern. Die Gelenke waren auffallend entstellt: am deutlichsten die der Finger, der Hände und der Kniee, deren Gelenkenden von wulstigen Wucherungen umgeben waren und bei Bewegungsversuchen deutlich crepitirten. Die Kniee besonders zeigten wulstige Verdickung der Gelenkenden der Schenkel und Schienbeine, letztere waren etwas nach hinten gewichen. Rechts stand der Unterschenkel in einem Winkel von 60 Grad, links in einem Winkel von 56 Grad. Am linken Knie war die Patella ganz fest, rechts etwas beweglich; bei Bewegungsversuchen trat sofort heftiger Schmerz auf, auch war die Gelenkkapsel sehr geschwollen. Die Waden waren ganz geschwunden, die Unterschenkel wie paralysirt; die Kranke konnte sich in keiner Weise auf die Beine stützen. Das Erste was mir nothwendig erschien, war eine Aenderung des gewöhnlichen Aufenthaltsorts des Kranken; ich liess ein luftiges sonniges Zimmer in dem oberen Stockwerke des Hauses beziehen; dann musste für Kräftigung der Constitution gesorgt werden, weshalb ich, da die Kranke zudem an fortwährender Verstopfung litt, sie Aloe-Eisenpillen nehmen liess; dann wandte ich längere Zeit hinter einander fliegende spanische Fliegen an. Die Kranke erholte sich; nach zwei Monaten stellten sich die Menses wieder ein, der Appetit kam wieder, die Schmerzhaftigkeit liess nach, die Schwellung der Gelenke nahm ab; die Kranke begann wieder auf Krücken sich zu bewegen. Ich schickte nun die Kranke auf sechs Wochen nach Aachen, von wo sie frei von allen Schmerzen im September zurückkehrte. Am 29. September 1856 unternahm ich die Streckung des rechten Knies in der Chloroformnarkose, die auch, da dasselbe wenigstens etwas beweglich geworden war, rasch und leicht gelang. Ich legte das Bein in eine Assalinische Hohlschiene und liess kalte Umschläge über das Knie machen. Nach Beseitigung der ersten Reaction legte ich am 5. October einen Gypsverband um das rechte Bein, und machte darauf die Streckung des linken fast unbeweglichen Knies. Die Patella erschien festgewachsen und vermehrte somit die Schwierigkeiten. Trotzdem gelang es durch seitliche Bewegungen derselben die Adhäsionen in der Narkose zu sprengen; auch gelang die Streckung vollkommen. Indess gewann das Knie hier nicht so vollständig seine normale Gestalt, weil die Subluxation der Tibia stärker als auf der rechten Seite gewesen war. Das Bein wurde in einer Hohlschiene befestigt. Die Reaction war etwas stärker, so dass erst gegen Ende Octobers das Knie schmerzfrei war. Rechterseits wurde der Gypsverband nach 14 Tagen entfernt, und nun begann ich mit passiven Bewegungen der Beine, welche allmählig auch durch active ersetzt wurden. Da indess bei der langjährigen Unthätigkeit der Beine die Waden vollkommen geschwunden waren, so bedurfte die Kranke bei den ersten Gehversuchen ausser den Krücken, um nicht in die Knie zu sinken, anfangs einer Maschine zur Unterstützung des Körpers. Dieselbe bestand aus einem starken eisernen Beckengurt, mit welchem in Charnieren zwei starke eiserne gegliederte Schienen in Verbindung standen. Dieselben waren andererseits an den Sohlen starker Lederschuhe befestigt und an sie wurden elastische Kniekappen angeknüpft. Unter den den Kniegelenken entsprechenden Charnieren waren starke Federn angebracht, welche das Einknicken der Kniee, wenn die Kranke aufrecht stand, verhinderten. Die Federn konnten durch Schrauben so gestellt werden, dass als die Kranke durch Uebung allmählig wieder grössere Kraft in den Muskeln gewonnen hatte, die Unterstützung allmählig geringer wurde, so dass sie zuletzt sich allein auf die Kniee verlassen musste. So kam sie im Laufe des Winters dazu wieder ohne Maschine und ohne Krücken zu gehen. Beide Kniee, auch das linke, wurden vollkommen beweglich. Dennoch haben sich in den folgenden Jahren von Zeit zu Zeit, besonders in den Hand- und Fussgelenken, weniger in den Knien Schmerzen eingestellt, welche mich veranlassten die Kranke im Sommer 1858 nach Wiesbaden, und im Sommer 1859 nach Aachen zu schicken, von wo sie jetzt fast vollkommen gesund heimgekehrt ist.

Mit viel geringeren Schwierigkeiten hat man zu kämpfen, wenn sich die Contractur in späteren Jahren bei Erwachsenen eingestellt hat, wie ich denn bei einem hiesigen Bierbrauer D. eine Kniegelenkanchylose durch gewaltsame Streckung mit Herrn Dr. Parow beseitigte, welche zwar seit langen Jahren bestand, aber doch schon nach 2 Monaten einer vollkommenen Brauchbarkeit Platz machte. Ebenso rasch war der Erfolg der Streckung bei einem holländischen Rentner Herrn De L., die ich in der Kaltwasseranstalt zu Rolandseck unter Assistenz der Herren Dr. Böcker und Dr. Parow im Anfange dieses Jahres vornahm, nachdem man sich lange vergeblich abgemüht hatte, die durch eine starke nach Contusion entstandene Entzündung bedingte Anchylose mit Hülfe von Schlittenapparaten durch allmähliche Streckung zu beseitigen.

Zum Schlusse theile ich noch einen sehr merkwürdigen Fall von wahrer Hüftgelenkanchylose mit, den ich durch Osteotomie zu heilen versuchte. Derselbe endete zwar durch eine nach der Operation entstandene Nierenentzündung mit dem Tode, der Zustand der Resectionswunde war aber ein so erfreulicher, dass ich, trotz dieses Ausgangs, vor einer Wiederholung der Operation in einem ähnlichen Falle nicht zurückschrecken würde.

Herausschneiden eines Keils aus dem Oberschenkelhalse zur Beseitigung einer spitzwinkligen doppelseitigen Hüftgelenksanchylose.

Friedrich Oellingrath, ein 37jähriger Seidenweber aus Barmen, hatte vor 9 Jahren, indem er in einem feuchten Locale zu arbeiten und zu schlafen genöthigt war, eine mässig schmerzhafte chronische rheumatische Hüftgelenkentzündung bekommen, die ihn indess an der Arbeit nicht hinderte. Da aber, wenn er sich von seinem Sitze erhob, die Schmerzhaftigkeit in den Hüften die Streckung des Körpers nicht zuliess, so pflegte er mit angezogenen Knien sowohl zu gehen als auch zu schlafen. Allmählich wurden die Beine steifer und steifer und zuletzt wurde die Streckung vollkommen unmöglich. Vor drei Jahren hatte sich der Zustand bis zu dem jetzigen Grade ausgebildet, die Schmerzen hatten nachgelassen, aber da der Körper stark vornüber geneigt war, so befand sich der Kranke in einer sehr traurigen Lage, die ihn von einem Arzte zum andern führte. Am 4. December 1858 kam derselbe nach Bonn und wurde in das evangelische Krankenhaus aufgenommen. Sein Aussehen war so wie ich es in Fig. 17 Taf. IX. nach einer Photographie treu wiedergegeben habe. Die beiden Oberschenkel standen in starker Flexion und bildeten gegen den Stamm einen Winkel von

55 Grad, so dass beim Sitzen der Oberkörper stark vornüber geneigt war, und der Kranke dadurch auch am Arbeiten in sitzender Stellung wesentlich gehindert war. Noch trauriger war der Anblick beim Gehen, indem alle Fortbewegung nur durch Beugung der Kniee möglich wurde, und der Kopf niedriger als das Becken stand. Eine Treppe konnte er nur wie ein Vierfüsser hinaufgehen. Er hob sich dabei durch Streckung, z. B. des rechten Knies und Fusses mit der linken Seite in die Höhe, bis das linke Bein durch Beugung des Knies mit dem Fusse die folgende Stufe erreicht hatte, wobei er sich mit der Hand, um nicht mit dem Kopf anzustossen, stützen musste; indem sodann die rechte Seite durch Streckung des linken Knies gehoben wurde, bewegte er sich watschelnd in die Höhe. Es war durch Streckung der Wirbelsäule allerdings eine geringe Hebung des Kopfes möglich, ja mit Hülfe der Hände konnte der Kranke beide dicht aneinander gepresste Kniee etwas von einander entfernen, so dass dieselben 4 Zoll von einander abstanden, aber eine genaue Beobachtung des Beckens zeigte dabei dass diese Abductionsbewegung nicht in den Hüftgelenken zu Stande gebracht wurde, sondern durch Auseinanderbewegung der Hüftbeine in der Symphysis sacroiliaca. Es schien somit schon die genaue Beobachtung der Bewegungen des Kranken eine falsche Anchylose auszuschliessen. Vollkommen überzeugte uns der Versuch die Hüftgelenke in der tiefen Narkose zu strecken, wozu ich noch auf der rechten Seite die subcutane Durchschneidung der Adductoren des Tensor fasciae latae und des Sartorius im obern Ende ohne allen Erfolg hinzufügte, von der Anwesenheit sehr fester knöcherner Anchylosen, welche denn auch die Section später bestätigte. Bei dem traurigen Zustande des Kranken, der dringend eine Besserung wünschte, da er als 37jähriger sonst scheinbar ganz gesunder und kräftiger Mann von seiner Familie sich ernähren lassen musste, sprach ich von der Möglichkeit ihn durch Osteotomie zu heilen. Er ging deshalb, um sich mit seiner Familie über den Vorschlag zu benehmen, vorerst nochmals nach Hause; liess mir indess keine Ruhe und kehrte am 22. Februar d. J. zurück, fest entschlossen sich operiren zu lassen. Die günstigen Resultate, welche früher Rhea Barton und Rodgers, sowie neuerlichst G. Ross[1]) in ähnlichen Fällen durch das Heraussägen eines Keils bei einseitiger Anchylose der Hüfte erreicht hatten, liessen ein solches Unternehmen nicht allzu gewagt erscheinen. Freilich hatte ich dieselbe Operation zweimal vorzunehmen, da beide Hüftgelenke sich in vollkommen gleichem Zustande befanden. Nach reiflicher Ueberlegung, nachdem auch Herr Gehr. Wutzer mir seinen freundlichen Rath ertheilt hatte, und ich die einzuschlagende Methode zuvor an der Leiche, an der ich ein Bein mit einem grossen Nagel im Becken in derselben Stellung befestigt hatte, geprüft, schritt ich am 24. Februar d. J. unter Assistenz der Herren Dr. Fleischer, Dr. Leo und Dr. Parow zur Operation, die ich, da der doppelte Eingriff offenbar zu gefährlich erscheinen musste, zunächst auf der rechten Seite in folgender Weise während der Chloroformnarkose ausführte. Ein Längsschnitt von 3½ Zoll Länge an der Aussenseite des Trochanter major entblösste den Knochen; indem ich sodann mit einem starken Pott-schen geknöpften Messer das Periost löste, in einer schrägen Linie die oberhalb des Trochanter minor, den ich mit Absicht, um die Wirkung des Ileopsoas zu erhalten, am untern Ende liess, endete, so durchsägte ich zunächst mit der Stichsäge in dieser Linie die ganze Dicke des Oberschenkels. Das Bein stand nach Beendigung des Sägeschnitts noch unbeweglich, und es wurde nun zunächst durch einen zweiten zwei Linien höher im Trochanter major beginnenden aber über dem Trochanter minor in dem vorigen

[1]) Beiträge zur plastischen und orthopädischen Chirurgie. Hamburg 1858. S. 25 ff.

Schnitte endenden Sägeschnitt ein Keil mit hinterer Basis ausgesägt. S. Taf. IX. Fig. 17 a. Nach Entfernung desselben war die Streckung noch nicht vollkommen möglich, und so sägten wir vom unteren Ende noch einen kleinen ähnlich angelegten Keil aus. Auf diese Weise wurde ein Stück aus dem obern Ende des Schenkels entfernt, welches an der vordern Seite des Trochanter $\frac{1}{4}$, an der hintern Seite dagegen 1 Zoll Höhe hatte. Danach führten wir langsam den Schenkel aus der gebeugten Richtung in die gestreckte über, während ich mit meinem in der Wunde steckenden Zeigefinger das untere Fragment so leitete, dass es sich hinter und unter die Sägeflache des oberen anstemmte. Durch die dabei entstehende Spannung der fibrösen Theile war es so festgehalten, dass es fast unbeweglich hier angestemmt war. Die einzige Unannehmlichkeit war, dass über die vordere Kante des unbeweglichen obern Fragments sich die Muskulatur an der Vorderseite des Schenkels stark herüberspannen musste. Anfangs war es meine Absicht gewesen, das Bein durch einen Gypsverband in seiner Stellung zu erhalten; allein dies Resultat schien denselben überflüssig zu machen. Ich befestigte deshalb das Becken mittelst eines an den Seiten des Bettes festgeschnallten Beckengurtes, die Schultern mit Achselriemen nach hinten, und das Knie nach abwärts mittelst eines über eine Rolle laufenden Zuges mit 5 Pfund. Ausserdem wurde das Bein mit Sandkissen umgeben und das anchylosirte linke in solcher Weise gestützt. Der Kranke ertrug anfangs die Lage auch sehr gut und hatte wenig Beschwerden. Die Reaction nach der Operation erschien sehr unbedeutend. Die Eiterung kam gut in Gang. Indess klagte er nach 14 Tagen über Schmerz im Kreuz und ich sah mich deshalb am 11. März veranlasst ihn auf ein Hooper'sches Wasserkissen zu lagern. Am 14. März klagte er über Schnupfen und ziehende Schmerzen in der Lendengegend, welche er einer Erkältung beim Wechsel des Wassers im Kissen zuschrieb. Wir entfernten deshalb das Letztere um weitere Erkältungen zu verhüten. Die Wunde war schon grösstentheils mit Granulationen erfüllt und in sehr erfreulichem Zustande. Es wurde Morgens und Abends für die Entleerung des Eiters, der gar keine Neigung zu Senkungen zeigte, gesorgt. Wir glaubten die Schmerzen blossem Muskelrheumatismus zuschreiben zu müssen. Indess schon am 16. März trat Oedem der Füsse auf und der Urin zeigte gewaltige Eiweissniederschläge beim Kochen, so dass er im Reagenzglase geronnen stand. Es wurden sofort 10 Schröpfköpfe in die Lendengegend applicirt und ich liess dann graue Salbe einreiben. Der Kranke erhielt Inf. Digital. mit Syr. rhamni cathartici. Indess stieg das Oedem mit entsetzlicher Geschwindigkeit, die Albuminausscheidung liess nicht nach. Es trat Brand im rechten Fusse ein und am 26. März starb der Kranke.

Die Section ergab acute Bright'sche Nierenentzündung beider Seiten mit starker Injection der Corticalsubstanz beider Nieren, und nur erst hie und da beginnender fettiger Entartung. Die übrigen Organe ganz gesund. Keine Spur von Thrombose. Beide Schenkelköpfe durch einen festen Knochenwall mit ihren Pfannen verwachsen. Die Resectionswunde ohne Spur einer Eitersenkung. Das untere Ende mit dem oberen bereits durch festes Narbengewebe im Umfange eines daumendicken Ligaments vom Trochanter minor zum Schenkelhalse verwachsen, der äussere Umfang beider Sägeflächen mit schönen derben Granulationen bedeckt, ohne Spur einer nekrotischen Abblatterung oder dergl. Offenbar hatte die wahrscheinlich ganz frische und durch Erkältung entstandene Nierenentzündung den glücklichen Ausgang der Operation vereitelt.

Beschreibung der Abbildungen.

Tafel I.

Fig. 1—4. Tabellen der Curven zur Erläuterung der Häufigkeit der Knochenbrüche in den verschiedenen Lebensaltern; auf jeder Tabelle ist zum Vergleiche die Bevölkerungscurve angegeben. Die Curven sind construirt nach Tabelle III. S. 71 und gründen sich auf 2286 Fracturen.

Fig. 5. Meine Maschine zum Zerbrechen der Knochen, siehe S. 80. A eichenes Brett zur Unterlage. B eiserner Bügel mit der Mutter, in welcher sich die Schraube C bewegt. C' ist der Hebel, welcher die Schraube dreht. D Dynamometer zwischen die Schraube C und die Pelotte ff eingeschaltet um den ausgeübten Druck zu messen. Von der oberen Feder geht eine gezahnte Stange e nach abwärts; durch diese wird das gezähnte Rad d mit dem Zeiger in Bewegung gesetzt. Der letztere zeigt auf einem Gradbogen die ausgeübte Druckkraft in Pfunden von 50 zu 50 Pfund. In dem Brette A ist ein Einschnitt, zu beiden Seiten desselben ein Maassstab l um die Entfernung der Unterstützungspolster H, H abzulesen. Letztere haben seitlich Haken zur Befestigung des Gliedes, laufen in der Rinne des Brettes und lassen sich durch Stifte unterhalb desselben feststellen.

Tafel II.

Fig. 1. Planum inclinatum duplex von Wutzer siehe S. 125. A viereckiger Rahmen als Unterlage. B Brett zur Unterlage für die Beckenkissen; lässt sich mittelst der Einschnitte und Schraube bei a verschieben; b Schnalle für den Beckengurt. C Rahmen zur Unterstützung des Rückens, hoch und niedrig zu stellen. D Oberschenkelstücke mit dem Einschnitte c für die Stuhlentleerung und den ausziehbaren Theilen d zur Verlängerung. E Unterschenkelbretter hoch und niedrig, durch das Gestell e auch horizontal zu stellen. F verschiebbares Fussbrett mit Ausschnitt f für die Ferse.

Fig. 2 zeigt die Lage des Kranken auf diesem Planum und die Art wie man dabei zugleich den Oberschenkel extendiren kann. a Beckengurt, b Extensionsgurt, c Querstange, an dem Gestelle verschiebbar, mit Rollen für das Extensionsgewicht. d Hantel für den Kranken.

Fig. 3. Schwebe für den Unterschenkelbruch, von mir modificirt. A Oberschenkelstück mit dem Unterschenkelstücke B durch Charniere verbunden und durch den gezähnten Bügel b mittelst des gezähnten Rades c festzustellen. C Fussbrett in der Weise der Strohmeyer'schen Klumpfussmaschine zur Extension und Seitwartsbewegung des Fusses zu benutzen. a a Ringe zum Aufhängen der Schwebe. g g Gewichte zur Herstellung des Gleichgewichts.

Fig. 4. Anwendung der Schwebe; bei a Binde, um die Ferse mit dem unteren Bruchende zu heben. Vgl. S. 184 u. f.

Fig. 5 und 6. Wutzer's Klammer für den Kniescheibenbruch. A und B die Bügel welche die Stifte g, welche in die Löcher bei c passen, tragen; diese Bügel sind mit einander verbunden durch die Schraube c, welche sie einander nähert oder entfernt, und damit sie nicht abweichen durch die Stangen d, die durch die glatten Löcher f im Bügel B hindurchgehen. Bei Fig. 5 + sind die Stifte in zwei verschiedenen Formen abgebildet. Siehe S. 141 und 183.

Fig. 7. Wutzer's Schraubenapparat für die Operation der Pseudarthrose, siehe S. 146. A und B Schraubenstangen am unteren Ende, welches in die Schrauben a ausläuft und welches in den Knochen eingebohrt wird, vergoldet; dieselben sind durch die Querstangen C und D verbunden. Die letztere läuft in der Hülse e und wird festgestellt durch die Schraube d; die erstere in den Schraubengängen f und ist festzustellen durch die Schraubenmuttern b, b, sie dient zur genaueren Verbindung der beiden Schraubenstangen.

Fig. 8. Silberne Klammer, von Wutzer erfunden und von mir modificirt, um die Fragmente nach der Operation der Pseudarthrose mit einander zu verbinden. Das Instrument von Wutzer ist einfach und nicht theilbar, daher schwer später zu entfernen. Zweckmässiger scheint es die Bügel zu theilen. Die bei A geschlossen dargestellte Klammer besteht daher aus zwei Stücken wie B. a a und b b die halben Bügel, welche durch die Stangen c d c c verbunden sind; sie greifen bei f in einander und lassen sich hier durch eine Schraube feststellen, zum besseren Schlusse dienen die Stifte g g.

Fig. 9—12 zur Erläuterung der Callusbildung. Fig. 9 Fractur der Fibula 64 Tage alt, von No. 573 siehe S. 103 und 120. a a das geschwellte Periost, b b die beiden Fragmente, b' losgetrennter in den Callus eingebetteter Splitter; zwischen den Fragmenten wucherndes Bindegewebe, g, bei c vom Periost aus, bei d von den Wänden der Markhöhle aus vorschreitende Verknöcherung.

Fig. 10. Beginnende Ossification der wuchernden Bindegewebskörper aus der Markhöhle.

Fig. 11. Wucherung der Bindegewebskörper des Periosts.

Fig. 12. Richtung und Weite der Markkanale im neugebildeten Knochen.

Fig. 13—16. Meine Modification der Petit'schen Beinlade für complicirte Unterschenkelbrüche (zugleich als Schwebe verwendbar). a Untergestell, b Gestell zum Höherstellen des Fussendes, c Oberschenkelbrett, d Kasten mit beweglichen Seitenklappen für den Unterschenkel. Die gewöhnlichen Kasten haben den Uebelstand, dass das Fussbrett nicht bewegt werden kann ohne die Seitenklappen, und dass umgekehrt jede Bewegung der letzteren den Fuss aus der Lage bringt. Die Klappen werden daher durch Klammern, die durch eine Stange verbunden sind und Schrauben (g) zusammengehalten. Das Fussbrett e gestattet nicht blos chirurgische Extension sondern auch Flexions- und Adductionsbewegungen des Fusses. Zu dem Ende ist es, wie Fig. 14 d zeigt, durch ein Kugelgelenk mit dem Schieber b verbunden. Der Fuss gehalten durch eine Fersenkappe e und Riemen. a Unterschenkelbrett, b Schieber um eine Extension auf den Unterschenkel auszuüben. c Kissen auf welchem der letztere ruht. f Kugelgelenk, g Handhabe um die Schraube, welche die Kugel feststellt, anzuziehen. Dieses Kugelgelenk ist in Fig. 15 nochmals grosser dargestellt. a und b zwei aneinander genietete Stahlkloben, welche die Kugel umfassen. Der Ring c halt sie zusammen, die Schraube d stellt die Kugel fest und mit der Schraube f ist dieselbe in das Fussbrett eingeschraubt. Will man den Kasten als Schwebe benutzen, so braucht man nur den Stift h Fig. 13 aus dem Charniere zu ziehen und den Kasten an den Ringen bei h und i aufzuhängen Das Oberschenkelbrett wird dabei durch eine sehr einfache Vorrichtung Fig 16 festgestellt. a und b Ober- und Unterschenkelbrett durch das Charnier c verbunden. Beide sind ausserdem durch die Stange d verbunden, welche in Stiften bei e frei beweglich ist, deren einer schraubenartig angezogen wird um die Beweglichkeit aufzuheben und den Oberschenkel in jedem beliebigen Winkel zum Unterschenkel zu erhalten. Dieser Apparat wurde von mir neuerlichst in einem schlimmen Unterschenkelsplitterbruche mit Hautbrand und Oeffnung des Gelenkes mit Glück benutzt. Er gestattet Extension und Seitenbewegungen des Fusses, wodurch man dem fatalen steten Umlagern entgeht. Im Texte ist er noch nicht beschrieben.

Tafel III.

Fig. 1. Längsbruch der Tibia, siehe S. 92. a Fibula oberes Ende. b und c Längssplitter der Tibia.

Fig. 2, 3 und 4. Geheilter Schenkelhalsbruch mit Einkeilung des Halses d in die Substanz des grossen Trochanter c. Der Trochanter minor ist in zwei Stücke b getrennt. Dem Halse ist ein Theil des grossen Rollhügels d gefolgt; siehe S. 179.

Fig. 5. Pseudarthrose nach einem Schenkelhalsbruche. Der Kopf a liegt frei am Lig. teres hängend in der sehr in die Länge gezerrten Kapsel d, c grosser, b kleiner Trochanter. Das Gelenk ist von vornher geöffnet; siehe S. 178.

Fig. 6 und 7. Siehe S. 155. Brüche der Querfortsätze des 8., 9. und 10. Rückenwirbels, der Dornfortsatz des 9. Wirbels ist abgebrochen und hier entfernt um den Bruch im Bogen des 10. Wirbels zu zeigen. Fig. 7 zeigt diesen Bruch im Profil. Die Substanz des Wirbelkörpers ist ineinander gekeilt.

Fig. 8. Ein Schenkelhalsbruch der für geheilt galt, siehe S. 178 No. 310.

Fig. 9. Deform geheilter Bruch des Oberarmhalses. Der Kopf c ist mit dem grossen Rollhügel b nach aufwärts gerollt und dadurch eine Lücke bei a zwischen ihm und dem Schafte entstanden; siehe S. 112.

Fig. 10. Pseudarthrose des Condylus internus femoris; siehe S. 87 und 140. a die Tibia mit dem abgebrochenen innern Condyl d in die Höhe gewichen, während der äussere Condyl b bis auf die Fibula hinabgetrieben ist; e Patella.

Fig. 11. Alte Pseudarthrose des Oberschenkels, Praparat im klinischen Museum. Das untere schief abgebrochene Ende hat eine becherförmige neugebildete Gelenkfläche in der das obere Fragment steckt.

Fig. 12. Siehe Seite 101. Splitterbruch des Unterschenkels. A und b oberes und unteres Fragment der Tibia, c grösserer Splitter, e Fibula, d Splitter im Nervus peroneus f steckend.

Fig. 13. Siehe S. 186. Splitterbruch des Unterschenkels. a Tibia, b innerer Knöchel, d Fibula. Die Fusswurzelknochen e sind mit einem mittleren Fragmente c in die Höhe getrieben und bewirken auf diese Weise eine ähnliche Entstellung wie eine Luxation.

Tafel IV.

Fig. 1. Zur Erläuterung der Wirkung der Seitenbänder des Kiefergelenks bei der Luxation des Unterkiefers; t. m. temporalis, l. e. lig. extern., m. masseter; siehe S. 205.

Fig. 2. Veraltete Luxation des Oberarms aus der klinischen Sammlung; siehe S. 212. fg die verödete Fossa glenoidea, fg. n. die neue Gelenkfläche unter dem Proc. corac., tm der abgerissene und durch eine tiefe Furche, in der die Bicepssehne verlief, vom Kopfe c h getrennte grosse Rollhügel.

Fig. 3. Siehe S. 211. Präparat einer frischen Oberarmluxation aus dem Musée Dupuytren. ch Kopf des Oberarms, ssc. m. subscapularis, ter. maj. teres major, b Bicepssehne.

Fig. 4. Veraltete Luxation der ersten Phalanx des Daumens ph. I. auf den Rücken des Metacarpalknochens m. Siehe S. 234 nach dem Leben gezeichnet.

Fig. 6 und 8. Arm der Sibylla Roesen, siehe S. 225, nach dem Leben gezeichnet. c Condyl. extern. hum., r Radius, o Olecranon.

Fig. 7 und 12. Arm des J. Lange mit Verrenkung des Vorderarms nach aussen siehe S. 227. ce Condyl. extern., ci Condyl. intern., o Olecranon, cr Capitul. radii, t Trochlea. Die Pfeile bei Fig. 7 zeigen die Richtung der Kräfte bei der Einrenkung. I. erster Act, II. zweiter Act.

Fig. 9—11. Siehe S. 228. Vollständige Verrenkung nach Innen. Fig. 9 von vorn angesehen. Fig. 10 von hinten. Fig. 11 nach Abtragung der Haut. o Olecranon, ce Condylus extern., ci Condylus intern., cr Capitulum radii, r Radius, tr Musc. triceps, u Ulna.

Tafel V.

Fig. 1. Siehe S. 237. Verrenkung der zweiten Phalanx des fünften Fingers auf die Dorsalfläche der ersten Phalanx. Die Haut ist scheinbar durchsichtig gezeichnet um die Lage des Kapselrisses bei a zu zeigen; m Mittelhandknochen, b Hautwunde.

Fig. 2. Siehe S. 238. Verrenkung der zweiten Phalanx des vierten Fingers auf die Volarflache der ersten. In beiden Figuren deutet die Richtung der Pfeile den Weg an, welchen die Einrenkung zu verfolgen hat.

Fig. 3 und 4. Mein Apparat zur Retention der luxirten Hand, siehe S. 232. a und b oberer und unterer mit Leder überzogener Stahlreif durch die Seitenschienen c, c verbunden; von den letzteren gehen die Federn d d ab und drücken die Pelotte e gegen die Handwurzel; f lederner Handschuh durch die Schnüre g mit dem oberen Ringe verbunden. Die Figuren sind so gezeichnet, als ob der Arm durchsichtig wäre.

Fig. 5—10. Zur Erläuterung des Modus der Aus- und Einrenkung des Oberarms. Vgl. Seite 211 u. f. Fig. 5. Der bis zur höchsten Elevation erhobene Oberarm stemmt sich mit dem Tuberculum majus gegen das Acromialgewölbe und wird dadurch in einen zweiarmigen Hebel verwandelt Drängt man ihn in der Richtung des oberen Pfeils weiter, so durchbricht der Kopf in der Richtung des unteren die in der Richtung der kleinen Pfeile zerreissende Kapsel. Fig 6. Dasselbe in der Ansicht von oben. Die Scapula horizontal durchschnitten.

Fig. 7. Wirkung der Repositionsmanoeuvres. I. Elevation, II. Antroflexion.

Fig. 8. Horizontale Ansicht des zweiten Acts.

Fig. 9. Wirkung der Rotation.

Fig. 10. Schadliche Wirkung der gewöhnlichen Extension, die nur den Kapselriss verengert ohne den Kopf in die Pfanne zu bringen.

Fig. 11—14. Zur Erläuterung des Zustandekommens der Ellenbogenluxationen, siehe S. 223. h Humerus, u Ulna, y Gelenkfalte, x gespannte Kapsel. Fig. 11. Ueberstreckung. Die Kapsel reisst vorn; der Proc. coronoides kommt hinter die Rolle. Fig. 12. Ueberbeugung. Die Kapsel reisst hinten, die Spitze des Olecranon kann sich vor die Rolle stellen. Fig. 13. Wirkung des Stosses auf das Olecranon bei halber Beugung. Fig. 14. Luxation nach vorn; das Seitenband l bleibt unversehrt.

Fig. 15—21. Zur Erläuterung der Aus- und Einrenkung des Oberschenkels. Fig. 15. Zustandekommen der Luxation nach hinten durch übermässige Flexion und Adduction. Die untere Linie deutet die Wirkung der gespannten Flexoren des Unterschenkels an, siehe S. 246. Fig. 16. a Wirkung der Abduction auf den nach hinten verrenkten Schenkel. Der Kopf tritt in entgegengesetzter Richtung in die Kapsellücke zurück. b Wirkung der Adduction; dieselbe führt nicht zum Ziele. Fig. 17. Letzter Act meiner Repositionsmethode. Rotation des abducirten Schenkels nach aussen.

Fig. 18. Zustandekommen der Luxation nach vorn durch Uebertreibung der Abduction. Die Kapsel reisst vorn, siehe S. 202 ff. Fig. 19. Wirkung der Adduction und Antroflexion. Fig. 20. Schädliche Wirkung der gewöhnlichen Abduction. Fig. 21. Letzter Act meiner Einrenkungsmethode bei der Luxation nach vorn.

Fig 22. Schematische Darstellung der Manoeuvres für die Reposition des nach vorn verrenkten Oberschenkels. a Hände des dirigirenden Gehülfen. I. erster Act, Erhebung des Schenkels in der Richtung der Abweichung. II. Antroflexion. III. Rotation des Fusses nach aussen. b b Hände des Gehülfen welcher das Becken fixirt. c Leintuch zur Contraextension.

Fig. 23. Zu S. 254. Luxation des Knies einer 40jähr. Frau. a Condyl. int., b Patella, c Tibia.

Fig. 24. Zu S. 255. Veraltete Fractur des Loschnitz. t Tibia, f Fibula, u das untere Ende; der Calcaneus c steht mit seiner Protuberanz unter der Achse der Tibia.

Tafel VI.

Fig. 1. Aneurismatischer Markschwamm, siehe S. 272. gl. m. Musc. glutaeus max. zurückgeschlagen. Bei a die in demselben befindliche Geschwulst. v. i. varicöse vena ischiadica; daneben die aneurismatische Arterie a. i, darüber die a. glutaea sup., p. m. pyriformis, f femur, n. i. n. ischiadicus, il. Rand des Hüftbeins, gl. me. Glutaeus medius.

Fig. 2—8. Durchschnitte zur Erläuterung der Unterschiede des Papilloms und Epithelialkrebses. Vgl. S. 276 und 344.

Fig. 2. Lingualer und sublingualer Epithelialkrebs von mir exstirpirt, s. S. 352. a Zungenspitze, b Unterzungenschleimhaut, d sehr geringe Papillarwucherung, e eingelagerte Epithelialnester.

Fig. 3. Flacher trockner Epithelialkrebs des Penis ohne alle Papillarwucherung. a Urethra, c Vorhaut, b Krebsgeschwür; darunter Epithelialnester, d Corp. cavern. pen.

Fig. 4. Siehe S. 344. Epithelialkrebs der Zunge des J. Alder. c c die Zunge ganz von dem Krebse unterfressen, d Epiglottis, e Larynx, f Mandibula, g Unterlippe, b stark hervorgewucherte Krebsmasse bei a Cysten enthaltend. Man sieht die alveolare Anordnung der Epithelialnester.

Fig. 5. Epithelialkrebs des Penis mit endogener Papillarwucherung (destruirende Zottengeschwulst). a Urethra, b Glans in ein blumenkohlähnliches Gebilde verwandelt, c c Vorhaut, d Corp. cavern. pen., e u. f Epithelialkrebsnester mit wuchernden Papillen.

Fig. 6—8. Angebornes später gewachsenes Papillom des Rückens, siehe S. 298. Fig. 6. Aeussere Ansicht. Fig. 7. Beginnende, Fig. 8 ausgebildete Papillarwucherung auf der Schnittfläche. a subcutanes Binde- und Fettgewebe, b Cutis, c Epidermis.

Fig. 9. Zu S. 340. Durchschnitt eines Scirrhus mammae mit kleinen Hautskirrhen b b, a eingezogene Warze, d Drüsenacini, c alveolare Skirrhusmasse.

Fig. 10. Zu S. 266. Von mir exstirpirtes Enchondrom des Hodens eines 11monatlichen Knaben im Durchschnitte. a Nebenhoden, b noch nicht zerfallene Enchondrommasse, ta Tunica albuginea, c Reste des eitrig zerfallenen Enchondroms, d mit Granulationen gefüllte Höhle, e gelatinöse Cysten, f Bindegewebsstroma, g hyaliner Knorpel, h Knochen, i Pigment.

Fig. 11. Fibroid des Rachens im Durchschnitte, siehe S. 384. a sarkomatöse Masse an der Stelle des Keilbeins, b fibroide Masse, c in den Rachen hinabragend, d in die Nase wuchernd, e in der mittleren Schädelgrube den Schädel perforirend, f Pars basilaris, g hintere Wand des Pharynx, h Kieferdurchschnitt, i Zunge, k Gaumensegel.

Fig. 12. Schleimpolyp der Nase; siehe S. 389. a Schleimhaut mit sehr erweiterten Ausführungsgängen der Drüsen, bei b ist die Schleimhaut abpräparirt und man sieht die zum Theil sehr grossen Drüsenbläschen.

Fig. 13. Colloides Sarkom des Afters, siehe S. 371. Durchschnitt. a äussere Haut des Afters, b submucöses Gewebe, c und d traubige, den After umgebende Massen mit alveolarem Gerüste.

Fig. 14. Myxom der Nabelgegend; siehe S. 388. a äussere Haut, b Basis der Geschwulst; festeres Bindegewebe durchzieht die Masse.

Tafel VII.

Zur Erläuterung der Histologie der Gewächse. Zeichnungen nach dem Mikroskop.

Fig. 1—3. Zellen aus Markschwämmen. Fig. 1. A aus einem Markschwamme des Oberkiefers, in dem Safte enthalten, welcher einem Hunde eingespritzt wurde. B Zellen aus dem bei dem Hunde danach entstandenen Gewächse; siehe S. 289.

Fig. 2. A aus dem aneurismatischen Markschwamm; siehe S. 272. B aus recidivem Markschwamm der Mamma, siehe S. 309. Wucherungsformen.

Fig. 3. Aus dem Markschwamm der Leber eines Neugeborenen, ganz kleine zarte Zellen.

Fig. 4. A Stück aus der Masse eines viermal und dann nicht wieder recidivirten Markschwamms des Oberkiefers. B Zellen aus demselben isolirt. Aehnlichkeit der Zellen mit Epithelzellen; siehe S. 303.

Fig. 5. Theilweise fettig degenerirter Markschwamm der Halsdrüsen.

Fig. 6. Epithelialkrebsnester in der Muskulatur der Zunge aus dem Fig. 4 der vorigen Tafel abgebildeten Präparate. Man sieht die Entwicklung aus den Bindegewebszellen.

Fig. 7. Cylinderepithelialzellen aus einem Zungenkrebse. No. 197. S. 352.

Fig. 8. Colloide Epithelialzellen. a mit sichtbarem Kerne, b der Kern ist verschwunden, siehe S. 358.

Fig. 9. Stück eines Sarkoms des Eierstocks, siehe S. 365. a Gefäss, b Bindegewebsstroma, c Sarkomzellen, d mit Fett gefüllte Zellen von derselben Form, e isolirte, f fettig degenerirte Zellen, h Pigmenteinlagerung.

Fig. 10. Aus einem Thränendrüsensarkom, siehe S. 362. a Gerüste aus Spindelzellen, b Spindelzellen in den Alveolarraumen, c isolirt; man sieht die zarte Umhüllung der Zellen.

Fig. 11. Aus einem Sarkom der Halsdrüsen. a isolirte Zelle mit kaum sichtbarer Hülle; siehe S. 366.

Fig. 12. Sehr zartes Bindegewebe aus einem Polypen der Urethra; s. S. 388.

Fig. 13. Aus dem colloiden Sarkome des Afters, s. S. 371. a Gefasse b Bindegewebsmaschen, c Zellen, d colloid entartet, e Sprossen. Das Ganze hat drüsigen Bau.

Fig. 14. Durchschnitt einer hängenden Bindegewebsgeschwulst in natürlicher Grösse, siehe S. 387. a Cutis, b Bindegewebszüge.

Fig. 15. Aus dem Myxom des Nabels Taf. VI. Fig. 14 u. S. 388. a elastische Fasern, b Bindegewebszellen, c grössere und runde Zellen, bei d und e isolirt.

Fig. 16. Hypertrophische Drüsen aus einem Nasenpolypen zum Vergleiche mit dem Sarkome Fig. 13 und dem Cylindrome Fig. 21, 22; siehe S. 389. a altes, b junges Epithel der Nasenschleimhaut, c submucöses Bindegewebe, d Drüsenacini, e Drüsensprossen.

Fig. 17. Drüsensprossen aus demselben, bei d junges Gefäss. Diese Präparate sind mit Essigsaure behandelt.

Fig. 18. Aus einer Dermoidcyste, vgl. Taf. VIII. Fig. 5 und S. 396. A Bindegewebe der grossen Cystenwand, B secundarer Hohlraum mit Kernen gefüllt. a und b wuchernde Zellen, c Kolben und Sprossen, welche in die secundäre Cyste hineinwachsen.

Fig. 19. Sternförmige Knorpelzellen von kuglig sich absondernder hyaliner Substanz umgeben, aus einem unter der Parotis gelegenen von mir exstirpirten Enchondrome, siehe S. 373.

Fig. 20—22. Aus einem Cylindrome in der Gegend des Thränensacks, siehe S. 372 Fig. 20. a Gefasse tragendes Gerüst, b mit Kernen erfüllte Raume, c hyaline Räume, d Sprossen. Fig. 21. Eine Sprosse des Cylindroms isolirt. a Schlauchstiel, b und c mit Kernen versehene, d d und e hyaline kernlose Sprossen. Fig. 22. Verhältniss der Bindegewebszellen zu einer solchen Sprosse.

Fig. 23. Haar und enorme Talgdrüse (d, d) aus einer Dermoidcyste, s. S. 396.

Fig. 24. Aus einer Teleangicktasie. a Gefässe, b ausgedehnte, c engere Bindegewebsanastomosen, erstere bluthaltig.

Tafel VIII.

Fig. 1. Durchschnitt eines Myxoms mit Atheromen, siehe S. 389 ff. a Atherome, b exulcerirte Haut, c Schleim-, d Bindegewebe.

Fig 2. Zu S. 345. Durchschnitt einer Harnblase mit Zottenkrebs. a Scheidewand, b hypertrophische Blasenwand, c Urethra, d Zottenkrebs, e secundäre Krebse.

Die fungösen Zotten sind mit Kalk inkrustirt und mit durchsichtigen grossen sechsseitigen Tafelkrystallen besetzt. Die chemische Untersuchung des Spiritus, in welchem das Präparat verwahrt wird, ergab Cholestearin in ziemlicher Menge, doch hatten die in demselben aufgelösten Krystalle nicht die Form des Cholestearins.

Fig. 3. Zu S. 333. Secundäre Markschwämme nach Exstirpation von Markschwamm der Orbita im Schädel entstanden. I. — X. die Hirnnerven mit Markschwammknoten. a grosser Markschwamm des rechten Opticus, b secundäre Markschwämme in der vordern, c in der mittleren, d in der hintern Schädelgrube in der Dura mater entstanden, c. m. Corpora mammillaria, sp. darüber die substantia perforata, P. V. Pons varoli am Hirnstamme abgeschnitten. Fig. 3. A. ein Theil des Nervus abducens um das Verhältniss der Markschwammknoten zum Neurileme zu zeigen.

Fig. 4. Hängende Bindegewebsgeschwulst. a Stiel, b mit Papillarwucherungen besetzte Oberfläche der Geschwulst, siehe S. 387.

Fig. 5. Zusammengesetzte Dermoidcyste aufgeschnitten, siehe S. 396. a umgebendes Fettgewebe, c dicker cutisähnlicher Balg, c in demselben eingebettete secundäre Cysten. Vgl. Tafel VII. Fig. 18. d warzenartige Hervorragungen auf der Cysteninnenwand.

Fig. 6 und 10. Zu S. 404. Sacralgeschwulst eines neugebornen Kindes glücklich abgetragen. Fig. 10. Aussenansicht. a Indusiumähnliche Hauthülle rings um die runde Geschwulst b, c und d Finger über deren Oberfläche herausragend. Fig. 6. Dieselbe Geschwulst präparirt. a Fettgewebe, b serumhaltige Cyste, c handwurzelähnlicher Knochen vom Steissbeine abgelöst, d verschmolzenen Mittelhandknochen ähnlicher Knochen, e und f Finger mit vollkommen ausgebildeten Gelenken und Nageln.

Fig. 7. und 8. Elfenbeinexostose des Stirnbeins (aus der Stirnhöhle hervorgegangen?). Zu S 381. Fig. 7. Ansicht des Stirnbeins von innen. a in die Schädelhöhle hineinragende Elfenbeinmasse, d dünne dieselbe umgebende Knochenleiste, b und c in die Siebbeinzellen hineinragende Knochenstalaktiten. Fig. 8. Ansicht von vorn, die Exostose ist resecirt. A Grundfläche derselben, bei b spongiös, c Knochenleiste die nierenförmige Knochengeschwulst umgebend, d und e in die Siebbeinzellen hineinragende Knochenfortsätze.

Fig. 9. Zu Seite 335. Durchschnitt eines melanotischen Markschwamms der Fusssohle von mir exstirpirt. a Bindegewebsgerüste, b subcutanes Fettgewebe, c braune, d schwarze pigmentreiche Markschwammmasse

T a f e l IX.

Fig. 1—3. Arm der Frau O., siehe S. 435. Fig. 1. vor der Operation; a derbe Brandnarbe die Streckung hindernd, b äusserer Lappen zur Deckung der Ellenbogenwunde entnommen. Fig. 2. Seitenansicht. Fig. 3. Vordere Ansicht des Armes nach der Heilung, b und c die beiden transplantirten Lappen.

Fig. 4. Unterbindung der Carotis externa, siehe S. 414. a Rand des Sternocleidomastoideus, b Platysma myoides, c Digastricus und Stylohyoideus, d hypoglossus, e Descendens hypoglossi, f Carotis communis, g Carotis interna, h Carotis externa mit der Ligatur, i Art. lingualis, k Maxillaris externa, l Carotis facialis, m Pharyngea ascend. n Occipitalis, o Ramus laryngeus, p Thyreoidea superior, q Larynx, r Vena jugularis interna, s Vena facialis communis, t Vena facialis anterior.

Fig. 5. Selten hoher Abgang der Profunda femoris von mir bei der Unterbindung der Cruralis am Lebenden gefunden, siehe S. 416. a M. sartorius, b Tensor fasc. latae, c Lig. Poupartii, d Samenstrang, e Ileo-psoas, f N. cruralis, g Iliaca ext., h Art. und Vena circumflexa ilium, i Epigastrica, k Obturatoria, l Cruralis, m Profunda femoris, n Vena cruralis, o Saphena abgeschnitten. Man sieht die Ligaturen der Cruralis und Profunda.

Fig. 6—8. Nasenflügelbildung aus der Oberlippe von mir ausgeführt, s. S. 428. Fig. 6. a Stumpf des Nasenflügels, b Lappen aus der Haut der Oberlippe. Fig. 7. Der Lappen ist bei a in die Höhe geschlagen und um seinen Stiel c gedreht, b die Wunde der Oberlippe vereinigt. Fig. 8. Die Nase nach der Vernarbung.

Fig. 9. Schema der Nasen- und Mundbildung. a Nasenstumpf, b Lappen, c Einschnitte für die Flügel, d Dreieck welches aus dem Nasenrücken wegfällt um Platz für den Stiel des Lappens zu gewinnen, e Lippenkrebs, g u. f Lappen zum Ersatze der Lippe.

Fig. 10. a Schema zur Nasenbildung aus der Haut der Nasenwurzel und Glabella nach Busch, bei b Fäden zur Offenerhaltung des Luftröhrenschnitts, s. S. 421.

Fig. 11—13. Schemata für den Ersatz bei der Excision von Lippenkrebsen, siehe S. 429. Fig. 11. zu S. 350. a und b Linien der Excision, b c d Burow'sches Dreieck, a u. b und c u. d werden vereinigt. Fig. 12. a u. b und c u. d werden vereinigt. Fig. 13. a u. b werden vereinigt, dann die Mundwinkel bei c u. d geschlossen.

Fig. 14 und 15. Zur Erläuterung einer von mir ausgeführten Operation des verwachsenen äussern Gehörganges, siehe S. 432. Fig. 14. Vor der Operation. a Tragus mit dem Antitragus verwachsen, b quer durch das Ohr verlaufende Narbe. Der Gehörgang wurde durch einen Schnitt von a nach c geöffnet, der Lappen a c d e durch Excision des Dreiecks d e f nach vorn gezogen und der Lappen c in den Gehörgang eingeheilt. Fig. 15. Dasselbe Ohr nach der Heilung. a Antitragus, b Narbe, c Lappen im Gehörgange, d nach vorn transplantirter den Tragus enthaltender Lappen.

Fig. 16. Instrument von Weiss zum Herausholen fremder Körper aus der Speiseröhre, siehe S. 418. b elastische Röhre, a Fischbeinstab im Inneren derselben. An seinem Ende e mit einem Schwamme verhüllt und durch die Schweinsborsten d mit dem Ende der Röhre c verbunden.

Fig. 17. Umrissansicht der Stellung des Oellingrath mit Anchylose beider Oberschenkel vor der Operation nach einer Photographie, siehe S. 440; bei a ist die Stellung des Oberschenkelkopfs und die Richtung des Sägeschnitts angedeutet.

Fig. 18. Mein Verfahren zum Offenerhalten der Urethra nach der Amputation des Penis, siehe S. 432. a amputirter Penis, b oberer, c unterer Lappen der Urethralschleimhaut lippenförmig nach aussen geklappt und festgenäht.

Druckfehler.

Seite 142 Zeile 8 v. o. lies Baillifs statt Bailliy's.
- 237 - 13 v. o. lies der ersten Phalanx statt des Mittelhandknochens.
- 290 - 6 v. o. lies Tafel VII. statt Tafel VIII.
- 328 - 17 v. u. lies Tafel VII. statt Tafel VIII.
- 389 - 4 v. u. lies acinösen statt nervösen.

Fig. 1.

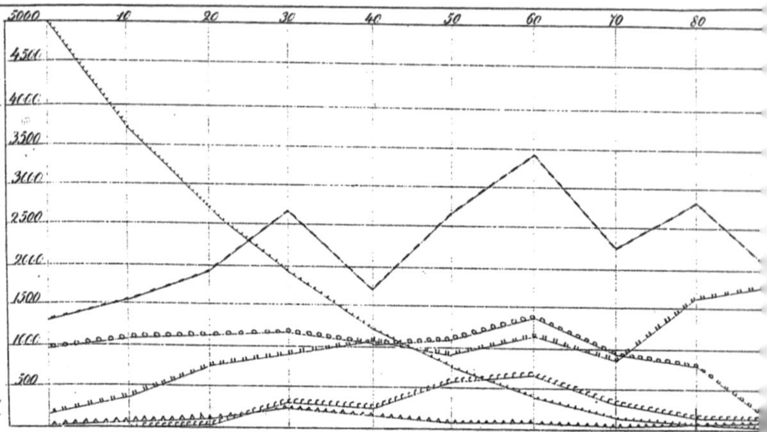

Curven der Bevölkerung der Frakturen im Allgem. der Brüche der obern Extrem. der unt. Extr. des Kopfes u. des Rumpfes in den verschiedenen Lebensjahren.

Fig. 2.

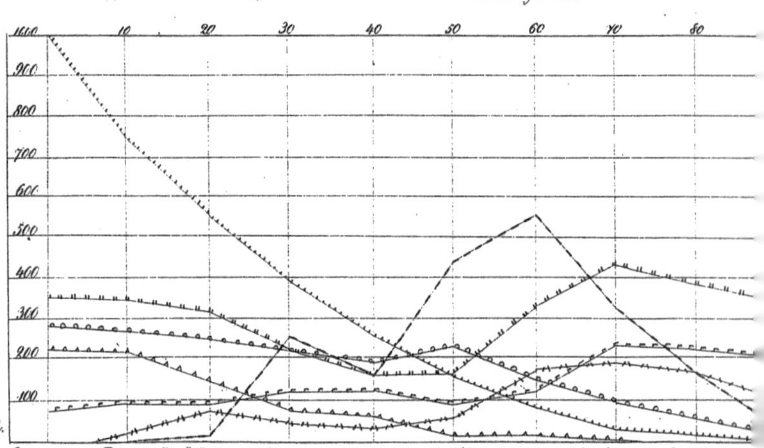

Curven der Rippenbrüche des Schlüsselbeins des Oberarms der Oberarmdiaphyse des Oberarmhalses u. der Condylen

Fig. 3.

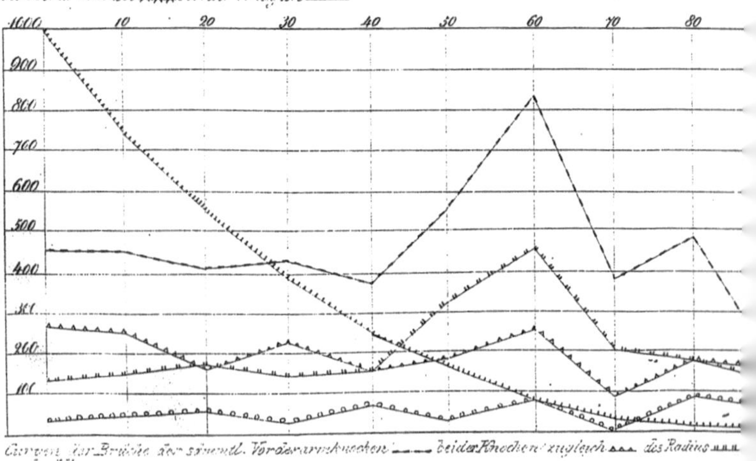

Curven der Brüche der sämmtl. Vorderarmknochen beider Knochen zugleich des Radius u. der Ulna

Taf. I.

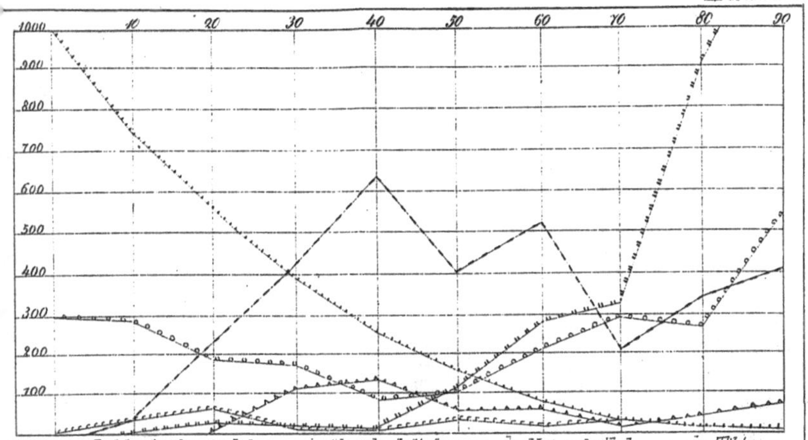

Curven der Brüche des Oberschenkels ▲▲▲▲ des Oberschenkelhalses ⊔⊔⊔ des Unterschenkels ——— der Tibia ccc der fibula ▲▲▲

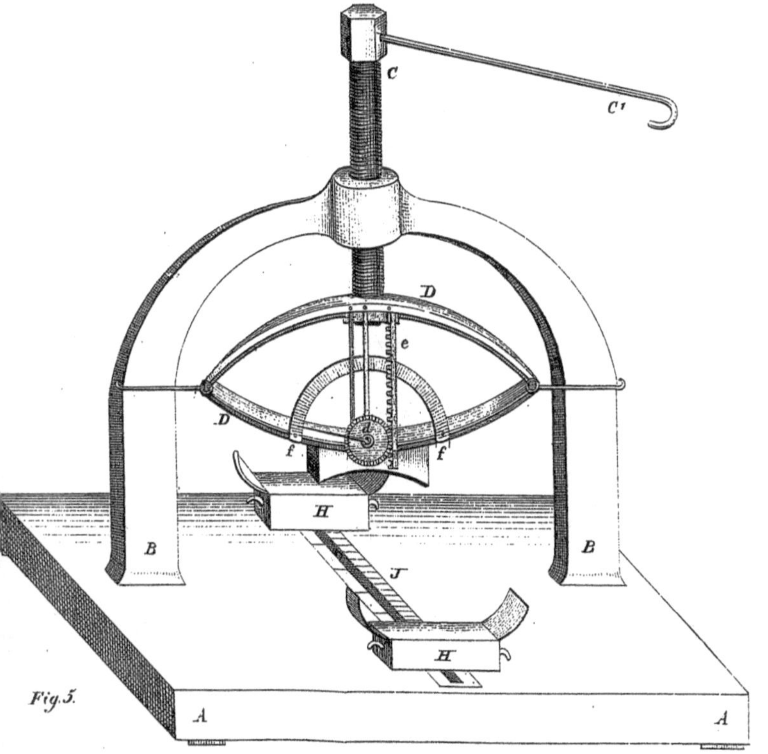

Fig. 5.

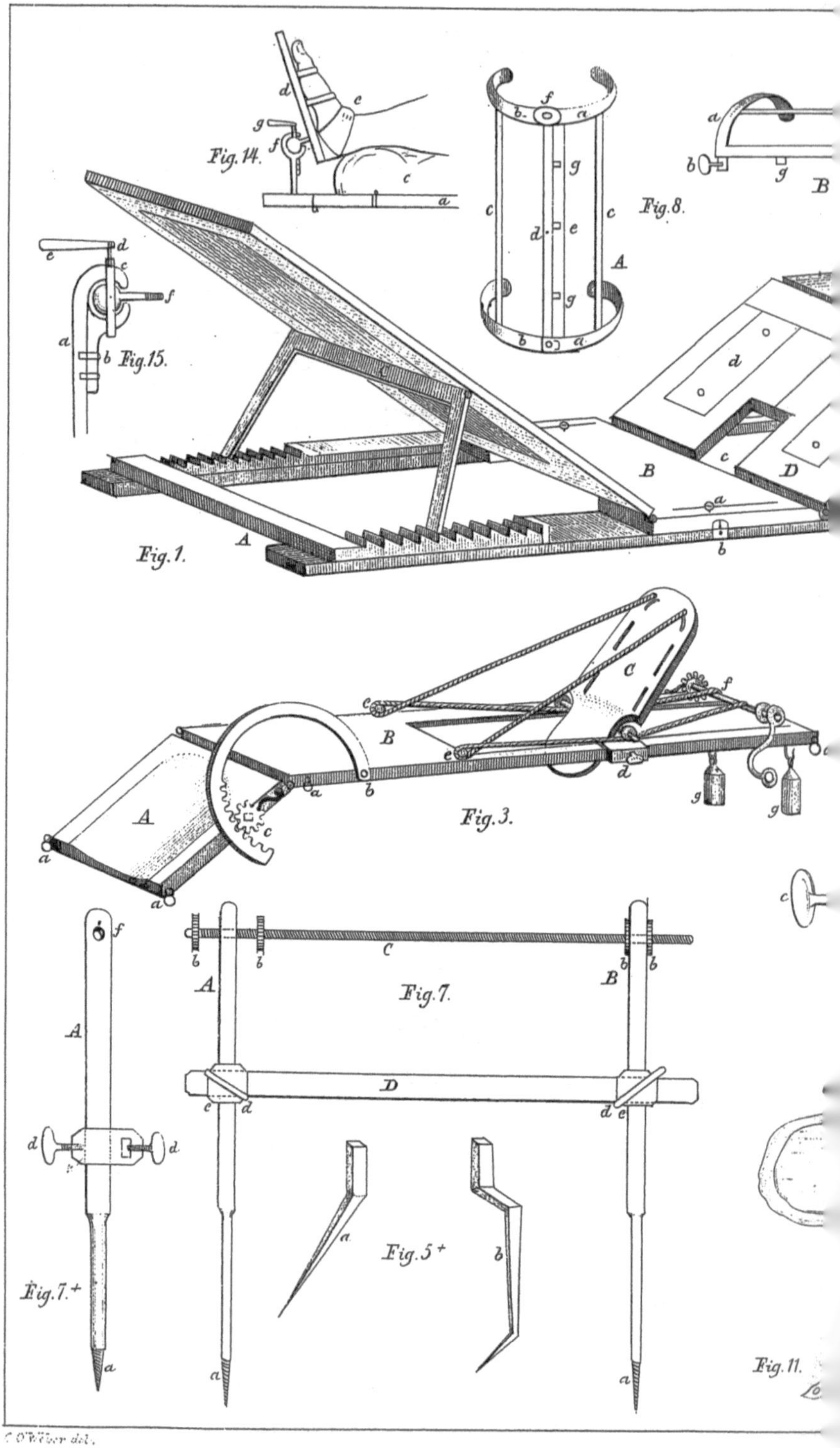

C. O. Weber del.

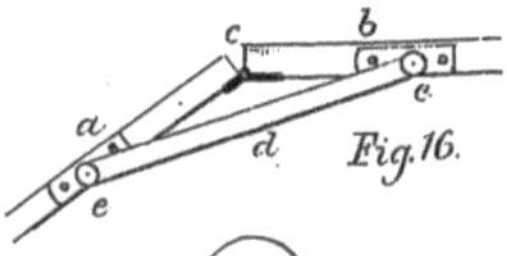

Fig. 16.

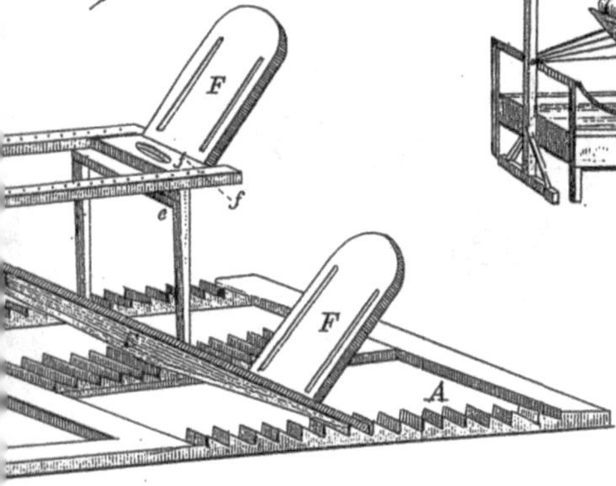

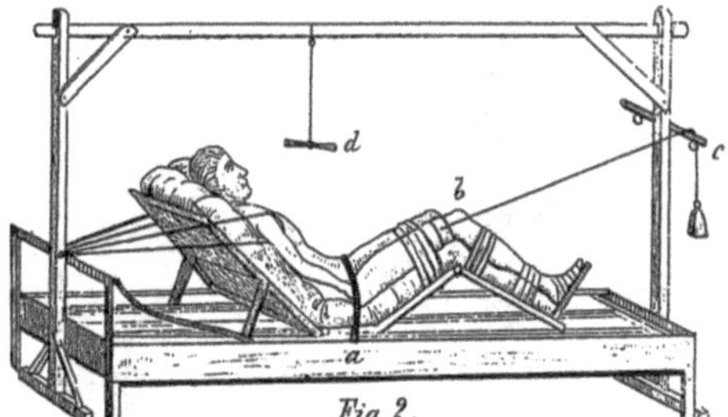

Fig. 2.

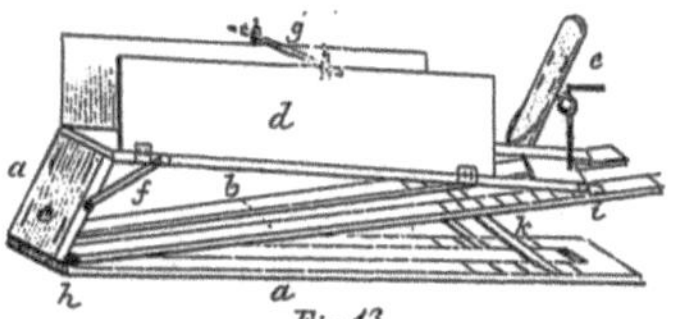

Fig. 13.

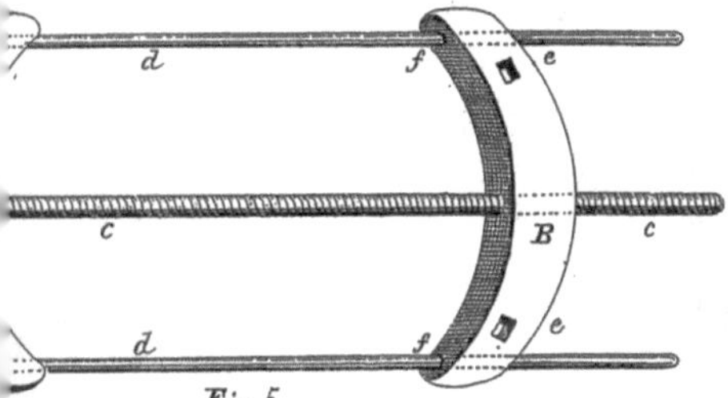

Fig. 5.

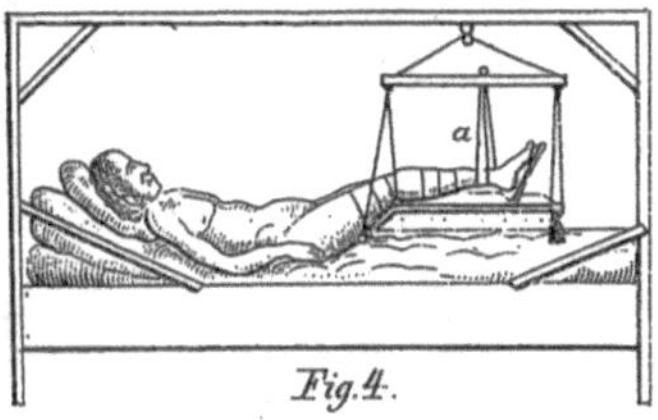

Fig. 4.

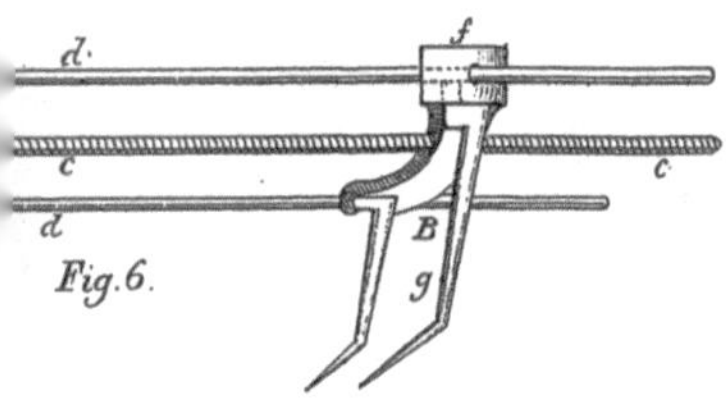

Fig. 6.

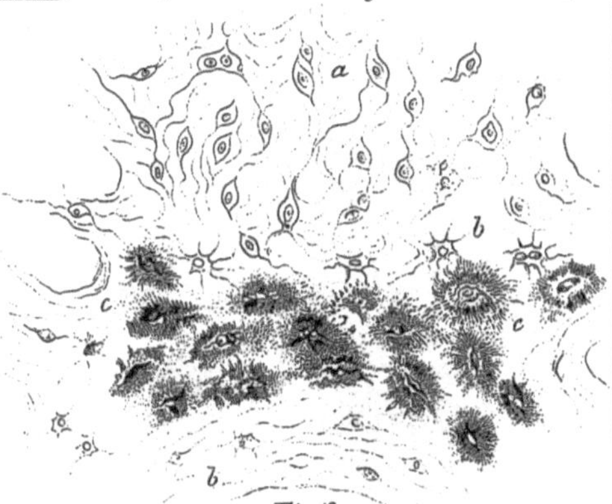

Fig. 10.

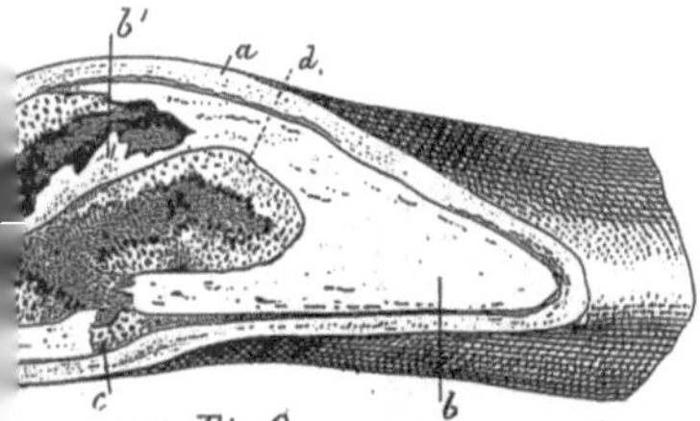

Fig. 9

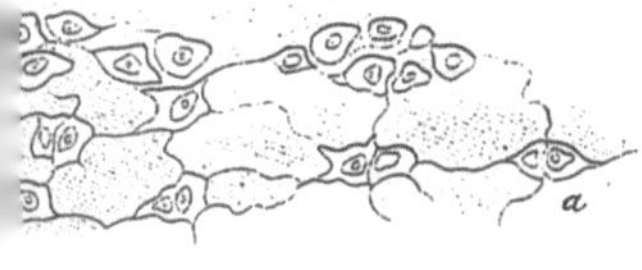

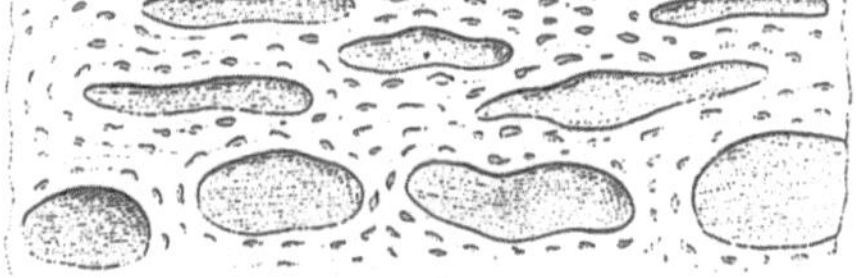

Fig. 12

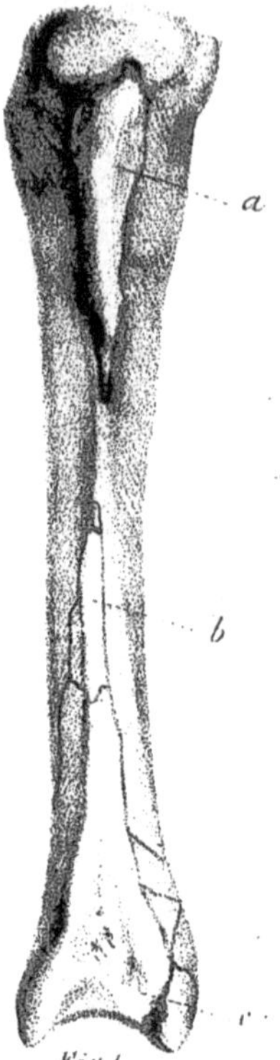

Fig.1.

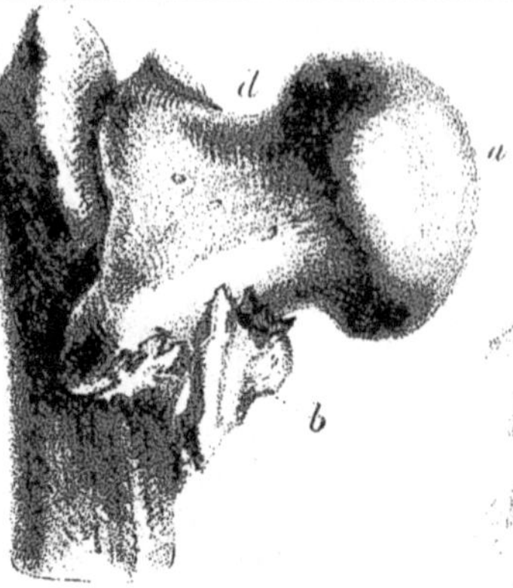

Fig.2.

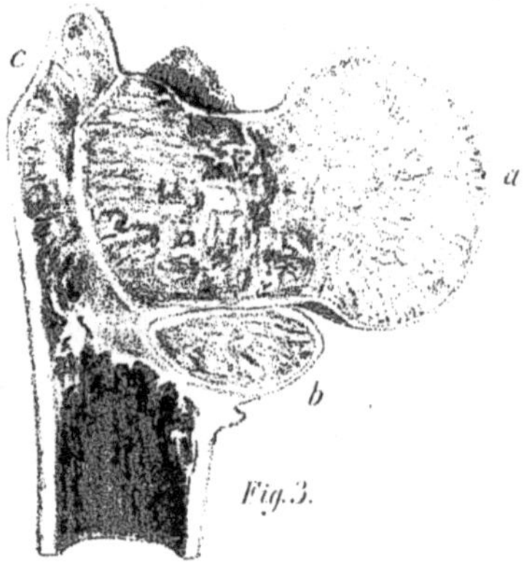

Fig.3.

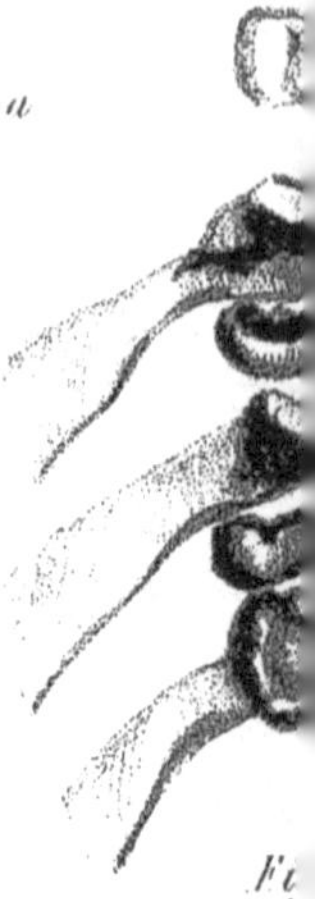
Fi

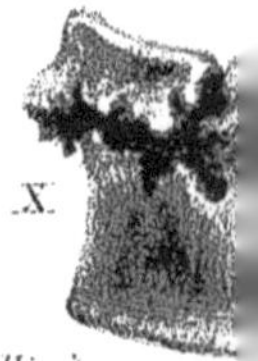

Fig.7.

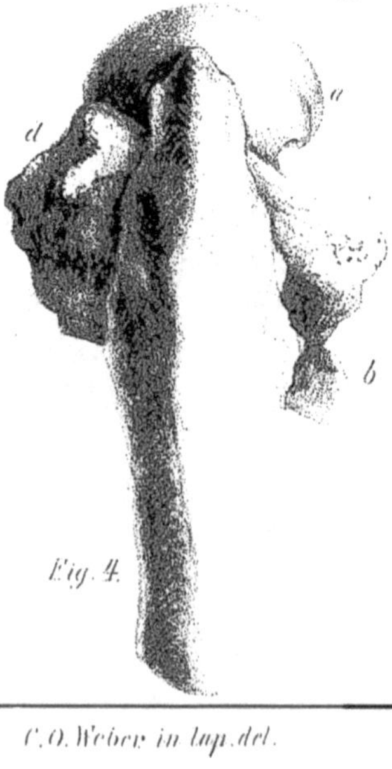

Fig.4.

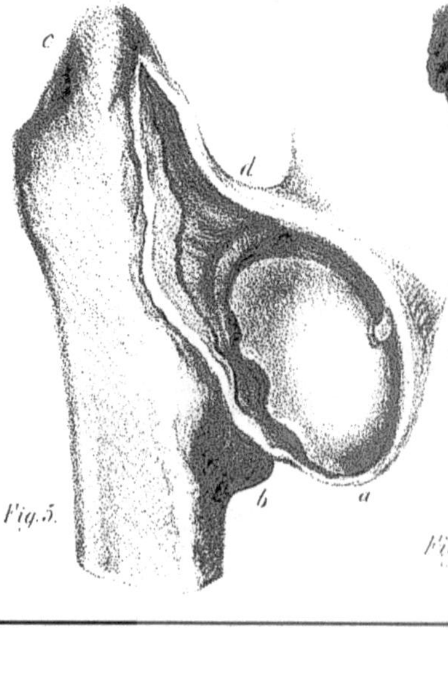

Fig.5.

Fig

C.O. Weber in lap. del.

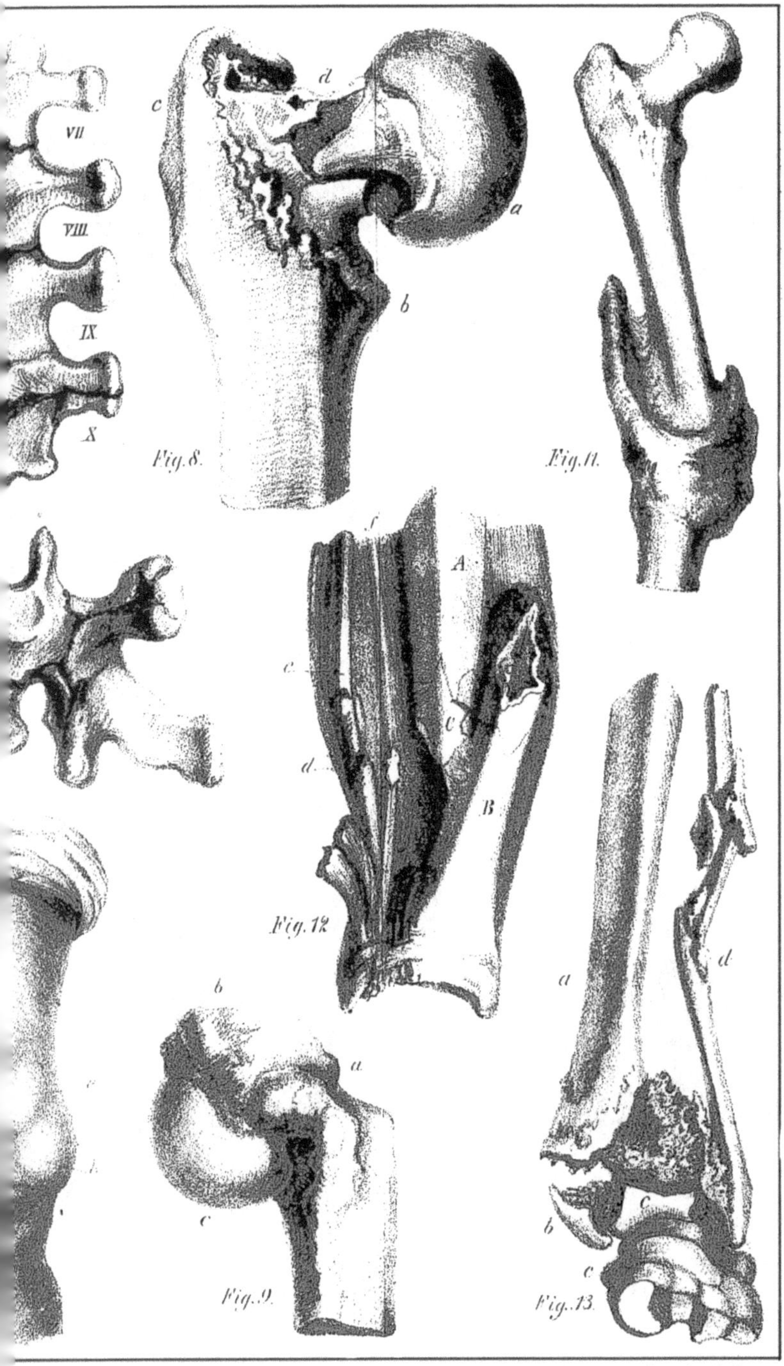

Druck v. E. Penning in Bonn.

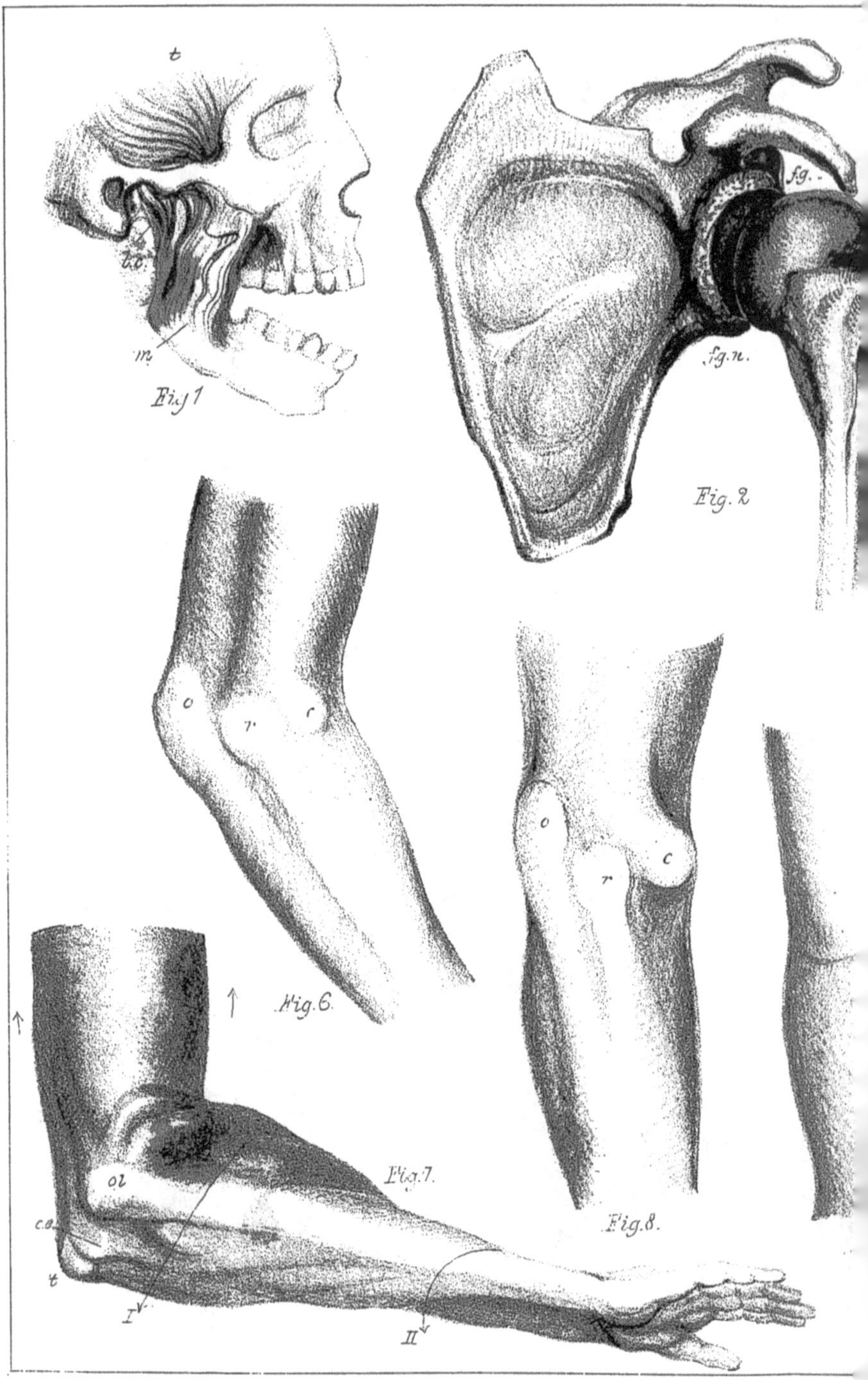

C. O. Weber in Tag. del.

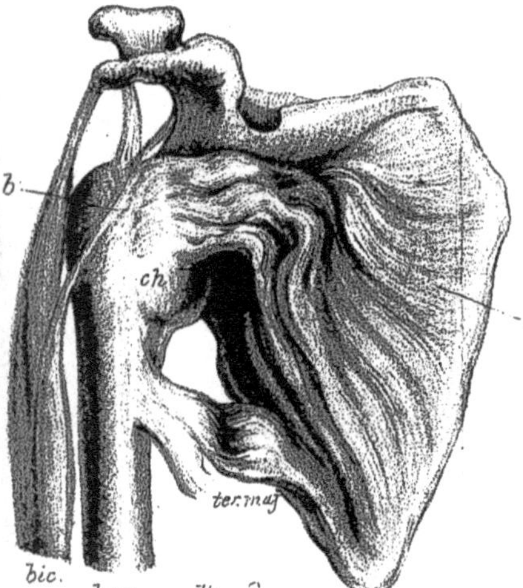

Fig. 3

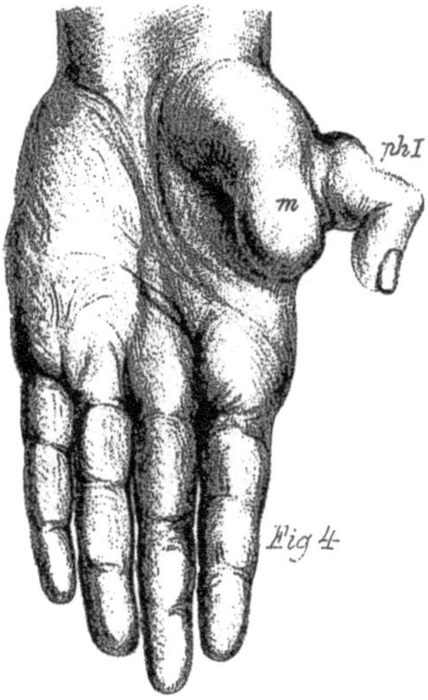

Fig 4

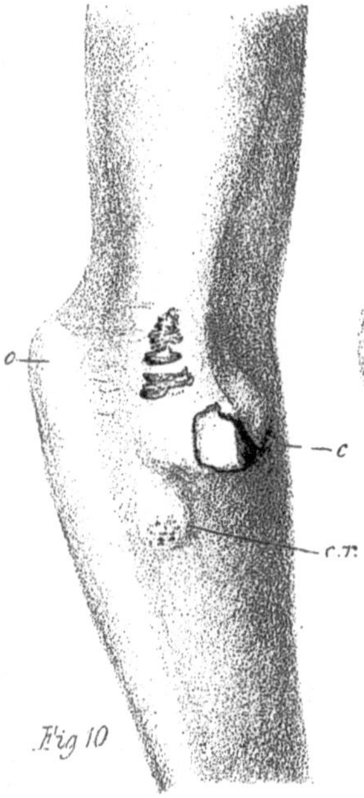

Fig 10

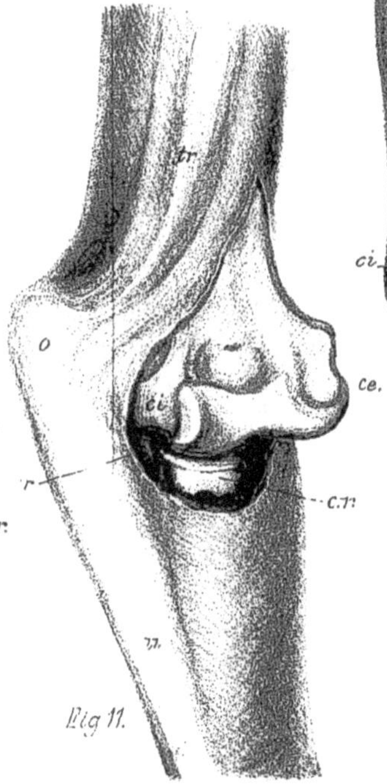

Fig 11.

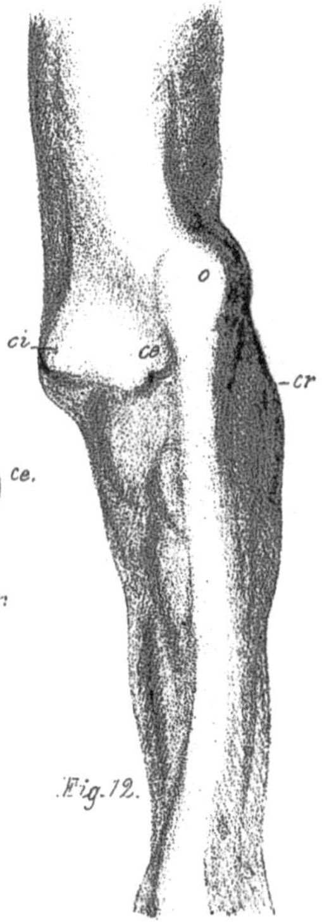

Fig. 12.

Druck v. Penning in Bonn.

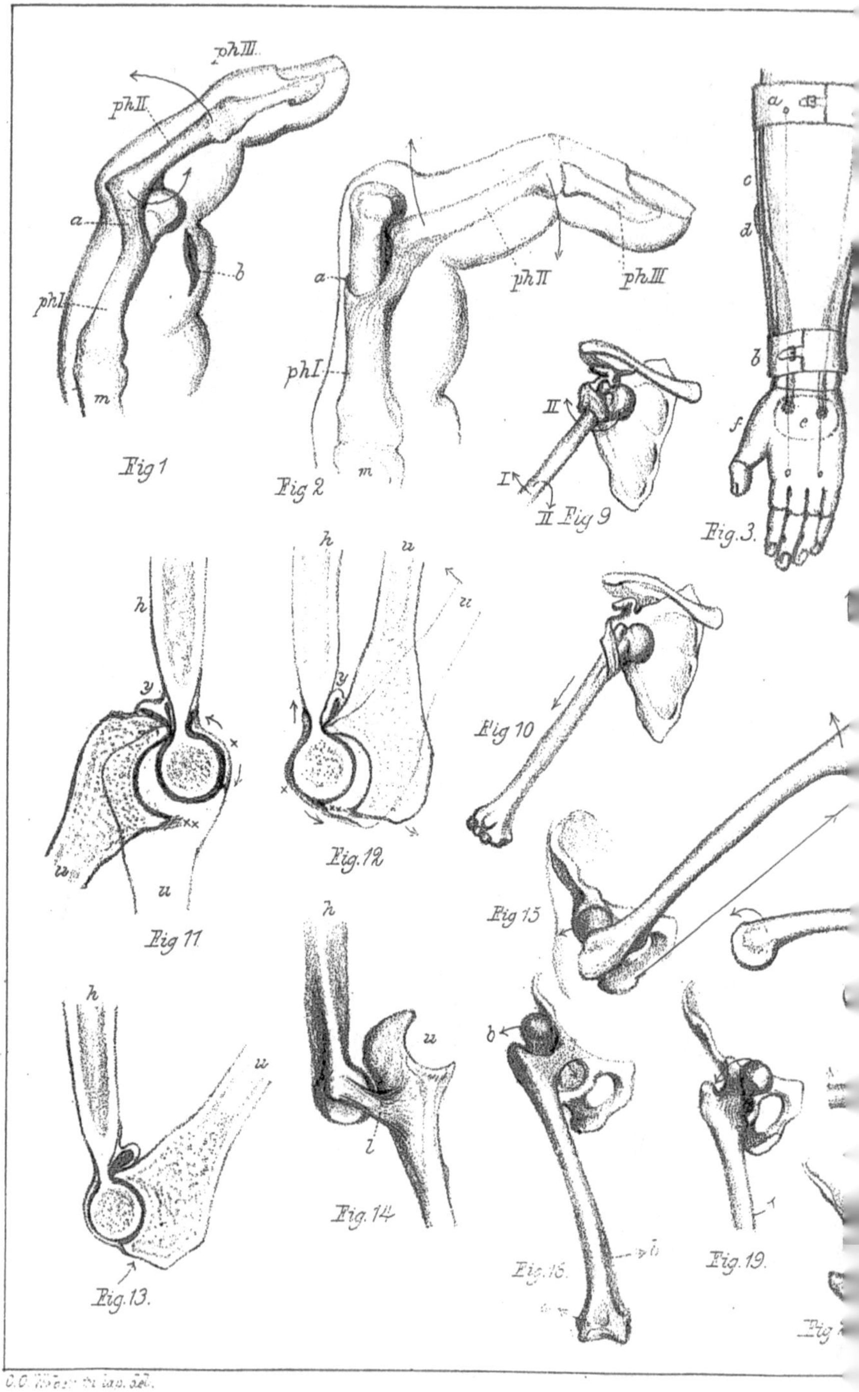

ph III
ph II
a
b
ph I
m
Fig 1
a
ph I
m
ph II
ph III
Fig 2
a
c
d
b
e
f
Fig. 3.
II
I
II Fig 9
h
y
x
u
Fig 11
h
u
y
u
x
Fig. 12
Fig 10
Fig 15
h
u
Fig. 13.
h
u
l
Fig. 14
b
Fig. 16.
Fig. 19.

C.O. [illegible] del.

Taf.V.

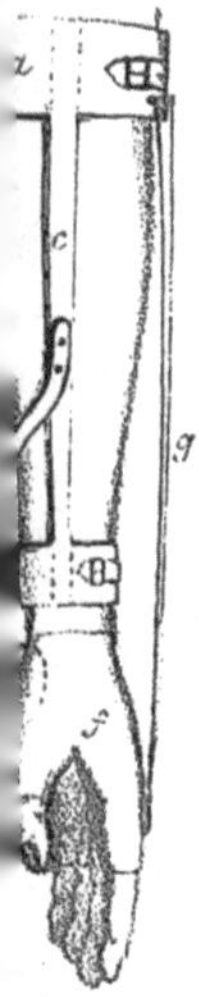

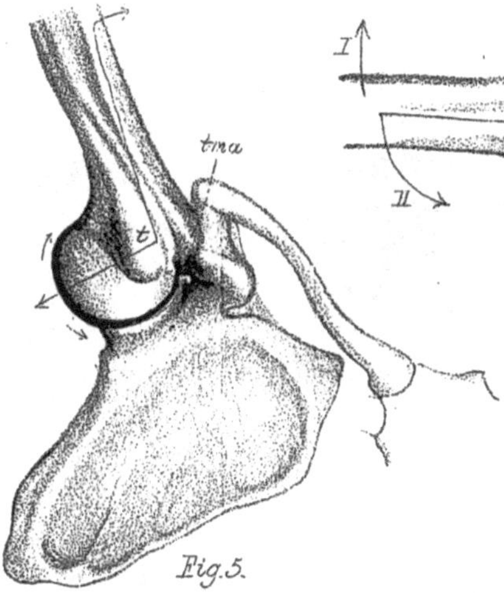

Fig.5.

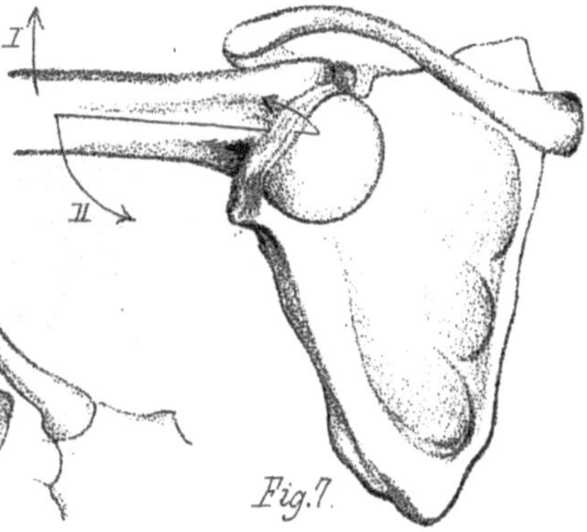

Fig.7.

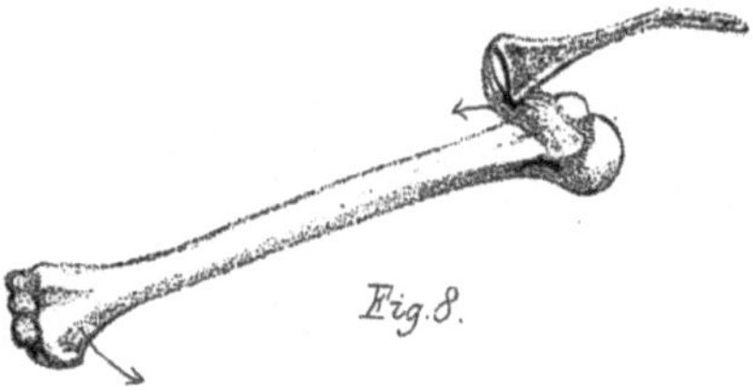

Fig.8.

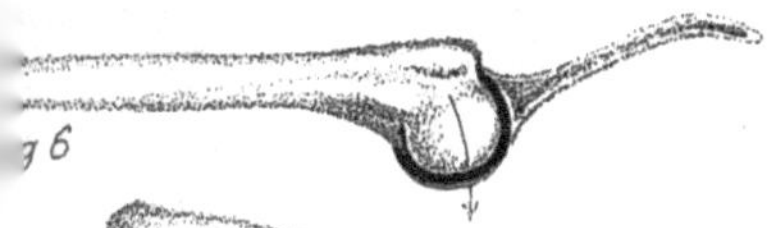

g 6

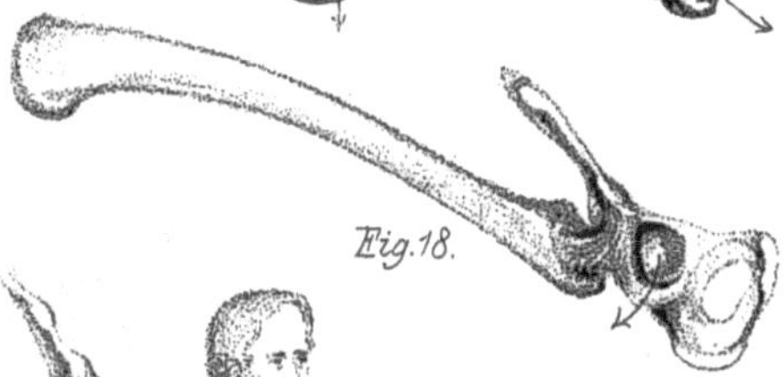

Fig.18.

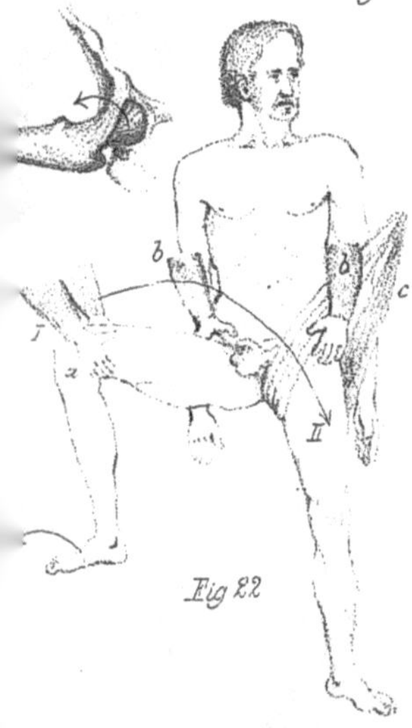

Fig.22

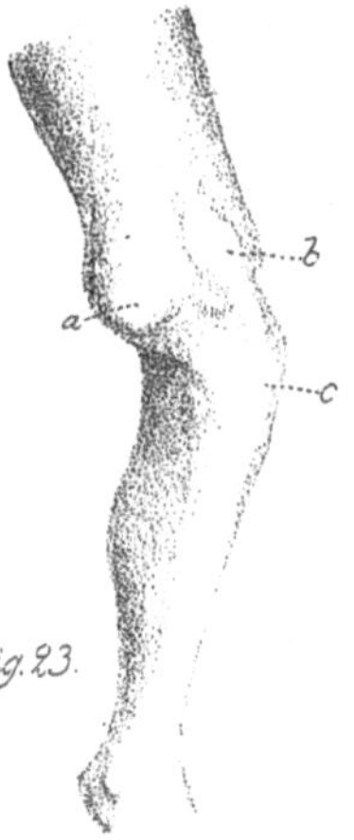

Fig.23.

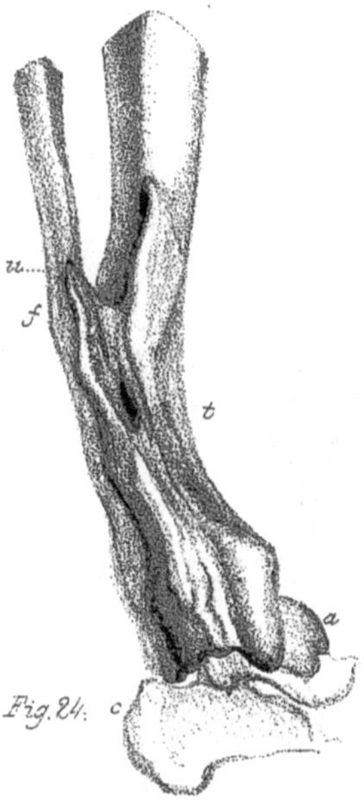

Fig.24.

Druck v. Penning. Bonn

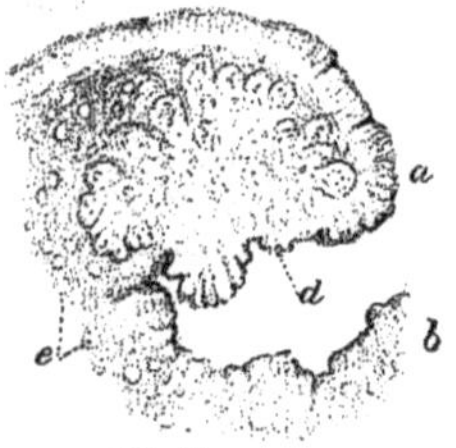

Fig.2.

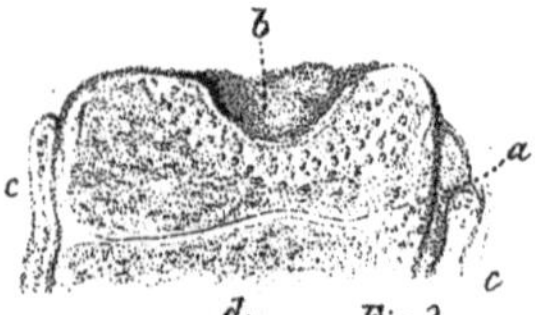

Fig.3.

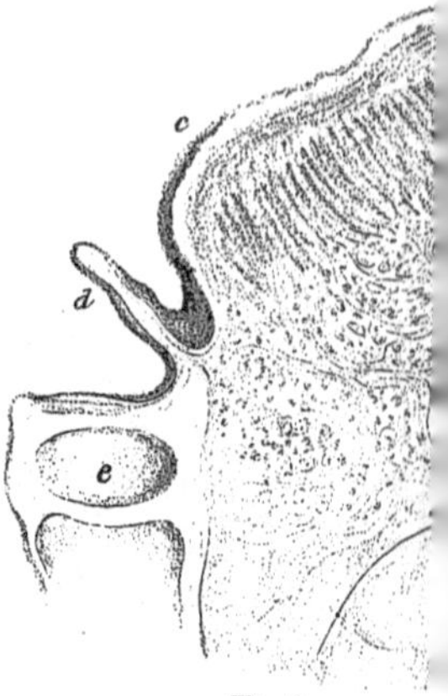

Fig.4

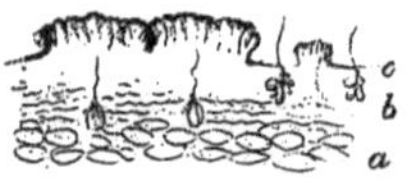

Fig.7

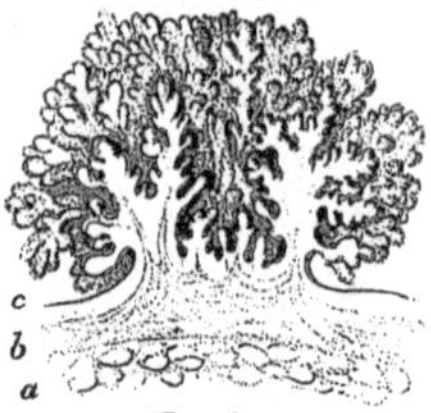

Fig.8

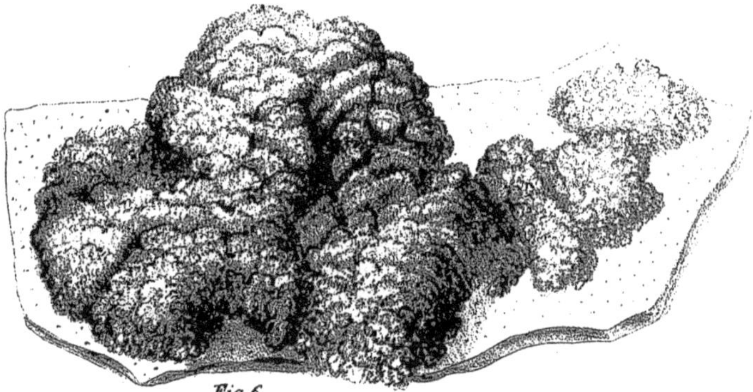

Fig.6

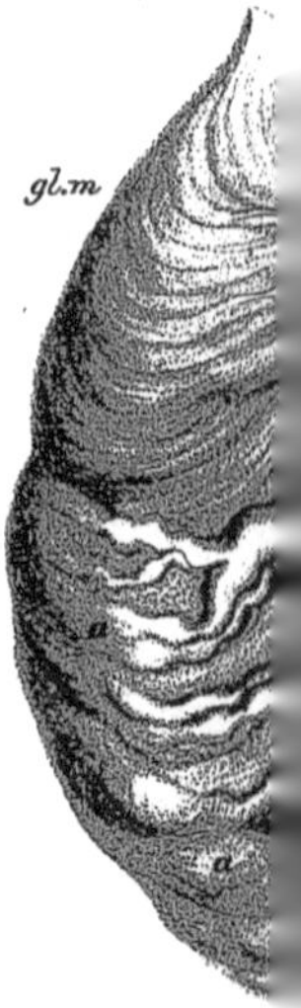

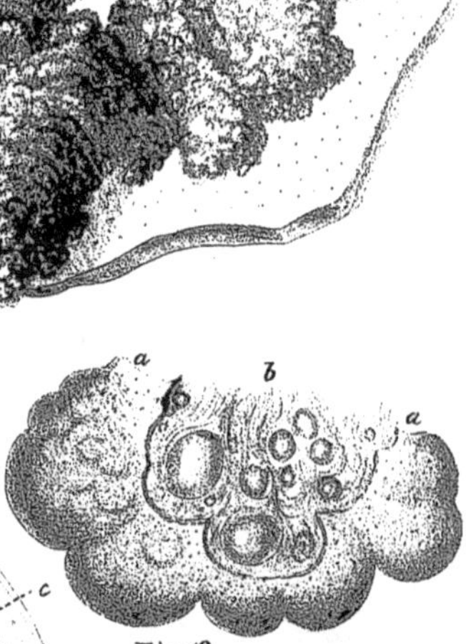

Fig.12

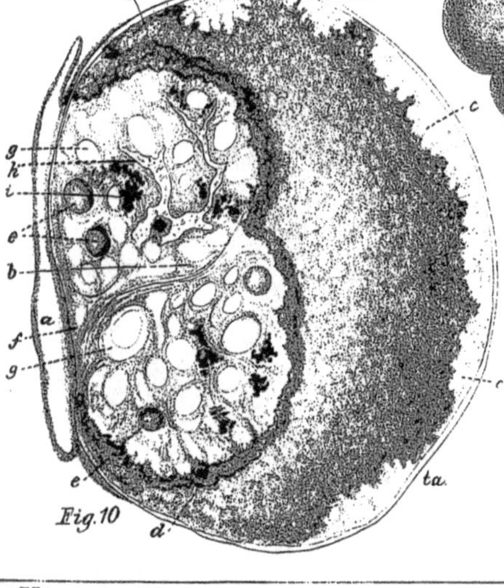

Fig.10

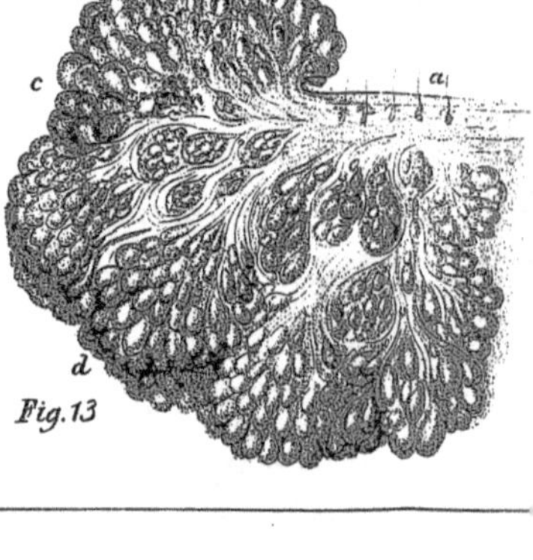

Fig.13

C.O. Weber in lap del

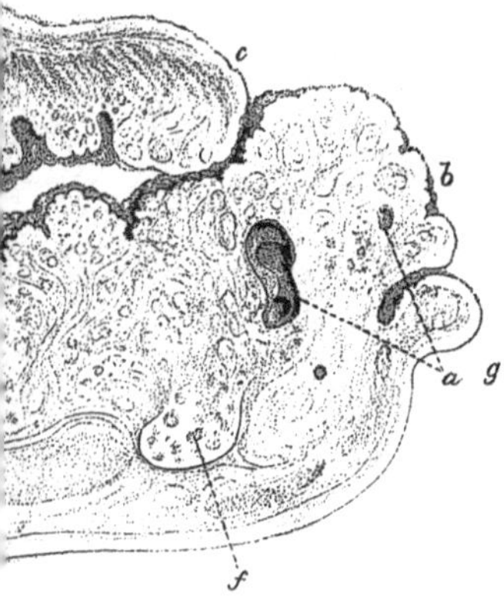

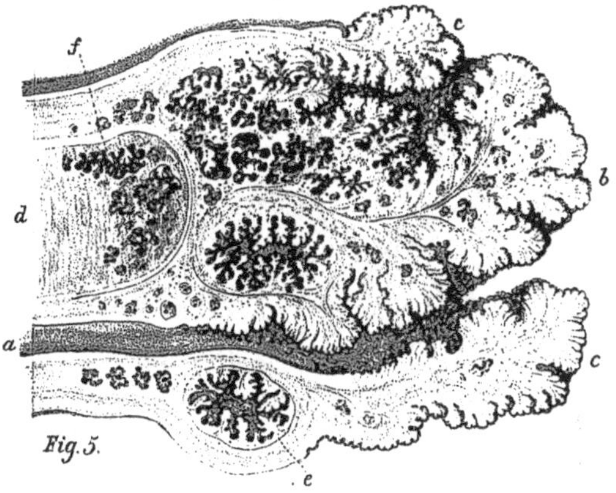

Fig. 5.

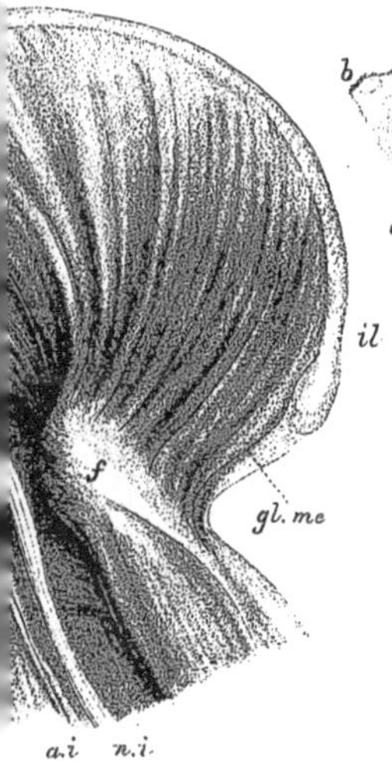

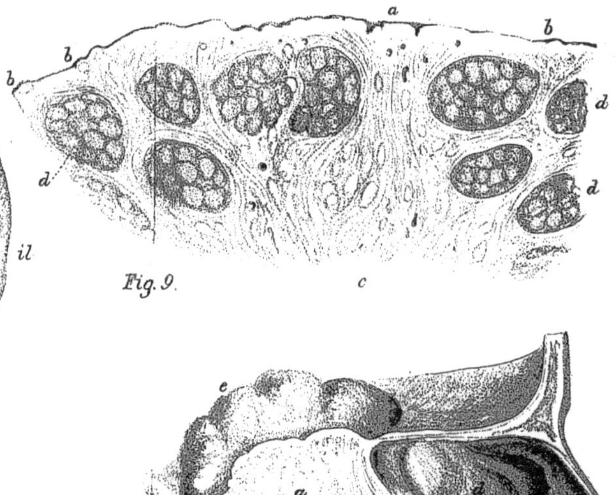

Fig. 9.

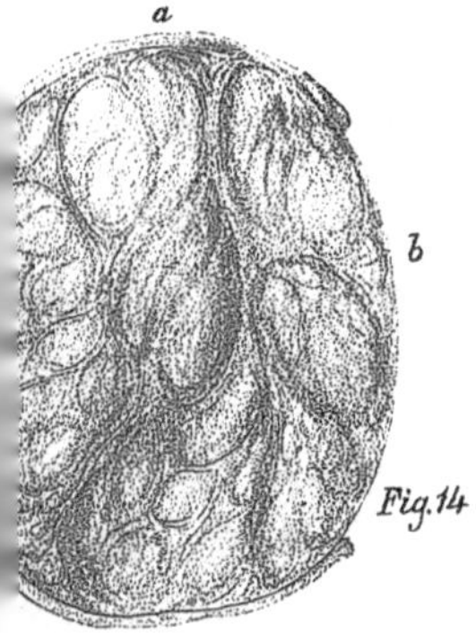

Fig. 14

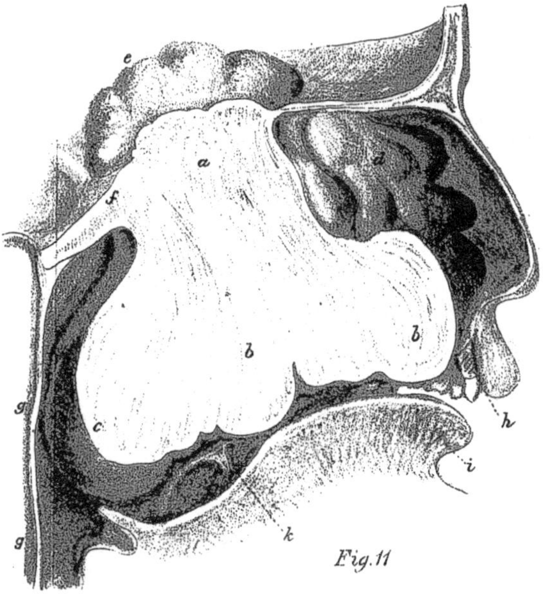

Fig. 11

Druck v. Penning in Bonn.

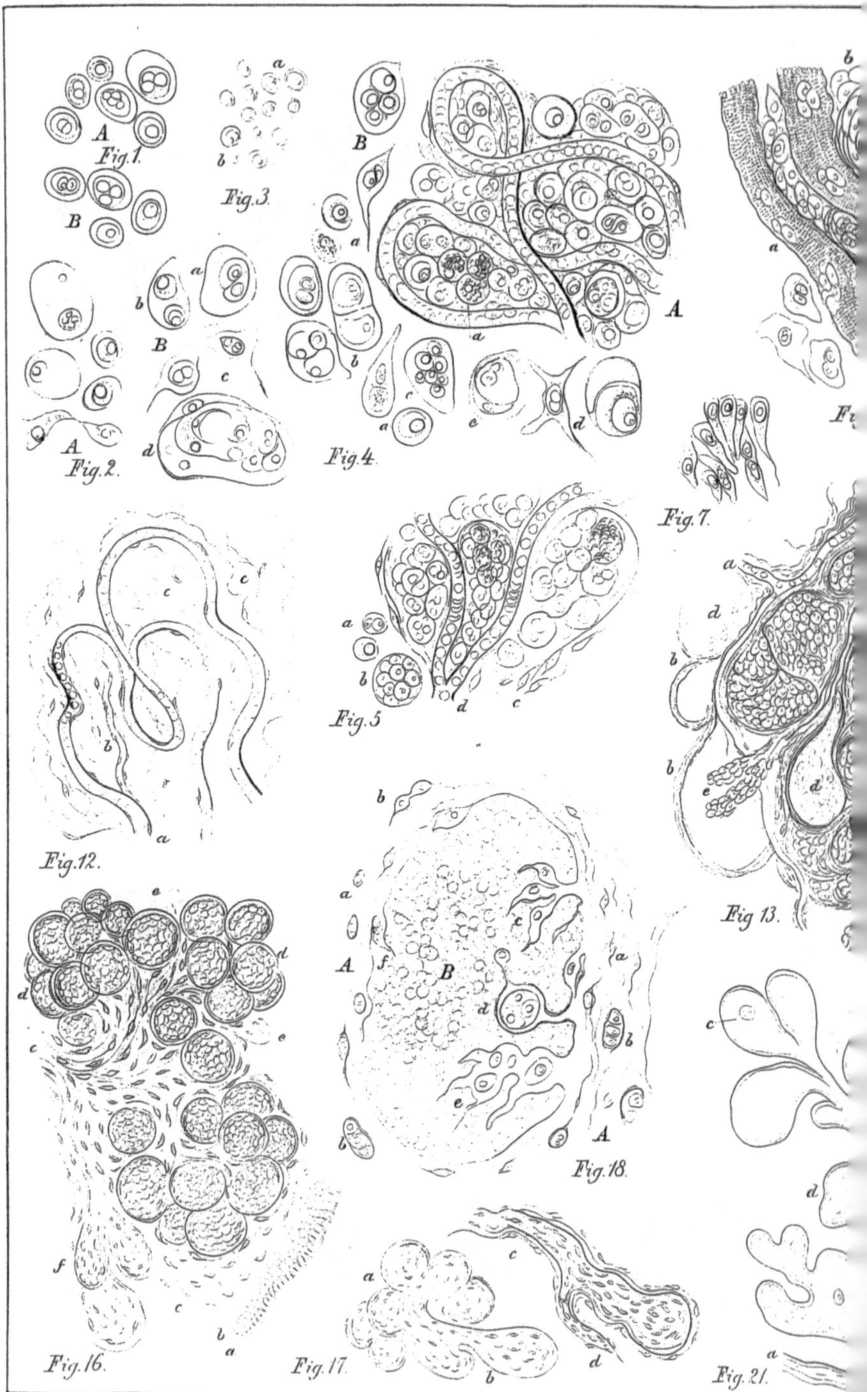

C.O.Weber in lap. del.

Taf. VII.

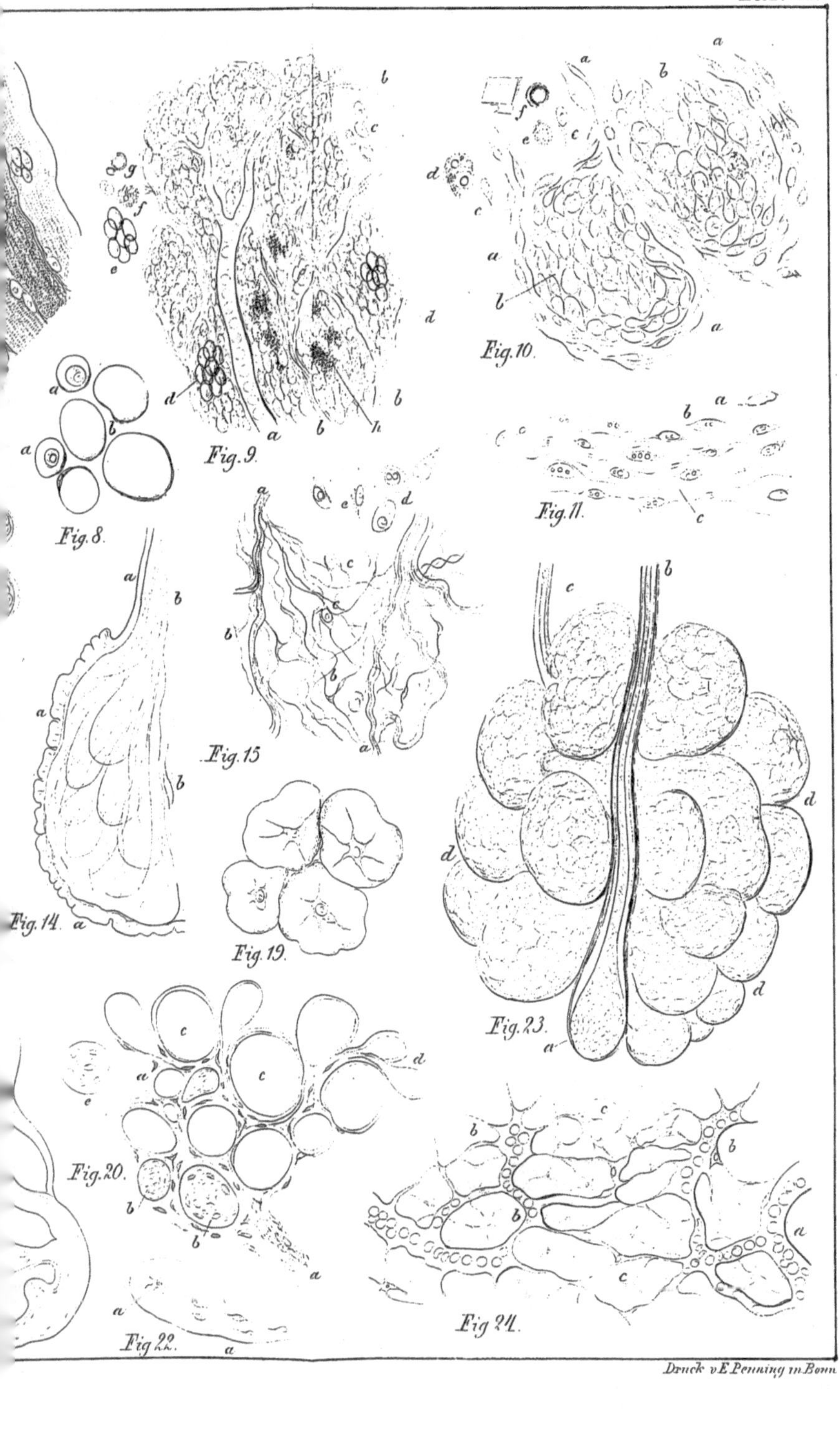

Fig. 8. Fig. 9. Fig. 10. Fig. 11. Fig. 14. Fig. 15. Fig. 19. Fig. 20. Fig. 22. Fig. 23. Fig. 24.

Druck v E. Penning in Bonn

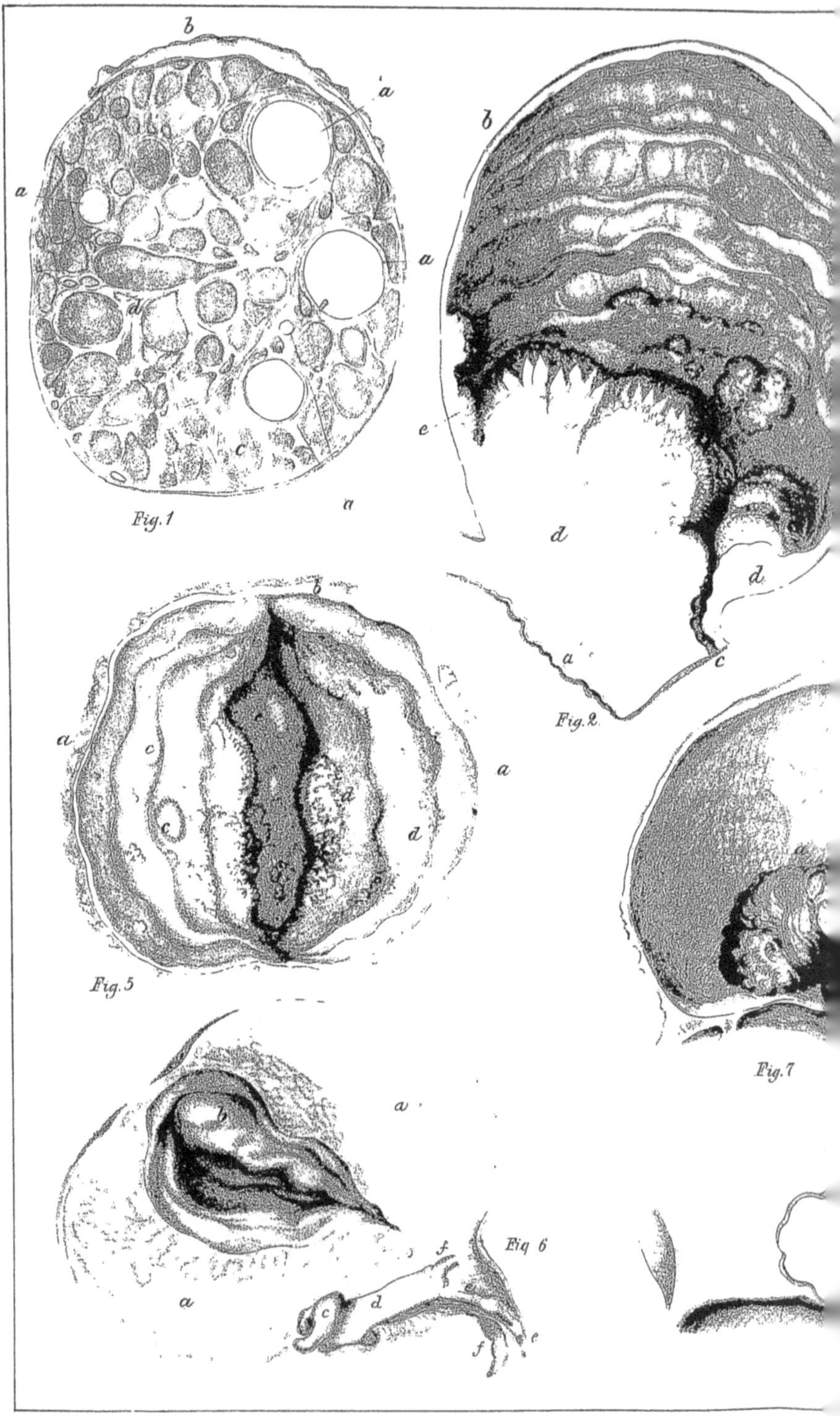

C O Weber in lap. del.

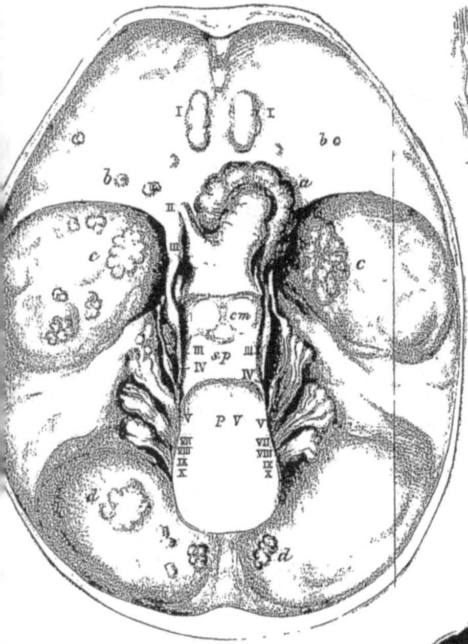

Fig. 3

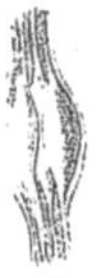

Fig. 3 A

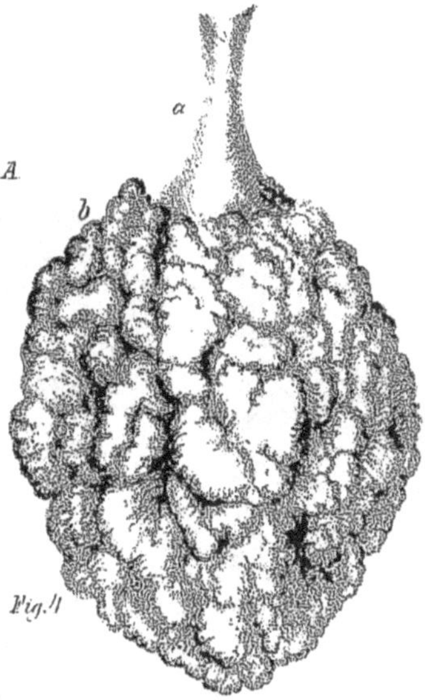

Fig. 4

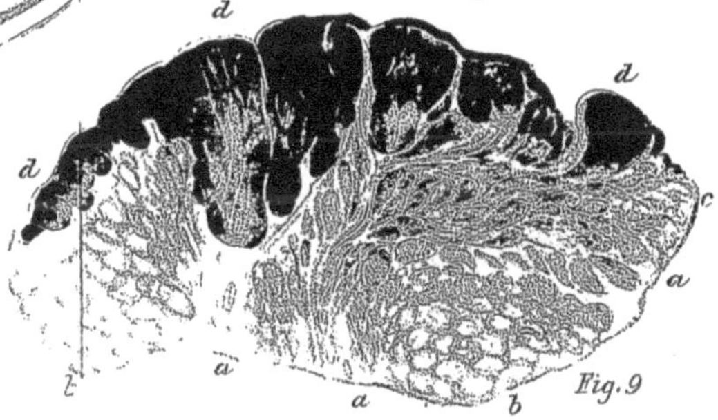

Fig. 9

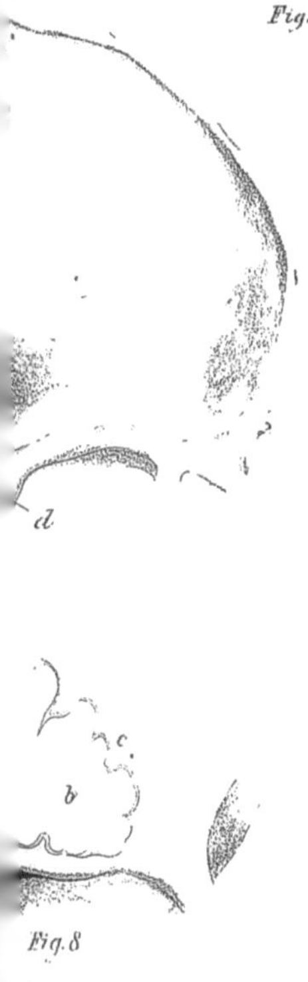

Fig. 8

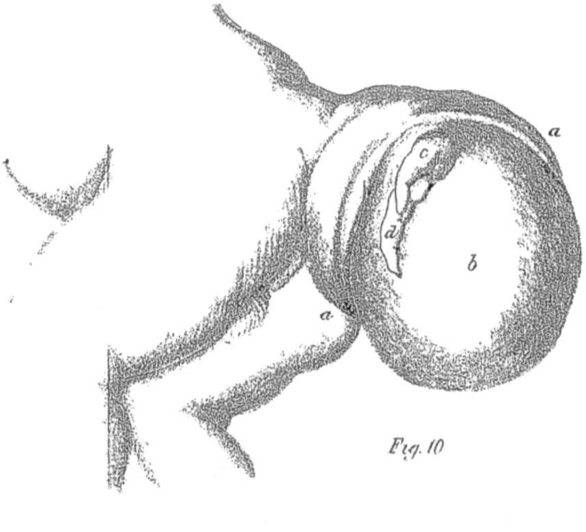

Fig. 10

Druck v F. Penning in Bonn.

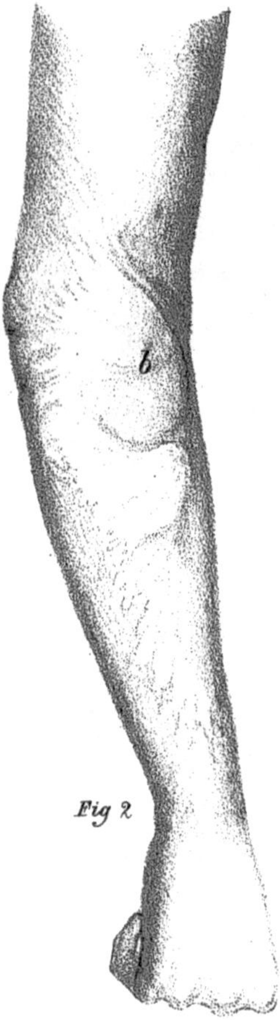

Fig 2

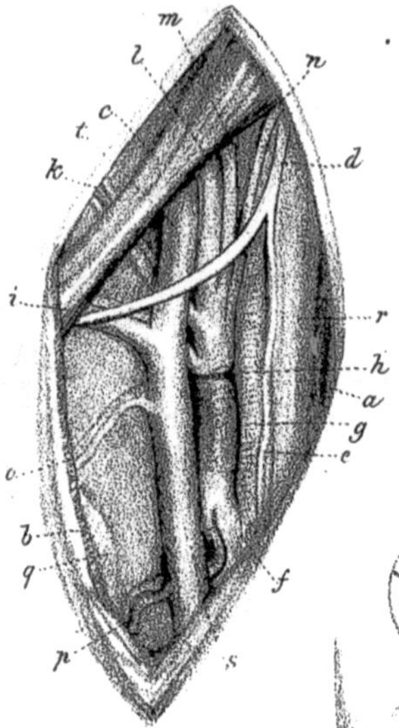

Fig. 4.

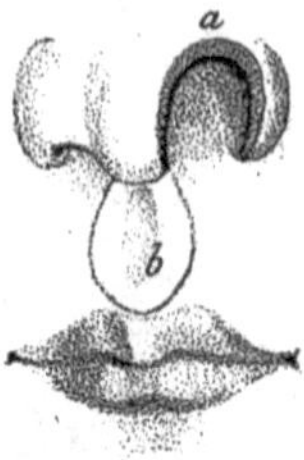

Fig. 6.

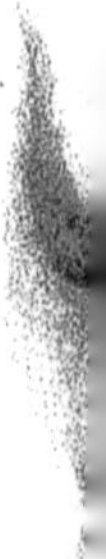

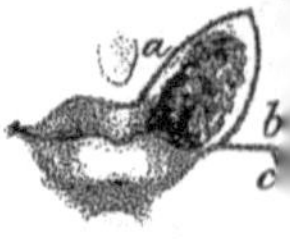

Fig. 11

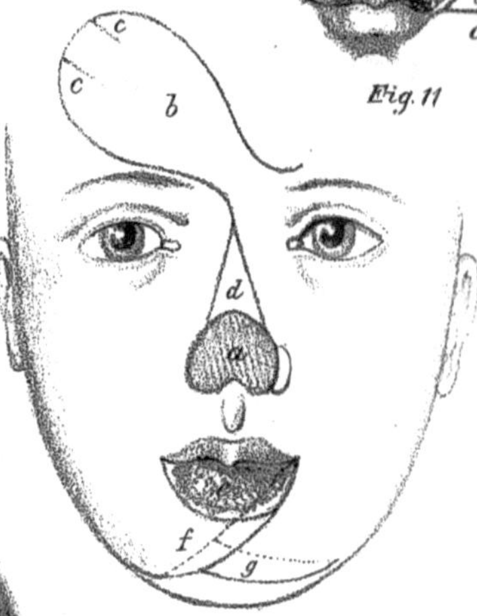

Fig. 9.

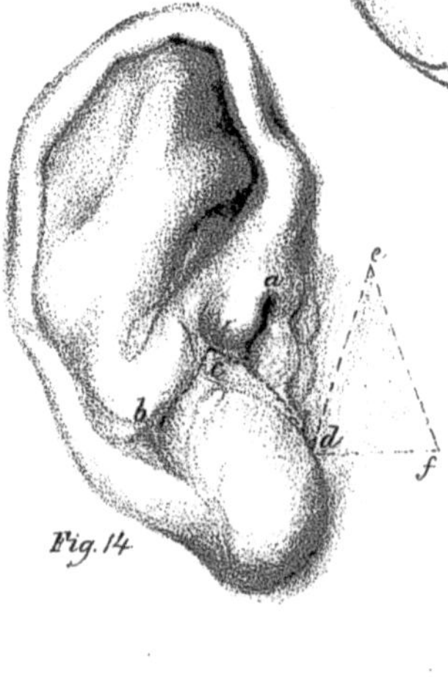

Fig. 14

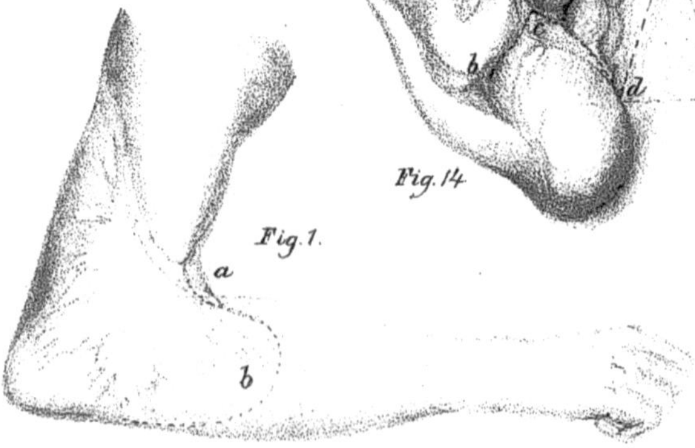

Fig. 1.

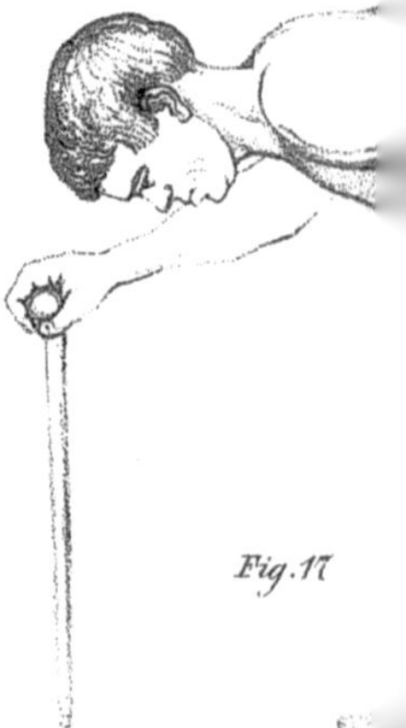

Fig. 17

C.O. Weber in lap. del.

Taf. IX.

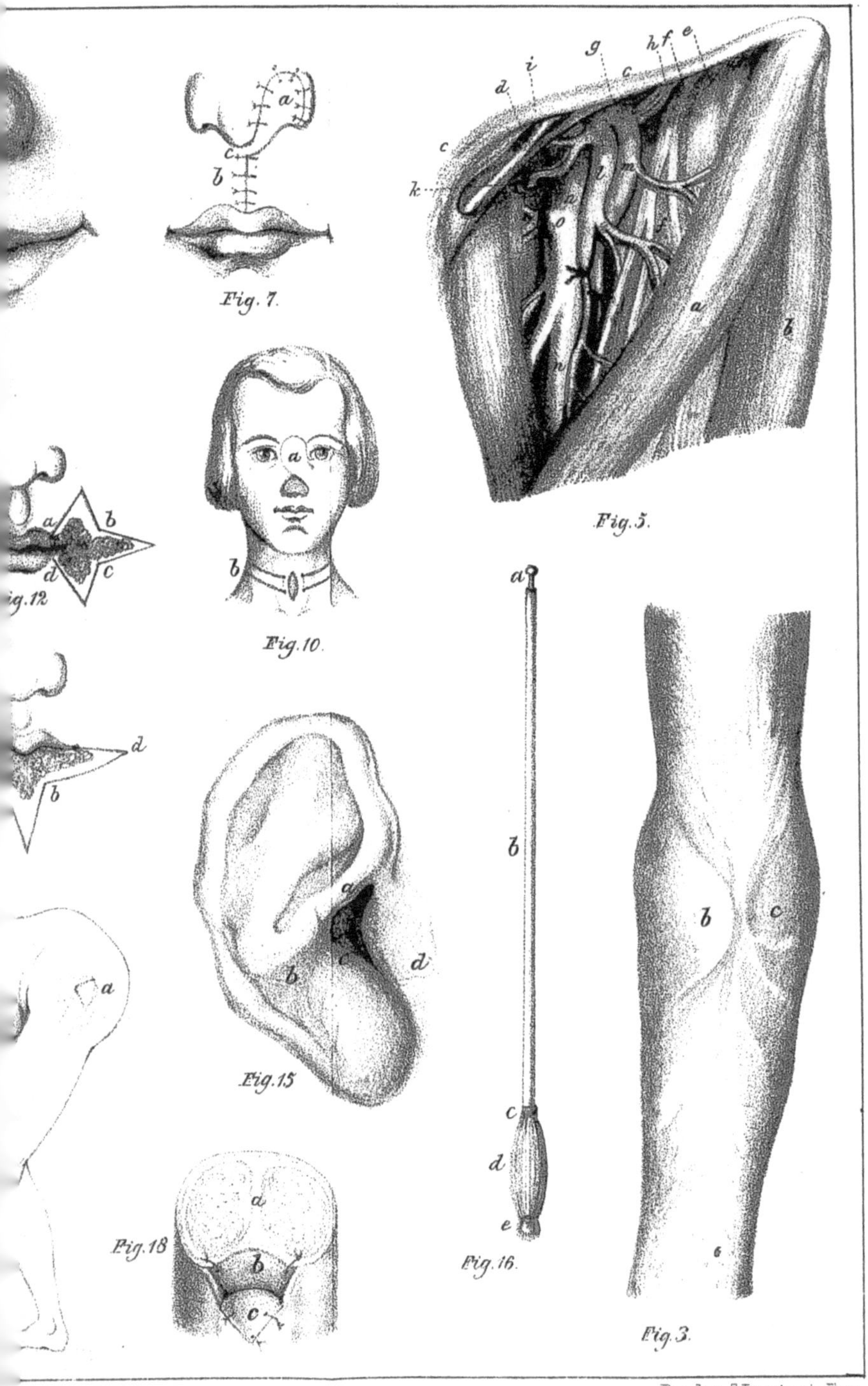

Druck v. E. Penning in Bonn.

Kolibri 360 GmbH
Ferdinand-Jühlke-Straße 7
99095 Erfurt, Deutschland
produktsicherheit@kolibri360.de